口腔・中咽頭がんの
リハビリテーション
＊構音障害，摂食・嚥下障害＊

溝尻源太郎・熊倉勇美　編著

医歯薬出版株式会社

This book was originally published in Japanese
under the title of :

KOUKU-CHUINTO GAN NO RIHABIRITĒSHON
(Rehabilitaion of the patient with oral and mesopharyngeal cancer)

Editors :
MIZOJIRI, Gentaro
  Mizojiri Clinic, Otorhinolaryngology

KUMAKURA, Isami
  Professor, Division of Speech-Language Pathology and Audiology
  Department of Sensory Science, Faculty of Medical Profession
  Kawasaki University of Medical Welfare

© 2000 1st ed.

ISHIYAKU PUBLISHERS, INC.
  7-10, Honkomagome 1 chome, Bunkyo-ku,
  Tokyo 113-8612, Japan

執筆者一覧

編集

溝尻 源太郎（みぞじり げんたろう）	西宮市みぞじりクリニック・耳鼻咽喉科
熊倉 勇美（くまくら いさみ）	千里リハビリテーション病院

執筆

赤澤 登（あかざわ のぼる）	兵庫県立がんセンター・口腔外科
井上 健造（いのうえ けんぞう）	藤谷耳鼻咽喉科
藤本 保志（ふじもと やすし）	名古屋大学大学院医学系研究科頭頸部感覚器外科学講座・耳鼻咽喉科
溝尻 源太郎	
小山 祐司（こやま ゆうじ）	東海大学医学部リハビリテーション科学教室
石田 暉（いしだ あきら）	元東海大学医学部リハビリテーション科学教室
熊倉 勇美	
今井 智子（いまい さとこ）	北海道医療大学リハビリテーション科学部・言語聴覚療法学科
古川 政樹（ふるかわ まさき）	横浜市立大学名誉教授
小野 高裕（おの たかひろ）	新潟大学大学院医歯学総合研究科包括歯科補綴学分野
堀 一浩（ほり かずひろ）	新潟大学大学院医歯学総合研究科包括歯科補綴学分野
野首 孝祠（のくび たかし）	大阪大学名誉教授
津田 豪太（つだ ごうた）	聖隷佐倉市民病院耳鼻咽喉科，摂食嚥下センター
長谷川 泰久（はせがわ やすひさ）	朝日大学病院・頭頸部外科
耕田 英樹（こうだ ひでき）	こうだ歯科クリニック（芦屋市）
谷岡 望（たにおか のぞむ）	谷岡歯科クリニック（神戸市）
皿田 和宏（さらだ かずひろ）	広島大学病院診療支援部・リハビリテーション部門

（執筆順）

はじめに
がん治療からリハビリテーションへの展開

　口腔・中咽頭は，構音や摂食・嚥下が行なわれる場そのものであり，そこに発生したがんを治療すれば多かれ少なかれ構音や摂食・嚥下機能が障害される．特に手術を行えば，切除部が欠損になるばかりでなく，周辺の運動や知覚も障害されることがある．放射線治療も行えば，さらに頑固な口腔乾燥にも悩まされる．頸部リンパ節転移に対する頸部郭清術が行われれば，頸部・肩の運動障害を起こすこともある．切除部の解剖学的欠損に対しては，再建外科の進歩により即時再建が可能となり治療期間が短縮されるなど大きな進歩が見られる．それに対して障害へのアプローチは，機能訓練，歯科補綴的手法，機能改善手術などが個々には行われているものの，リハ医療としての系統的なとり組みやチームアプローチはあまり行なわれていない．

　口腔・中咽頭がんの治療は，放射線治療と手術を主体に行われている．早期がんであれば放射線治療だけで治癒する可能性が高く，治療後の障害は比較的軽度ですむし，生命予後も比較的よい．進行がんでは手術が必要となり，さらに術後（術前の場合もあるが）の放射線治療や抗がん剤による化学療法を併用することが多くなる．がんが進行しているほど治療内容は複雑化し，治療後の障害は重度になり，さらに大きな問題として生命の予後（見通し）も不良となる．口腔・中咽頭がんの治療成績（5年生存率）は次第に向上してきたものの，現在でもおおよそ50～60％である．口腔・中咽頭がんは日本全国で年間数千人が発症しているものと推定される．

　病名告知の有無を問わず，生命予後に不安をもち，さらに治療後の障害に直面した口腔・中咽頭がん患者に対する医療は，これまでがん治療医（以下治療医）や看護職が中心となって行なわれてきた．しかし，それだけでは十分な対処はできず，患者の自主的努力や家族の介助・支援に頼るところが大きかった．口腔・中咽頭がんでは，その特殊性から最初の治療からフォローアップはもちろん，経過が悪ければターミナルケアも同一施設で一貫してかかわることが多く，それなりの利点のある一方，患者と接する医療スタッフが限定されることによる弱点も併せもつことになる．がん治療の柱の1つとして，リハビリテーションの必要性は唱えられてはきたが，そこまでなかなか手が回らない現状や，せまく術後治療としてとらえられていたりで，全人間的な復権を目指す"障害の医学"としてのリハビリテーションの視点をもった取り組みは少なかった．

　各地にあるがん治療の専門施設に，常勤のリハスタッフや補綴を専門とする歯科医はほとんどいない．また大学病院や総合病院にはリハスタッフはいても，それぞれの事情で口腔・中咽頭がん治療後のリハビリテーションにあたることは少ない．一方，リハビリテーションに関する情報の広がりから，口腔・中咽頭がん治療後の患者が，障害の軽減を願ってリハスタッフのいる施設を探して相談に行ったり，リハ科を受診する事例がみられるようになった．これも患者の自主的努力である．ところがリハサイドからは「いったい何をしてよいのか，さっぱり分からない」との戸惑いの声が聞こえたりする．何の準備もない

ところにいきなり受診されるのだから，無理もない．このような状況の中で，「口腔・中咽頭がんの治療後のリハビリテーションも扱う」という意思表示が一部ではあるがリハサイドからもなされつつあることは，患者に役立つばかりではなく，治療医をはじめとした治療スタッフ側にも大きな光明をもたらすものと思われる．

　口腔・中咽頭がんと診断され，治療医から手術が必要と説明を受けた患者は短期間に多くのことを考え，決断しなければならない．書店へ走って医学書を買い漁っても，どんぴしゃりの記載を見つけることはまずできない．喉頭摘出後のような，指導・援助してくれる患者団体があるわけでもない．治療医や看護職員に尋ねてみるしか情報の入手ができない．「手術をすれば治るのだろうか．手術後はどんな状態になるのだろうか．仕事を続けることはできるのだろうか．手術を避ける方策はないのだろうか」などなど疑問は山積している．そして治療医にいろいろ聞いてみたいのだが「あんまりしつこく聞くと，いやな患者だと思われはしないか」とまで心配する．

　治療医には，このケースは手術を避けて通ることはできないという考えがあるが，手術で完治する保障はなく，同じ手術でも術後の障害は一様ではないので「治るためには手術が必要です．術後の障害はある程度覚悟してください」ぐらいの説明になる．もっと詳しく知りたいと思いつつ「手術しなければどうなりますか？」と問えば，「あと2カ月ですね．早く決心してください」こんなやりとりがあったと患者から聞いたことがある．そして家族が「患者を説得する」役回りを負わされることもある．もちろん家族が詳しい知識を授けられているわけではない．

　もし，主治医から「私のみたところ，手術が必要ですね．おおよそこんな手術になります．もし手術をしなければですか？　放射線治療とか薬物治療とか，あれこれ考えられますが，やはり治るためには手術を避けては難しいと思います．他の専門医師の意見も聴かれてはどうですか」と，迷う患者にはセカンドオピニオンを求めることを積極的に勧めたり，さらに「術後の障害は大変だと思います．一度，リハ担当の医師やスタッフのところへ行って，大まかな話を聴いてもらいましょう．治療は私たちが，リハビリテーションは彼らがと，よく相談しながら分担して，精一杯させてもらいます」と，リハビリテーションの実際や効果を担当者から直接説明を受けることができれば，患者は尊重された「自己決定権」に基づいて判断できるようになるのではないだろうか．

　ここまで一足飛びには進めないにしても，がん患者の治療からリハビリテーションまでを一連の医療として系統的・組織的にとり組む体勢を整え，決定は患者自身の判断に委ねることが健全な医療の姿として定着していくことを期待したい．現状ではリハビリテーションを行える体勢は，ほとんどと言ってよいほどできていない．医学的管理を含めてリハビリテーションの方針を立てるのはリハ担当医師の役割だが，がん患者の障害にもとり組むリハ科の医師か，リハ医療の考え方のできる治療担当科（耳鼻咽喉科，口腔外科）の医師がそれにあたらなければならない．そのような医師が必要であり，医師から指示や相談を受けて訓練にあたるスタッフも育てなければならない．主たる対象は構音障害，摂食・嚥下障害なので言語聴覚士が中心となろうが，頸部・肩の運動障害では理学療法士にも加わってほしい．他に補綴を専門とする歯科医，歯科衛生士，歯科技工士などの参加を欠か

すことはできない．入院中は患者の一番身近にいる看護職の理解・協力も不可欠である．

　これらの関連する職種の人達が，口腔・中咽頭がん治療後のリハビリテーションのあり方を理解し，積極的にとり組むきっかけになればと願って本書の出版を企画した．口腔・中咽頭がんのリハビリテーションはこれから始まる分野であるし，考えの至らぬ点も多々あることと思う．明日への糧とするため，感想，異論，批判などを頂戴できれば幸いである．

　なお，本書は口腔・中咽頭がんのリハビリテーションを述べたものであり，構音，摂食・嚥下機能の基礎や，訓練法を詳しく述べることを目的としたものではないので，これらについては詳述できなかった．他の成書を参照いただきたい．解剖学的名称や分類，手術法の分類などは原則として『頭頸部癌取扱い規約』（金原出版1991）に基づいて記述した．がんの進行度を示すTNM分類，Stage分類には通常UICCの分類が用いられるが，本書中に1997年版UICC分類を紹介したので参考にしていただきたい．執筆者は，各分野で口腔・中咽頭がんの治療・リハビリテーションに従事する第一線の方々にお願いした．とりわけリハ科の小山，石田両医師に執筆陣に加わっていただけたことは望外の喜びである．

2000年5月　　溝尻源太郎

目　　次

はじめに―がん治療からリハビリテーションへ―……………………………溝尻源太郎…V

第1章　口腔・中咽頭がんの基礎的理解

1. 口腔・咽頭の構造と機能 …………………………………………………………………2
① 口腔の構造と機能 ………………………………………………………赤澤　登…2
② 咽頭の構造と機能 ………………………………………………………井上健造…7
1）咽頭の解剖　7　　2）咽頭の生理　9

2. 口腔がんの特性と治療 …………………………………………………………赤澤　登…12
① 主要症状と疫学的（統計的）事項 ………………………………………………12
② 心理的特徴と社会背景 ……………………………………………………………12
③ 進行度分類 …………………………………………………………………………12
④ 治療法とその副作用 ………………………………………………………………13
1）放射線治療　13　　2）手術　14　　3）切除範囲と機能形態障害の評価　16
⑤ 進行度に応じた治療法の選択 ……………………………………………………17
⑥ 予後の推定 …………………………………………………………………………18
1）生命の予後　18　　2）機能的予後　21
⑦ 審美的な問題 ………………………………………………………………………23

3. 中咽頭がんの特性と治療 ………………………………………………………井上健造…24
① 中咽頭がんの特性 …………………………………………………………………24
② 中咽頭がんの治療 …………………………………………………………………25
1）中咽頭がんの放射線治療　26　　2）中咽頭がんの手術　27　　3）化学療法　29
③ 治療法の選択と予後 ………………………………………………………………30
1）治療法の選択　30　　2）治療結果　30　　3）おわりに　33

4. 頸部の構造と機能 ………………………………………………………………藤本保志…34
① 体表から見て触れてわかる構造 …………………………………………………34
1）甲状軟骨　34　　2）舌骨　34　　3）下顎骨　35　　4）胸鎖乳突筋　35　　5）気管　35
② 体表から見にくい構造 ……………………………………………………………35
1）筋　　2）神経　36　　3）頸部リンパ節　37
③ 頸部郭清術 …………………………………………………………………………38
1）頸部郭清術の分類と術後の障害　38　　2）適応の概要　38
3）リハビリテーションでの着目点　39

第2章　口腔・中咽頭がんとリハビリテーション

1. がん治療とリハビリテーション医療をとりまく諸問題 ……………溝尻源太郎…42
- ① 術後治療とリハビリテーション ………………………………………………42
- ② リハビリテーション医療の特徴 ………………………………………………42
- ③ がん患者に必要な医療 …………………………………………………………43
- ④ 患者の自己決定権と自己責任 …………………………………………………44
- ⑤ 口腔・中咽頭がんとリハビリテーションの接点 ……………………………44
- ⑥ 口腔・中咽頭がんのリハビリテーションの現況 ……………………………47
- ⑦ 口腔・中咽頭がんとリハ医・コメディカルスタッフのかかわり …………48
- ⑧ 自験例を省みて …………………………………………………………………48

2. 口腔・中咽頭がんの診断・治療の進め方とリハのかかわり ………溝尻源太郎…51
- ① 初診から治療方針の決定まで …………………………………………………51
- ② 入院そして手術の実施 …………………………………………………………52
- ③ 本格的なリハビリテーションの開始 …………………………………………53
- ④ 退院後や再入院時のリハビリテーション ……………………………………54

3. リハビリテーションのチームアプローチ ……………………………溝尻源太郎…56

4. リハビリテーションの進め方 …………………………………………溝尻源太郎…59
- ① 障害の診断 ………………………………………………………………………59
- ② 障害の評価 ………………………………………………………………………60
  - 1）切除範囲と機能形態障害の評価　60　　2）能力障害の評価　60
  - 3）社会的不利の評価　65　　4）心理的障害の評価　65
- ③ リハビリテーション目標の設定 ………………………………………………65
  - 1）リハの適応症例　65　　2）主目標と副目標の設定　65
- ④ リハビリテーション処方 ………………………………………………………67
  - 1）処方箋の内容　67
- ⑤ リハビリテーションの実施 ……………………………………………………68
- ⑥ 効果判定 …………………………………………………………………………68

5. リハビリテーション医学・医療の立場からみた悪性腫瘍 ………小山祐司, 石田　暉…73
- ① リハビリテーション医学・医療の立場からみた悪性腫瘍 …………………73
  - 1）リハビリテーションの全体像　73　　2）国際障害分類と基本的アプローチ　73
  - 3）チーム医療　75
- ② 悪性腫瘍に対するリハビリテーション ………………………………………75
  - 1）アプローチの原則　75　　2）臨床意志決定とインフォームド・コンセント　76
  - 3）疼痛　76　　4）全身的体力消耗状態　77　　5）心理的問題　77

③ 口腔・中咽頭がんと心理・社会的問題 …………………………………………………78

第3章　構音障害のリハビリテーション

1. 機能評価と訓練 ……………………………………………………………熊倉勇美…80
① 訓練の実際 …………………………………………………………………………80
② 患者の抱える問題 …………………………………………………………………81
③ 言語聴覚士の果たす役割 …………………………………………………………83
④ 構音障害の評価 ……………………………………………………………………84
⑤ 構音障害の特徴 ……………………………………………………………………90
⑥ 構音訓練の原則 ……………………………………………………………………90
⑦ 構音訓練の順序と重症度別アプローチ …………………………………………91
⑧ 構音障害改善のしくみ ……………………………………………………………92
⑨ 構音訓練の具体例 …………………………………………………………………92
⑩ 構音障害のリハビリテーションのまとめ ………………………………………97

2. 補助診断と機能訓練への応用 ………………………………………………………99
① パラトグラフィ ……………………………………………………今井智子…99
　1）パラトグラフィについて　99
　2）健常人のエレクトロパラトグラムパタン（EPGパタン）　104
　3）舌切除患者のパラトグラムパタン　105　　4）治療への応用　110
② X線透視，超音波断層法 ……………………………………………古川政樹…113
　1）口腔・咽頭造影検査　113　　2）超音波断層法　116　　3）検査の意義　121

3. 歯科補綴的アプローチ ………………………………小野高裕・堀　一浩・野首孝祠…123
① 口腔がん術後患者の構音障害の様相 ……………………………………………123
② 補綴的アプローチの種類 …………………………………………………………123
③ 顎義歯による構音機能回復 ………………………………………………………125
④ 舌接触補助床による構音機能回復 ………………………………………………127

4. 手術的介入 ……………………………………………………………………津田豪太…131
① 口腔がんによる構音障害 …………………………………………………………131
　1）口唇不全への対応　131　　2）舌運動障害への対応　131
② 中咽頭がんによる共鳴・構音障害 ………………………………………………133
　1）鼻咽腔閉鎖不全への対応　133　　2）舌根不足への対応　135
　3）その他の障害への対応　136

第4章　摂食・嚥下障害のリハビリテーション

1. 咀嚼機能回復のための口腔内診査と機能評価法 ………小野高裕・耕田英樹・野首孝祠…138

1 口腔がん術後患者の組織欠損と機能障害の関係 ………………………………………… 138
   1）上顎領域の口腔がん術後患者の機能障害　138
   2）下顎領域の口腔がん術後患者の機能障害　138
2 形態的診査 …………………………………………………………………………………… 139
   1）固有口腔形態の診査　139　　2）口腔周囲組織の診査　144
   3）形態的診査からどの程度咀嚼機能回復を予測できるか　145
3 咀嚼機能評価法 ……………………………………………………………………………… 146
   1）食品摂取状況の評価　146　　2）咀嚼機能評価における基本的項目　146
   3）咀嚼能力の客観的評価　151　　4）唾液分泌機能　151　　5）味覚　152
4 おわりに ……………………………………………………………………………………… 153

2．口腔・咽頭期の機能評価 ……………………………………………………………………… 155
1 問診・アンケート（口腔・中咽頭がん術後嚥下障害の評価）……………………藤本保志… 155
   1）嚥下機能の評価の目的とその必要性　155　　2）問診すべき項目　156
   3）嚥下機能評価基準（Swallowing Ability Scale）　157
   4）頭頸部外科病棟における嚥下障害への取り組み　159
2 口腔・咽頭期の摂食・嚥下の観察 …………………………………………………津田豪太… 165
3 補助診断 ………………………………………………………………………………津田豪太… 166
   1）ビデオ嚥下造影検査　166　　2）ビデオ嚥下内視鏡検査　167　　3）嚥下内圧測定　168
   4）筋電図　168　　5）嚥下音　169　　6）超音波検査　169

3．術後早期の咀嚼・嚥下機能訓練と歯科補綴的アプローチ ………小野高裕・野首孝祠… 171
1 術後早期の間接訓練 ………………………………………………………………………… 171
   1）開口訓練　171　　2）舌運動訓練　172　　3）口唇・頰の訓練　172
2 術後早期の直接訓練（歯科補綴的アプローチ）………………………………………… 172
   1）上顎領域のがん患者に対する術後早期の歯科補綴的アプローチ　172
   2）下顎領域のがん患者に対する術後早期の歯科補綴的アプローチ　177
3 リハビリテーションにおける術後早期の位置づけ …………………………………… 182
4 おわりに ……………………………………………………………………………………… 183

4．リハビリテーションの実際 …………………………………………………………………… 185
1 口腔・咽頭衛生 ………………………………………………………………………藤本保志… 185
   1）口腔・中咽頭がん患者の口腔・咽頭の衛生状態　185
   2）口腔・中咽頭がん患者の口腔咽頭ケア　186　　3）口腔ケアは嚥下の訓練になるか　191
   4）おわりに　191
2 口腔・咽頭期の機能訓練 ……………………………………………………………津田豪太… 192
   1）リハビリテーションに求めるもの　192　　2）術後急性期の機能訓練　192
   3）術後急性期以降の機能訓練　193
3 段階的訓練，食形態の工夫など ……………………………………………………津田豪太… 195
   1）リハビリテーションプランとゴール設定　195　　2）間接訓練　196

3）直接訓練　197　　4）気管切開の取り扱い　197
5）放射線治療後の嚥下障害への対応　198　　6）筋皮弁の変化への対応　198
7）バイオフィードバックを使ったイメージづくり　199

5. 顎顔面補綴治療による機能回復 ……………………………………小野高裕・野首孝祠…200
① 顔面欠損症例に対する補綴治療 ………………………………………………………200
② 高齢舌がん術後患者に対する補綴治療 ………………………………………………203
③ インプラントを用いた上顎がん術後患者の機能回復 ………………………………205
④ おわりに ………………………………………………………………………………207

6. 手術的介入―舌がん・咽頭がん手術治療における嚥下機能改善手術・誤嚥防止手術―
……………………………………………………………………藤本保志・長谷川泰久…210
① 誤嚥防止／嚥下機能改善の術式 ………………………………………………………210
② 嚥下機能改善手術の時期について ……………………………………………………210
③ 手術の前に把握したいこと ……………………………………………………………210
1）解剖・生理から　210　　2）術前嚥下透視検査　211
④ 第1群．嚥下機能改善手術・誤嚥防止手術の適応 …………………………………211
1）喉頭挙上術　211　　2）輪状咽頭筋切除術　212
3）喉頭挙上術・輪状咽頭筋切除術の有用性と限界　213
4）喉頭挙上術・輪状咽頭筋切除術の欠点　213
⑤ 第2群．永久気管孔は残るが，発声可能な術式 ……………………………………213
⑥ 第3群．喉頭全摘術 ……………………………………………………………………213
⑦ 嚥下機能改善手術の実際 ………………………………………………………………214
1）切除　214　　2）輪状咽頭筋切除　214　　3）喉頭挙上術　215　　4）術後管理　215
5）喉頭挙上術後の嚥下動態　217
⑧ 二期手術 …………………………………………………………………………………217
1）二期手術決断に際しての確認事項　217　　2）二期手術の特徴　218　　3）症例　218
⑨ 今後の課題 ………………………………………………………………………………219
1）喉頭挙上術をするしかないか，どのように吊り上げるか　219
2）輪状咽頭筋切除は両側必要か　220　　3）長期にわたる機能の推移について　220

付章　知っておきたいステップアップ・ケア

1. リハビリテーションにおける口腔ケア …………………小野高裕・谷岡　望・野首孝祠…224
① 口腔がん術後患者の口腔内環境 ………………………………………………………224
1）全身および口腔内状態の問題点　224　　2）口腔内および補綴装置の清掃における問題点　225
3）生活習慣における問題点　225
② 口腔ケアにおける診査・診断 …………………………………………………………226
③ 口腔衛生指導の実際 ……………………………………………………………………226

1）機械的プラークコントロール　229　　2）化学的プラークコントロール　230
　　3）補綴装置の装置指導　232　　4）唾液分泌低下への対応　232　　5）食生活指導　233
　④ 歯科医療従事者による口腔衛生管理（プロフェッショナルケア）……………………………234
2. 頸部・肩関節の運動障害……………………………………………………………皿田和宏…238
　① 肩関節のバイオメカニズム ………………………………………………………………………238
　② 副神経麻痺を呈した肩のリハビリテーション …………………………………………………242
　③ 頸部のリハビリテーション ………………………………………………………………………246
　④ 症例 …………………………………………………………………………………………………246

　おわりに ……………………………………………………………………………熊倉勇美…249

　　　　　和文索引 ……………………………………………………………251
　　　　　欧文索引 ……………………………………………………………255

サイドメモ　目次

1. なぜ「口腔・中咽頭」なのか …………………………………43
2. 歯科の中での役割分担 …………………………………………47
3. 放射線治療と抜歯 ………………………………………………51
4. 口腔・中咽頭がんの予後予測とリハでの注意 ………………53
5. 目につきやすい変化に注意 ……………………………………60
6. 嚥下障害では先行期から食道期まで …………………………62
7. リハ処方の実例 …………………………………………………69
8. ビデオ撮影のコツ ………………………………………………86
9. 構音訓練法 ………………………………………………………91
10. 歯科補綴か再建か（硬口蓋欠損の対策） …………………134
11. 本項（口腔ケア）に関連する用語 …………………………227

第1章
口腔・中咽頭がんの基礎的理解

第1章 口腔・中咽頭がんの基礎的理解

1 口腔・咽頭の構造と機能

1 口腔の構造と機能

　口腔は顔面の下方1/3を構成する器官であり，1）頬粘膜，2）上顎歯槽部と歯肉，3）下顎歯槽部と歯肉，4）硬口蓋，5）舌，6）口腔底より構成されている（これらは，国際対がん連合：UICCの定めた口腔の解剖学的亜部位である）．口腔は消化管の入口で内側面は粘膜でおおわれその下に筋肉があり，そのさらに外側は顔面の皮膚である．上下約28本（図1）の歯があり（智歯を含めると32本だが最近は萌出しないほうが多い），顎骨がある．また口腔には3大唾液腺である耳下腺，顎下腺，舌下腺の排泄管が開いている．

　口腔の機能は主に舌の機能である構音，嚥下および歯による咀嚼がその代表であり，嚥下と咀嚼は食に関連し構音は言葉に関連する．唾液は食に関連すると同時に口腔の内面を潤し粘膜を保護する働きもしている．

　食物は口唇，舌によって摂取され，舌が歯の上にのせ歯により細かく砕かれ（咀嚼される），唾液によって円滑にされ咽頭へと送り込まれる．炭水化物の消化は早くも口内で始まり，舌にある味覚器が味覚を感じる．このように口腔は消化管の入口である．

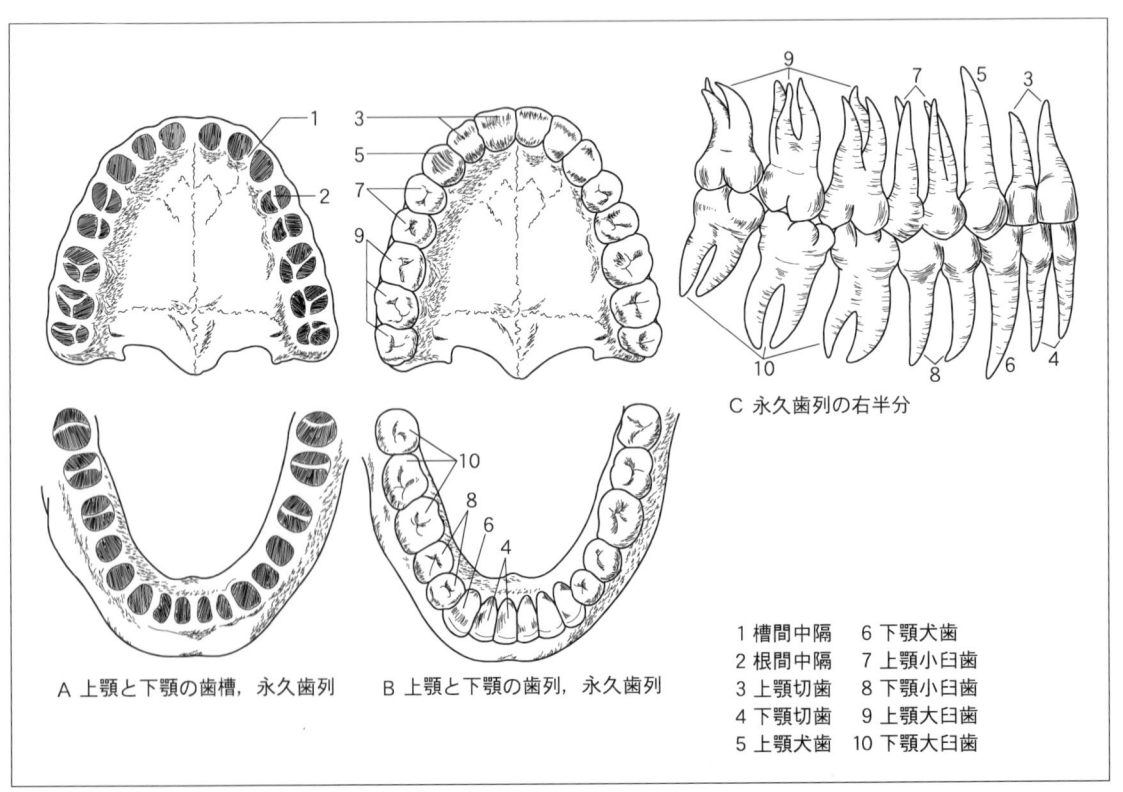

A 上顎と下顎の歯槽，永久歯列
B 上顎と下顎の歯列，永久歯列
C 永久歯列の右半分

1 槽間中隔　6 下顎犬歯
2 根間中隔　7 上顎小臼歯
3 上顎切歯　8 下顎小臼歯
4 下顎切歯　9 上顎大臼歯
5 上顎犬歯　10 下顎大臼歯

図1　歯列（文献1)より改変）

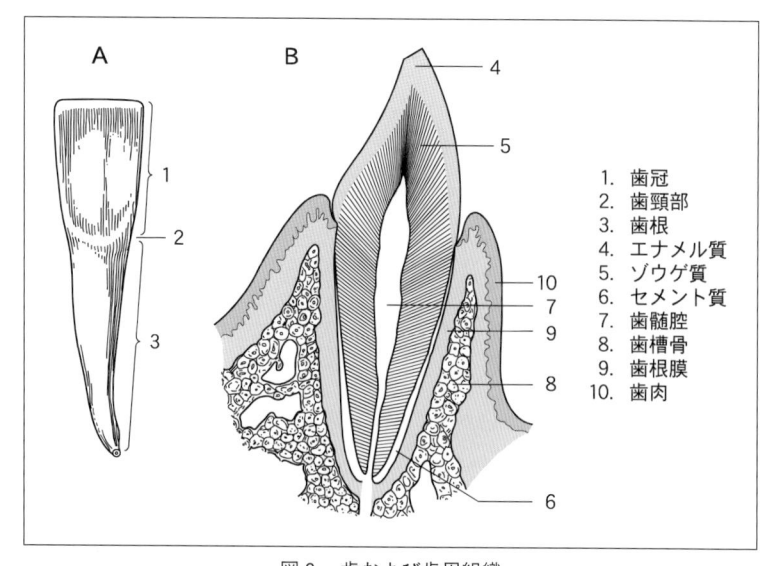

図2　歯および歯周組織
A：歯の各部，B：切歯とその歯槽突起（下顎）の縦断面　（文献2）より改変）

1. 歯冠
2. 歯頸部
3. 歯根
4. エナメル質
5. ゾウゲ質
6. セメント質
7. 歯髄腔
8. 歯槽骨
9. 歯根膜
10. 歯肉

　口腔は固有口腔と口腔前庭に区別される．固有口腔は歯と歯槽より内側で，口腔前庭はこの外側で口唇と頬粘膜に囲まれる．口腔前庭で口裂（一般的に口といわれている）を囲む可動性の部分を口唇という．上下口唇があり上方は人中，鼻唇溝，下方はオトガイ唇溝で境されている．上下口唇の接合部を口角と称している．口唇には皮膚部，紅唇（唇紅ともいう），粘膜部に分かれる．紅唇と粘膜部は境界が不明瞭であり，また粘膜部は正確には頬粘膜の一部に分類されている．口唇には無数の口唇腺とよばれる小唾液腺が存在している．口唇の運動には顔面神経が，知覚には三叉神経が関与している．頬は翼突下顎縫線と上下顎から口角に走る頬筋で構成されている．頬部には咬筋前縁をまわり頬筋を貫くように耳下腺管が開口している．頬部にも多くの小唾液腺組織がみられる．頬粘膜は口腔前庭を経て歯肉へと自然に移行している．

　上顎および下顎の歯槽突起は口腔粘膜でおおわれ，骨膜と強固な結合をしている．これが歯肉である．

　次に固有口腔について述べる．固有口腔は口を開けたとき見える部分で，前方と外側は歯槽で囲まれ，上方は口蓋で，下方は舌および口腔底で，後方は舌根と口蓋舌弓，口蓋咽頭弓および軟口蓋後縁で狭まった口峡をなして咽頭と交通している．

　筋性の口腔底を構成するのは顎舌骨筋で，この上方にオトガイ舌骨筋がありさらにオトガイ舌筋がある．また下方は顎二腹筋の前腹があり，この前後腹と下顎との間，いわゆる顎下三角には顎下腺がある．

　口腔の上壁は硬口蓋と軟口蓋（これ自身は中咽頭に属している）であり，口腔には舌が大きな部分を占めている．

（1）歯

　歯は歯列を形成して口腔前庭と固有口腔を分けている．切歯（1番〜2番）犬歯（3番），小臼歯（4番〜5番），大臼歯（6番〜8番）に分類される．また歯には歯冠とよばれ歯肉から外にでている部分と歯槽内にある歯根とよばれる部分および歯冠と歯根の移行部である歯頸部がある．歯冠にはエナメル質があり歯根表面にはセメント質がある．また歯の大部分は象牙質でその中に歯髄腔とよばれる脈管神経を含む疎線維性結合組織がある．またいわゆる歯周組織と称される歯の支持組織がある．歯は歯槽のなかで歯根膜とよばれる線維性組織で骨と歯根のセメント質の間を結んでいる（図2）．また歯には乳歯と永久歯の生えかわり

1. 下顎骨関節突起（下顎頭）
2. 側頭骨関節窩（下顎窩）
3. 側頭骨関節結節
4. 関節円板
5. 外側翼突筋
6. 外耳道

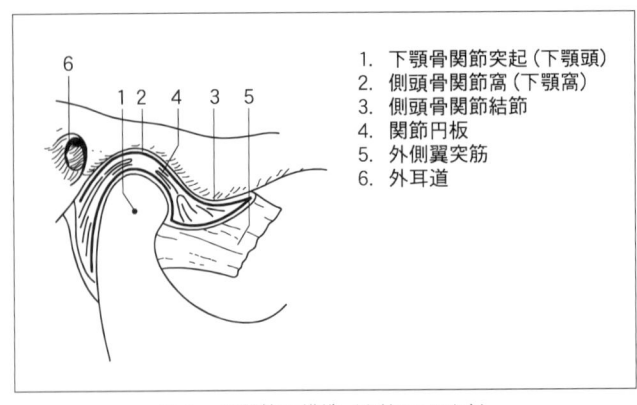

図3　顎関節の構造（文献[2]より改変）

がある．

（2）咬合

上下の歯は通常中心咬合位（上下顎の歯の咬頭が最大限に嵌合するときの垂直位および水平位における下顎の位置）とよばれる正しい嚙み合わせの位置で咬合している．顎骨の異常（顎骨の切除や骨折，発育異常など）があれば咬合は不正となり，上下の歯が正しく嚙み合わない状態を呈する．

（3）顎関節

下顎の運動は咀嚼に最も関係し，その際運動の中心となるのが顎関節である．下顎骨の関節突起（下顎頭）と側頭骨の関節窩（下顎窩）および関節結節からなり，この両者の間には1枚の軟骨による関節円板が介在する（図3）．

顎関節は単なる蝶番関節ではなく，側頭骨の下顎窩と下顎骨の下顎頭との間の楕円関節で，関節円板と下顎窩との間の関節，下顎頭と関節円板との間の関節の上下2つに分けられる．これにより顎運動も上下の2つの関節における運動，1）左右の下顎頭の中心を結ぶ線を軸とする下顎の蝶番運動，2）左右の関節結節を通ずる線を軸とする関節円板の回転滑走運動，に区別され，楕円関節として多軸性の運動となる．

咀嚼運動はこれに基づく上下運動，側方運動が複雑に組み合わさり行なわれている．

次に開口障害は，この顎関節に障害（多くは関節円板）がある場合や，咀嚼筋（内，外側翼突筋，咬筋，側頭筋）に障害（炎症や，外科的切除を行なった場合など）がある場合に生じる．

（4）舌

舌は咀嚼の際食物を歯の上にのせ，また嚥下の際に咽頭へ食物を送り込む重要な働きをもっている．また味覚や触覚の感覚器をもち，構音にも重要である．

舌は筋組織とその表面の粘膜からなるが，舌筋には外舌筋と内舌筋がある．外舌筋は下顎や舌骨，茎状突起から起こり，内舌筋に移行する．外舌筋としてはオトガイ舌筋がその代表で，下顎骨体内側正中下部にあるオトガイ棘からおこり扇状に後上方に向い舌背に停止する．舌根へ走る最下方の筋線維は舌を前方に保ち，残りの筋線維は舌を口腔底にひきつける．

次に舌骨舌筋は舌骨の大角から発し方形の筋肉で上後方へ向い舌背に停止する．舌骨を動かないように固定すると舌骨舌筋は舌を後方へ引く．茎突舌筋は茎状突起から生じ舌尖に達する．舌尖を後方へ引き舌全体を後上方に引く．内舌筋としては上縦舌筋，下縦舌筋，横舌筋，垂直舌筋がある（図4）．舌粘膜の知覚は3つの神経で舌神経は舌尖，舌体，舌咽神経は舌根，舌体，迷走神経は舌根の後下部に分布する．また舌筋の運動は舌下神経が支配している．

（5）硬口蓋

口腔の上壁には前2/3に硬口蓋が，後ろ1/3には中咽頭に属する軟口蓋がある．口腔の上壁をつくり上方へ向って強く弯曲している．硬口蓋は上

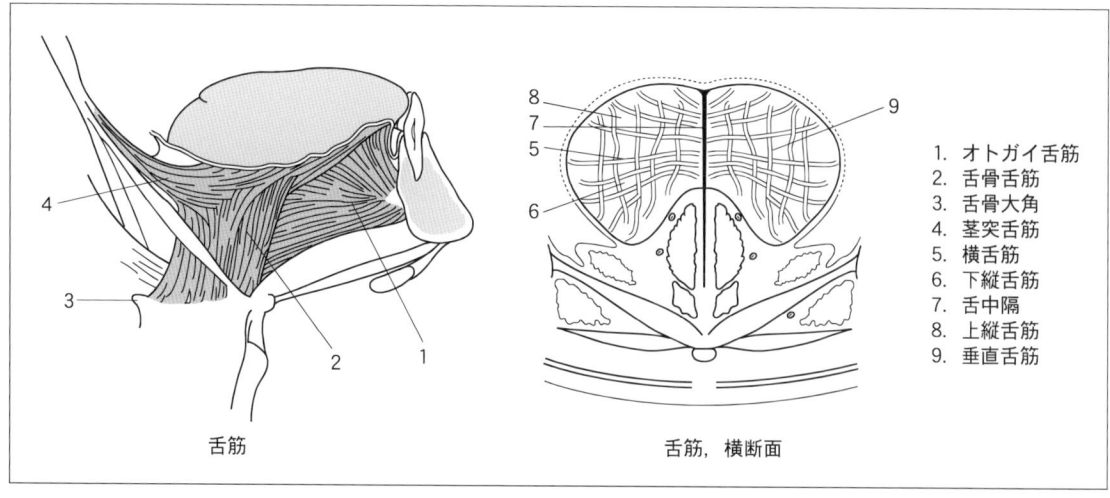

図4　舌筋（文献2)より改変）

1. オトガイ舌筋
2. 舌骨舌筋
3. 舌骨大角
4. 茎突舌筋
5. 横舌筋
6. 下縦舌筋
7. 舌中隔
8. 上縦舌筋
9. 垂直舌筋

顎骨の口蓋突起と口蓋骨の水平板を土台とし，骨膜と粘膜で覆われ歯肉へ移行している．粘膜下には口蓋腺とよばれる小唾液腺があり食物のすべりを円滑にするのに役立っている．また硬口蓋は口腔と鼻腔を遮断している．

（6）軟口蓋

軟口蓋は本来，中咽頭に属するが，口腔の機能を考えるうえで避けられない部位なのでここで述べることとする．

軟口蓋は口蓋の後1/3で，硬口蓋の後方に連続し，その正中には口蓋垂とよばれる突出がある．口蓋垂は通常は舌根の上方にあり，口蓋垂より弯曲しながら外下方へ走る前後2条のヒダがある．前方のヒダは口蓋舌弓と称し舌外側縁部後方に達し，後方のヒダは口蓋咽頭弓と称し咽頭喉頭蓋ヒダへと移行する．

この軟口蓋後縁および口蓋弓，舌根で形成される不正半月形の部分は口峡と称される．この口峡の最も狭い部分すなわち口峡狭部は筋性に閉鎖することのできる咽頭の入口である．軟口蓋（口蓋帆）は嚥下動作の時に大切な役割を演じる．すなわち咽頭後壁の隆起とともに食物の通路を上咽頭から遮断するのである．

これには次のような筋が働く．口蓋帆張筋（軟口蓋を側方にはり緊張させる），口蓋帆挙筋（軟口蓋を挙上する），口蓋垂筋（口蓋垂を挙上させる），口蓋舌筋，口蓋咽頭筋（舌後方部を挙上させ口腔咽頭を狭める）である．

（7）唾液腺
① 唾液

歯で咀嚼され，嚙み砕かれた食物は口腔で唾液と混ぜ合わされる．唾液は粘液と消化酵素（アミラーゼ）を含み，炭水化物を分解して糖に変える．また食物の滑りをよくする働きがあり，殺菌性もあるといわれている．唾液は反射的に分泌されその量は1日に1.5ℓにも達する．また耳下腺，顎下腺は唾液腺ホルモンを分泌するといわれている．

唾液腺は太い一本の排泄管で口腔に開口する三大唾液腺（大口腔腺）と口腔粘膜の直下で多くの排泄管によって開口する小さな唾液腺（小口腔腺）がある．大唾液腺は耳下腺（耳介の直下に位する），顎下腺（下顎骨の直下に位する），舌下腺（口腔底粘膜の直下に位置する）があり，小口腔腺としては口唇腺，口蓋腺，頰腺，臼歯腺，舌腺がある．

② 大唾液腺

耳下腺は最大の唾液腺で耳介直下の皮下で下顎枝後縁を中心として拡がる不正四辺形の腺で後半部は下顎枝後縁と乳様突起，胸鎖乳突筋に囲まれた下顎後窩中に深く錐体状の突起として入り込んでおり，前半部は下顎枝後縁を越えて下顎枝外面と咬筋外面上にある．また上方は頰骨弓まで達する．腺からは太さ3～4mm，長さ5～6cmの導管（Stenon氏管）が前方へ出てくる．耳下腺管は頰

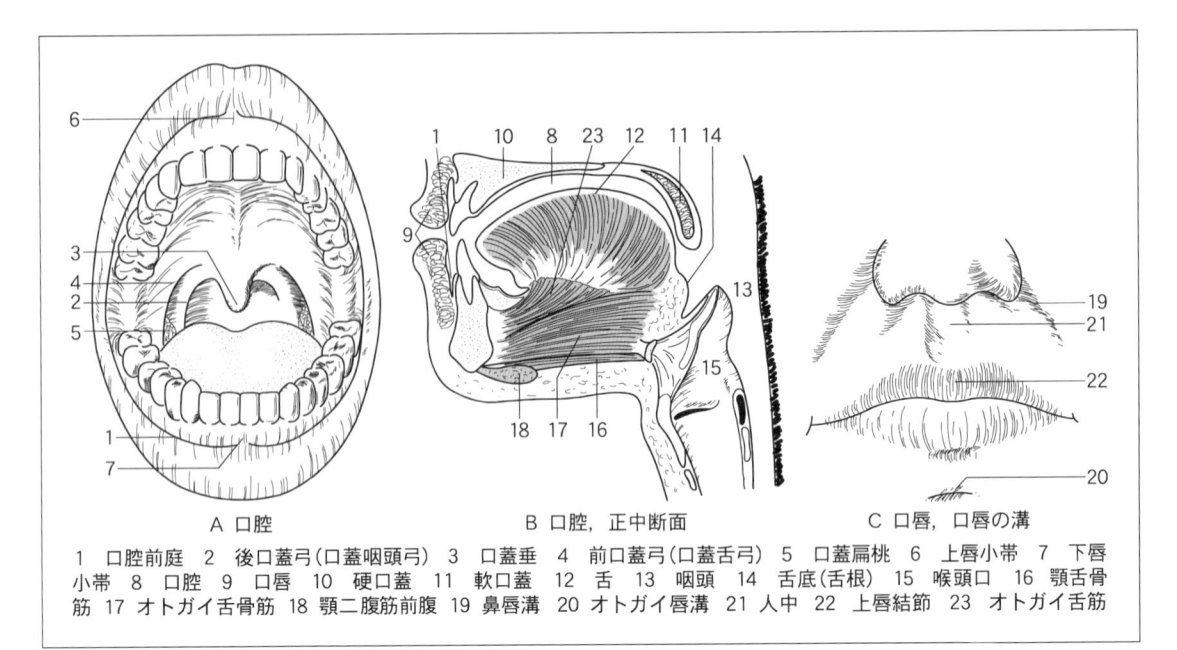

図5　口腔・口唇（文献2)より改変）

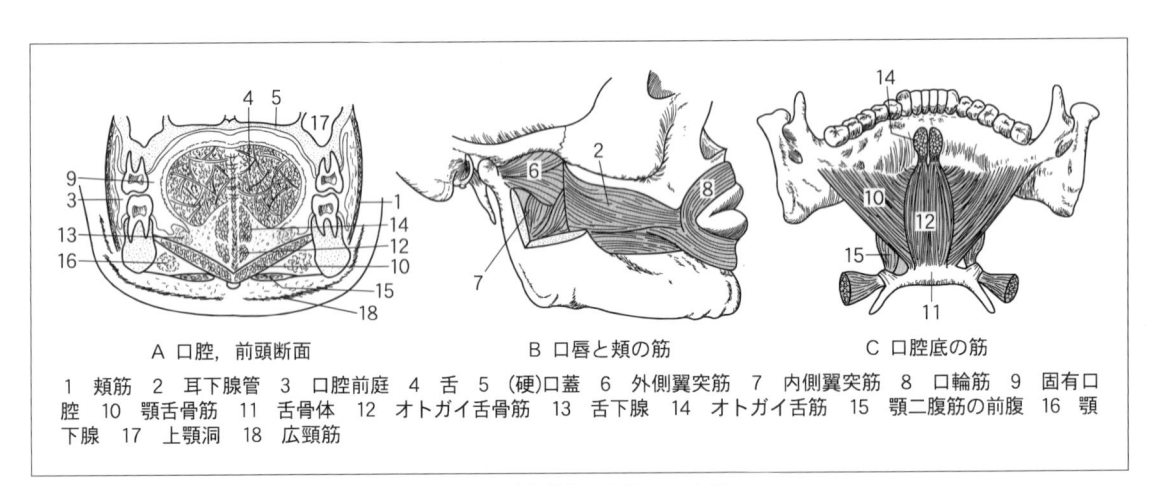

1 口腔前庭　2 後口蓋弓（口蓋咽頭弓）　3 口蓋垂　4 前口蓋弓（口蓋舌弓）　5 口蓋扁桃　6 上唇小帯　7 下唇小帯　8 口腔　9 口唇　10 硬口蓋　11 軟口蓋　12 舌　13 咽頭　14 舌底（舌根）　15 喉頭口　16 顎舌骨筋　17 オトガイ舌骨筋　18 顎二腹筋前腹　19 鼻唇溝　20 オトガイ唇溝　21 人中　22 上唇結節　23 オトガイ舌筋

図6　口腔関連筋（文献2)より改変）

1 頬筋　2 耳下腺管　3 口腔前庭　4 舌　5 （硬）口蓋　6 外側翼突筋　7 内側翼突筋　8 口輪筋　9 固有口腔　10 顎舌骨筋　11 舌骨体　12 オトガイ舌骨筋　13 舌下腺　14 オトガイ舌筋　15 顎二腹筋の前腹　16 顎下腺　17 上顎洞　18 広頚筋

骨弓の下方を咬筋と頬脂肪体を越えて走り，咬筋の前で頬筋を貫いて上顎第2大臼歯の高さにある耳下腺乳頭で口腔前庭に開口している．耳下腺管にそって独立した小腺様群（副耳下腺）がみられる．耳下腺を顔面神経が穿通し腺内で分枝する．この顔面神経を中心にしてそれより内部を深葉，表層は浅葉と称している．顎下腺は下顎骨と顎二腹筋の両腹の間の顎下三角と呼ばれる部分に存在し，深部では顎舌骨筋，舌骨舌筋および茎突舌筋にまで達する，長さ5〜6cmの導管（Warton氏管）は顎舌骨筋の後縁を回ってその上面を走り，舌下腺の前方に至り舌下腺の主管である大舌下腺管と合して舌下小丘に開く．舌下腺は口腔底粘膜の直下に位置し，顎舌骨筋上で下顎骨内面とオトガイ舌筋の間に不正三角形の腺として存している．この腺は多数の小舌下腺と大舌下腺からなっている．小舌下腺の多くは舌下ヒダにそって開いている（図5〜6）．

（8）領域リンパ節

口腔の領域リンパ節としては，オトガイ下リンパ節，顎下リンパ節および内頸静脈に沿った内深頸リンパ節がある．

オトガイ下リンパ節には口唇，口腔底，下顎歯肉，舌尖からの転移がみられ，対側の舌前方からの転移も生じる．

顎下リンパ節は口唇，歯肉，頰粘膜，口腔底，舌からの転移を生じる．

内頸静脈に沿った内深頸リンパ節は，臨床的に上，中，下内深頸リンパ節に分類されるが，口腔がん特に舌，口腔底がんで上内深頸リンパ節に転移しやすい．また原発巣が正中を越えた浸潤を呈すると反対側のリンパ節に転移を生じる事もある．さらに歯肉がん，頰粘膜がんでは耳下腺部のリンパ節に転移を生じることもある．

（赤澤　登）

2　咽頭の構造と機能

咽頭は鼻腔，口腔からつづき下方は喉頭，食道につながる管腔臓器である．

上咽頭，中咽頭，下咽頭の3つの部位に分かれ，気道，消化管の一部である（図7，表1〜3）．

咽頭粘膜は上咽頭の一部が呼吸器管特有の線毛上皮である以外は，重層扁平上皮である．

1）咽頭の解剖

（1）上咽頭

上咽頭は後上壁，側壁（ローゼンミューラー窩を含む），下壁（軟口蓋上面）の3つの部位からなる．

上咽頭下部の軟口蓋の高さに嚥下の際，後方より帯状の隆起が生じ，軟口蓋の挙上とともに食物が上咽頭に侵入するのを防ぐ．この隆起をパッサーバン隆起という．

（2）中咽頭

上方は挙上したときの軟口蓋下面の高さから，下方は舌骨上縁（喉頭蓋谷の底部）までで，前方は口峡により口腔に通じ，後方は頸椎である．

上壁は軟口蓋，側壁は前後口蓋弓，口蓋扁桃，

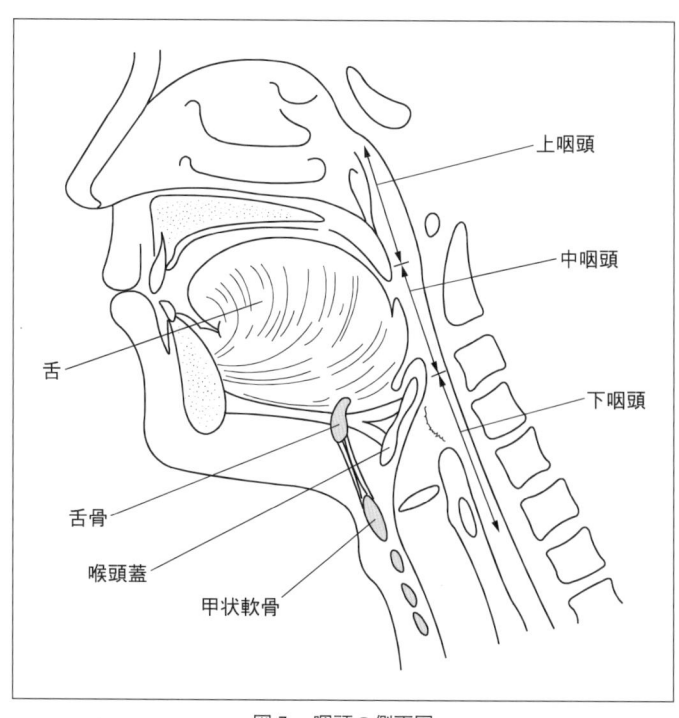

図7　咽頭の側面図

表1　上咽頭の各部位（UICC, 1997）

1. 後上壁
   硬口蓋と軟口蓋の接合部の高さから頭蓋底まで
2. 側壁
   ローゼンミューラー窩を含む
3. 下壁
   軟口蓋上面からなる

注；鼻中隔の後縁を含む後鼻孔の縁は固有鼻腔に含める．

表2　中咽頭の各部位（UICC, 1997）

1. 前壁
   (a) 舌根（有郭乳頭より後方の舌または舌後方1/3）
   (b) 喉頭蓋谷
2. 側壁
   (a) 口蓋扁桃
   (b) 扁桃窩
   (c) 舌扁桃溝
3. 後壁
4. 上壁
   (a) 軟口蓋下面
   (b) 口蓋垂

注；喉頭蓋前面は喉頭，舌骨上喉頭蓋に含まれる．

表3　下咽頭の各部位（UICC, 1997）

1. 咽頭食道接合部（輪状後部）
   披裂軟骨と披裂間部の高さから輪状軟骨下縁まで
2. 梨状陥凹
   咽頭喉頭蓋ヒダから食道上端まで．外側は甲状軟骨，内側は披裂喉頭蓋ヒダの下咽頭面と披裂軟骨および輪状軟骨を境界としている
3. 後壁
   舌骨上縁（喉頭蓋谷の底部）の高さから輪状軟骨下縁まで，ならびに一方の梨状陥凹尖端から他方の尖端まで

前壁は舌根により構成される[3]．

（3）下咽頭

上方は舌骨上縁（喉頭蓋谷の底部）から下方は輪状軟骨下端までで，前方には喉頭腔が開く．

（4）咽頭の筋肉

咽頭壁には横紋筋からなる内層，外層の2群の収縮筋群がある．内層筋は縦走し，咽頭挙筋であり，外層筋は斜めに輪走し，咽頭の収縮筋である（図8・9，表4）．

（5）咽頭の血管，神経

動脈は外頸動脈の枝の上行咽頭枝がおもに上咽頭に，顔面動脈の枝の上行口蓋動脈は口蓋，口蓋扁桃に分布する．

静脈は咽頭各部から咽頭壁外部の静脈叢に集まり，内頸静脈に流入する．

運動神経は，迷走神経，舌咽神経で知覚神経は，三叉神経，舌咽神経，迷走神経などである．

（6）咽頭のリンパ組織

咽頭粘膜にはリンパ組織が極めて多く，リンパ小節，Waldeyerの扁桃輪などが豊富に分布しており，リンパ上皮組織ともよばれる（図10）．

（7）領域リンパ節

Waldeyerの扁桃輪は輸出リンパ管のみで，これらはほとんど内頸静脈に沿う内深頸リンパ節にはいる．上咽頭と中咽頭の一部から外側咽頭後リンパ節（ルビエール）に入り，さらに上内深頸リンパ節に入る．中，下咽頭がんのリンパ節転移の好発部位は，それぞれ上内深頸リンパ節，中，下内深頸リンパ節である．

（8）副咽頭間隙 parapharyngeal space

この間隙は内側は咽頭粘膜，外側は内側翼突筋か耳下腺，上方は頭蓋底，下方は顎下腺，舌骨，顎二腹筋で囲まれた間隙である．

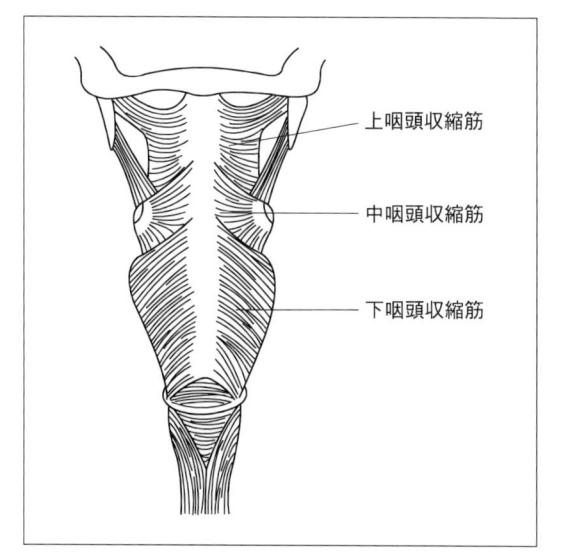

図 8　咽頭の筋肉（後面）

表 4　咽　頭　筋

内層　(a)　耳管咽頭筋
　　　(b)　茎突咽頭筋
　　　(c)　口蓋咽頭筋

外層　(a)　上咽頭収縮筋
　　　(b)　中咽頭収縮筋
　　　(c)　下咽頭収縮筋

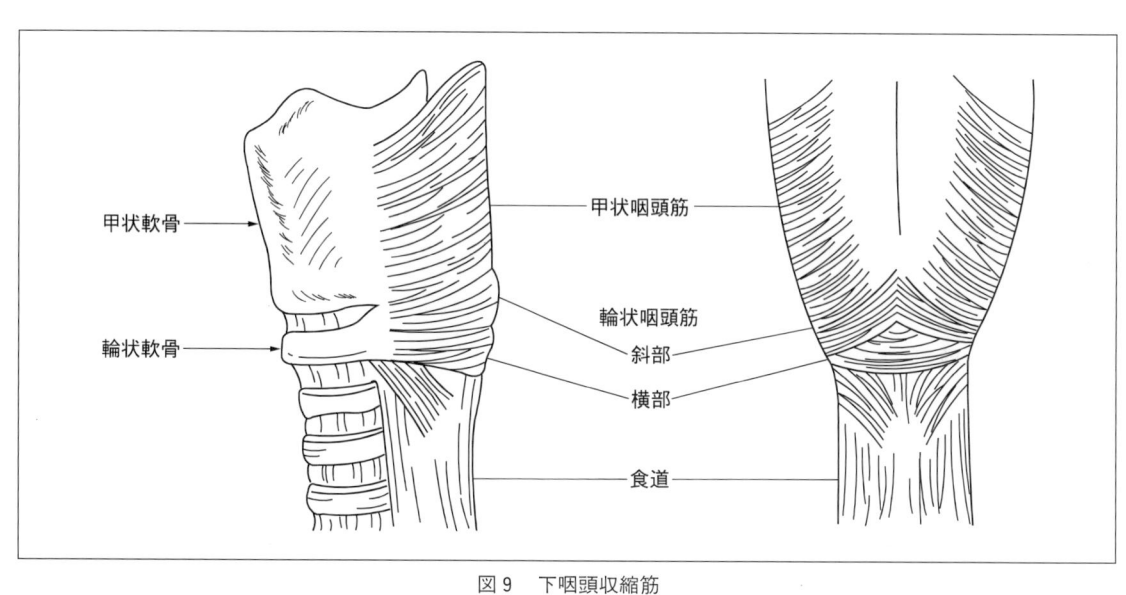

図 9　下咽頭収縮筋

　この間隙の中央に茎状突起があり，茎突舌筋，茎突舌骨筋，茎突咽頭筋が走っている．
　副咽頭間隙には内頸動静脈，迷走神経，舌下神経，副神経，舌咽神経，上頸神経節などが走っている．この間隙は咽頭，耳下線，顎下腺，口腔内からの炎症が波及しやすい．上咽頭，中咽頭がんも容易にこの間隙に直接進展，リンパ節転移をきたす．またこの部位への進展，転移があると根治治療が困難な場合が多いため，治療上重要な部位である[4]．

2）咽頭の生理

　咽頭は気道としての機能と，食物の通過路として消化管の機能をあわせもつ．また両者がいわば交叉する部位であり，呼吸，嚥下機能に重要な器官である．その他，共鳴機能，味覚，中耳腔気圧の調節などの働きもある（**表5**）[5]．

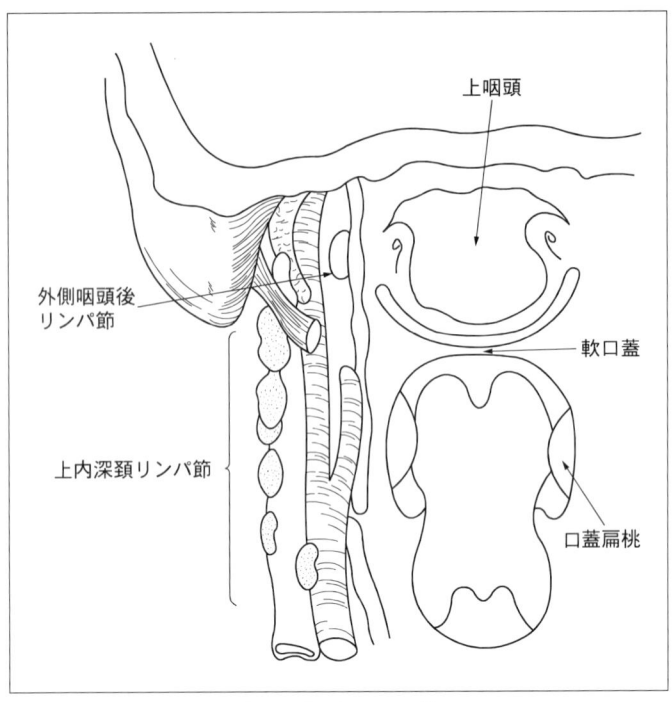

図10 咽頭とリンパ節

表5 咽頭の生理

1. 呼吸機能　　加温，加湿，除塵
2. 嚥下機能
3. 共鳴機能
　　　　　咽頭腔の広狭も音色に影響，軟口蓋による鼻咽腔閉鎖
4. 扁桃の生理
　　　a) リンパ球の産生
　　　b) 抗体の形成
　　　c) 免疫の獲得
　　　d) 感染の局在化

(1) 呼吸機能
　咽頭粘膜の多数の粘液腺と上咽頭の線毛上皮の作用により，吸気の加温，加湿，除塵の働きをしている．

(2) 嚥下機能
　嚥下は3段階に分けられ，口腔期（随意期），咽頭期（不随意期），食道期（不随意期）がある．嚥下咽頭期は不随意で反射的に連続的な複雑な運動である．咽頭は口腔から食物を受取り，食道に送り込むまでに，1秒以下という短時間に嚥下運動をおこなう．
　嚥下咽頭期は延随を中枢とする反射運動である（表6・7）．
　食塊の移動により，咽頭粘膜が刺激を受け，中枢へ神経刺激を伝える．この求心神経は，舌咽，迷走神経である．
　反射の遠心神経は，舌下神経，三叉神経第3枝（顎舌骨筋），舌咽神経（咽頭，食道），および迷走神経の咽頭枝である[6]．

(3) 共鳴機能
　声門でつくられた喉頭原音は鼻腔，咽頭，口腔，などの管腔器官に共鳴し音声となる．
　鼻咽腔の閉鎖が不十分であると開鼻声となり，逆に上咽頭に腫瘍が発生すると閉鼻声となる．

(4) 味覚
　舌根部，軟口蓋，咽頭後壁，喉頭蓋舌面に味蕾があり，主に苦味に関係している．

表6　嚥下運動の様式（文献6)より改変して引用）

a　口腔期
　　1．食塊の形成
　　　　舌と硬口蓋で食塊を包み，舌根が挙上し軟口蓋と接し，口蓋舌弓が収縮し口峡部が遮断される．
　　2．食塊の後方移動
　　3．食塊の咽頭腔への送り込み
　　　　舌根部が前下方に，軟口蓋は後上方に挙上移動し，上咽頭が遮断，口峡部が開放される．
b　咽頭期
　　1．上咽頭遮断
　　　　軟口蓋が挙上し，上咽頭パッサーバン隆起に接し上咽頭は遮断される．
　　2．口腔との遮断
　　　　舌背と硬口蓋が密接する．
　　3．嚥下反射の誘発
　　4．喉頭挙上と喉頭腔閉鎖
　　　　舌骨と喉頭が一塊として前上方に挙上し，喉頭蓋が喉頭前庭を覆い閉鎖する．
　　5．食道入口部の開大
　　　　輪状咽頭筋の弛緩と喉頭の前上方への挙上による．
c　食道期
　　食道入口部から胃までの蠕動運動と重力による．

表7　中咽頭がん手術で障害される嚥下に関与する筋

咀嚼筋群	
側頭筋	下顎骨を挙上し口を閉じる
	下顎骨を後方へ引く
咬筋	下顎骨を挙上し口を閉じる
内側翼突筋	下顎骨を挙上し口を閉じる
外側翼突筋	下顎骨を下げて口を開ける
	下顎骨を前方，左右にだす

舌骨上筋群	
顎舌骨筋	舌骨と口腔底を引き下げる
	舌骨固定時，下顎を下げる
顎二腹筋・後腹	下顎固定時，舌骨を引き上げる
顎二腹筋・前腹	舌骨を前方に出す
茎突舌骨筋	舌骨と舌根部を引き上げる
茎突舌筋	舌を後上方へ引く
口蓋舌筋	口峡部を狭め舌後部を引き上げる

軟口蓋筋群	
口蓋帆挙筋	軟口蓋を挙上する
口蓋帆張筋	軟口蓋を緊張させる
口蓋舌筋	舌背部を挙上させる
口蓋垂筋	口蓋垂を挙上させる
口蓋咽頭筋	口腔咽頭を狭め咽頭を引き上げる

咽頭筋群	
茎突咽頭筋	咽頭を上げ，広げる
耳管咽頭筋	上咽頭，咽頭側壁を持ち上げる
上咽頭収縮筋	中咽頭を収縮させる
中咽頭収縮筋	中咽頭を収縮させる

（5）中耳腔圧の調整

　上咽頭に耳管が開口しており，ふだんは閉じているが，嚥下時に口蓋帆挙筋が収縮することにより耳管が開口し，中耳腔と外気圧との調節をする．

（6）扁桃の生理

　Waldeyerの扁桃輪は気道，消化管の入り口にあり，広範囲に分布し構造上面積も広いため，刺激を受けやすい．
　このことは，炎症を起こしやすいと共にリンパ球の産生，抗体の形成などの防御的機能については有利である．
　扁桃はBリンパ球を産生して液性免疫を行っており，抗原刺激により免疫グロブリンを産生している．この抗体産生は特に乳幼児に重要な役割を持っているが，5才以後になると扁桃を摘出しても免疫学的に特に問題は生じない．

（井上健造）

文献

1) 小林茂夫他：歯科学生のための解剖学実習．南江堂，1990．
2) 越智淳三訳：解剖学アトラス．文光堂，1981．
3) P, Hermanek et al ; TNM classification of Malignant Tumours UICC Internationl Union Against Cancer, 1997.
4) 佐藤　武男他；咽頭癌 p 4～11．金原出版 1977．
5) 切換　一郎他；新耳鼻咽喉科學 p 339～350 南山堂
6) 丘村　煕；嚥下のしくみと臨床．p12～15, 金原出版 1993．

第1章　口腔・中咽頭がんの基礎的理解

2 口腔がんの特性と治療

1 主要症状と疫学的（統計的）事項

　口腔がんは口腔のあらゆる部分に発症するがんで，その主要症状はがんが外見できることにより腫瘤の形成，その表面が潰瘍になることより接触痛，出血などがある．また歯肉がんでは義歯の適合が悪くなったり，抜歯創の治癒不全などを初発症状とすることがある．また，舌深部へ浸潤した進行がんでは構音障害や嚥下障害が生じる．咀嚼筋（内側翼突筋など）に浸潤した場合は開口障害が生じるが，これはかなり進行した症例である．

　疫学的な事項では全がんのうち数％を占めるとの報告が多く，男女比は約2：1と男性に多い．これはアルコール，タバコがその発生と関連しているためである．年齢は50代，60代が最も多いが，高齢者の増加とともに高齢者の口腔がんも増加している．また，口腔衛生の不良や齲歯の鋭端，不良な補綴物（義歯や冠など）も発生の原因の1つとされている[1]．

2 心理的特徴と社会的背景

　患者の心理的特徴は個人差があり一概にはいえないが，アルコール，タバコの嗜好者が多い．特に口腔底がんはアルコール嗜好者に多く発症する傾向がある．がんの告知は治療をする上で，最近は一般的になってきているが，**患者の多くは口の中のがんという概念がなく**（胃がんや肺がんはよく知られているのに対して），**極めて軽く考えがちな**ことがある．例えば口内炎であるとずっと思い込んでいたり，特に前医からそのように説明をされ長期間経過観察が行なわれている場合もある．

　治療については，放射線治療および手術がその主たるものであるが，特に手術を行なう場合は，摘出の必要性，その範囲，それらに対する再建手術の必要性，その後に生ずる後遺症の問題，そのリハビリテーションの問題など，多くの問題がある．

　大半の患者は医師側の説明について，**術後がどのような状態なのかが理解できず，また後遺症についてもイメージが描けないのが実状**であり，場合によっては術後の同様の患者に承諾を得た上で面接してもらうこともある．患者の告知後の反応については，高齢者は「わかりませんからお願いします」が多いが，家人や患者も比較的若い場合は，術後の状態についてかなり多くの質問がある．特に働き盛りの年齢では，社会復帰が可能かどうかについて大きな問題となる．これには**リハビリテーションを前提にした**説明が**不可欠**であるし，ソーシャルワーカーなども当然治療前の段階から関わる必要があると思われるが現状では未だ十分とはいえない．

3 進行度分類

　UICCのTNM分類（表1）が口腔癌の進行度を示すのに一般的である．歯肉が原発のT4の定義については1997年版の注によれば，骨および歯槽のみに表在性びらんが認められる症例はT4としないとあるが，まだ議論がある．病期分類はTNM分類に基づき表2のごとく定められている．また最近では生検標本の病理組織学的悪性度を判定し治療に反映させる試みも行なわれてい

表1　口唇，口腔のTNM分類（1997）

T1	≤ 2 cm
T2	> 2 cm から 4 cm まで
T3	> 4 cm
T4	隣接組織*へ浸潤
N1	同側孤立性　≤ 3 cm
N2	a) 同側孤立性　> 3 から 6 cm まで
	b) 同側多発性　≤ 6 cm
	c) 両側性，対側性　≤ 6 cm
N3	> 6 cm

＊：T4の隣接組織とは骨髄質，舌深層(外舌筋)，上顎洞，皮膚などである

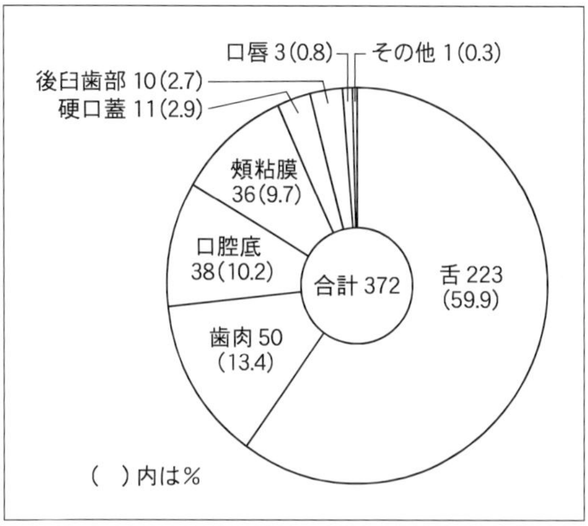

表2　病期分類

Stage I	T1	N0	M0
Stage II	T2	N0	M0
Stage III	T3	N0	M0
	T1, T2, T3	N1	M0
Stage IV A	T4	N0	M0
	T4	N1	M0
	anyT	N2	M0
Stage IV B	anyT	N3	M0
Stage IV C	anyT	anyN	M1

図1　口腔癌の原発部位別頻度（日本TNM委員会資料―1983による）

口唇 3(0.8)　その他 1(0.3)
後臼歯部 10(2.7)
硬口蓋 11(2.9)
頬粘膜 36(9.7)
口腔底 38(10.2)
歯肉 50(13.4)
舌 223(59.9)
合計 372
( )内は%

る．各施設間で症例数には多少の違いはあるが各部位別発生頻度の実例を示す（図1）[2]．

4　治療法とその副作用

口腔がんの治療法はStage I，IIに対しては放射線治療（特に組織内照射）は有効で第一選択とされることもあるが，それ以上（Stage IIの進行型やStage III，IV）の症例に対しては手術が選択される．但し各施設により治療法の選択には幅があり，例えば化学療法や放射線治療をまず行ない縮小が得られたり，消失が得られれば小さく切除したり，手術を見合わせて経過をみる方針をとる施設もある．また手術に関しては局所のみ切除する場合（図2），頸部郭清術と同時に原発巣を切除する場合などその侵襲の度合いは種々である．

一般に原発巣の大きさが小さい場合（せいぜい約3cmまで）で深い浸潤のない軟組織の腫瘍で，リンパ節腫大がなければ局所切除のみで可能なことがある．歯肉がんの場合もX線所見で骨の破壊が明らかでない場合，骨を一部含めて局所切除す

ることもある．これらは患者の年齢や全身状態によっても方針は変わる．また初診時に極めて小さい場合生検を兼ねて切除し，病理組織検査で切除断端を検索しがん細胞がない場合にはそのまま経過をみることもある．早期発見さえできれば可能である．

進行例では，**所属リンパ節（口腔の場合は頸部リンパ節）への転移を制御できないことは治療の失敗＝死の転帰をとることになる**．このため原発巣と頸部リンパ節を一塊として切除する根治的切除が治療の基本であることになる．

1）放射線治療

根治的治療としての放射線治療は表在型の腫瘍に限り外照射がある．これは体表外部から各種線源（コバルト60やリニアックなど），を用いて照

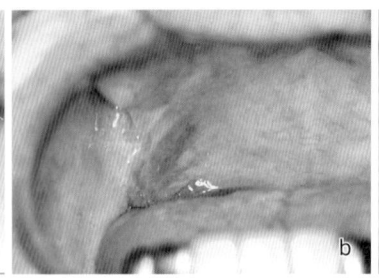

図2 手術適応例

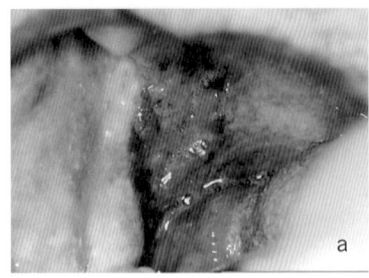

a：70歳男性．軟口蓋〜臼後歯肉にかけて25 mm×20 mmの腫瘍があり生検にて扁平上皮がん．

b：術前化学療法（カルボプラチン＋5 FU）および外照射60 Gy後．がんは著明に縮小した．この時点で局所切除を口腔内より施行した．

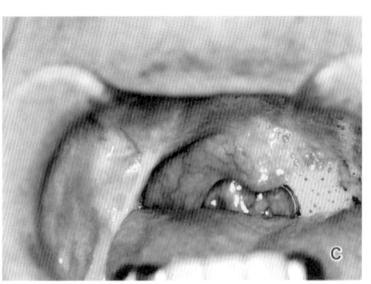

c：局所切除後1年の所見．がんは制御されている．この症例は食道がんとの重複症例であり全身状態も考慮し縮小的な治療態度を方針とし幸いにも制御し得た．

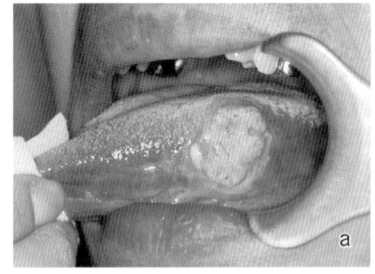

図3 放射線治療例

a：47歳男性．左舌縁部に22 mm×20 mmの腫瘍があり生検にて扁平上皮がん．（T2N0M0）

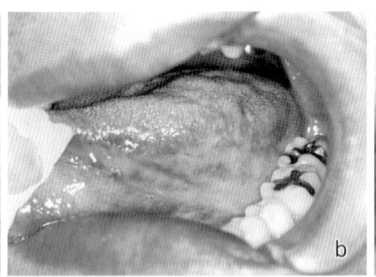

b：^{137}Csによる組織内照射60 Gyにてがんは完全に消失しわずかに瘢痕を認めるのみである．

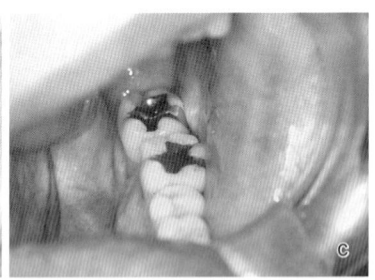

c：左下顎歯肉に腐骨（放射線性下顎骨骨髄炎による）をわずかに認め接触痛がある．

射する方法である．根治的放射線治療の中心となるのはむしろ組織内照射でラジウム，セシウムなどの針を腫瘍床に直接刺入する方法で，特に舌癌Stage I，IIに対しては有効であるが，限られた治療施設でしか行うことができない．また手術前に照射を行なう術前照射や手術後に追加治療として照射を行なう術後照射がある（いずれも外照射）．放射線治療は手術を行なうことに比べ機能障害は当然少ない．但し放射線治療に全く副作用がないわけではなく，唾液分泌の低下，味覚異常，口腔内乾燥感，放射線性骨壊死，皮膚の硬直感などがある（図3）．

2）手術

がんの進展様式を考えると，原則となるのは原発巣に対する十分な切除と所属リンパ節の郭清が一体となるということである．むろん，多発がんや遠隔転移も問題となってくるが，これは二次的に考えざるを得ないことが多い．まず原発巣であるが，口腔の場合切除安全域は約1.5 cmとしている施設が多い．これは他臓器に比べると小さいといわざるを得ないが，口腔という限られた場で機能を全喪失したり顔面の大半を喪失することができないことよりある程度妥当な数字であるといえる．

頸部リンパ節について述べれば，転移リンパ節に対して一般的に放射線治療は無効であり手術が選択される．手術の基本はCrileが1906年に提唱した頸部郭清術である[3]．口腔がんのリンパ節転移については下顎骨に沿ったリンパ節群（オトガ

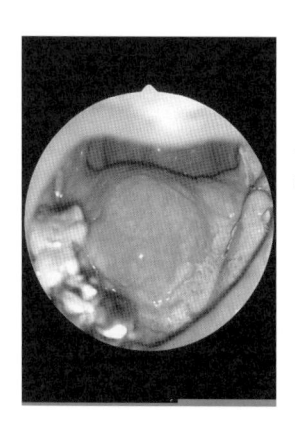

図4　DP皮弁で再建.
68歳男性．舌がん(T2N0M0)の切除後DP皮弁で再建した1986年の症例である．一般的には，DP皮弁が導入されるより以前では舌半切以上では再建材料を用いず下顎骨区域切除を行なうことにより一次縫縮していた．

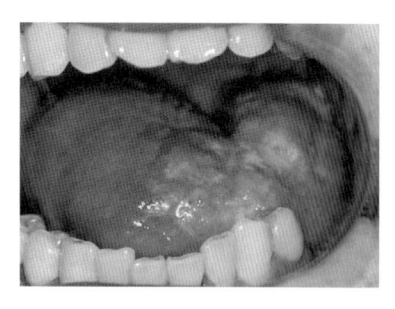

図5　大胸筋皮弁で再建.
55歳男性．舌がんT3N0M0の切除後血管付前腕皮弁で再建するも血栓形成のため全壊死となり大胸筋皮弁で再建した症例である．

イ下リンパ節，顎下リンパ節)，内頸静脈に沿ったリンパ節群（内深頸リンパ節）が主である．基本的には頸動脈，迷走神経，横隔神経以外は深頸筋膜浅層と深層の間に存在する軟組織は全て切除することとなるが，いくつかの変法がある．

まず基本は全頸部郭清術（total neck dissection）または根治的頸部郭清術（radical neck dissection）と呼ばれるもので，主にリンパ節転移が認められるN（＋）症例に適用されることが多い．転移リンパ節を含む頸部軟組織をがん組織内へ切り込むことがないように切除するのが基本である．郭清範囲は上方はオトガイ下部，顎下部，後方は僧帽筋前縁，下方は鎖骨上窩，前方は口腔が原発の場合頸動脈までである．深頸筋膜浅層と深層の間にある全ての軟組織を切除するわけで，保存するのは頸動脈，迷走神経，横隔神経，頸腕神経叢，交感神経幹，舌下神経，舌神経（原発が舌の場合は切除することもある），顔面神経下顎縁枝（顎下リンパ節に転移がある場合は手術操作により術後麻痺が生じることもある）であり，内頸静脈，胸鎖乳突筋，副神経は切除してしまう．

これに対し手術前にリンパ節転移が明らかでないN（－）症例では部分的頸部郭清術（partial neck dissection）が施行されることがある．例えば原発巣の反対側頸部に対し舌骨上郭清術（suprahyoid dissection）や肩甲舌骨筋上郭清術（supraomohyoid dissection）が施行される．

また1967年Boccaは胸鎖乳突筋と副神経を保存して，筋機能を保存する術式を発表し，保存的頸部郭清術（conservative neck dissection）と呼んだ[4]．上腕運動障害や肩下垂を軽減しえること

より機能的頸部郭清術（functional neck dissection）とも呼ばれる．また同じく内頸静脈のみを保存する術式もある．N（＋）の症例に施行される郭清術を治療的頸部郭清と呼び，N（－）の症例に施行されるのを予防的，または選択的頸部郭清術と称する．

また原発巣と頸部郭清組織は一塊としてで摘出し得る場合はそのようにされるべきであり，原発巣から所属リンパ節へのがん細胞の流れを含めて根絶せしめる切除，いわゆる根治的切除が施行されることとなる．

次に再建手術であるが，**原発巣および頸部郭清組織を一塊として切除した場合，口腔から頸部に交通する大きな欠損を生じることとなる**．下顎骨を含めて切除する場合や，原発巣の切除が小さい場合はその断端同志を縫合してしまう一期的縫縮が可能であるが，多くの場合困難なことが多い．そこで体表より皮膚や筋，骨などを移植するいわゆる再建手術が必要となる．またこの分野は日進月歩の分野で1960年代以降急速に進歩した分野といえる．再建方法としては従来は有茎皮弁が施行されていた．その代表例は1965年Bakamjianにより発表されたDP皮弁である[5]．

次に1976年頃より大胸筋皮弁[6]がよく用いられるようになった．図4にDP皮弁で，図5に大胸筋皮弁で再建された症例を提示する．

次に顕微鏡下での微小血管吻合を利用した遊離皮弁について述べる．1979年Chanらにより発表された**前腕皮弁**[7]**は頭頸部領域のがん摘出後の欠損の再建外科に飛躍的進歩をもたらした**．再建材としては前腕皮弁の他に腹直筋皮弁，腸骨，腓骨，

表3　口腔癌手術法の定義（日本頭頸部腫瘍学会）

口腔癌の手術規模は，癌の占居部位によって多岐にわたるが，次のa，b，c，dの内容の組み合わせによって表記すると容易にその規模を理解することができる．

例えば進行した口腔底癌の手術は，舌半側切除（a④）＋下顎区域切除（b②）＋口腔底部分切除（c②）のごとくである．

a．舌の切除
① 舌部分切除術
　舌可動部の半側に満たない切除をいう
② 舌可動部半側切除術
③ 舌可動部（亜）全摘出術
　舌可動部の半側を超えた（亜全摘），あるいは全部の切除をいう
④ 舌半側切除術
　舌根部をも含めた半側切除をいう
⑤ 舌（亜）全摘出術
　舌根部をも含め半側以上の切除（亜全摘）あるいは全部の切除をいう

b．下顎の切除
① 下顎辺縁切除
　下顎骨下縁を保存し，下顎骨体を離断しない部分切除をいう
② 下顎区域切除
　下顎骨の一部を節状に切除し，下顎体が部分的に欠損する切除をいう
③ 下顎半側切除
　一側の関節突起を含めた下顎骨の半側切除をいう
④ 下顎亜全摘出術
　下顎骨の半側を超える切除をいう

c．合併切術
① 頰粘膜部分切除
② 口腔底切除
③ 上顎合併切除
④ 皮膚合併切除

肩甲骨などの骨および皮弁，その他空腸などの腸管がある．前腕皮弁は舌，口腔底，頰粘膜などの比較的ボリュームを必要としない欠損に適用し，腹直筋皮弁は広範な顔面欠損（拡大上顎全摘出後の顔面欠損など）や，舌全摘などに適用し，下顎骨を含む欠損の場合は骨付皮弁を適用することとなる．

我々の施設では，この前腕皮弁，腹直筋皮弁，骨付皮弁（主として肩甲骨皮弁または腓骨皮弁など）などで，ほとんどの口腔および下顎の再建に応用でき，従来の有茎皮弁は最近ではほとんど用いていないのが現状である．これらは単に欠損の補塡をするというだけでなく残存口腔組織の機能の保存に有用であり良好な術後の口腔機能を保存しうる点で特に強調したい．

3）切除範囲と機能形態障害の評価

口腔の代表的機能は食物の捕食，咀嚼，嚥下と構音である．食物の捕食はまず口唇で行われ，舌で歯の上に送られ主に臼歯で咬みくだかれる（咀嚼と称する）．この咀嚼は上下28本の歯同志の咬合運動（上下および側方）で行われる．当然歯の欠損や義歯であれば咀嚼の効率は低下する．口腔がんの術後の患者では舌の切除や歯の欠損，下顎や上顎の欠損があるための咀嚼はその欠損（欠歯）の程度に応じ障害される．また味覚は主に舌によって感受される．唾液腺で作られる唾液は消化のためのアミラーゼを含み，炭水化物の消化がまず行われるとともに口腔粘膜を潤滑にし咀嚼，嚥下時に食物の流れを容易にするために重要である．

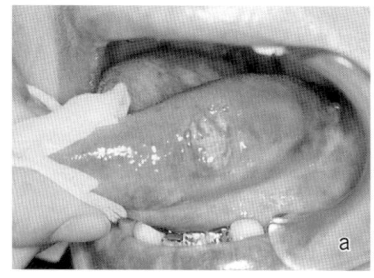

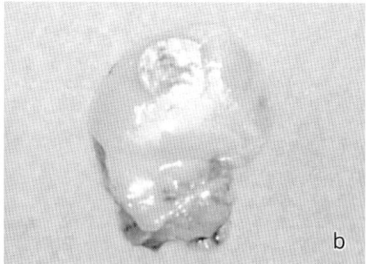

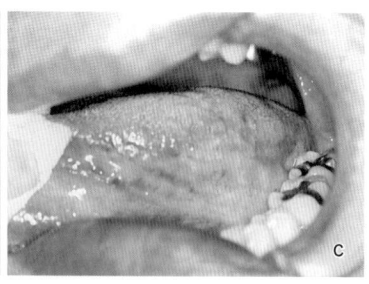

図6　局所切除例①.
71歳女性，舌がんT2N0M0の切除後単純縫縮した症例である．このような症例では術後早期には舌の違和感，および可動性の制限により構音障害を訴えることもあるが，術後3ヵ月程度でほぼ不快感や構音障害は消失する．（a：術前　b：摘出　c：術後2年）

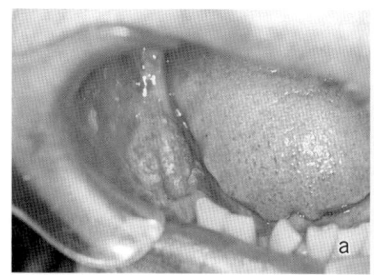

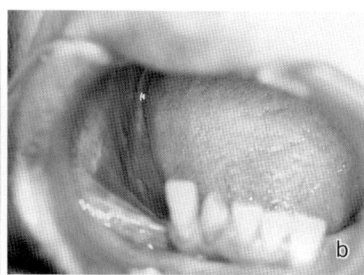

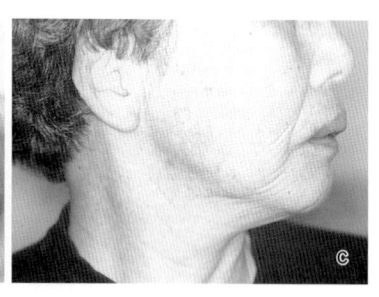

図7　局所切除例②.
73歳女性，下顎歯肉がんT2N0M0の症例で(a)口腔内より下顎骨辺縁切除術を施行し単純縫縮した(b)．この症例は頸部郭清は施行せず術後の機能障害は軽度である(c)．

また構音時に舌の運動をスムーズにするためにも唾液の潤滑作用が必要である．

次にこのようにして形成された食魂は口峡を経て中咽頭に送られ嚥下される．嚥下は3期に分けられるが，口腔では随意期と呼ばれる嚥下第一期を担当する．

5　進行度に応じた治療法の選択

舌がんではStage I，IIで組織内照射が選択し得た症例以外は根治的手術（**表3**）が選択され，Stage IおよびStage IIのearly stageのものでは局所切除が選択されることもある（**図6，7**）．

図8は頸部郭清と原発巣切除を一塊として切除したのち，原発巣は縫縮し得た症例である．

下顎の場合は審美的問題は大きな問題であるが，機能的にはまずまずの状態が温存される．舌の場合は機能的にはまずまずの状態であるが，舌のひきつれ（可動性の制限）を特に苦痛と感じることが多く，次に紹介する再建手術施行例のほうが条件が許されれば推奨される．

図9〜19は再建手術施行例である．

以上口腔がんの進行度に応じた治療法の選択ということでまとめると，われわれの施設では，舌がんのT_1とT_2（3cm位まででしかも後方のものは除く）の一部のみ放射線治療（組織内照射）で，他は全て手術を選択している．手術は頸部リンパ節と一塊で切除できる部位では，頸部郭清術とともに原発巣の切除を行なうことを原則としている．ただし頸部リンパ節転移のない比較的早期の症例では，舌でも他の部位でも局所切除のみの場合もある．また下顎歯肉原発の場合は下顎骨の区

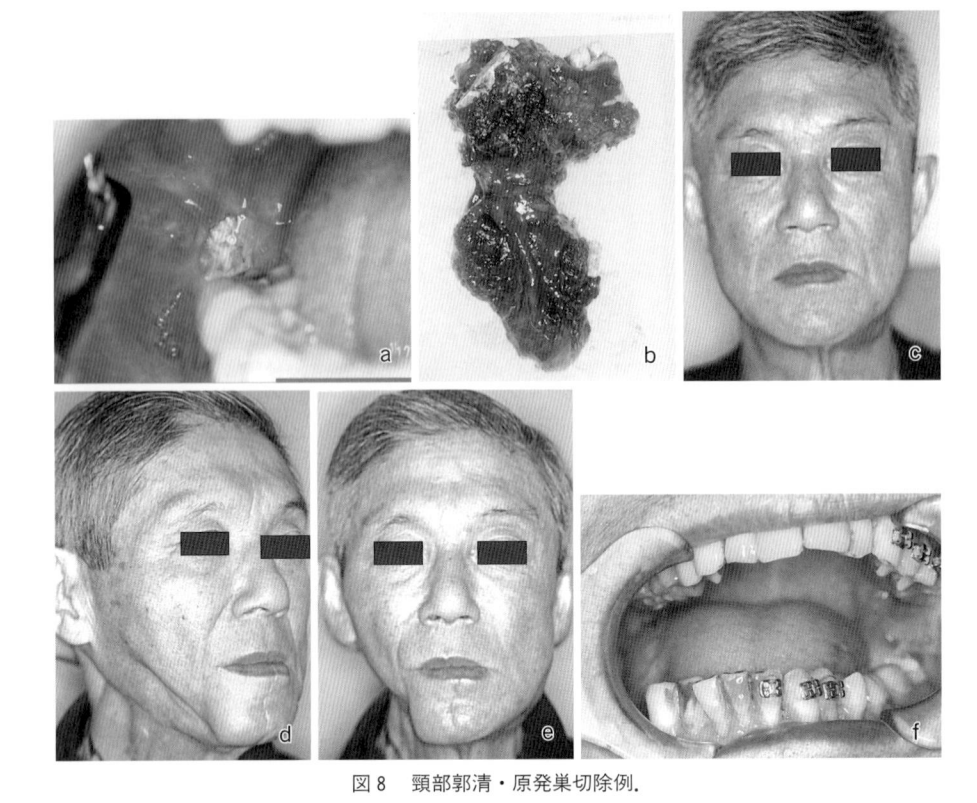

図8 頸部郭清・原発巣切除例.
68歳男性，右側下顎歯肉がんT4N0M0で(a～c)，右頸部郭清，下顎区域切除を施行し，下顎の再建は施行せずに単純縫縮した症例である．下顎を切除した場合，口腔組織の欠損は多少大きくても縫縮可能である．ただ写真の如く顔貌の変形は大きい(d，e)．機能的には右側での咀嚼機能は喪失し，咬合は右側へ下顎が変位するため困難となるが，訓練や，歯にフックを装着しゴムで牽引することで(f)，左側での咬合の回復を図れば可能となり，さいわい術後の口腔機能は良好である．

域切除を原則とし，口腔底の場合も下顎辺縁切除または進展した症例では区域切除を施行している．いずれにせよ原発巣を大きく切除せざるを得ない場合は再建手術が必要となるということについては症例で示したとおりで，多かれ少なかれ機能障害を増悪させることとなる．これらの機能障害は血管吻合を利用した各種皮弁でかなり改善されるものの未だ十分とはいえない．

また，機能の改善のためにはリハビリテーションの必要性は高く，また患者本人のリハビリテーションへの意欲が重要である．

6 予後の推定

1）生命の予後

口腔がんの予後については各施設よりその治療成績が報告されているが，近年再建手術の導入に従い向上が期待されている．それらの報告によれば，

i）全症例の累積5年生存率がほぼ60％前後であること，
ii）Stage III，IVは予後不良であること，
iii）病理組織学的な頸部リンパ節転移の有無が予後を大きく左右する

としている．

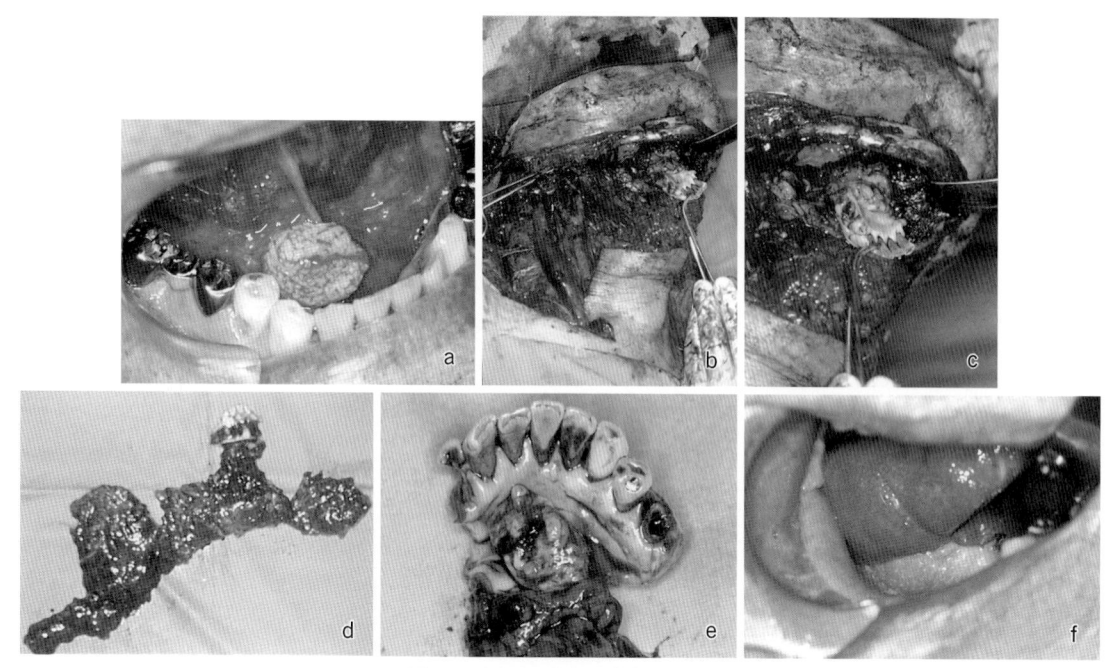

図9 再建手術施行例①(a〜f)

　口腔底がんT2N0M0の69歳男性患者で写真のように右頸部郭清（内頸静脈，外頸静脈は吻合用に保存，また副神経も保存）および左顎下部郭清施行した後，一塊で原発巣（口腔底がんより1.5cmの安全域を設定し下顎骨辺縁切除から舌下面の切除に至る．この場合摘出物の写真にもあるように舌骨上筋群も頸部組織とともに摘出され，顎下，オトガイ下から口腔内に大きな欠損が生じる．この欠損を再建するため前腕皮弁が適用された．再建後の状態が写真であるが舌の可能性は良好に保存され構音障害も軽度である．この症例では義歯の装着は困難である

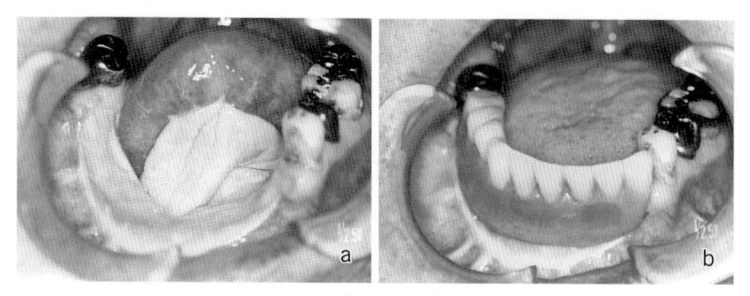

図10 再建手術施行例②(a・b)

　同様の69才男性T2N0M0の口腔底がんで前腕皮弁で再建した症例であるが義歯の装着が可能であった．これは残存歯の本数や皮弁の大きさの適性などで決定されてくる．

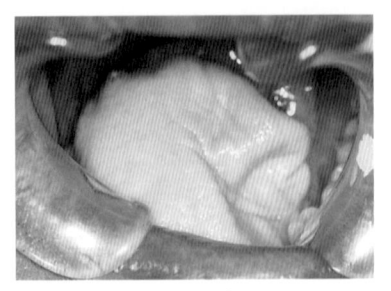

図11 口腔底がん
39才男性口腔底がん（T2N0M0）であるが皮弁の厚みが厚かったのと大きさが欠損に比し過量であったことより残存舌を押し上げるような状態になっており，また義歯の装着は不可能である．

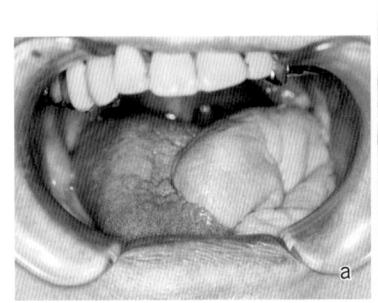

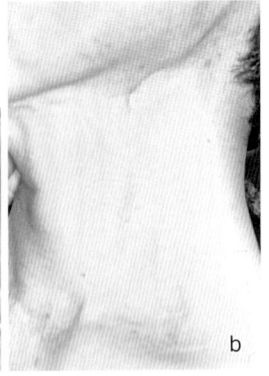

図12 舌がん（a・b）
62才女性の患者（T2N0M0）で前腕皮弁で再建した．aこのように舌尖が保存できれば構音障害が軽減される．bは頸部郭清後の瘢痕である．傷はあまり目立たないが胸鎖乳突筋切断による首の運動の不快感，副神経損傷（なるべく保存しているが）による上肢挙上困難などを後遺した．

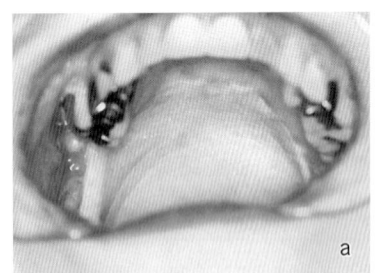

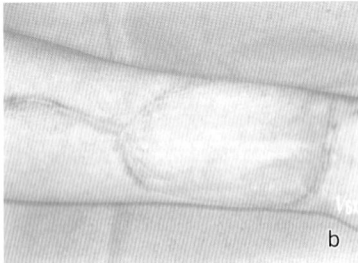

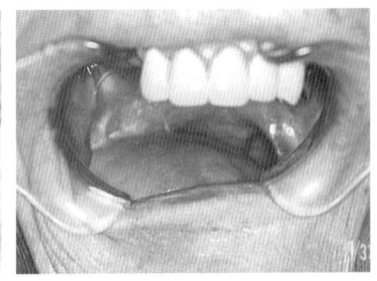

図13 軟口蓋がん（a・b）
48歳女性の軟口蓋の腺様嚢胞がん症例で，ほぼ軟口蓋を全摘した．これは本来中咽頭症例であるが，あえて供覧する．本症例では鼻咽腔閉鎖不全による開鼻声と軽度の嚥下障害を後遺した．bは前腕皮弁採取部の瘢痕である．

図14 舌がん
65歳男性，舌がんT4N2cM0の症例で舌亜全摘を施行した症例である．このような症例では前腕皮弁での再建は術後に嚥下障害を招来するためボリュームのある腹直筋皮弁が用いられる．また舌根が少しでも保存できれば喉頭は温存し得る（年齢，適性など個人差はあるが）と考えている．

1987年7月より1999年8月までに入院の上加療を施行した口腔がん自験例は236例あるが，この内遊離皮弁で再建を施行した90例（stageⅠ 8例，stageⅡ 35例，stageⅢ 33例，stageⅣ 14例）に限定すると原発巣再発は10/90（11.1％），頸部再発は2/90（2.2％），遠隔転移1/90（1.1％）他因死5/90（5.6％）で生存72/90（80.0％）と，今のところ良好な経過である．

同期間に治療を行なった舌がん症例は108例あるが，治療法として組織内照射を行なった27例中，腫瘍死2例，ただし5例に救命手術（再発のため後の根治的手術を必要としたもの，全例救命し得ている）を施行している．一方，一次的治療として手術を施行したものは79例で，局所切除24例（うち腫瘍死2例），頸部郭清と舌切除を施行したもの55例（うち腫瘍死9例）であった．外照

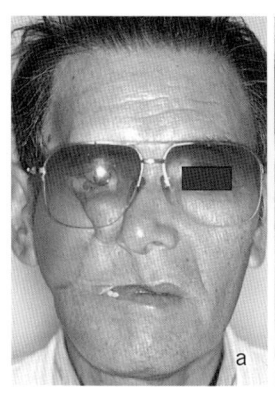

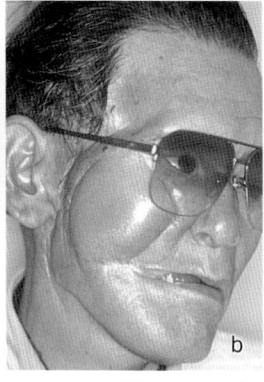

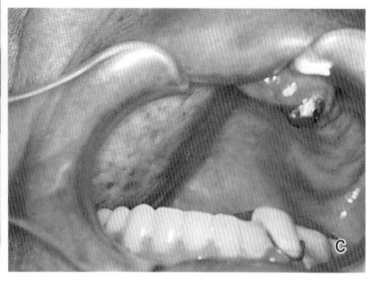

図15(a〜c)

　51歳男性，上顎洞がん（T4N1M0）症例で拡大上顎全摘（眼窩内容および頬部皮膚を含む）後，顔面の皮膚欠損を腹直筋皮弁で再建し，義眼床も作成した．口腔内は腹直筋皮弁を折り返し上顎の欠損部分を閉鎖した．この症例では皮弁での閉鎖によりいわゆる顎補綴物の装着は不可能である．この症例では残存歯が1本しかなく，それも安定した状態でない事を考慮すると，たとえ顎補綴物を作成しても良好な結果が予想しがたいので，皮弁での閉鎖を図るほうが患者にとってはよいと考える．

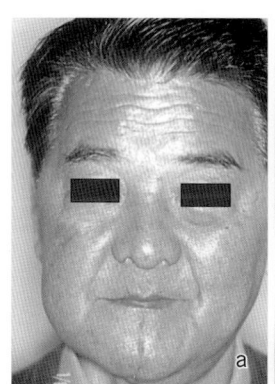

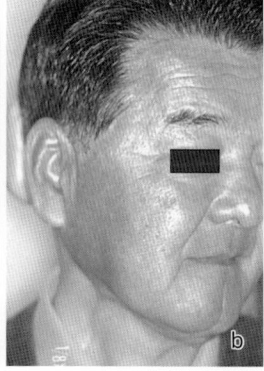

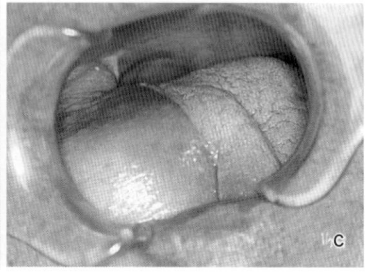

図16(a〜c)

　右口腔底がん（T4N1M0）症例の50歳男性で，右頸部郭清術，右下顎骨区域切除，舌口腔底切除後，肩甲骨付き皮弁で再建した．顔貌の変形は軽度で良好だが，口腔内は写真のように厚い皮弁が占め，義歯の装着は不可能である．この症例は皮弁下脂肪除去を施行し，インプラント施行を予定していたが，本人が希望しなかった．

射のみ1例，化学療法のみ1例はいずれも姑息的治療で，腫瘍死している．他因死したものも加え生存84例（84/108＝77.8％）であった．

2）機能的予後

　近年Quality of Lifeという概念が重視され，生存さえすればどのような状態でもよいとする従来の考えは否定されたといってよい．術後機能の評価については，客観的方法の確立が困難であるが，機能的予後の推定について次のように考えている．

　舌がんstageⅠ，Ⅱで放射線治療（組織内照射）を選択したときは唾液分泌障害を除けば大きな機能障害はない．局所切除し縫縮したときも若干の

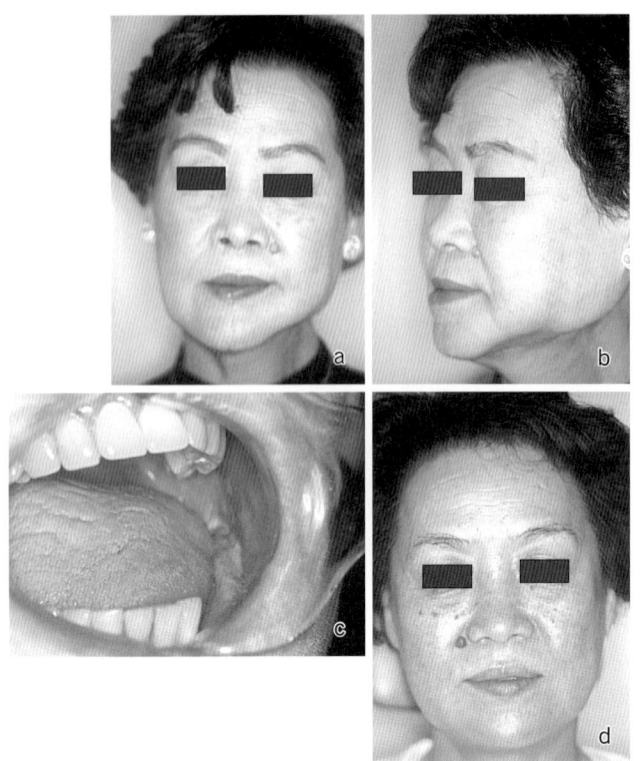

図17(a〜d)
　左下顎歯肉がん（T4N0M0）の58歳女性の症例で左頸部郭清施行し左下顎骨区域切除を施行し，血管柄付遊離腓骨皮弁で下顎を再建した．血管柄付遊離腓骨皮弁は肩甲骨付き皮弁より手術時間が短くて済むのが利点であるが骨のボリュームに欠け，また直線的な部分にのみ適用可能である．顔貌の回復は肩甲骨付き皮弁に比べると劣る．(d)は術前の顔貌である．

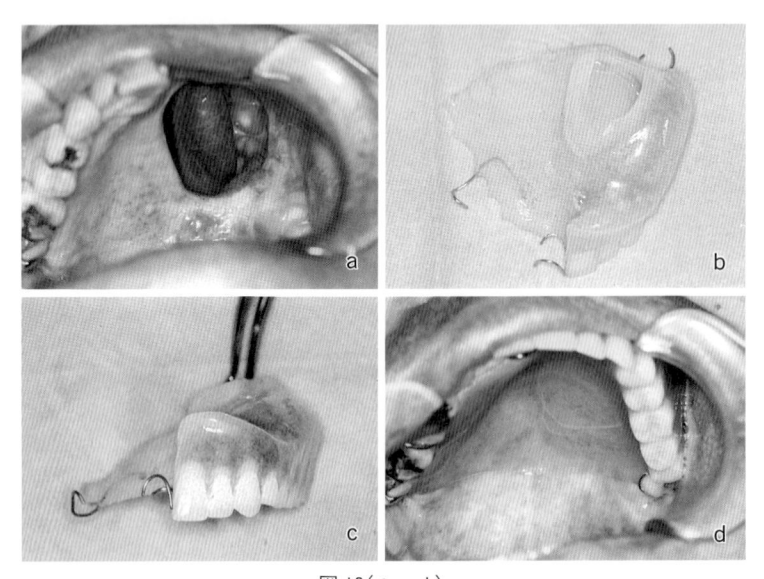

図18(a〜d)
　57歳男性の上顎歯肉がんT2N0M0にて上顎部分切除後の欠損を顎補綴で機能の改善を図った．開鼻声の改善と咀嚼機能の改善が得られた．

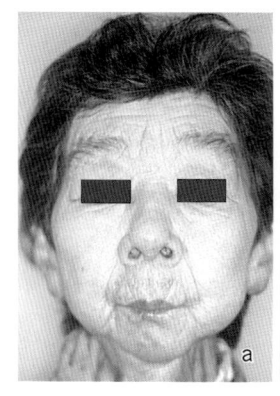

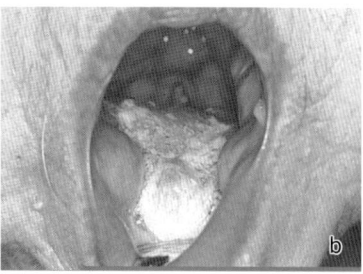

図 19(a, b)
　53歳女性，口腔底がん T4N0M0 の症例で両頸部郭清，口腔底および舌切除下顎区域切除施行後一次縫縮した．顔貌の変形と構音障害を後遺した．再建しない症例でも本人の性格や積極的にリハビリテーションに取り組む人は良好な機能の回復が得られることもある．本症例は口腔容積を小さくした事と本人の積極的にリハに取り組むことで良好な機能を有している．

違和感を後遺するが大きな機能障害はない．
　stage II以上，舌可動部半切程度で，頸部郭清を併施し前腕皮弁で再建したときでは，軽度の構音障害，嚥下障害を後遺するが，日常生活に大きな支障はない場合が大半である．
　これに対し口腔底がん，特に前方型の場合は前腕皮弁による再建を施行してもその障害はやや大きいことが多い．下顎歯肉で辺縁切除のみの場合では，残存歯の有無で義歯の装着が決定されるが，他に大きな障害はない．区域切除症例では，骨移植をしないと顔貌の変形が著しい．
　骨移植症例では顔貌の変形はかなり改善されるが，移植骨側への義歯の装着は不可能なことが多い．舌切除を必要としなければ構音や嚥下に障害はない．上顎歯肉がんで上顎部分切除施行例では口腔から上顎洞，鼻腔へ交通する顎欠損を生じるが，顎補綴物の装着で構音（主に開鼻声の改善），咀嚼に改善が得られる．

7　審美的な問題

　口腔がんでの下顎切除後の顔貌および拡大上顎全摘出後の眼窩内容や顔面皮膚の欠損がこの問題である．下顎の再建は血管柄付骨移植が可能となってから飛躍的に術後の感染や移植骨の吸収などが少なくなり安全な手術となったと評価できる．
　下顎の再建の有無は写真の違いでもわかるように大きな変化があるといわざるをえない．ただこで留意しないといけないのは舌，口腔底を含めての切除の場合これら軟組織の再建が充分行なわれないとすると術後の機能，とくに嚥下に対しては大きな問題が残り，再建しない症例の方が良好な機能を保存するという経験があり，今後の課題といえよう．また下顎の再建は可能でも義歯の装着までは至らなかったり，装着はできても機能しなかったりすることもありインプラントを含め研究課題の一つである．また顔面欠損や眼窩内容の欠損の場合にも再建外科による手法とシリコンなどの人工材料にマグネットやインプラントを併用した顔面補綴の手法が，今後競合すると思われ，適切に選択していかねばならない．頸部郭清後の頸部瘢痕に対しては皮切線の選択や術後の瘢痕防止のためのドレッシングなどにも留意している．

（赤澤　登）

引用文献

1) 内田正興：頭頸部腫瘍の治療（平野実編）医学教育出版社，170 p，1987．
2) 宮崎正：口腔外科学，188 p，1988．
3) 清水正嗣：図説口腔外科手術学，517 p，1988．
4) Bocca, E. et al. : Functional neck dissection, An evaluation and review of 843 cases. Laryngoscope, 94 : 942, 1984.
5) Bakamjian, V. Y. : A two stage method for pharyngoesophageal reconstruction with a primary pectoral flap. Plast. Reconstr. Surg., 36 : 173-184, 1965.
6) Ariyan S : Further experiences with the pectoralis major myocutaneous flaps for the immediate repalis of defects from excisions of head and neck cancers Plast Reconstr Surg 64 : 605-612, 1979.
7) 大野康亮他：口腔癌［診断と治療］．ダンタルダイヤモンド社，371 p，1989．

第1章　口腔・中咽頭がんの基礎的理解

3 中咽頭がんの特性と治療

　中咽頭という解剖学的にも生理学的にも複雑多彩な部位に発生したがんを治療するにあたり，まず考慮するのは「**がんの根治と機能保存**」である．
　中咽頭がんは上咽頭，下咽頭といった他の咽頭がんと比してもその予後はよいとはいえない．また術後の機能障害についても，再建手術の進歩によりほとんどなくなったとの報告[1,2]もあるが，著者の経験では，全く機能障害のない症例は少なく，ほとんどの症例は，程度の差はあれ機能障害を訴えている．
　中咽頭がんに関しては，がんの根治性と機能保存，患者のQOL（Quality Of Life）を考えた最良の治療法，手術法が確立されたとはいい難い．
　機能障害の残る症例に対してはリハビリテーションが必要であるが，臨床の場においては，現在の段階ではほとんど行えていない状態である．
　この項では中咽頭がんの特徴，治療法などを述べ，著者らの施設で1990年（平成2年）7月から1998年（平成10年）6月までの8年間に経験した44例の中咽頭がん症例（悪性リンパ腫を除く）をふまえながら，中咽頭がん治療医の一人としての治療やリハに対する考えを述べる．

1　中咽頭がんの特性

　解剖の項でも述べたように中咽頭は上壁，前壁，側壁，後壁よりなり，それぞれ軟口蓋，舌根，口蓋扁桃，咽頭後壁などの組織で構成されている．従ってそれぞれに発生するがんは異なった性格をもつため，治療にあたってはそれぞれの特徴を考慮に入れる必要がある（図1～3）．
　側壁型，前壁型はリンパ組織に富み扁平上皮がんであってもリンパ上皮腫，悪性リンパ腫に似た性質があり，リンパ節転移が多く，放射線療法，化学療法の効果があるものが多い．
　またリンパ節転移が原発巣が小さくても出現することから，頸部リンパ節腫脹で中咽頭がんが見つかることも多く[3]，外科など他科でリンパ節生検を受け紹介されることもまれではない．
　また，口蓋扁桃，舌根は上咽頭とならび原発巣不明のリンパ節転移の潜在がんの部位としてよく知られている．
　同じ側壁型でも口蓋弓に浸潤したり，口蓋弓原発である場合は放射線治療の効果は極端に悪くなる．
　上壁型は筋肉に富んでいる組織であり，筋に沿った浸潤傾向もありがんの範囲がわかりにくいこともある．またリンパ節転移も側壁型ほどではないが比較的多く，原発腫瘍が正中をこえるものは反対側の頸部リンパ節にも転移する．
　後壁型は発生頻度は少ないが下咽頭と似た浸潤傾向をしめし，粘膜下浸潤や不連続病変に注意する必要がある．
　特に手術の対象となる進行がん症例では複数の部位に及んでいることが多く，各々の進展部の特徴を考慮に入れた治療が必要となる．また**手術後の後遺症も複数の部位に浸潤しているときは，より強く出現する**．
　著者らの症例では側壁27例，前壁11例，上壁6例とほぼ6割が口蓋扁桃を中心とする側壁型であった．しかしそのうち27例（60％）がT3，T4であり2～3領域に浸潤していた（表1）．
　また頸部リンパ節転移は32例（73％）と高率に認めた．特に，N3の3例は上内深頸部～副咽頭間隙にあり，内頸動脈を巻込んでおり手術不能であった（表2）．進行度を病期分類（表3）で表すと，StageⅠは5例，Ⅱは5例，Ⅲは18例，Ⅳは

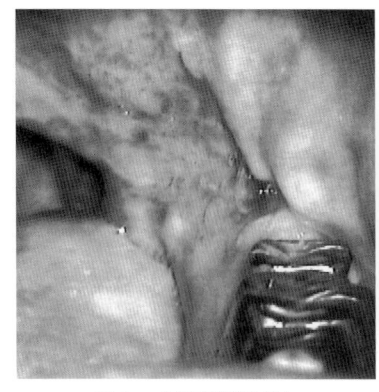

図1　中咽頭側壁がん
扁桃から前口蓋弓にがんを認める

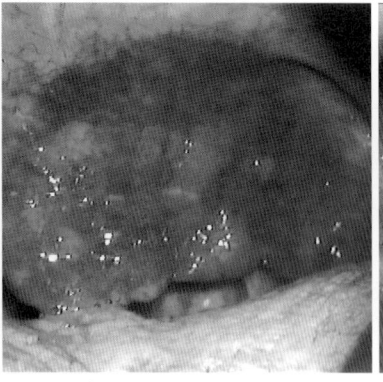

図2　中咽頭上壁がん
口蓋垂右側から左軟口蓋，後口蓋弓にがんを認める

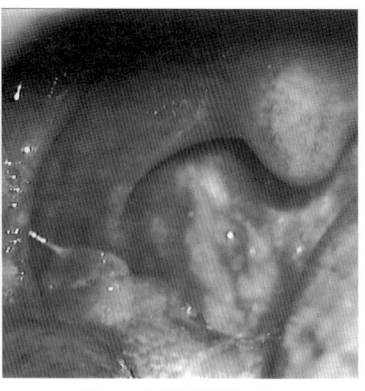

図3　中咽頭前壁がん
舌根部右側にがんを認める

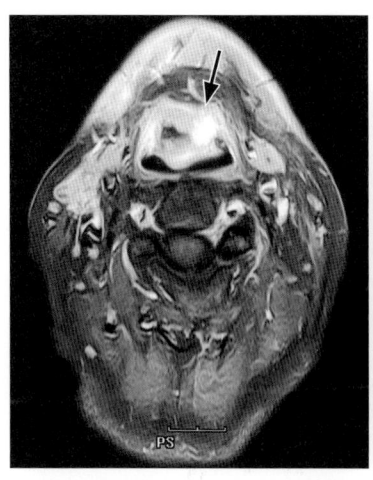

図4　舌根部がんのMRI（水平断）

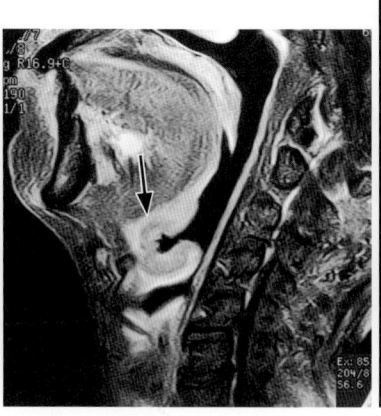

図5　舌根部がんのMRI（矢状断）
舌根から喉頭蓋舌面にがんを認める

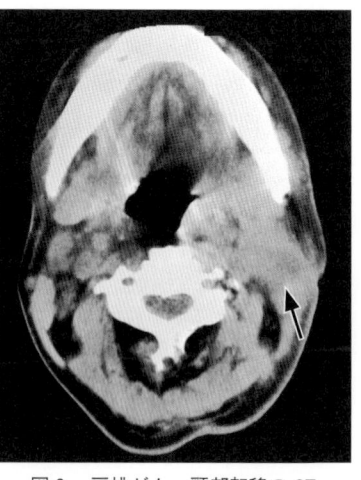

図6　扁桃がん，頸部転移のCT
原発巣とリンパ節が一塊になっており，内頸動脈，外頸動脈，内頸静脈が不明である

16例で進行例が圧倒的に多かった．

症状は局所腫瘍がT1，T2の症例は無症状か咽頭違和感程度の症状が多く，前述のようにリンパ節転移で気付いた症例もあった．

がんが大きくなり潰瘍形成をともなうと嚥下時痛，嚥下困難，含み声などの構音障害の症状が多かった．

2　中咽頭がんの治療

中咽頭がんに限らず頭頸部がんの**治療の主体は放射線治療と手術治療**である．われわれ治療医はがんの進行度を把握し，がんの根治度，治療後の

性別では他の報告同様に男性42例，女性2例と圧倒的に男性が多く年令別では60〜70才台が28例（64％）と多かった（**表4**）．また飲酒歴，喫煙歴を持つ症例が多く，発がんの重要な因子として考えられる．

組織型では44例中42例が扁平上皮がんで，残りの2例が小唾液腺由来の腺がんであった．

後遺症，患者の社会的背景などを考慮して，どちらの治療法を選択するか，あるいは両者を併用，さらに化学療法を加えるかを決定しなければなら

表1　中咽頭がんのTNM分類（UICC, 1997）

（文献4）より引用）

T分類（原発腫瘍）
　中咽頭
　　Tx；原発腫瘍の評価が不可能
　　T0；原発腫瘍を認めない
　　Tis；上皮内がん
　　T1；最大径が2cm以下の腫瘍
　　T2；最大径が2cmをこえるが4cm以下の腫瘍
　　T3；最大径が4cmをこえる腫瘍
　　T4；隣接組織すなわち翼突筋，下顎，硬口蓋，舌深層，喉頭に浸潤する腫瘍

N分類（所属リンパ節）
　Nx；リンパ節転移の評価が不可能
　N0；所属リンパ節転移なし
　N1；同側の単発性リンパ節転移で最大径が3cm以下
　N2；
　　N2a；同側の単発性リンパ節転移で最大径が3cmをこえるが6cm以下
　　N2b；同側の多発性リンパ節転移で最大径が6cm以下
　　N2c；両側または対側のリンパ節転移で最大径が6cm以下
　N3；最大径が6cmをこえるリンパ節転移

表2　TN分類（UICC, 1987）

	N0	N1	N2	N3	計
T1	5	2	0	0	7
T2	5	3	2	0	10
T3	1	12	6	2	21
T4	1	0	4	1	6
計	12	17	12	3	44

表3　病期分類

Stage	T	N	M
Stage I	T1	N0	M0
Stage II	T2	N0	M0
Stage III	T3	N0	M0
	T1, T2, T3	N1	M0
Stage IV A	T4	N0	M0
	T4	N1	M0
	anyT	N2	M0
Stage IV B	anyT	N3	M0
Stage IV C	anyT	anyN	M1

表4　中咽頭癌の年齢，性

歳台 性別	30	40	50	60	70	80	計
男		3	9	17	10	3	42
女	1				1		2
計	1	3	9	17	11	3	44

表5　発生部位と治療法

	手術	放射線	姑息的	計
上壁	3	3		6
側壁	15	5	7	27
前壁	8	0	3	11
計	26	8	10	44

表6　Stage分類と治療法

Stage	I	II	III	VI
手術	1	2	12	11
放射線	4	2	2	0
姑息的治療	0	1	4	5

ない（表5）．

　中咽頭がんの診断は粘膜表面に変化があれば，比較的容易である．病巣が小さくて粘膜表面に変化がない時も，慎重に触診すればそれほど困難ではない．しかし深部への進展範囲を視診，触診のみで診断するのは困難であり，局所腫瘍についてはMRI，リンパ節転移の血管への浸潤の有無を知るには造影CTが必要である（図4〜6）．

1）中咽頭がんの放射線治療

（1）放射線治療の適応（表5〜7）

　現在の医療技術では放射線治療は進行がん，特にリンパ節転移のあるものに対しては根治性が少なく，T1N0，T2N0の早期癌が対象となる[5]．
　特に扁桃，舌根部に限局したがんは放射線感受性が高く，頸部リンパ節転移があってもN1であ

表7-1 T分類と治療法

	T1	T2	T3	T4
手術	1	5	17	3
放射線	6	2	0	0

表7-2 N分類と治療法

	N0	N1	N2	N3
手術	4	11	11	0
放射線	6	2	0	0

れば放射線治療を第一選択としてよいと考えられる.

また軟口蓋,咽頭後壁でも表在性のものは,放射線治療での根治性が期待できるので,手術を選択した場合の機能障害を考えると放射線治療の対象となる.

放射線治療はコバルト,リニアックを用い,局所および所属リンパ節に対して1回2 Gy,5回/週で計60〜70 Gyの外照射が一般的である[6].

最近,照射と抗がん剤の少量を同時併用する治療法も行われている.

(2) 放射線治療による副作用,後遺症

放射線治療による副作用の中で最も代表的なものは唾液分泌障害である.

耳下腺,顎下腺の大唾液腺や口腔,咽頭粘膜の小唾液腺がほとんど照射野に入るため根治線量を照射したときには,唾液分泌障害は程度の差はあるが必発である.

唾液分泌障害が生じると,口腔,咽頭の乾燥感とともに嚥下障害が出現する.

唾液分泌低下により口腔,咽頭粘膜が乾燥し,嚥下運動の口腔期,咽頭期において食塊の移動が円滑に行えなくなる.また照射範囲に下咽頭や頸部が含まれると下咽頭披裂部の浮腫が生じ食道への食塊の移動が障害されることもある.この唾液腺障害は長期間にわたり持続する.改善があってもわずかであり,ほとんどよくならない症例が多い.

人工唾液や唾液分泌促進剤を使用してみるがほとんど効果なく,外出時に常にお茶や水を携帯している人も多い.

また舌の味蕾,口腔粘膜への影響で味覚障害も一時的に出現する.味覚障害は唾液分泌障害に比べると軽度で,照射終了後,半年から一年経過すると徐々に改善してくる.

また過度の照射は,下顎骨および周囲の軟部組織の障害を生じ,疼痛,瘢痕収縮などにより開口障害が出現することもある.さらに下顎骨骨髄炎を起こし,下顎骨切除が必要となることもある.

2) 中咽頭がんの手術

(1) 手術療法の適応

中咽頭がんにおいて手術適応と考えられるのは,放射線治療が第一選択となるT1, T2症例を除いた進行例が主体である.例外として小唾液腺由来の腺がん,腺様のう胞がんなど放射線感受性の低いものは,T1, T2であっても手術療法が選ばれる[7,8].

著者らの症例でも,T1 N0で1例,T2 N0で2例手術を行っているが,1例が小唾液腺由来のがんで,1例は口蓋垂に限局した高齢者であった.

また中咽頭がんは頸部リンパ節転移率が50〜70%と比較的高く,頸部郭清術の併施が必要となる.その際,他の頭頸部がんと同様にリンパの流れを考慮にいれ原発巣と頸部の郭清した組織を一塊として摘出する手術を心がける必要がある.

再建手術に関しては,可能であれば全例に行うべきである.

次に著者らが進行がんに行っている根治的な中咽頭癌手術を紹介する(図7〜9).

① 皮膚切開

皮膚切開は通常の頸部郭清術の切開に加え,下口唇からオトガイ部に正中切開を入れ,歯肉頬溝を切開していくと視野が広く得られ,原発巣の切除および再建のとき,容易である.

② 頸部郭清

頸部郭清は全頸部郭清を基本とするが,全身状態などにより上中深頸郭清にとどめることもあ

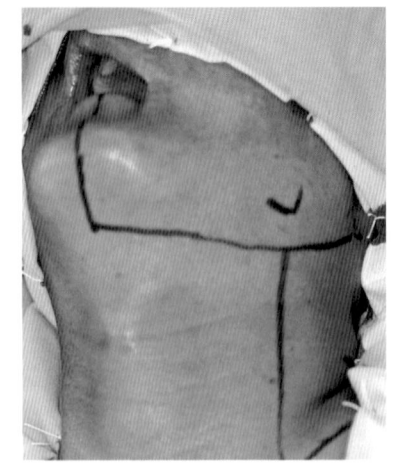

図7 中咽頭がん手術の皮膚切開
頸部郭清の切開をオトガイ部から口唇正中に延ばす

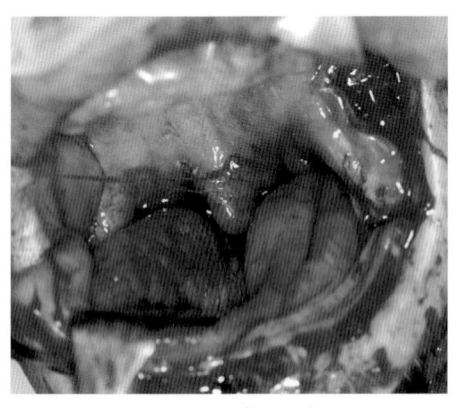

図8 原発巣の切除
歯肉頬溝を切開して原発巣を切除する

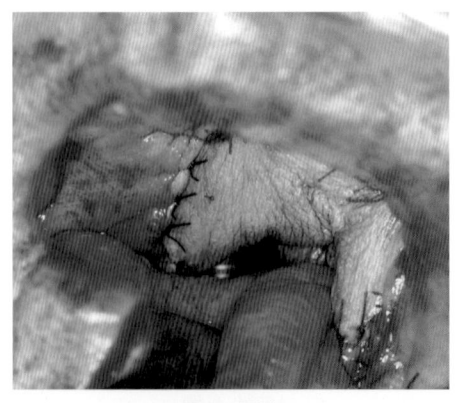

図9 再建
前腕皮弁で再建する

る．リンパ節転移が両側にある症例では，両側頸部郭清術を行う．

内，外頸静脈は，再建術の際に血管吻合に用いるため，できるだけ保存をする．

副咽頭間隙の郭清や原発巣と一塊に頸部組織を摘出するため，顎二腹筋後腹，茎突舌骨筋，茎突舌筋，茎突咽頭筋を摘出側に含める．

③ 原発巣の切除

次に口腔内からのアプローチで原発巣を約2cmの安全域をつけ切除し，頸部組織と一塊にして摘出する．

このとき軟口蓋筋群，咽頭筋群が切除される．下顎骨に浸潤が疑われる場合は，咬筋，側頭筋，翼突筋とともに下顎骨も切除する．

舌根部がんで喉頭蓋谷，喉頭蓋に浸潤しているときは喉頭摘出が必要となることもあり，また舌体部に深く浸潤しているときは舌全摘も必要になる．

④ 再建術

中咽頭の再建手術として最近よく使われるのは，血管吻合を用いた前腕皮弁，腹直筋皮弁であり，欠損範囲により両者を使い分ける．組織欠損が大きな場合は，腹直筋が有利であるとの考えもあるが，われわれは立体的な構造の中咽頭，特に軟口蓋を再建し残存部の機能を生かすため，前腕皮弁を多用している．

下顎骨を切除したときは，肩甲骨皮弁を用いて下顎骨も再建することがある．

⑤ 気管切開

術後の気道確保のため，気管切開をする．気管切開は一週間程度で閉鎖する．

このような手術のあと，摘出組織を病理組織学的に検索し，安全域が十分でない場合とリンパ節転移を3個以上認めた症例には術後照射を追加するようにしている．

(2) 手術による機能障害

中咽頭がん手術による機能障害のおもなものは，軟口蓋切除による鼻咽腔閉鎖不全，舌骨上筋

表8　咽頭期嚥下障害に対する手術[9]

1．咽頭内圧の強化
　　<u>咽頭弁形成術</u>
　　舌骨下筋切断術
　　<u>咽頭縫縮術</u>

2．食道入口部開大の強化
　　<u>輪状咽頭筋切断術</u>
　　粘膜下輪状軟骨亜全摘術

3．喉頭挙上術
　a．動的挙上術
　　　顎二腹筋移行術
　　　<u>舌骨前方牽引術</u>
　b．静的挙上術
　　　<u>甲状軟骨舌骨固定術</u>
　　　<u>甲状軟骨舌骨下顎骨固定術</u>
　　　舌骨下筋切断術

4．舌後方移動の強化
　　<u>舌後方牽引術</u>
　　舌骨下筋切断術

（下線部は多く用いられる方法）

表9　高度誤嚥症例に対する手術[9]

1．気管と食道の分離
　　<u>喉頭摘出術</u>
　　気管食道吻合術

2．喉頭閉鎖
　　<u>喉頭蓋披裂部縫合術</u>
　　仮声帯縫着術
　　声門縫着術
　　<u>喉頭気管分離術</u>

（下線部は多く用いられる方法）

群の切除による喉頭挙上不全，咽頭収縮筋切除による咽頭圧の不足などによる構音障害と嚥下障害である．

当然のことであるが**切除範囲が大きいほど，機能障害は発生しやすくその程度も大きい**．切除範囲が上壁，側壁など一部位にとどまる症例では再建術の進歩により，遊離皮弁，遊離筋皮弁で再建すると機能障害はごくわずかである．

だが，実際に手術適応になるのは2～3領域を切除する進行がんの場合が多く，**再建によりかなり改善するが，機能障害は程度の差はあるが残る**．

自験例では，側壁＋上壁型で軟口蓋の切除が正中をこえない場合は機能障害はほとんど認めなかったが，正中をこえた切除例では残存の軟口蓋筋の収縮により外側に偏位し鼻咽腔閉鎖不全が出現し構音，嚥下機能障害を認めた．

さらに側壁の切除が上咽頭，下咽頭の一部に及んだ症例では，切除安全域が十分でなかったため術後照射を併用したこともあり，唾液分泌障害が加わり機能障害が強くなった．

下顎骨を切除した症例では肩甲骨皮弁で再建したが，血管柄が短く骨付きのため皮弁の自由度がなく軟口蓋の再建が十分ではなかった．そのため鼻咽腔閉鎖不全を生じ，咀嚼障害も加わり中等度の嚥下障害が出現した．

ただ，術後の嚥下障害の程度には個人差があり，ほぼ同じ切除範囲で，筋や神経切除も同じ，再建も同じ手術をしても機能障害に差が出てくる．年令，摂食意欲なども関係すると思われるが，臨床の場において明快な理由も不明で，その対策もできず悩みの一つである．

嚥下障害が高度な場合の合併症として，誤嚥性の肺炎を起こすことがある．嚥下訓練，喉頭挙上術や輪状咽頭筋切除等の処置をしても改善がなく肺炎を繰り返したり，経管栄養に頼らざる得ない状態になれば，喉頭閉鎖，喉頭摘出といった対策も必要となる[9]（表8，9）．

3）化学療法

中咽頭の扁平上皮がんの治療において化学療法，免疫療法は現在の段階では放射線療法，手術療法の補助的な一つの手段である．

手術療法と併用法で術前あるいは術後に用いられるが，生存率の向上には関係しないといわれている．

また放射線療法との併用では，照射前に抗がん剤の多量投与する方法と，照射と同時に少量投与する方法がある．現在中咽頭がんで用いられている化学療法はCDDP＋5FU，CDDP＋PEPなど

CDDPを中心にしたものが多い．

抗癌剤による副作用は，抗がん剤投与中および直後の嘔気嘔吐と粘膜炎による疼痛が原因のものが多く，一過性である．

3 治療法の選択と予後

1）治療法の選択

中咽頭がんの治療法については，わが国では症例数が少ないこともあり，各施設でさまざまな方針がとられている．

この項では著者らが行っている，治療法の選択を紹介する．

早期がん（T1N0，T2N0）は原則として放射線治療を施行する．T2症例では抗がん剤の同時少量投与を併用している．

進行がんに対しては手術を主体とする集学治療を行う．図10～15に症例を示す．

術前化学療法としてCDDP＋5FUを1クール施行後，根治手術をおこない，安全域が少ないものやリンパ節転移が3個以上あったときは，術後照射を施行する．

以下に，各部位について，詳しく述べる．

上壁型では，T1N0，T2N0症例のうち表在型は放射線治療が良い．内向型，潰瘍型は手術を選択する．T1では切除のみで再建が必要がないことが多い．T3以上，あるいはN（＋）では拡大根治手術を主体とする治療が必要である．

側壁型のうち，原発巣が扁桃窩に限局しているT1，T2症例はN0，N1では放射線治療が第一選択となる．T1，T2であっても前口蓋弓や軟口蓋に浸潤すると放射線の効果が悪くなるため，手術療法を選ぶほうがよい．T3以上やN2以上は，再建術を含む拡大手術を主体とする治療を選択する．

前壁型もT1，T2でN0，N1では放射線治療を中心とする治療をまず選択する．T2でも内向型やT3以上は手術を考慮する．

2）治療結果

このような方針で著者らが携わった中咽頭がん44例の治療結果は以下のとおりである（**表10**）．

44例中8例が根治的照射を行っており，5例が側壁型，3例が上壁型であった．全例T1，T2で，8例中6例はN0，2例が口蓋扁桃原発のN1症例であった．

根治的照射群の内，7例は局所，頸部ともに制御された．1例は局所再発し，手術を追加し制御できた．8例とも無病生存中である．

その他に，高齢，手術不能，手術拒否例の10例に対して姑息的に放射線治療を行った．

10例の姑息的治療群は全例，がんが制御できず腫瘍死した．

手術を施行したのは26例で2例は局所切除のみで，24例に根治手術を行った．このうち，再建手術を施行したのは21例で前腕皮弁16例，腹直筋皮弁4例，肩甲骨皮弁1例であった．

26例中5例に局所再発が出現，頸部リンパ節再発も5例あった．遠隔転移が3例，治療6年後に重複癌が1例に発生した．さらに治療5年，6年後にそれぞれ1例，計2例に局所にがんが出現した．この2例は共に術後照射をしており，局所再発というより放射線誘発がんと考えられた．残り10例（39％）が無病生存中である．原疾患の制御だけをみると26例中11例（42％）が制御でき生存中である．

表10　治療成績（根治的治療例のみ）

手術	腫瘍制御	
26	13	……　1例が6年後に重複癌
	局所再発	
	5	……　2例が5,6年後に局所に腫瘍出現
	頸部再発	
	5	
	遠隔転移	
	3	
放射線	腫瘍制御	
8	7	
	局所再発	……　手術で制御
	1	

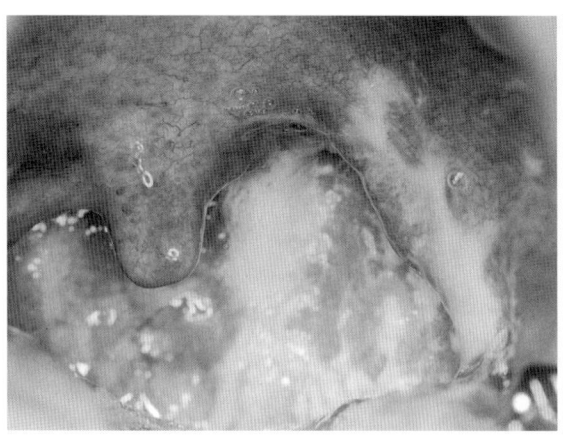

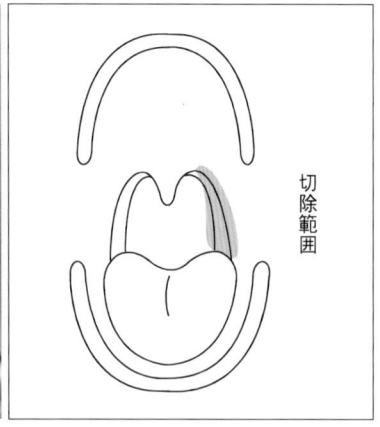

図10 症例1
T1N0であったが粘上皮様がんのため手術をした．前腕皮弁で再建．術後，嚥下障害構音障害はほとんどない

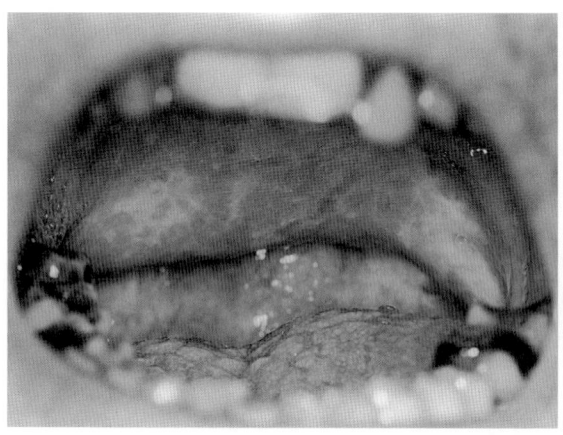

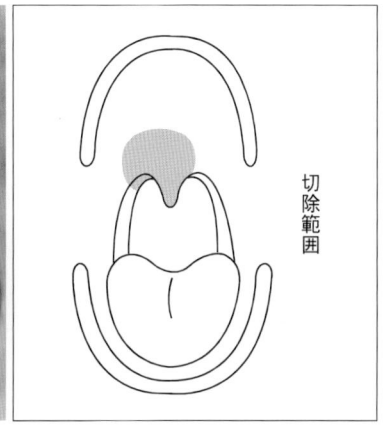

図11 症例2
軟口蓋をほぼ全摘出，前腕皮弁で再建．機能障害はわずかに認めた

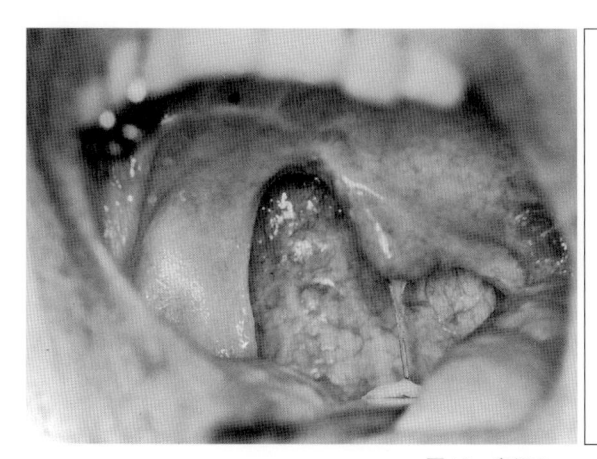

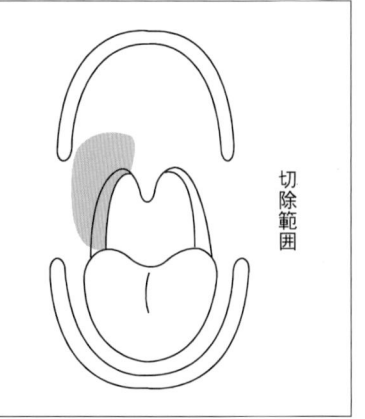

図12 症例3
側壁から軟口蓋ほぼ正中まで切除．前腕皮弁で再建．軽度の鼻咽腔閉鎖不全があり．ごく軽度の嚥下障害がある

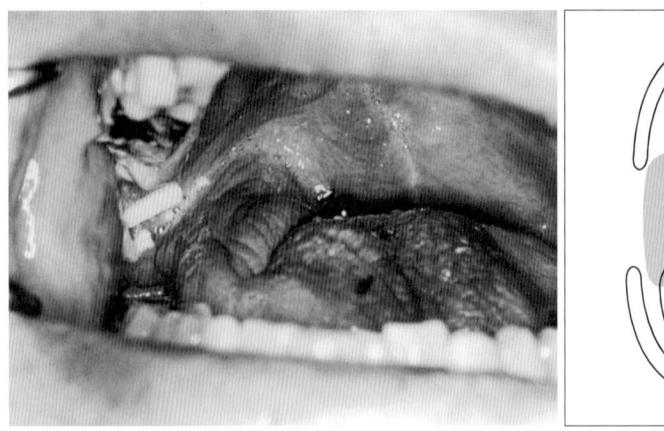

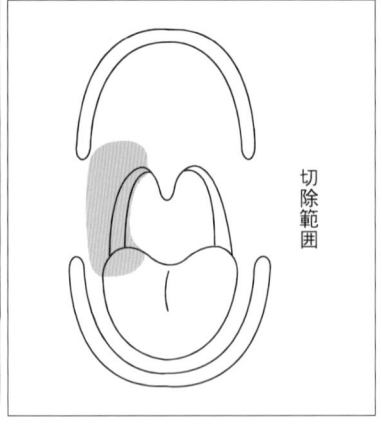

図13 症例4
舌根から側壁，軟口蓋正中まで切除．前腕皮弁で再建．鼻咽腔閉鎖不全はほとんどないが，食物残渣が皮弁側に残るなどの軽度の嚥下障害がある

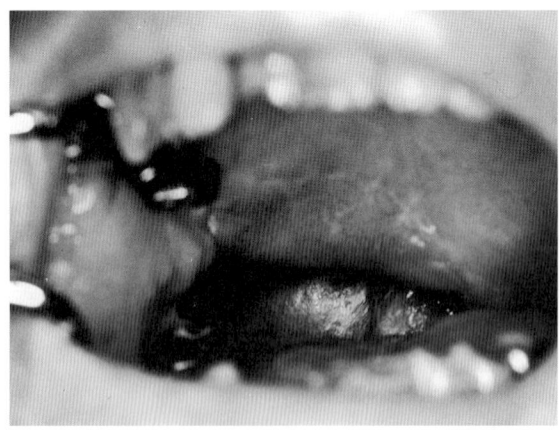

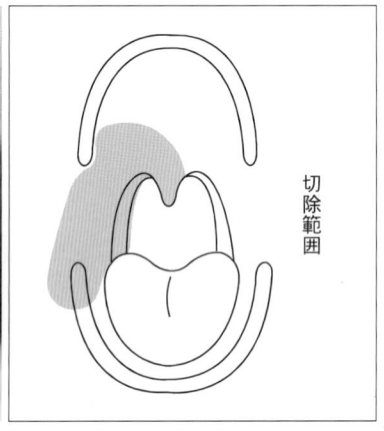

図14 症例5
側壁から口蓋垂を含め軟口蓋正中を越えた切除，下顎区域切除を行った．肩甲骨皮弁で再建したが咀嚼障害，構音障害，嚥下障害がある

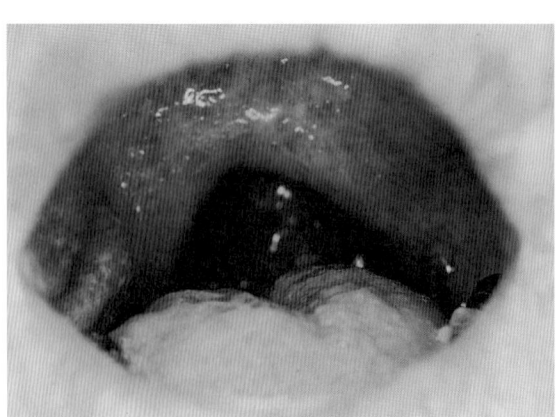

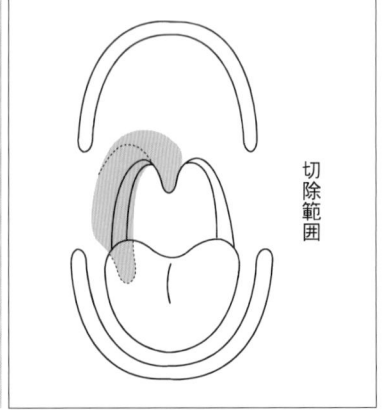

図15 症例6
軟口蓋をほぼ正中，側壁を下咽頭付近から上咽頭近くまで切除，前腕皮弁で再建．術後照射をしたため，口腔，咽頭は乾燥し構音，嚥下障害は中等度ある

放射線治療を行った早期がんを含めると，根治治療を行えた症例では34例中19例（56％）生存中である．

中咽頭がんの治療成績は，5年生存率で40〜60％であり，早期がんを含めた結果としては，我々の結果と同様に決して良好であるとはいえない．

また治療後の機能障害に関しても再建手術の進歩により飛躍的に改善されてはいるが，完全に治療前の状態に戻ることはないと思われる．

また治療後数年経過すると，再建皮弁，筋皮弁の萎縮や患者の加齢，他病による体力低下などにより，治療直後よりも機能障害が増悪することがある．

最近，舌根部がん治療後3年の患者が心臓手術を他院でうけたところ，経口摂取がまったく不可能になったことを経験した．転院させ，体力の回復をはかり，摂食・嚥下訓練をしたところ経口摂取は可能になったが，心臓手術前の状態にまでは回復しなかった．

生存率や機能障害は再建術の進歩により確実に改善しているが，これで満足すべきではないと思われる．生存率に関しての問題の一つは遠隔転移と重複がんの問題であろう．これらは原発巣やリンパ節転移の制御率が向上すればするほど増加して来ると考えられる．化学療法は免疫能を低下させるため，逆に重複がんをひきおこすとの報告もあり，これからの課題であろう．

機能障害については，再建手術にもう少し改良の余地があるように思える．

その他の方法として，系統的なリハビリテーションに，目を向けたい．

だが実際の臨床の場で十分なリハビリテーションが行えるがん治療施設は数少ないのではなかろうか．著者の施設でもリハ医はもちろん，言語聴覚士もいない．したがって治療後の構音，嚥下の訓練は入院中での病棟看護婦と著者らの耳鼻咽喉科医とで行っているにすぎない．

3）おわりに

頭頸部がんのなかでも中咽頭がんの治療，特に手術はまだまだこれから改良の余地はあると思われる．

また，術後の機能障害についても十分に検討されているとは言えない状態である．

その原因の一つとして，症例数の少なさがあると思われる．

（井上健造）

文献

1) 黒岩泰直 et al；中咽頭癌術後の嚥下機能　耳鼻と臨床 vol 36 p 113〜116．1990．
2) 黒野祐一 et al；舌・口腔底，中咽頭再建例の術後機能　口咽科　p 161〜166．1991
3) 佐藤　武男；咽頭癌その基礎と臨床　p. 61〜81　金原出版
4) P. Hermanek et al；TNM Classification of Malignant Tumours UICC International Union Against Cancer, 1997.
5) 海老原　敏；中咽頭癌の診断手順と治療の選択 JOHNS. vol 6, p 10〜15．1990．
6) 内田　正興；咽頭癌照射の意義 JOHNS　vol 6 p 65〜70．1990．
7) 高橋正克 et al；中咽頭癌の根治療法 JOHNS　vol 13 p 1329〜1333．1997
8) 村上　泰；側壁型中咽頭癌切除再建術 JOHNS　vol 6 p 71〜76．1990．
9) 丘村　煕；嚥下のしくみと臨床　p. 145〜172　金原出版　1993

第1章　口腔・中咽頭がんの基礎的理解

4　頸部の構造と頸部郭清術

　口腔・中咽頭がんによる，あるいはその治療後のいろいろな障害は解剖学的な構造の変化がその原因となることが多い．的確なリハビリテーションのためには病態の把握が重要であり，解剖の知識はその基本となる．

　そこで，解剖書をみれば頸部の解剖は詳細に解説されているので必ず一度は参照してほしい．細い神経と大小の血管と種々の筋肉が複雑に関係しあっていることがわかる．しかし，すべての筋の個々の起始，停止，支配神経を読んでも頭に入れることは非常に困難であると思う．極論すれば，筋の名称を全部記憶する意味はない．（手術には必要である）

　本章では頸部の構造と機能を概説するが，詳細な解剖はあえて省略する．口腔・中咽頭がんの術後障害を理解し，リハビリテーションをする上で必要なことを中心に述べる．

　まず，運動について以下の点に留意して欲しい．すべての運動は神経から伝わる指示により筋が活動して起こる．筋を温存しても，支配神経が切断されては有効な運動はできず，萎縮していくのである．よって，どの筋の温存をしたか，の情報にはその筋の支配神経の温存の有無がより重要である．また，多くの運動は複数の筋の共同運動であり，また，あるものは拮抗する運動である．そこで，おおざっぱな把握法として，筋肉を個々に覚えるのをやめて，筋群としてとらえたほうがわかりやすい．さらに，筋には起始と停止がある．筋が収縮するとして，筋が付着するある構造を動かそうとするとき重要なことはもう一方が固定されていることである．例えば，下顎骨が固定されて初めて舌骨が挙上する．

　また，知覚についても把握して欲しい．嚥下機能との関連からは食塊のコントロールのための知覚，嚥下反射のトリガーとなる知覚，気道防御のための知覚などが重要である．

1　体表から見て触れてわかる構造

　頸部を外表からみてあるいは触れてわかる組織として，甲状軟骨，舌骨，下顎骨，胸鎖乳突筋，気管について簡単に述べる．他には鎖骨，胸骨，乳様突起，椎骨などは把握しやすい．

1）甲状軟骨

　俗にいう"のどぼとけ"である．喉頭のフレームとして発声，嚥下，呼吸に極めて重要な構造である．喉頭挙上を見るためにはこののどぼとけに指をあてて飲み込ませる，あるいは体表から眺める時，のどぼとけが"ごくん"の時に上昇するところを観察すればよい．嚥下造影検査を見るとさらによくわかるがこれについては他の項で詳述される．

2）舌骨

　外表からみることはできないが，甲状軟骨の上縁のすぐ上方にやはりかたい組織を触知できる．U字型のこの骨が舌骨である．嚥下にはきわめて重要な役割を果たしている．あたかも筋肉のなかに浮かんでいるこの骨は他の骨とは直接の連続は無い（関節をもたない）．

　その運動の観察は喉頭同様，嚥下造影検査がわかりやすい．

　舌骨にはその上方の下顎骨，側頭骨（乳様突起，茎状突起）と下方の甲状軟骨，さらに下方の胸骨，肩甲骨との間にいくつかの筋が付着するが，これをおおまかに，舌骨の上方を舌骨上筋群，下方を

舌骨下筋群とする．それら筋群については後述する．

3）下顎骨

嚥下に関しては下顎骨の固定が舌骨挙上の前提となる．下顎骨が固定できない状態では円滑な嚥下運動は難しい．

下顎骨の下縁が頸部リンパ節郭清の上限とされることが口腔・中咽頭がんでは標準的である．また，中咽頭がんの切除，あるいは副咽頭の切除では下顎骨が正中，あるいは側方で離断されることがある．また，腫瘍進展により，辺縁切除や区域切除されることもある．特に区域切除ではその再建の有無や再建方法，舌・舌骨上筋群の合併切除の状況などが嚥下機能に影響する．

4）胸鎖乳突筋

側頸部の中心を走る美しい形態をなす筋である．副神経の支配を受ける．頸部には多くの解剖学的な三角があるが頸動脈三角，後頸三角，後頭三角はその一辺を胸鎖乳突筋にもとめる[1]．

頸部郭清術では合併切除されるが保存することもある（全頸部郭清変法や上中深頸郭清：supraomohyoid neck dissection）

5）気管

甲状軟骨の下方，正中を胸郭内へつながる管腔である．前方の3/4周は気管輪（気管軟骨）で守られ，つぶれにくくなっている．後方は膜様部を介して食道と接する．

2　体表から見にくく触れにくい構造

1）筋

（1）舌骨上筋群

舌骨上筋群は舌骨を挙上させる構造として嚥下運動において極めて重要な役割を持つ．

その代表格として，顎二腹筋は記憶されたい．名前の通り，筋腹を2つ持ち，前腹と後腹からなる．前腹は舌骨を前進挙上させ，後腹は後方へ挙上する．

この筋と共同して働く筋群が多くある．挙上の方向は筋の走行方向で分けて考えればよい．

前方群（顎二腹筋前腹，顎舌骨筋，オトガイ舌骨筋）は舌骨を前上方へ引く．オトガイ舌骨筋は舌下神経を介した第1頸髄神経の枝の支配だが，他は三叉神経第3枝・下歯槽神経の顎舌骨筋枝に支配される．

前方群はたとえば舌半切＋頸部郭清術でpull-through（舌を下顎骨内側から抜いて，頸部郭清組織と一塊切除する術式）では少なくとも一側は合併切除される．これが両側切除されれば，舌骨を前進させる構造は無くなることになる．これは喉頭挙上運動のうち前後方向の移動を減少させ，食道入口部の開大制限の原因となる．

後方群（顎二腹筋後腹，茎突舌骨筋）は舌骨を後上方へ引き，舌根も持ち上げる．顔面神経支配である．

後方群のうち，顎二腹筋後腹は手術をする立場からは重要な指標となる．顎二腹筋後腹は顎下リンパ節と上内深頸リンパ節との境目である．上内深頸リンパ節は頭頸部がんでは最も重要な位置にあり，内頸静脈と挟まれる部分ではjugulodigastric nodeの名がある．そして，節外浸潤を来した大きな転移リンパ節があると，合併切除されることがある．拡大全頸部郭清において，顎二腹筋後腹は最も合併切除の頻度が高い[2]．また，この場合は舌下神経の温存も問題となる．

（2）舌骨下筋群

肩甲舌骨筋は外表から触知することは難しいが，リンパ節の分類上，また，領域郭清においては重要な筋となる．後頸三角の中程を走り，その上方が後頭三角となり，下方が鎖骨上窩である．上中深頸郭清（supraomohyoid neck dissection）では肩甲舌骨筋がその下限となる．

他に3つの筋がある．胸骨舌骨筋，胸骨甲状筋，甲状舌骨筋である．薄い革ひも状でstrap musclesの別名を持つ．正中で左右に分けられ，その境目に白線（linea alba）があり，甲状腺手術，気管切開では極めて重要な指標である．

これらのうち，甲状舌骨筋は舌骨と甲状軟骨を

接近させる働きを持つ．舌下神経を介した第1頸神経の枝が甲状舌骨筋枝としてこの筋を支配する．

胸骨甲状筋，胸骨舌骨筋は喉頭挙上術に際して，舌骨下筋切断術として切断されることがある．喉頭の授動が目的である．

また，前頸筋皮弁[3]として口腔再建に使用される場合もある．

2）神経

（1）顔面神経下顎縁枝

顔面神経下顎縁枝は顔面神経下行枝が頬筋枝を分枝した後の枝で，複数の枝が存在する．主に下口唇の運動を支配している．口腔・中咽頭がんの手術においては頸部郭清術の郭清上限が下顎骨下縁に置かれることが多いが，そこでの下顎縁枝の温存は手術のキーポイント[4]である．術後機能の判定は下口唇麻痺によってすぐに診断できるが，それが神経の合併切除によるか，一過性の麻痺なのかは術中の所見も含めて確認する．その麻痺は下口唇の動的対象性を損なうため，審美的な問題だけでなく，構音，嚥下機能に関しても大きな影響を及ぼす．

（2）副神経

副神経は頭蓋底の頸静脈孔を通って頭蓋内から頸部に入れて，内頸静脈に沿って下行し，やがて外側へ向かい胸鎖乳突筋を貫き，僧帽筋へいたる[1]．

この神経に沿ってのリンパ流があり，頸部リンパ節郭清において重要なポイントとなる．そのため，全頸部郭清術においては切除されてしまう．その合併症は上肢外転障害にとどまらず，肩甲骨の下垂，頸部痛の持続など，患者を長年にわたり苦しめる．そこで副神経の温存は頸部郭清術におけるトピックスの一つである．口腔がん，中咽頭がんにおいては頸部郭清変法や上中深頸郭清：supraomohyoid neck dissectionにおいて温存される[5]．嚥下障害に関しては直接，目立った影響は与えないが，頸部の安定・可動域低下などが間接的に影響する．

（3）舌下神経[6]

舌下神経管を通って頭蓋外へでてくる．通常，温存可能[7]な神経であるが，高度な頸部リンパ節転移例では合併切除されることがある．特に重要なのは舌亜全摘での健側舌下神経，可動部半切時の舌根枝の温存，甲状舌骨筋枝（C1から合流する）の温存などである．

舌・舌根の運動を支配するため嚥下運動には大きな役割を持つ．手術後に限らず，術前からがん浸潤によって麻痺を認めることがあるが口腔内の観察によって診断可能である．

頸部リンパ節転移が高度で，同時に迷走神経の切除が必要であると口腔咽頭の切除がなくとも，頸部郭清単独で非常に重篤な嚥下障害を来す．

（4）迷走神経

頸静脈孔から頸部に出て，内頸静脈と併走して胸郭内まで至る．途中，咽頭壁の知覚枝，その代表格として，上喉頭神経を分枝し，さらに胸郭内で反回神経を分枝する[8]．これらはいずれも嚥下機能と密接な関連をもつ．

上喉頭神経内枝は喉頭蓋の知覚をはじめとした咽頭期嚥下のトリガーとして極めて重要である．この上喉頭神経は通常の頸部郭清術では温存されているが，高度なリンパ節転移などにより温存が不可能なとき，術後の障害は重篤となる．

反回神経は喉頭閉鎖の主役の一つであり，その損傷は喉頭麻痺の原因として有名である．手術に関しては甲状腺がん，食道がん，肺がんの手術において影響を受けやすい．気管周囲リンパ節の郭清においては反回神経をいかに温存するかが手術のキーポイントとなる[9]．口腔・中咽頭がんでは通常，郭清範囲とならないが，通常の頸部郭清後であるのに喉頭麻痺を認めるときには頸動脈鞘の処理時や副咽頭間隙における迷走神経の障害を疑う必要がある．また，反回神経単独の障害に比べて，迷走神経高位切断例では知覚から運動まで広い範囲の麻痺となるため障害も複雑で重症化しやすい．（用語の問題であるが，喉頭麻痺即ち反回神経麻痺ではなく，反回神経麻痺と迷走神経麻痺は明確に区別される）

口腔・中咽頭がんの治療の点からみると，頸部

郭清術における扱いが重要である．通常の郭清では内頸静脈を合併切除することは稀でないが，迷走神経や総頸動脈の合併切除はごく少数である．合併切除を要するような進行例ではさらに嚥下障害に対する影響は無視しがたい．(他の部位も往々にして厳しい切除を要求されている)

(5) 横隔神経

C4 を中心として形成され，C3, 5 も加わることがある．前斜角筋の表面を深頸筋膜深層に覆われて下降し，鎖骨下静脈の後方から縦隔に入る[10]．横隔膜の支配神経である．

頸部リンパ節転移が深頸筋膜深層を越えて浸潤するようなとき，横隔神経の合併切除もあり得る．切除されると，胸部X線にて横隔膜の挙上の所見がみられる．痰の喀出をはじめとした肺機能に影響する．呼吸音の減弱などにより理学的所見からも推測できる．

3) 頸部リンパ節

(1) 分類

頭頸部癌取り扱い規約[11]の分類をまず示す(図1)．

頭頸部癌取り扱い規約では頤下リンパ節，顎下リンパ節，側頸リンパ節(上内深頸リンパ節，中内深頸リンパ節，下内深頸リンパ節)，外側頸リンパ節(鎖骨上窩リンパ節，副神経リンパ節)，前頸部リンパ節(喉頭前，甲状腺前，気管前，気管傍)と分類されている．

Memorial Sloan-kettering Cancer Center の提唱したレベル分類[12]では，頤下リンパ節と顎下リンパ節が合わさって level I，上内深頸リンパ節が level II，中内深頸リンパ節が level III，下内深頸リンパ節と鎖骨上窩リンパ節が level IV，副神経リンパ節が level V となっている．

そのほか，頸部周辺で転移が問題となるリンパ節群は他にもあるが，口腔・中咽頭がんに関しては副咽頭リンパ節[13]後咽頭リンパ節[14]，が臨床上問題となる．咽頭後隙にある後咽頭リンパ節は外側と内側とわかれ，特に外側後咽頭リンパ節はルビエールリンパ節の別名をもつ．軟口蓋の高さで中咽頭後方に位置し，内頸動脈と上頸神経節に接

オトガイ下リンパ節	1
顎下リンパ節	2
前頸部リンパ節(喉頭前，甲状腺前，気管前，気管傍)	3
側頸リンパ節　内深頸リンパ節　上内深頸リンパ節	4
中内深頸リンパ節	5
下内深頸リンパ節	6
外深頸リンパ節　鎖骨上窩リンパ節	7
副神経リンパ節	8

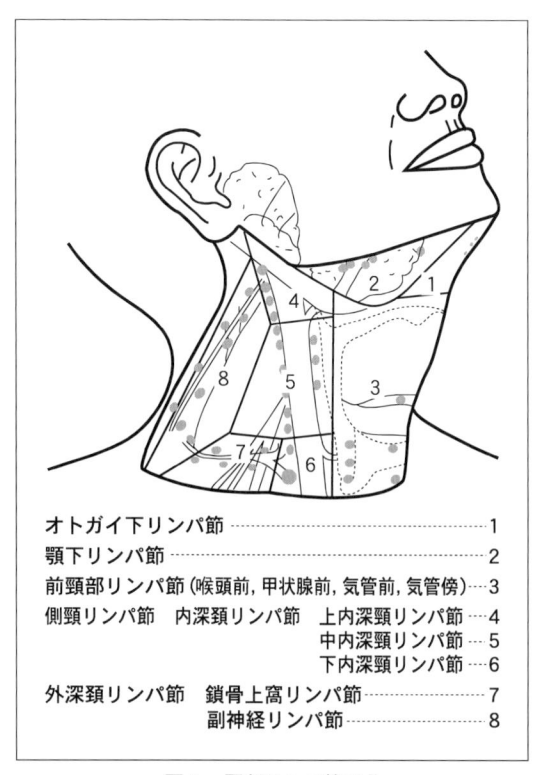

図1　頸部リンパ節区分
(図は日本頭頸部腫瘍学会編，頭頸部癌取り扱い規約を改変)

してその内側にある．

(2) 画像診断

これらのリンパ節のなかで，上内深頸リンパ節などは正常でも1cm程度で触知できるが，多くは数mm程度であり触知しにくい．がんの転移があったり炎症によって腫大すると触知するようになる．頸部の触診が頭頸部がん診療において重要とされる根拠である．しかし，皮下脂肪の豊富な患者などでは触診の条件は当然悪く，また，早期診断の観点から画像による診断が重視される．

頸部リンパ節転移の画像診断についてはCT[15~16]，MRI[17]，超音波エコー[18]の3法が代表的である．それぞれ一長一短あり適宜組み合わせたり，病態に応じて使い分けされている．以下，それらの概要を示す．

CTは頸部リンパ節の診断においては造影剤の併用が望ましい．再現性の高い均一な評価が可能であること，頭頸部においては原発巣の評価を同時におこなえる利点がある．ただし，後咽頭リン

パ節の評価，副咽頭の精査には義歯のアーティファクトなどによるノイズの問題が課題[19]となる．また，X線被曝が最大の欠点である．

MRIはさらに冠状断や矢状断の評価が容易であることが利点であるし，副咽頭間隙などの診断においての空間分解能はCTより勝る．また，撮像条件の工夫により質的診断能力もCTより上い．

いずれの画像診断にも共通する限界は画像上のリンパ節の大きさ（10 mm以上，あるいは15 mm以上）を診断基準の一つとせざるを得ないことである．リンパ節の形（より円形），中心性壊死の所見などを組み合わせて診断する．

その点，超音波エコーは穿刺吸引細胞診との組み合わせによると診断精度が高く有用である．しかし，上内深頸リンパ節最上部や副咽頭，後咽頭リンパ節は見ることができない．また，検査を行う者が直接手で触れながら，プローベの角度を変えながら見ることができるのは利点であるが，同時に術者の経験によって精度が左右されたり，再現性に劣ることが欠点となる．

3 頸部郭清術

1）頸部郭清術の分類と術後の障害

（1）全頸部郭清術（Radical Neck Dissection）

前頸部リンパ節群には口腔・中咽頭がんの転移が見られることは稀で，それ以外のすべての領域（level I～V）を郭清する．そして，胸鎖乳突筋，内頸静脈，副神経が合併切除され，総頸動脈・内頸動脈，迷走神経，交感神経，横隔神経，舌下神経などは通常温存される．

胸鎖乳突筋・副神経合併切除による上肢運動障害，頸肩のしめつけ感をともなう疼痛・運動障害が患者を長年にわたって苦しめる．肩胛骨の下垂，翼状頸など，形態の変化を伴うこともある．

（2）拡大全頸部郭清術（Extended Radical Neck Dissection）

通常温存される非リンパ組織（総頸動脈・内頸動脈，迷走神経，交感神経，横隔神経，舌下神経，顎二腹筋など）の合併切除がされたとき，あるいはより広範囲のリンパ節群（後咽頭リンパ節，上縦隔など）の郭清を含む場合をいう．嚥下障害の観点からは合併切除された組織の確認が重要である．要点は前述した．

後咽頭郭清[20]が中咽頭がん・下咽頭がんの場合などに問題となることがある．その存在部位から郭清後は咽頭後壁の知覚障害をきたしやすい．これは咽頭期惹起遅延のリスクファクターとなるので，注意が必要である．

（3）頸部郭清変法（Modified Radical Neck Dissection）

郭清は全領域（I～V）であるが，副神経や内頸静脈，胸鎖乳突筋のいずれかを温存をする．特に副神経温存を 機能的頸部郭清，神経温存郭清，内頸静脈温存を保存的頸部郭清，静脈温存郭清とする呼び方もある．

（4）上中深頸郭清（Supraomohyoid Neck Dissection）

郭清後縁を胸鎖乳突筋後縁に，郭清下限を肩甲舌骨筋におき，胸鎖乳突筋，内頸静脈，副神経すべてを温存する．郭清領域は頤下，顎下，上深頸，中深頸リンパ節に限られる（level I～III）．英名の直訳で肩甲舌骨筋上郭清とも呼ばれる．

2）適応の概要

適応の点からリンパ節転移陽性の場合の郭清を治療的郭清，転移陰性と思われるが潜在的な転移を考慮した場合を選択的郭清あるいは予防的郭清と区別することもある．

近年は機能温存の立場から，さまざまな温存術式が施行されるようになってきている．統一された基準はないがおおまかには次のような適応である．治療的郭清として(1)(2)(3)が，転移部位や節外浸潤の程度によって使い分けられる．選択的郭清では(4)が選択される．

口腔・中咽頭がんに対して行われる頸部郭清は以上の4種が基本である．以上の他にも頸部郭清

の分類法があるがその定義や考え方については省略する．Spiroら[18]，Robbinsら[21]，松浦ら[22]が整理しているので参照して欲しい．

3) リハビリテーションでの着目点

以上，頸部郭清について簡単に述べたが，リハビリテーションに携わる時，頸部郭清術について着目すべきポイントは以下の3点である．

① 一側の郭清か両側の郭清か

両側郭清後は舌骨喉頭の運動制限が顕著になる．

② 副神経と胸鎖乳突筋

頸部の安定や肩関節，上肢の運動に大きく影響する．

③ 合併切除された非リンパ組織の有無

顎二腹筋後腹，顔面神経下顎縁枝，舌下神経，迷走神経，上喉頭神経などの切除は嚥下機能に直接影響する．顔面神経下顎縁枝の温存の成否は下口唇の運動を見れば一目瞭然であるが，温存の有無の確認は麻痺が一過性か否かの判断基準になるので重要である．

（藤本保志）

文献

1) 佐藤達夫：頸部の筋．頭頸部外科に必要な局所解剖．耳鼻頭頸，65，161-169，1993．
2) Carew JF, Spiro RH : Extended neck dissection. Am J Surg 1997 Nov ; 174(5) : 485-9.
3) Wang HS, Shen JW, Ma DB, et al: The infrahyoid myocutaneous flap for reconstruction after resection of head and neck cancer.Cancer 1986 Feb 1 ; 57(3) : 663-8.
4) 中山敏，松浦秀博，長谷川泰久，他：全頸部郭清術における顔面神経下顎縁枝．手術50，2085-2095，1996．
5) 長谷川泰久，亀井壮太郎，松浦秀博，他：頸部郭清変法（modified neck dissection）と領域郭清（jugler neck dissection,supraomohyoid neck siddection）における副神経の処理．手術51，397-400，1997．
6) Paff HG: The digastric triangle and the floor of the mouth, Anatomy of the Head and Neck, WB Saunders Co. Philadelphia, pp 166-172,1973.
7) 松浦秀博，新谷悟，長谷川泰久，他：全頸部郭清（radical neck dissection）上面の迷走・舌下・舌神経．手術51，669-675，1997．
8) 佐藤達夫：頭頸部外科に必要な局所解剖．頸部の神経(2)迷走神経．耳鼻頭頸 65：694-706，1993．
9) 藤本保志，松浦秀博，長谷川泰久，他：甲状腺癌・気管傍郭清の反回神経．手術50，1783-1789，1996．
10) 佐藤達夫：頭頸部外科に必要な局所解剖．頸部の神経(1)腕神経叢．耳鼻頭頸 65：517-526，1993．
11) 日本頭頸部腫瘍学会編：頭頸部癌取り扱い規約．第2版．金原出版，東京（1991）．
12) Shah JP, et al : Cervical lymph node metastasis. Curr Probl Surg 30(Well SA ed)243-344, 1993.
13) 小村健，頭頸部悪性腫瘍の副咽頭間隙進展と副咽頭郭清術の有用性に関する臨床病理学的研究．日口外誌 41，593-610，1995．
14) Ballantyne AJ. Significance of Retropharyngeal Nodes in Cancer of the Head and Neck. Am J Surg 108, 500-508, 1964.
15) Mancuso AA, Maceri D, Rice D,et al. Computed tomography of cervicallymph node cancer. Am J Roentgenology, 136, 381-385, 1979.
16) Carvalho P, Baldwin D, Carter R, et al.Accuracy of CT in Detecting squamous Carcinoma Metastasis in Cervical Lymph Nodes, Clinical Radiology, 44, 79-81, 1991.
17) Schaefer SD, Maravilla KR, Suss RA, et al. Magnetic Resonance Imaging vs Computed Tomography. Arch Otolaryngol, 111, 730-734, 1985.
18) 古川政樹，古川まどか：口腔・中咽頭．耳鼻咽喉科頭頸部外科領域の画像診断，42-54，医歯薬出版，東京，1999．
19) 奥村耕司，藤本保志，長谷川泰久，他：中下咽頭癌における咽頭後リンパ節転移―郭清例の術前画像診断についての検討―，日耳鼻101，573-577，1998．
20) Hasegawa Y, Matsuura H. Retropharyngeal node dissection in cancer of the oropharynx and hypopharynx. Head Neck 1994 Mar-Apr ; 16(2) : 173-80.
21) Robbins KT, Medina JE, Wolfe GT, et al, Standardizing neck dissection terminology. Official report of the Academy's Committee for Head and Neck Surgery and Oncology. Arch Otolaryngol Head Neck Surg 1991 Jun ; 117(6) : 601-5.
22) 松浦秀博ほか，頸部郭清術・分類の現況―われわれの4分と和名の提案―．耳鼻頭頸 68：385-389，1996．

第2章
口腔・中咽頭がんとリハビリテーション

第2章　口腔・中咽頭がんとリハビリテーション

1 がん治療とリハビリテーション医療をとりまく諸問題

1 術後治療とリハビリテーション

　口腔・中咽頭がんの治療の考え方と実際を解説した第1章の内容から，治療後にどのような障害が生じるのか，おおよそを知ることができた．従来，口腔・中咽頭がんの臨床では，治療とくに手術後の障害に対する医療は，耳鼻咽喉科でも口腔外科でも術後治療と位置づけられていた．術後治療は，創が治癒し一定期間が過ぎて退院すれば，障害がどのように残存していても，おおむね障害は固定したものとみなされ終了となる．その後に残存する障害に対する手立てを構じるか否かは，患者の意思，自主的努力に委ねられていた．
　"障害の医学"であるリハビリテーションは，入院中はもとより必要があれば退院後もその目的である全人間的な復権（人間らしく生きる権利の回復．詳しくは文献1)を参照されたい）を目指して展開される．術後治療もリハビリテーションも，言葉の違いだけでやることは同じではないか，という見方があるかもしれない．たしかに構音や摂食・嚥下の訓練さらに歯科補綴など，技術的には術後治療もリハビリテーションも同じ内容を一部含むが，その位置づけは大きく異なっている．術後治療は障害をもつ患者の一側面での取り組みに過ぎず，広く患者の障害全体にわたって取り組むという意味あいに乏しい．チームアプローチという観点も欠如していた．リハ医療ではどう考えていくのか，このあたりのところを本章で順次述べていくことにする．

2 リハ医療の特徴

　さまざまな疾患でさまざまな障害が生じるが，リハ医学の観点からみた障害の構造を上田[1]は**表1**

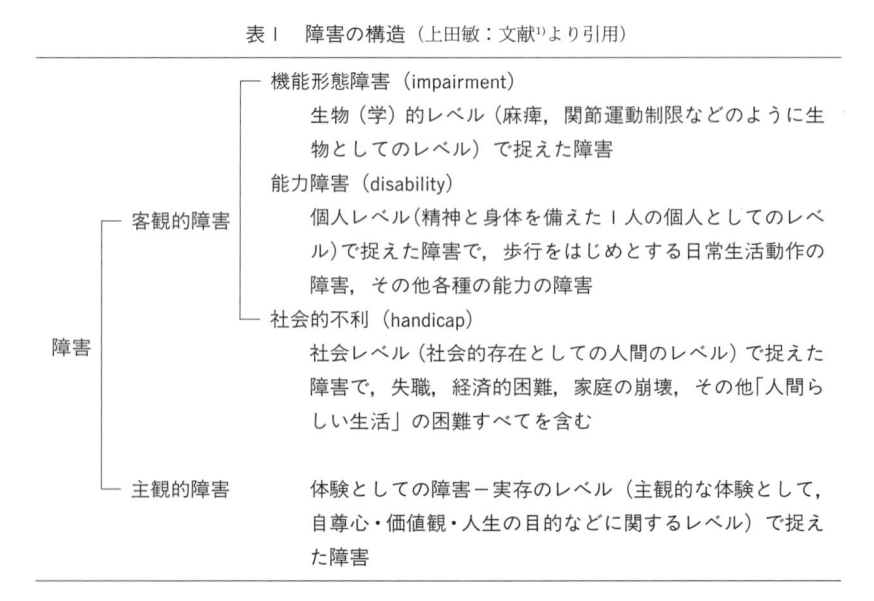

表1　障害の構造（上田敏：文献1)より引用）

障害	客観的障害	機能形態障害（impairment） 　生物（学）的レベル（麻痺，関節運動制限などのように生物としてのレベル）で捉えた障害 能力障害（disability） 　個人レベル（精神と身体を備えた1人の個人としてのレベル）で捉えた障害で，歩行をはじめとする日常生活動作の障害，その他各種の能力の障害 社会的不利（handicap） 　社会レベル（社会的存在としての人間のレベル）で捉えた障害で，失職，経済的困難，家庭の崩壊，その他「人間らしい生活」の困難すべてを含む
	主観的障害	体験としての障害—実存のレベル（主観的な体験として，自尊心・価値観・人生の目的などに関するレベル）で捉えた障害

のようにまとめている．障害は客観的障害と主観的障害から成り，客観的障害を機能形態障害（impairment），能力障害（disability），社会的不利（handicap）に整理し，主観的障害をも含めた障害全体を包括的に対象とするのがリハ医療である．

口腔・中咽頭がんの手術による障害を考えると，手術による切除で生じた機能形態障害が，会話や食事などの能力の障害を起こし，失職，経済的困難，「人間らしい生活の困難」など社会的不利をきたす．このような客観的障害だけでなく，患者の内面は客観的障害に関連したいら立ちや，「がんが治るのだろうか，再発や転移はしないだろうか」という不安もからんだ心理的（主観的）障害を合わせ持つことになる．これらの問題に系統的にとり組むリハ医療の導入によって，術後治療とは大きく異なる展開になる．（サイドメモ①参照）

津山[2]はリハ医療の重要な役割のひとつとして「二次的予防の医学としてのリハ医療」について次のように述べている．「往々誤解されるのはリハ医学は，疾患や外傷が治癒して後，その後遺障害に対して行うものである，という誤った認識である．リハ医療は，外傷や疾患の発生した当初より，不可抗力的後遺症以外の，避けようとすれば避けられる合併症はすべて念頭に入れ，その発生を予防しつつ治療し，疾患や外傷の治癒した時点で合併症を最小限に止め，最短距離の社会復帰をさせることが最重要の命題である」

ここで疾患をがんと置き換えれば，口腔・中咽頭がんでも，早期からリハ医療がかかわる重要性が示唆されていることがわかる．たとえば，口腔・中咽頭がん術後には大なり小なり嚥下障害が生じるが，嚥下性肺炎を起こすとその治療のため空費時間が生じるだけでなく体力的にも消耗する．術直後だけでなく，全経過を通じて肺炎の予防には全力を傾注しなければならない．

3 がん患者に必要な医療

口腔・中咽頭がんに限らず計画的な手術によって生じる障害は，手術の決定と同時に予知できるものである．その点が脳卒中や外傷など，予期する間もなく否応なしに突発的に生じる障害と大きく異なる特徴といえよう．口腔・中咽頭がんと診断され，治療に手術が必要と説明された患者は，がんをいかに克服するかの問題と術後に生じる障害の問題を，同時に突きつけられることになる．治療医から治療法として手術を選ぶ理由，手術の具体的な方法に関しては詳しい説明を受けるが，手術によって生じる障害について提供される情報は決して多くはなかった．多くの不安を抱えたまま手術に同意を求められる患者が混乱に陥るのも無理はない．この時点で障害に詳しいリハスタッ

サイドメモ1　なぜ口腔・中咽頭なのか

本書のタイトルや内容が「口腔・咽頭がん」ではなく「口腔・中咽頭がん」であることに疑問をもつ読者があるかもしれないので，ここでその理由を記しておく．

咽頭は解剖学的には上咽頭，中咽頭，下咽頭に区別され，各部位にがんは発生するが，それぞれに特徴がある．

上咽頭がんは放射線治療や化学療法が奏功しやすいこと，頭蓋に近く根治的な手術が行いにくいこと，遠隔転移の多いことなどから，手術の行われることが少ない．

下咽頭がんは，治療としては手術療法が主体となるが，喉頭と近接しているため喉頭も合併切除することが多く，リハビリテーションとしては喉頭摘出後のリハビリテーションが中心となり，基本的に喉頭を保存する口腔・中咽頭がんの術後とは様相をことにする．本書では，喉頭を保存した症例での構音，嚥下のリハビリテーションを中心に述べるので，対象を口腔・中咽頭がんとしている．

フ（医師・歯科医師またはコメディカル）の関与があれば，患者の意思決定の助けになるものと思われる．治療医がその役割を兼ねられるなら，もちろんそれでも構わない．がん患者には「がん治療」と，治療により発生する障害に対する「リハ医療」とが必要で，いわば車の両輪といえる．

ここ数年いくつかの施設から，口腔・中咽頭がん再建術後の形態と機能に関して良好な結果が報告されている[3)4)5)]．また口腔・中咽頭がん術後の嚥下障害へのリハ的対応についても述べられるようになってきた[6)7)8)]．再建手術・機能改善術や歯科補綴，訓練手技の進歩を十分に活用したリハ医療の普及が，口腔・中咽頭がん術後のQOLの向上に貢献できるよう，関係者の協力，チームアプローチが望まれる．

4　患者の自己決定権と自己責任

家族だけが別室に呼ばれ治療医の説明を聞き，「お任せしますので，よろしくお願いします」で話が終わり，どのような治療を行うかは治療者側の判断で決まる．家族は患者本人への病名告知を望まず，患者自身は自らの意向をあまり問われることもなく流れに身を任せる．このような従来型のがん治療の進め方は少しずつ変化し，本人に病名告知がなされることも増え，「医師の説明をよく聞き，疑問点があれば質問し，自分で納得のいく治療法，治療施設を選ぶ姿勢」が普及しつつある．

このような時代の変化に応じて，セカンドオピニオンを求めることを当然のこととして積極的に勧める施設も増えてきていることは望ましいことである．**患者の権利として『自己決定権』（自分のことを自分で決められる）が尊重される一方，患者が『自己責任』（自分のことは自分で決めなければならない）を果たしうる環境の整備も必要となる．それには正確な情報の開示が不可欠となるだろう．**口腔・中咽頭がんの症例数はさほど多くなく，治療法のガイドラインも定められてはいない．従って治療方針が微妙に異なるので，各施設での治療成績や治療後の障害の程度を，求められればいつでも開示できるように整理しておく必要がある．患者は，客観的に示された治療成績や，蓄積された治療経験に基づいた説明を受ける．そして，患者自身の責任において治療法を選択（自己決定）する．

ただ，このような強い立場に立てず，自分自身で決めることにためらいを感じる患者もあるだろう．その場合は，「説明はよくわかりました．どの方法にするかはお任せします．私にいちばんよいと思われる方法を選んでください」も，もちろん1つの有力な選択肢である．

一般に，がんが進行するほど治療法が複雑化するが，逆に選択の幅は狭くなる．第1章で述べられているように口腔・中咽頭がんでも，早期がんであれば手術をしても放射線治療でも治癒しうるので選択の幅はあるが，Stage III，IVの進行がんになると手術を避けての治癒は難しい．そしてStage III，IVの進行がんがまだまだ多いのが現状であり，手術をしても5年生存率が50％に達しない．それならQOLを低下させないために手術を避けてはどうか，という考えもあるかも知れない．しかし，生命維持に直結する呼吸，摂食・嚥下機能に関わり，体表面に近く病勢が進行すれば審美的な問題も生じうる口腔・中咽頭がんでは，現実的には採用しがたい．手術適応を越えた超進展例や全身状態が悪く手術不能でない限り，進行がんではまだまだ手術が避けられない．

治療として手術が避けられないなら，手術で生じる障害に対してどのように取り組んでいるか，言い換えればリハビリテーションの観点に立った医療をどれだけ提供できるかのか，その点の情報開示も必要となってくるだろう．

5　口腔・中咽頭がんとリハビリテーションの接点

手術を行えば，構音機能や摂食・嚥下機能などに大なり小なり障害が残る．がん治療の立場からは，がんを治癒せしめるためには，ある程度の障害が残ることもやむを得ないと考えられている．術後治療はそこで終了であるが，患者が納得しているとは限らない．患者の自発的な意志でリハ科

表2　がん対策の柱（佐藤武男）

1) 1次予防としてのライフ・スタイルの改善
2) 2次予防としての早期発見
3) 早期診断法の確立
4) がん治療の進歩改善，とくにQOLを軸にした治療法への変更
5) がん告知の普及
6) 術後リハビリテーションの確立
7) 自然死までの長期ケア，その過程での重複がんの早期発見
8) ターミナル・ケアとしての緩和治療の確立

を受診したり，新聞記事などを頼りに言語聴覚士（ST）などコメディカルスタッフに直接意見を求める事例が増えつつある．今後この傾向はさらに強まると予想される．

これまでの口腔・中咽頭がん術後の構音や嚥下障害に関する研究の多くは，再建手術も含む手術単独の効果，あるいは歯科補綴的アプローチ単独の効果をみており，機能訓練，包括的なリハ医療の観点からみたものは少なかった．このことは，実際に機能訓練，リハビリテーションがあまり行われていなかったことを反映している．

頭頸部がんの領域では，古くより喉頭全摘後のリハビリテーション（音声再獲得）のための努力は数多くなされてきている．舌がんでは舌切除後の構音障害について1985年，日本音声言語医学会誌に特集が組まれ，その中で牛嶋[9]らはリハ医療の視点をもった先見性のある貴重な提言をした．要約すれば，1) 構音機能訓練のシステム化と，2) 社会的不利にも配慮したリハビリテーションのチームアプローチの必要性，の提言である．だが残念ながら，その後この提案が広く実践されているとは言えない．頭頸部がん全体に「障害の医学」であるリハビリテーションの導入が議論されたのは，そう古いことではない．

1992年から耳鼻咽喉科リハ医学研究会が毎年1回行われている．その第1回研究会の主要テーマとして「頭頸部悪性腫瘍術後のリハビリテーション」のシンポジウムが行われた．座長の佐藤[10]は，「がん対策には表2のように多くの柱がある．これらのうち，リハビリテーションは重要な柱であり，これなくしてがん治療は完結しない」とまとめている．永年にわたるライフワークとして喉

表3　頭頸部の主な機能（佐藤武男）

1) 聴覚，視覚，嗅覚，味覚などの感覚
2) 音声言語
3) 身振り言語としての顔面表情
4) 咀嚼，嚥下
5) 呼吸，鼻の空調作用

頭がんの治療，食道発声による音声機能の再獲得の指導に心血を注いでいる佐藤ならではの発言である．リハビリテーションの重要性は，口腔・中咽頭がんにも当然あてはまることであり，喉頭がんと比べると内容はより多彩，複雑である．

さらに佐藤は，「頭頸部は人が生きてゆくための多くの重要な機能をもっており（表3），手術による顔面，頸部の変形は他人に可視的でカバーされにくいという特性がある．したがって頭頸部がん手術には，1) 機能の維持，回復および2) 美容面での配慮が基本となる．頭頸部がん術後のリハビリテーションに対するメディカル，コメディカルの専門家は極めて少ないのが日本の現状である．結論として，リハビリテーションには医師が中心となって，理論の確立と実践に従事すべきである」と述べている．

シンポジストの発言として，伊藤[11]は，「悪性腫瘍の術後障害の特徴は，障害の発生時期が明らかで，予想される障害に対する患者や家族の指導や教育を術前に行える点にある」と述べ，頭頸部悪性腫瘍のリハビリテーションを経時的に分類した（表4）．さらに頭頸部悪性腫瘍のリハビリテーションの対象として，表5のような項目をあげている．「このように，頭頸部悪性腫瘍の術後障害は耳鼻咽喉科領域の障害が多く，治療からリハビリテ

表4 リハビリテーションの経時的分類（伊藤裕之）

I期（術前期）：診断から手術までの時期 　予想される術後障害に患者や家族の術前教育などが中心となる II期（術後臥床期）：手術直後から術創管理が必要とされる時期 　術後の全身状態の管理つまり術創，呼吸，嚥下，栄養管理などに重点がおかれる 　身体的管理だけでなく，術後精神障害の防止など精神面の管理も必要となる III期（術後期）：術創管理が不要となる時期 　原疾患の治療や管理を行いながら，各種の術後障害に対して総合的なリハビリテーションを行う時期である．この時期には，リハビリテーションに携わるスタッフに，原疾患の状態と治療方針や機能回復訓練などにおける禁忌事項などの情報提供が必要である

表5 リハビリテーションの対象（伊藤裕之）

1) 化学療法による内耳障害　2) 美容上の問題　3) 社会心理　4) 嚥下　5) 咀嚼 6) 味覚障害　7) 発声　8) 呼吸　9) 唾液分泌　10) 運動障害　11) 職業や経済的問題 12) 性の問題

ーションまで耳鼻咽喉科医が主体となって行うべきである」と述べた．

しかし，佐藤や伊藤がいうような医師，耳鼻咽喉科医が中心，主体となってのリハビリテーションは，なかなか実現していない．口腔・中咽頭がんの治療に従事し，かつ全人間的復権を目指す『障害の医学』の観点を持った耳鼻咽喉科医・口腔外科医は，そう多くはないだろう．がん治療に昼夜を問わず奮闘する治療医に，漠然と『障害の医学』の観点をもてと求めるだけではなかなか実現しない．治療医以外に，がん治療に直接タッチしない耳鼻咽喉科医や口腔外科医が主体になるとか，口腔・中咽頭がん患者もみますといってくれるリハ科医が主体になって進めるとか，施設や地域の事情で異なっても，現実的に可能な方法を探し出す必要がある．

いずれにしても医師・歯科（口腔外科）医師が中心になって行うことが必要で，医師に対して今なにが必要か，具体的な内容の提示が必要となる．最近，若手のがん治療医で障害に対しても積極的に取り組む動きがあるのは大変心強いことであるし敬服に値する．

もう少しシンポジストの発言を紹介するが，苦瓜[12]は「頭頸部がん術後の患者は会話，食事，労働能力に問題が大きいこと，とりわけ舌がん，中咽頭がんでは会話，食事の両方に障害を残すことが多く，QOLは不良であった」と述べている．永原[13]は，「口腔がんに関しては再建機能に不満はない．舌可動部半切では術後機能良好であり，亜全摘と全摘ではやや低下するも許容できる範囲内で，いずれもリハビリテーションの必要性は少ない．一方，中咽頭がんの術後機能に関しては，側壁のみや前壁のみの再建では口腔がんと同様に問題はほとんどない．しかしながら側壁と上壁の合併切除例の再建には問題がある」と述べた．

苦瓜は口腔・中咽頭がん術後のQOLは不良であったと厳しい評価をしているのに対し，永原は比較的よい評価をしている．がん治療医自身の手による評価だけでは，往々にして評価が甘くなりがちで，訓練方法の理論の確立と実践が遅れ，患者・家族の自主的な努力にのみ依存しがちな傾向があった．それだけで十分な成果が上がっているならよいが，実際には障害に苦しみ続けている症例も少なからずある．

一方，歯科領域では古くより顎顔面補綴という分野があり，がん摘出後の顎や顔面の欠損，変形に対して補綴的なアプローチが行われてきた．とくに上顎の欠損に対しては優れた成果が示されており，次章以降で詳しく紹介されている．しかし広く普及しているものではなく，先進的ないくつ

かの施設ではがんの治療は口腔外科，顎補綴は補綴を専門にする歯科と分業し協力体制があるが，一般には口腔外科医が補綴も行っておりなかなか思うような成果はあがらない．このあたりの現状をがん専門施設の口腔外科医から紹介してもらう（サイドメモ②参照）．

6 口腔・中咽頭がんのリハビリテーションの現況

その後の口腔・中咽頭がん術後のリハビリテーションに関する著述は，散見される程度である．高橋[14]は，口腔・中咽頭広汎切除後の嚥下の訓練法を紹介するなかで，興味ある見解を述べているのでいくつか引用する．

「可動部舌の切除では，障害の程度は舌がどの程度残っているのかによるところが大きく，嚥下の訓練では残存舌をいかにうまく使うかが重要である．一般には患者自身の工夫により嚥下のタイミングを会得し，比較的容易に経口摂取が可能となる」

「舌根を大きく切除した場合は，再建方法のいかんにかかわらず，術後の誤嚥は必発であり，嚥下の訓練において最も苦労するものである．このような患者ではカフ付きカニューレの抜去が遷延する傾向にあり，嚥下が上達する理想的な訓練法などないに等しい．食事の内容を工夫し，誤嚥にめげることなく根気よく練習を続けるしかないともいえる」

「患者の心理的素因が重要な因子となることもあり，責任感が強く几帳面で，小さな失敗についていろいろと考え込む性格では，医療スタッフが一緒に悩むことはむしろ悪影響を及ぼしかねない．ときには突き放すことも必要になる」などである．

高橋の報告を引用したのは，術後障害に対する従来の治療者側の受け止め方を率直に記載しているからである．「患者自身の工夫」「理想的な訓練法などないに等しい」「ときには突き放す」などであり，訓練とかリハビリテーションといってもその内容は「患者の自主的な努力に待つ」ことが主であった．このことは今でも多くみられる現実であろう．ただ，「誤嚥にめげることなく練習を続けさせる」ことは，嚥下性肺炎を繰り返す恐れが大きく，正しい訓練とはいえない．患者の自主的な努力から学ぶことはたいへん多いが，その成果を集約して体系化していく作業を怠ってしまうと，その場かぎりの個人的な経験で終わってしまう．

高砂[15]は，看護の立場から口腔・中咽頭がんに再建を含む拡大手術を行った場合の嚥下練習とカニューレ管理に加えて，頸部郭清術後の上肢運動障

サイドメモ②　歯科の中での役割分担

歯科という分野は現在多くの科に細分化されていることはあまり知られていない．小児歯科，矯正歯科，歯科口腔外科は標榜科目として正式に認定されているが，歯学部での教育においては口腔診断科，保存科，補綴科，歯科麻酔科，歯科放射線科など多くの科（section）がある．口腔がんの治療ということについては限定すれば，まず口腔診断科での診断から始まり口腔外科での手術，もしくは歯科放射線科での放射線治療（医学部放射線科との共同治療の場合が多い），補綴科による顎義歯の作成などと機能分担が行われる．但しこれは歯学部附属病院でのことで，当院のようながん専門病院（一般市中病院や医学部付属病院も含め）では歯科口腔外科がこれらの全てを担当することとなり，場合によっては困難な局面に遭遇する．特に顎義歯などの顎補綴装置の作成は習熟した補綴専門医でも難渋することが多いと聞く．施設によれば顎補綴を専門にしている補綴科があり，歯科インプラントなども含めた歯および咬合の問題やリハビリテーションに取り組んでいる．

（赤澤　登）

害（肩の運動障害）にも触れ，「頭頸部領域では乳腺外科に比べ上肢のリハビリテーションに関心が薄いように思われる」と指摘し，「これは患者の社会復帰にとってわれわれが感じている以上に重要である」と警鐘を発している．貴重な提言である．肩の運動障害は，主として副神経を切断することから生じるので，術中副神経を確認，温存すれば避けられる．しかし，郭清を徹底すれば副神経を犠牲にすることも多く，その場合，術後系統的な運動訓練を行うことで，障害を最小限にくい止められることはかなり以前から知られている[16]．

高橋，高砂，両論文とも現況をよく表していると感じられる．

ごく最近になって，摂食・嚥下障害への関心の高まりを反映して，耳鼻咽喉科や口腔外科関連の学会でも，口腔・中咽頭がん術後の摂食・嚥下障害についてのシンポジウムなどが行われるようになってきた．リハビリテーションの視点をもった内容に発展するよう期待している．

7　口腔・中咽頭がんとリハ医・コメディカルスタッフのかかわり

『障害の医学』として登場したリハ医学の全人間的な復権を目指したアプローチは，脳卒中や外傷後の障害だけではなく様々な分野に拡大し，がん手術後もその対象になってきている．またリハ領域では，摂食・嚥下障害に対する関心も大いに高まってきている．米国で精力的に嚥下障害にとり組んでいるLogemann[17][18]らは，口腔・中咽頭がん術後のリハビリテーションも積極的に行っている．口腔・中咽頭がん術後の摂食・嚥下障害と脳卒中後の摂食・嚥下障害のリハとの間に，訓練法などで共通点が多々あることも分かってきた．

しかしリハ科医のなかでも摂食・嚥下障害を扱い，とくにそれを専門にする医師は少ない[19]．器質的嚥下障害の代表ともいえる口腔・中咽頭がん術後の摂食・嚥下障害となるとさらに少ない．最近になって，これまで耳鼻咽喉科もしくは口腔外科単独で扱っていた治療後の障害に対し，ようやくリハ医療との連携が考えられるようになってきた．口腔・中咽頭がんの手術後のリハビリテーションについて，石田[20]は「患者のQOLの立場からもリハチームが積極的に関与すべき対象といえる」と述べており，心強いことである．さらに石

表6　口腔・中咽頭癌の嚥下障害のリハの特徴（石田暉）

1. より広い臨床各科の協力が必要
2. 手術は予定して行われる
3. 解剖学的欠損がある
4. 嚥下障害の個人差が大
5. 問題点別アプローチが有効
6. 評価項目が多い
7. 外科的治療による合併症がある
8. 放射線治療とその合併症が嚥下に影響する
9. 外見上のことも含めQOLに関係する項目が多い

田は口腔・中咽頭がんの摂食・嚥下障害のリハの特徴として，**表6**のような点をあげている．

従来，患者からの障害に対する訴えは，言外に「命が助かったのだから」という雰囲気の中で聞き流されてしまうことが多かったように思われる．そのなかで，言語聴覚士（ST）が主として舌がんを対象に，手術後の構音障害について先駆的な業績を残してきている．詳しくは第3章を参照されたい．しかし，それも一般的なものとしての広がりをみせてはこなかった．

8　自験例を省みて

筆者自身も10年前までがん治療に従事し，STの協力を得て構音障害に関してはとり組んでいたが，なかなか摂食・嚥下までは，手が回らなかった．また障害の構造全体に系統立ててとり組むという考えもなかった．10数年前に，今では嚥下障害の代替栄養法として推奨されているself IOE（自己管理間欠的経口食道カテーテル法）に似たself ING（自己管理経鼻胃カテーテル法）を行った症例があり，ビックリするやら感心するやらしたものであるが，そういう患者自身の工夫，努力を体系化する作業も欠けていた．その反省を込めて，自験例を紹介する．

症例1

　69歳の男性で，元技術者らしい几帳面で，かつ楽天的な性格と探求心旺盛な人である．前方型口腔底がん T2N0M0 で放射線外照射と化学療法を併用したが，半年後に原発巣に再発し両側の保存的頸部郭清，下顎前方辺縁切除，舌可動部前方2/3切除，口腔底切除，大胸筋皮弁による即時再建を行った．再建に用いた大胸筋皮弁は次第に萎縮してしまい，口腔容積が大きくなったばかりでなく，残っている舌可動部後方1/3の動きを著しく制限するようになった．その結果，会話は「ときどきわかる」程度，食事は咀嚼や舌を用いての送り込みができず，流動食の流しこみによる嚥下となり，むせもしばしばみられた．退院時は，流動食を経管と経口の併用で摂取していた．

　退院後の定期的な外来受診の時には「こうすればむせが少なく，飲み込めた」というような工夫を筆談も交えて語ってから，鼻腔栄養カテーテルを更新して帰宅することが続いた．ある日，鼻腔栄養カテーテルを抜いて受診したので「抜けちゃいましたか」と問うと，「いえ，自分で，出し入れしています」とのこと．自己開発のself-INGを実施していた．聴診器も注射器も持っていないのに，カテーテルが胃に入っていることをどうやって確認しているのか不安であったが，「のどの感覚はしっかりしているから，間違って気管に入ったらむせるのですぐわかります．のどを越せば，もう大丈夫です」なるほどもっともなことである．嚥下時のさまざまな工夫に加えて，これには大いに教えられた．実際のところは，ほとんど経管のみで栄養摂取していたようである．2年半後に心臓病で亡くなった．

　今ならこうしたと思うことは多々ある．手術では，下顎を辺縁切除でなく区域切除にして，再建なしでそのまま縫縮し口腔容積を小さくした方が良かったのかも知れない．また，大きくなってしまった口腔容積に対してはPAP（舌接触補助床）を装着することで，構音の改善や，食塊の送り込みが得られたかも知れない．代償的な嚥下方法も試してみることもできたろう．さらに，流しこみでのむせ（誤嚥）を防ぐために下顎骨舌骨甲状軟骨固定術（喉頭挙上術の一法）や輪状咽頭筋切除術を行う方法もあっただろう．

症例2

　54歳の男性，大工の仕事もする兼業農家の大黒柱である．左舌縁部に発生した T2N0M0 のがんで，放射線組織内照射と化学療法を併用した．半年後，原発巣に激しい痛みを伴う潰瘍と硬結が出現し，再発か放射線障害か明確に区別ができず，舌可動部半切に舌根も一部含めて切除，下顎辺縁切除，頸部郭清術を行い，大胸筋皮弁で即時再建を行った．術後の会話は「ときどきわからないことがある」程度で，食事も全粥，軟菜の経口摂取が可能となって退院した．

　頸部手術のため，左の上肢の挙上障害が残った．大工仕事や農業を営むのに，左上肢の挙上障害が妨げになると予想していたのだが，退院後もそのことはあまり問題にならず，それよりも決して低栄養ではないのに，全粥食しか食べられないことに訴えは集中した．「米飯をしっかり噛んで食べないと，仕事をしていても力が入らないのですよ」と言われ，長年の食習慣から容易に離れられないのだろうかぐらいに思っていた．構音訓練を依頼していたSTの前では，様々な不安，不満を述べるのに，筆者には多くを語らないのが常であったが，たまたま同席したときにSTの前で「仕事ができない．貯金が目減りしており将来が心配だ」とこぼしているのを聞いたのは驚きであった．「がんが治ったのだから，少々のことは我慢してくださいよ」という筆者の気持ちを見透かされていたように思える．その後も5年以上経過を観察したが，その間がんの再発のチェックしかしない筆者には胸襟を開いて本音を語ってもらえなかったようだ．社会的不利，心理的問題にも目を向けなければいけなかった．

症例3

　55歳の男性，会社員である．右舌縁部がん T3N1M0 で，舌根部を含む舌半切，下顎辺縁切除，頸部郭清術，大胸筋皮弁による即時再建を行った．術後経過は良好でほどなく退院，職場復帰もしたが，術後1年足らずで副咽頭間隙のリンパ節に再発，放射線外照射や化学療法を行うも病勢は進行し，次第に咽頭から口腔へと浸潤し会話は聞き取り困難，食事は経鼻胃カテーテルとなった．術後の構音訓練を依頼していた非常勤のSTは，この

ような状況になってもなんとかコミュニケーションの手段を確保しようと，この症例が職場でも得意としていたワープロを用いてみるなど，援助に労を惜しむことなく尽力してくれた．疾患の治療と，障害をみることの大きな違いを認識させられた．

当時も現在も多分変わらないと思うが，がんの専門病院にはリハ・スタッフは全く配属されていない．がん治療後のリハビリテーションが必要なので，ぜひ ST を常勤で採用してほしいと交渉したこともあるが，「リハビリテーションはね，リハ・センターが近くにあるのだからそっちへ頼めばいいんだよ」と門前払いであった．がん治療後の経過が良い症例（脳卒中などの非進行性疾患のリハと似ている）はこれでも対応できるかも知れないが，経過不良例（筋萎縮性側索硬化症などの進行性疾患のリハと似ている）では苦しい．ターミナルでの除痛対策は進んでも，QOL に直接影響する様々な障害に対するアプローチはまだまだ貧弱なものと言わざるをえない．治療医や病棟看護職だけではなかなか対応しきれない．術後 1 年 8 カ月で亡くなった．

（溝尻源太郎）

第2章 口腔・中咽頭がんとリハビリテーション

2 口腔・中咽頭がんの診断・治療の進め方とリハビリテーションのかかわり

口腔・中咽頭がん患者の診断から治療の進め方を追いながらリハのかかわる場面を，手術を中心に治療が行われる場合を例に考えてみよう（表7）.

1 初診から治療方針の決定まで

(1)初診から，(2)診断が確定し進行度が評価されるまで，患者は「がんなのか？がんだとすればどんなことになるのか？」不安に思いながら検査に追われる．

(3)諸検査が終了すると治療医は結果を説明し，治療方針を提示する．

　早期のがんで放射線治療を提示すれば歯科処置の後（サイドメモ③ 参照），直ちに開始され通院治療で行うこともある．放射線治療では，ほかに口内炎や唾液分泌低下による口腔乾燥などの副作用があるのと，きわめて希ではあるが舌下神経麻痺なども報告されている[21]．放射線治療でもリハビリテーションの対象となることはありえることを，ここでは記しておく．

治療方針として手術を提示すると，当然ながら「手術しかないんですか．薬で治すとか，他の方法はないのですか？　手術しても，今までどおりしゃべったり食べたりできますか？」と質問攻めに

表7　がん治療の流れとリハのかかわり

手術例の診断治療の進め方	リハのかかわり
(1)初診	
(2)診断確定・進行度の評価	
(3)治療方針の提示	①
副作用や後遺障害の説明	
(4)治療方法の決定	②
(5)入院	
(6)手術の実施	
多くの場合，気管切開も	③
(7)手術の結果の評価	
(8)気管切開の閉鎖	
(9)構音訓練・嚥下訓練などの開始	④
(10)(術後放射線治療)	
(11)退院	
(12)通院訓練	⑤

サイドメモ3　　放射線治療と抜歯

　放射線治療で治癒の可能性が高ければ，その場で治療方法が決定してしまうことが多い．放射線治療にも副作用があるが，特に気をつけなければいけないのが下顎骨への影響である．放射線治療は血管系の破綻を起こし，創傷治癒が悪くなる．治療線量が照射された下顎の歯を抜歯すると，創傷治癒が不良で感染を生じ，骨髄炎を起こし下顎骨を摘出せざるをえなくなることもある．この期間がどの程度なのか定説はないようだが，少なくとも2年間は抜歯は避けなければならない．従って，現在または近い将来抜歯の必要が生じる可能性があれば，放射線治療を行う前に抜歯を済ませておく．手術を行う場合でも，術後に放射線照射を追加することがあるので，術前に抜歯しておくことが望ましい．口腔・中咽頭がん患者は口腔衛生の不良なことが多く，抜歯を要することが多い．

なる．「手術すれば，まあいろんな後遺症が残りますが，同じ手術をしても一人ひとりで違いますから，一概にこうなるとは言いにくいですね．健康を回復していただくためには手術が避けられないのですよ」と説得に努める．治療医は，切除不能の進行例であったり全身状態が不良で手術不能でないかぎり，術後のQOLの心配はするが，それとがんの治癒を天秤にかけることはできない．

治療成績や，術後の障害の程度をきっちりと把握している施設であれば，「しゃべる機能はこのくらい，食べる機能はこのくらいになります」と提示できようが，それでも切除後の再建方法や機能維持のための手術（喉頭挙上術，輪状咽頭筋切除術など）を同時に行うか否かなど，不確定の要素もあり正確な予測は難しい．過剰な説明は治療拒否につながる恐れがあるし，過小な説明では術後に「話が違う」と責められるかも知れない．ある程度の幅をもたせた説明になるのはやむを得ないところがある．さらに今までは，機能回復がどの程度まで実現できるか患者・家族の自主的努力次第という面があり，「あなたの頑張りにかかっています」と下駄を預ける．あとは患者の決心を待つしかない．どうしても手術を拒否されれば，姑息的な治療に終始せざるをえない．喉頭がんで喉頭摘出を説明するときは「喉頭を摘出した患者さんの会がありますから，一度そちらへ行って，先輩の患者さんの経験談を聞くと参考になりますよ」と勧めることもできるが，口腔・中咽頭がんには患者の会はない．

術後どのような状態になるかに関しての情報が乏しい中で，患者は決断を迫られる．「ほかの病院なら手術をしなくても治るんじゃないか」と期待してセカンドオピニオンを求めても，がんの治療方法はそう変わるものではなく，「やっぱり一緒か」ということになる．患者は，看護職員や検査技師などに聞いてみたり，家庭医学書を読んだりする一方，一体どんなことになるのかと，不安に陥る．そして，「仕事は続けられるのか，辞めなければいけないのか，その先どうやって暮らしていくのか」など先々のことまで心配になる．何度か治療医と話すなかで「早く決心してもらわないと手遅れになりますよ」とか，「このまま放置していては，あと数カ月ですよ」とか，やや耳障りな言葉を聞かされることもあるという．ほとんどの患者は，「治るためには仕方がない」と手術を決意し入院する．

このような流れの中に障害の医学にくわしいリハスタッフがいて，ゆっくり話し合いができるなら患者の気持ちも随分楽になるのではないだろうか．

ここからリハビリテーションが始まる．リハのかかわり①である．

術前からのリハスタッフの関与についてLogemann[17]は，「この段階で患者は術後の機能障害の詳細についてまで知ろうとはせず，むしろ構音，摂食・嚥下障害の専門スタッフが術後に援助してくれることに興味を示す．もし詳しい説明を求められたときは，手術内容が決定していればそれに合わせた説明をし，未決定であればおおまかな説明をする」と述べている．さすがに経験豊富なLogemannのことばらしく傾聴に値する．要は，手術で発生する障害に対しても専門のスタッフが存在し，「私たちが精一杯応援しますから安心してください」と言ってもらえることで気持ちが落ち着く．ただ日本では，このようなシステムはないし口腔・中咽頭がんにくわしいリハスタッフも，まだきわめて少ない．これからあり方としてリハスタッフの常勤が望ましいが当面それも望み難く，非常勤で招くか逆にそのようなリハスタッフのいる施設に患者を紹介することになろう．少なくとも術後の障害をみるスタッフがいることを知らせ，できれば術前にそのスタッフと面談する機会を設けることが望まれる．

② 入院そして手術の実施

そして(4)手術を決心し，入院手術の日程が決まる．リハスタッフは治療医から予定している手術内容を聞き，生じると思われる障害についておおよその予想を立てる．

その説明と，術前の評価が**リハビリテーションのかかわり②**である．

それは(5)入院の前でも後でも構わない．単に構音や摂食・嚥下機能の評価だけでなく，術後の嚥下性肺炎の予防のための口腔衛生であるとか，特に高齢者では口腔・中咽頭がん以外の基礎疾患，合併症の存在などを注意深くみておく．術前に評価しておくことによって，手術で何が悪くなって，何が変わらなかったか客観的に評価ができる．術前評価の意義については次章以下に，詳しく記載されている．また術後合併症（術創感染，嚥下性肺炎など）の予防のために行う術前リハビリテーション（口腔ケア，呼吸訓練，排痰訓練など）についても次章以下に述べられている．がん摘出後の機能障害，能力障害に対するアプローチは，機能改善手術も含めた再建手術，歯科補綴，訓練が3本の柱である．再建手術の進歩により術後の形態をかなり正確に予測できるようになり，その形態に合わせた補綴でどの程度の咀嚼，嚥下能力が実現できるかも，ある程度は予測できるようになってきている．さらに訓練も加えた障害の予後予測をリハチームで検討することが必要である．再建のみ，再建と補綴，補綴のみ，といった多様な対応策が可能となり，大いに議論を要することになろう（サイドメモ④参照）．

リハのかかわり②では，大まかなリハの目標設定も必要となる．治療後の患者の生活設計にも大きくかかわる重要な仕事である．単に機能形態障害，能力障害の説明にとどまらず，社会的不利，心理的問題も含めた障害全般への配慮が大切である．患者の発言に耳を傾け，患者の全体像を把握しておきたい．

いよいよ(6)手術が行われたら，術後まだ気管切開中でも構わないので訪室し（リハのかかわり③），さあこれから私たちの出番ですよと声を掛けて安心させるだけでなく，治療医の許可を得て口腔内も視診し，口腔衛生の状態を観察する．

経口摂取していなくても口腔衛生，咽頭衛生が不良だと嚥下性肺炎や術創感染を起こし，術後の回復が遅れ，訓練の開始も遅れる．経鼻胃カテーテルを使用していることが多く，胃食道逆流現象にも十分注意を喚起しておきたい．気管切開のカニューレのカフを常時使用する必要がなければ，カニューレの外孔を塞いで発声，構音させることもできる．声が出せることが確認できるだけでも，患者や家族は安堵する．

(7)治療医は，手術での摘出標本を病理組織学的に検索し，併用治療の必要性の有無を検討する．術前から予定されている場合も含めて，術後に放射線治療や化学療法が行われる場合も多い．

3　本格的なリハの開始

術後の併用治療がなければ，(8)気管切開の閉鎖を待って(9)本格的な評価・訓練を始める（リハのかかわり④）．

気管切開は早ければ術後7〜10日くらいで閉

サイドメモ4　口腔・中咽頭がんの予後予測とリハでの注意

口腔・中咽頭がんの5年生存率は50〜60％である．大ざっぱにいえば40〜50％の症例に再発・転移を生じるが，その半数は初回治療後半年以内に起こり，90％が2年以内に起こる．従って，初回治療後，2年間再発・転移の徴候なく過ぎれば，90％の確率で5年生存が得られる．ひとたび根治術後に再発・転移が証明されると二次治療で制御される可能性はかなり低い．口腔・中咽頭がんのリハを進めるうえで，このような生命予後の見通しを知っておくことも必要である．

従って，リハの場面でも再発・転移の可能性について常に念頭に置いておくことが必要となる．例えば，局所の腫脹や痛みが生じた場合や，構音や嚥下の機能が低下した場合など，単に調子が悪いとかリハのやり過ぎだったなどと安易に受け止めず，主治医と連絡をとって必要な検査を受けるようにすべきである．

鎖を開始する．術後のリハビリテーションの開始時期について，Logemann[18]は術後7～14日からと述べている．さらにアメリカでは術後のこの時期は，そろそろ退院という時期で入院中なら毎日，外来なら週1回のリハビリテーションを行うという．日本では，いくら早期離床，早期退院と言っても口腔・中咽頭がんで術後2週間で退院することはないだろう．井上[22]は，創の安定するおよそ術後2～3週間で訓練を開始することを勧めている．高橋[6]は，「注意事項として手術侵襲の大きい症例では術後の早い時期から訓練を開始することは避けなければならない．また，術後長期間を経た症例においても，体力が明らかに消耗している時期（たとえば体重が減少している時期や発熱時など）には，機能訓練は避けるべきである．訓練は無理をしないで継続的に行うことが必要」と述べている．だが，このあたりのことはリハビリテーションにかける期間や，全身管理・リスク管理とも関係するので治療医とよく相談をして進めなければならない．原則として臥床期は肺炎の予防に努め，離床してからは積極的にリハビリテーションを進めたい．

このリハビリテーションのかかわり④では，術後の機能評価（本格的なリハビリテーション開始時の機能評価）をはじめ，術前に立てた目標設定の修正を行う．

必ずしも術前の計画通りの手術が行われているとは限らず，術後の障害も予想より軽度であったり重度であったりするので，再検討は必須の作業である．そして具体的な構音，摂食・嚥下，頸部・肩の運動などの個々の目標を定め，リスク管理を行いながらリハビリテーションを進める．機能訓練のみでなく，リハビリテーションの一環として歯科補綴的なアプローチの必要なことも多く手術的アプローチが行われることもある．とくに歯科補綴的アプローチは術前から準備されていることもあり，周到に行われる．術後のどの時点から開始するかは創部の安定とも関係するので，治療医と歯科補綴医との協議で決める．

(10)術後に放射線治療や化学療法が行われる場合は，その副作用の程度によってリハビリテーションの進め方を治療医とまめに相談しながら決める．術後照射が行われると，少なくとも4～6週間を要し，放射線による粘膜の炎症が強いと期間はさらに延長する．粘膜の痛みのため，摂食・嚥下や構音が妨げられる．化学療法中は悪心，嘔吐などの副作用が出現することがあり，この間も集中的なリハビリテーションは中止せざるを得ないだろうし，副作用による白血球減少のため，肺炎の予防がとりわけ重要となる．

また，誤嚥などのため気管切開が閉鎖できずカニューレ装着状態の患者でも同様に，治療医と相談のうえリハビリテーションの進め方を決める．

4 退院後や再入院時のリハビリテーション

かくして(11)退院と運びとなるが，入院中にリハ目標が達成できない場合，(12)外来通院（リハのかかわり⑤）で継続することになる．

意識清明で，身体的ADLの高い口腔・中咽頭がん症例では，経口摂取自立でなくても代替栄養が確立していれば通院リハも可能である．この場合は，リハビリテーションの期間が長引くことが多くなるので次のことには十分配慮したい．

治療終了時には，なんとか治療に耐えられたこと，治癒の見込みが立ったこと，ある程度は話せる，ある程度は口から食べられる，ということで満足していた患者でも，その後順調に経過すると受け止め方が変わってくることは大いにあり得る．「相変わらずしゃべりにくいし，相手に聞き取ってもらえない．食べ物も通りにくいし，いつも食事をミキサーにかけてばかりで味気ない．何とかして欲しい」と会話や食事能力の向上を望むようになる．また退院時には経口摂取で自立とならず経管を併用しているようなケースでは，けっして満足して退院しているわけではなく，延々とリハビリテーションが続くことにもなる．リハビリテーションでは，漠然と「行けるところまで行く」で進めるのではなく，目標を定めることの重要性が強調されるゆえんである．がん治療を行う施設は限られても，リハビリテーションは限定されない．通院リハでは構音障害や摂食・嚥下障害にく

わしいリハスタッフのいる施設に通うこともできる．

外見上の，とくに顔面の変形も問題になることがある．最近では，再建手術の技術的な進歩で審美的な面への配慮も行われるようになっているが，術後の感染などのトラブルがあれば必ずしも満足のいく結果が得られるとは限らない．また別の問題として，機能面と外見上の審美面の利得が一致すれば問題ないが，両者が必ずしも一致しないことがある．第1章でも述べられた前方型口腔底がんが下顎骨に浸潤して，下顎骨を区域切除するとき，下顎の再建手術を行なうことは審美的には優れていても機能的には劣ることがある．患者は審美的によければ機能もよいと短絡的に考えがちなので，よく説明する必要がある．

また，再発・転移で再入院した場合（あるいは通院）でも，低下していく能力について少しでもリハの立場から援助したいものである．進行性疾患も扱うリハスタッフであれば，配慮点を熟知しているので，直接かかわってはもらえなくても，指導，援助を受けるだけでも大いに力になる．

悪性腫瘍症例の全経過におけるリハビリテーションのかかわりについて，出江ら[23]は次の4つの分類を紹介している．

予防的リハ：病期の進展や侵襲的治療で予測される障害を予防する

回復的リハ：治癒や寛解の状態で残存する障害を軽減する

支持的リハ：寛解あるいは再発・再燃期に精神・身体機能を維持する

緩和的リハ：著しい消耗状態や死期が近い場合に苦痛を最小限にする

本書では，主として予防的，回復的リハについてい述べられているが，支持的，緩和的リハの視点も重要であることは銘記しておきたい．

（溝尻源太郎）

第2章 口腔・中咽頭がんのリハビリテーション

3 リハビリテーションのチームアプローチ

　手術前後のリハビリテーションの流れを提示したが，敢えて誰が，どの職種が，などに触れずにおいた．一般にリハビリテーションでは多職種によるチームアプローチの重要性が強調されている．とりわけ生命維持に直結する摂食・嚥下障害では，関与すべき職種が多いのが特徴である．チームアプローチを進めるには，チームをどのように構成するか，だれがチームリーダー（責任者であり決定権者）になるかを考えなければならない．口腔・中咽頭がんのリハビリテーションでも参加を求めたい職種は次のように多い．

　①治療医＝主治医，②リハ科医，③耳鼻咽喉科医，④歯科医，⑤看護職，⑥言語聴覚士（ST），⑦理学療法士（PT），⑧歯科衛生士，⑨栄養士，⑩歯科技工士

などである．ほかに精神的・心理的問題にも取り組むために，精神科医や臨床心理士の協力が得られるならさらに心強い．

　ここに挙げた職種がチームに全て揃うことはなかなか困難であるし，全て揃わなければチームアプローチができないというものでもない．それぞれの施設の事情に合わせ，常勤者に限定せず，他施設からの非常勤での応援も求めて，参加可能な職種を増やす努力が必要である．今までの術後治療は，ほとんどが治療医と看護職が中心となって進められており，他の職種の参加は少なかった．リハビリテーションの導入には，**発想を転換して他の職種の手を借りることをいとわない姿勢**をもちたい．

　チームリーダーは医師（耳鼻咽喉科医またはリハ科医）もしくは歯科医師（口腔外科医）があたる．口腔・中咽頭がんの手術は，耳鼻咽喉科または口腔外科によって行われ，主治医も耳鼻咽喉科医または口腔外科医である．必ずしも主治医がチームリーダーになるとは限らず，大学病院や総合病院のようなリハ科がある施設ならリハ科医が担当することもありうるが，これは例外的なことである．というのは，まだまだリハ科医のいる施設は少なく，口腔・中咽頭がんに取り組むリハ科医はさらに少ない．将来的にはがん専門施設でもリハ科医もしくはリハビリテーションにも造詣のある医師の常勤が必要となろうが，今すぐには難しい話である．

　従って，当面主治医がリハチームのリーダーをも務めることが多いものと思われる．リーダーは，チームをまとめカンファレンスを開きリハビリテーションの処方をしなければならないし，全身管理・リスク管理も行わなければならない．「それでなくてもてんてこ舞いなのに，これ以上仕事を増やせというのか．」主治医の悲鳴が聞こえてきそうだが，案じていても始まらない．全身管理・リスク管理（とくに誤嚥による肺炎の予防）は，今までも行ってきたことである．リハチームを作る土壌は徐々に整備されているし，要は障害をみることのできるマンパワーの確保が最重要課題なのである．ことを起こせば次第に軌道に乗る．軌道に乗れば，リーダーにかかる負担も次第に減る．たとえば他施設の力を借りるときも最初の1例目では苦労しても，2例目3例目と数を重ねるうちにそれなりの道筋ができてくるものである．

　構音障害や摂食・嚥下障害のリハビリテーションを担当する言語聴覚士（ST）が法制化され，1999年3月には第1回の資格認定試験が行われ，4,000人もの有資格者が登場した．理学療法士（PT）も多数いる．STやPTは，これまでかかわってきた領域のリハビリテーションだけでなく口腔・中咽頭がんのリハビリテーションにも当然たずさわることができる．条件は整ってきた．もちろん最初

表8　主治医の役割

---
1. 口腔・中咽頭がんの診断
2. リハ導入への道を拓く．当面リーダーの役割を担う．
3. 手術の計画実施，予想される障害の列挙
4. 手術の実施，術後管理
5. 病理組織診による手術の評価，追加治療の決定－リハ開始・終了の決定
6. 再発転移の早期発見・治療
7. ターミナルへの対応

から口腔・中咽頭がんについて熟知しているコメディカルスタッフばかりではなく，佐藤が言うように「医師が中心となって，理論の確立と実践に従事すべき」であり，一歩一歩地道に築き上げていく作業は人材を育てるためにも必要である．参考書も次々出版されているし，このようなマンパワーの確保と同様，最初は大変かと思っても慣れてくればあまり負担ではなくなる．

チームに加わったリハスタッフが非常勤で大丈夫だろうか．常勤であるに越したことはないが，**口腔・中咽頭がん症例は，意識レベルは正常で，身体的ADL能力の高い症例が多いので，指示が入りやすく自己訓練も可能で，脳卒中などのリハビリテーションに比べれば条件的にも恵まれている**．従って訓練時に常に横に付いていなくても，禁忌事項をしっかり指導すれば，患者の自己訓練に委ねられる部分も大きい．自主的努力のみで良い機能を再獲得しているケースもあることが，それを示している．また，指示通りの訓練を行っているか，禁止事項を守っているかなど，日常的な観察などはこれまでどおり主治医や看護職に委ねることになろう．

重ねていうが，何も大それたことを始めようというのではなく，**今までやってきたことの視点を少し変えてみることと，少し努力することでリハビリテーションは実現可能なのである**．あちこち当たってみれば，きっと人材は見つかる．どうしても人材が得られなければ，従来通り医師と看護職で臨まざるを得ないが，この場合でもリハ医療の視点を持つことがきわめて大切である．

以下，チームの構成メンバーの役割を述べてみる．

①主治医：今まで，看護職との協力で何とか対応してきたわけだが，なかなか十分なことはできなかった．主治医の仕事は多い．主なものを表8にあげた．診断から経過がよければ最低5年，悪ければターミナルまで，ずっと患者とともに過ごすことになる．患者の治療，全身管理，リスク管理の責任者であり，リハチームの中でも中心的役割を果たさねばならない．リハビリテーションへの情報の伝達，禁忌事項の確認もしなければいけない．大切なことは，主治医があれこれやってみてどうにもならず困りあぐねてからはじめてリハチームに相談するのではなく，早期できれば術前からリハチームが関わることが効率よく限られた期間でのリハを進めるのに役立つ．大なり小なり障害の発生が予想される時は，早め早めに対応するのがよい．かりにターミナルの状況にまで進行しても，コミュニケーション方法の工夫，緩和的リハなどでリハチームの役立つ場面はある．

②リハビリテーション科医：リハ科医のもっている視点は障害をみることで，患者全体像の把握から入り，機能形態障害，能力障害，社会的不利，主観的障害を評価し，目標を設定することを日常的に行っている．リハ科医のいる大学病院や総合病院で，口腔・中咽頭がん患者のリハビリテーションに参加してもらえれば，大いに助かる．主治医に代わってリハビリテーションの目標設定から実施の指示まで行えるし，主治医と並んでチームの強力なリーダーとなる．

③耳鼻咽喉科医：がん治療の主治医となるばかりでなく，構音や摂食・嚥下障害に対する手術的アプローチにも力を発揮できる．口腔外科で扱う症例にも，チームの一員として参加できる．

④歯科医：口腔外科医が主治医となっている場合だけでなく，構音や摂食・嚥下に関する口腔機

能を高めるための，歯科補綴的アプローチは長年の蓄積があり，積極的な参加への期待が高まってきている．これからは歯科補綴領域の参加なしにはリハビリテーションはできないだろう．

⑤看護職：病棟の看護職は患者との交流が深く，心の支えとなる一方で，入院中のリハビリテーションでは主役を務めなければならないことも多い．とくにがん専門施設ではリハ科医はもとよりリハスタッフも配属されていないのが常で，専門的な知識や経験をもつ医師・スタッフの指導を求めても非常勤での応援が精一杯かもしれない．となると，リハビリテーションの実践ができるか否かは医師や看護職の取り組みにかかってきてしまう．ただ基本的に口腔・中咽頭がん患者は意識清明で身体的ADLは高いので，全介助を要するようなことは少なく，看護職の日常業務として位置づけてこれまで以上に参加してもらえると力強い．

⑥言語聴覚士：口腔・中咽頭がん患者の主たる障害は構音障害と摂食・嚥下障害であり，言語聴覚士が担当する分野であり，これからはチームの中核的存在になるのは間違いない．

⑦理学療法士：頸部の緊張の緩和や，肩の運動障害に対するリハビリテーションなどで是非協力を求めたい職種である．

⑧歯科衛生士：口腔・中咽頭がん症例は齲歯も多く，口腔衛生の不良なことが多い．術前術後を問わず，口腔衛生の向上に寄与するところは大きい．嚥下性肺炎の予防にもつながる大きな役割を果たしうる．

⑨栄養士：嚥下障害患者の食べやすい食物形態の工夫などに，大いに力を発揮してほしい職種である．

⑩歯科技工士：精巧な歯科補綴物の作成には不可欠な存在である．

〔溝尻源太郎〕

第2章 口腔・中咽頭がんのリハビリテーション

4 リハビリテーションの進め方

　リハビリテーションは，1）障害の診断，2）障害の評価（障害の重症度や全体像の把握），3）リハ目標の設定，4）リハ処方，5）リハビリテーションの実施，6）効果判定，の手順で行われる．実際には経過とともに評価が変わり，それに伴い目標も処方も実施内容なども変わってくる．目標の上方修正，下方修正など微調整を繰り返しながら進めていく．

　上記の手順を進めながら，心理的障害にも目を向けなければならない．客観的障害が残っても，「障害は自分の個性の1つに過ぎず，障害があるからといって自分の人間全体としての存在価値がなくなるなどということはない」（上田[1]）という気持ちになれれば心理的（主観的）障害から立ち直ることができる．上田[1]は「このような『価値観の転換』をリハ医学では『障害の受容』と呼んでいる．受容とはしばしば『諦め』と間違えられるが，それとは全く異なり，むしろ障害の心理的・実存的な克服である」としている．

　このような内容のリハビリテーションを，何人かで構成されたチームで実践していくことになるが，誰がどのような役割を果たすのかはそれぞれの事情に応じて千差万別といってもよいだろう．医師・歯科医師の専権事項もあり，医師・歯科医師の指示・管理のもとでコメディカルスタッフが行なえることもあるが，業務内容をどこで線引きをするかはチーム事情によって異なってくる．

1 障害の診断

　障害の診断は治療医が行うのが原則であるが，必要に応じて他科医の診断をも仰ぐことがある．口腔・中咽頭がんの手術によって生じる障害は，術前からおおよそ予知できることは既に述べた．原発部位の切除や頸部郭清も含めた手術では切除範囲に応じて機能形態障害を生じる．予想される機能形態障害を最小限にくい止めるため，切除手術と同時に再建手術が行われることも多くなってきている．これにより形態的な障害はかなり軽減されるようになってきた．しかし舌や咽頭の粘膜，筋といった軟部組織では，形態的な再建はできても運動，知覚の機能的な再建はまだ端緒についてばかりである．現時点では，残存機能を最大限に生かせるような再建が最良と考えられている．下顎骨を合併切除した場合では，移植再建した下顎にインプラントを行い咀嚼障害を軽減することも行われ始めている．歯科補綴が必要な場合は，術前からよく打ち合わせておくことが望ましい．

　このような機能形態障害によって構音障害，摂食・嚥下障害，頸部・肩の運動障害などの能力障害がもたらされる．

　切除されていない粘膜，筋にも思わぬ機能障害が起こることがある．とくに広範進展例で頸部郭清術を徹底した場合に生じやすい．顔面・口腔・中咽頭の失われた機能，保存されている機能が何か，病態を極力正確に診断することがリハビリテーションの第1歩となる．

　放射線治療では，一過性の粘膜炎症による疼痛，味覚低下などだけでなく，長期にわたる唾液分泌能の低下は必発で，骨壊死，神経麻痺などを生じることもある．このような副作用は，術後に放射線治療を併用した場合，能力障害を一段と重度なものにする．

2 障害の評価

1）切除範囲と機能形態障害の評価

手術による切除範囲の大小は，術後の機能形態障害に大きく影響する．ここで注意しておかねばならないことは術式の定義の問題で，舌半側切除術（半切）と舌可動部半側切除術（可動部半切）とが，しばしば混同して用いられていることである．頭頸部癌取扱い規約[24]（16頁参照）で定められていることなので，正確に理解し記載しなければならない．学会などでも半切にしては障害が軽いなと思って聴いていると，実は可動部半切であったというようなことが時々ある．

切除範囲の詳細については，治療医からリハスタッフへの正確な情報伝達が必要である．また，術後の本格的なリハビリテーションの開始時には切除範囲や再建の状態を確認する（**目につきやすい変容**）だけでなく，切除されず残存している部分の機能を視診や触診によって確かめておくことが欠かせない．リンパ節の郭清を徹底した時の予期していない神経損傷などで，残存している部分の運動障害や知覚障害が起こっている（**目につきにくい変容**）ことがある．目につきやすい変容と目につきにくい変容の両者を正しく知ることが，機能形態障害の評価なのである（ サイドメモ⑤ 参照）．

口腔・中咽頭だけでなく喉頭・下咽頭や頸部・肩についても調べておかねばならない．とくに嚥下機能に関係する喉頭挙上，喉頭の知覚，声帯運動（声門閉鎖）については治療医の協力も得て詳しく知っておくことが欠かせない．かりに残存している健側の咽頭反射が消失しているような場合，術前からなかったものか，手術によって消失したものかによって評価は大きく異なり，術前評価の重要性を示している．

2）能力障害の評価

口腔がん術後の構音，嚥下障害がおおむね切除範囲の大きさに比例することはよく知られている．たとえば舌がんでは，舌可動部半切術はもちろん，舌半側切除術以下の手術でもほとんど問題はないという説が多かった．そして再建の有無も影響を及ぼさない，という考え方が支配的であった．たしかに構音機能では「よくわかる～時々わからないことがある」程度の機能が保たれ，嚥下機能では「普通食を問題なく食べているとか，やや問題はあるが普通食を食べている」とされるケースが多く，一見そのようにみえていた．しかし，藤本[3]らの研究で舌半切以下でも，彼らが提唱した嚥下機能の評価法では半切か部分切除かで歴然とした差があることが分かった．「半切以下なら全く問題ないのか」との問題提起と受け止められる．

また，今野[25]は，同じ切除範囲（たとえば舌半側切除）でも再建手術を行えば再建手術を行わない場合に比べて，構音や咀嚼・嚥下機能が良いことを示している．さらに構音機能では，熊倉[26]は舌の切除範囲と再建術の有無などを詳細に調べた結果，同じ切除範囲でも構音機能にかなりのばらつ

サイドメモ⑤　目につきにくい変化に注意

口腔・中咽頭がん治療後とりわけ手術後の機能障害はどの範囲を切除したか（欠損を生じたか）と，もう一つ留意すべき点は郭清の際の神経損傷である．咽喉頭周囲の郭清を徹底すると残存粘膜の知覚や咽頭収縮筋の運動を司る神経を損傷する恐れがある．この場合，切除範囲の割に大きな機能障害を残すことがあるので注意が必要となる．

術後の変容は，目につきやすい変化と，目につきにくい見えない変化とがある．切除されずに保存されている部分が正常に機能するとは限らないので，注意深く観察しないと評価を誤ることになる．術者からの情報を得ると同時に，評価の際にきめ細かく診ておかねばならない．

表9 口腔・中咽頭がん治療後の会話機能評価基準（案）（頭頸部腫瘍学会）

	家人と（A）	他人と（B）
1. よくわかる	5点	5点
2. 時々どきわからないことがある	4点	4点
3. 話の内容を知っていればわかる	3点	3点
4. 時々わかる	2点	2点
5. まったくわからない	1点	1点

A＋B
excellent；10〜8点　日常会話可能，新たな話題でも会話が可能
moderate；7〜5点　話題が限られていれば会話が可能
poor；4点以下　社会的な言語生活が困難

きがあることを示している．つまり，切除範囲，再建の有無，再建に用いた材料，再建手技の熟達度，さらには再建材料の萎縮などの経時的な変化によって異なり，1例ごとに厳密に評価する必要がある．

一方，中咽頭がんは解剖学的に複雑な構造で，どの部位をどの程度切除するかで術後の構音や嚥下機能の障害の起こり方がさまざまで，口腔がんほど整理されてはいない．

（1）構音能力（会話能力）

構音能力の評価の基本は，患者の発話を聴いてどの程度正しく構音できているかを評価することである．簡便な評価法として日本頭頸部腫瘍学会[27]は，口腔・中咽頭がん治療後の会話機能評価基準（案）を提案している（表9）．これは患者の発話の総合的な能力を，家人や他人がどの程度聴き取れるかで主観的に判定し点数化するもので，両者を加えた点数で評価する．そして，excellent，moderate，poorの3段階に分けようというものである．一般的な構音障害の評価では，他人が「3．話の内容を知っていればわかる」以下と判定したときは実用性がない[28]とされているので，この評価基準（案）では8点以上でないと実用性はないとみなされると考えておいたほうがよい．

しかし，このような方法での患者の会話能力の評価だけでは，どのように構音が障害されているのか全くわからないので，リハビリテーションにはあまり役立たない．熊倉[26]は日本語100音節による単音節発語明瞭度を用いて評価した．その結果，100音節明瞭度が70％以上あれば実用性が十分あり，50％以下では実用性が低く，筆談に頼ったりなるべく話さないようにするという傾向がみられたことを示した．さらに，どのような語音が障害されているかが分かりリハビリテーションの計画に役立つ．大久保ら[29]は，患者の疲労度や評価に要する時間の節約を考慮し，これを25音節に簡素化しても，100音節を用いたときと同様の精度で評価できると述べている（表10）．

さらに精密な構音の状態を，ビデオX線透視，ダイナミックパラトグラフィー，超音波検査などを用いて調べることができるし，これらの結果をリハビリテーションに活かすこともできる．

（2）摂食・嚥下能力（食事能力）

口から食べることを，最近は摂食・嚥下と呼ぶことが多い．摂食・嚥下は先行期，準備期，口腔期，咽頭期，食道期に分かれ，これまで咀嚼期と呼ばれていたのが準備期に，嚥下のⅠ期，Ⅱ期，Ⅲ期と呼ばれていたのがそれぞれ口腔期，咽頭期，食道期に相当する．先行期が加わっているのが，従来の分け方と異なるところで，先行期は認知期と呼ばれることもある（表11）．従って口腔・中咽頭がん治療後でも摂食・嚥下能力が問題となり，さらに先行期の影響も無視し得ない．食事に時間がかかる，食べられものが限られる，口からこぼれる，流涎がある，などのことは，心理面にも影響し，第3者と一緒には食事をしたくない外食はしたくないといった先行期にかかわる問題も発生してくる．（サイドメモ⑥参照）

表10 25語音テスト（大久保洋：文献29)より引用）

あ	か	さ	ⓣ	な	は	ま	や	ら	わ	が	ざ	ⓓ	ば	ぱ
い	き	し	ち	ⓝ	ⓗ	ⓜ		ⓡ		ぎ	じ		ⓑ	ぴ
う	ⓚ	す	つ	ぬ	ふ	む	ゆ	ⓡ		ぐ	ず		ぶ	ぷ
え	ⓚ	せ	ⓣ	ね	へ	め		ⓡ		ⓖ	ぜ	ⓓ	べ	ぺ
お	こ	そ	ⓣ	の	ほ	も	よ	ろ		ⓖ	ぞ	ⓓ	ぽ	ぽ
きゃ	ⓢゃ	ⓒゃ	にゃ	ひゃ	みゃ	りゃ	ぎゃ	ⓙゃ	びゃ	ぴゃ
きゅ	ⓢゅ	ちゅ	にゅ	ひゅ	みゅ	りゅ	ぎゅ	ⓙゅ	びゅ	ぴゅ
ⓚょ	しょ	ⓒょ	にょ	ひょ	みょ	りょ	ぎょ	じょ	びょ	ぴょ

熊倉の用いた100語音から大久保が○印を付けた25語音を抜粋した

表11 嚥下の5期分類および期と相

先行期：目の前の食べ物が何であり，どのくらい食べるかということを判断する一方で，味はどうか，温度はどうかということも考えながら，まわりの様子や雰囲気などにも気を配りながら食器を扱って食物をつかんで口に運びはじめる．

準備期：食物を口に取り込み，咀嚼を終えるまでの時期．水分，流動物では咀嚼を行う必要がないかわり，口腔内保持が問題になる．また粘度のあるものは舌の動きと唾液との混ぜ合わせの要素が，固形物では咀嚼の要素が大きい．

口腔期：咀嚼によって形成された食塊を飲み込むために咽頭に移送されるまでの過程．（嚥下第Ⅰ期）

咽頭期：咽頭の食塊が，反射運動により食道へ送り込まれるまでの過程．(嚥下第Ⅱ期)

食道期：食道の食塊が重力の作用や蠕動運動によって胃まで送り込まれる過程．（嚥下第Ⅲ期）

期とは運動を表し，相は食塊の移動を表す．たとえば口腔での食塊の保持機能が悪いと，まだ口腔の運動をしているのに食塊が咽頭に移動し，口腔期で咽頭相ということがある．

サイドメモ6　嚥下障害では先行期から食道期まで

口腔・中咽頭がん治療後といえども，先行期から食道期まで配慮する必要がある．食道期については，口腔・中咽頭がんは重複がんとりわけ食道がんの発生頻度が高いことに注意しなければならない．

治療前には，全身状態のスクリーニングで食道病変の有無はチェックされているが，その時は異常なくても遅れて食道がんの発生することもある．

表12 舌切除後の咀嚼・嚥下能の評価基準（今野昭義：文献25)より引用）

1. 普通食障害なし
2. 普通食軽度障害あり
3. おかゆ・軟食
4. 流動食
5. 誤嚥あり・胃管栄養

表13 嚥下機能（永原國彦：文献30)より引用）

1) 液体の誤嚥（むせてしまう）がありますか
　　ある（0点）　ない（3点）
2) 食事の内容について
　　固いもの（常食）可能（3点）　柔らかいものは大丈夫（2点）
　　液体（流動食）しか無理（1点）
3) 食事の時間
　　60分以内に終わる（2点）　60分以上もかかってしまう（1点）
4) 機能的満足度
　　外の食堂で食事可能（2点）　外食は不可能（1点）
　合計点　10〜8点：優れている　7〜5点：普通　4点以下：劣る

表14 術後の咀嚼嚥下機能と誤嚥（佐藤公則：文献31)より引用）

咀嚼嚥下機能	誤嚥
1. 普通食	1. 誤嚥なし
2. 粥食・軟食	2. 時々水分で誤嚥・固形物で誤嚥なし
3. 流動食	3. 時々水分と固形物で誤嚥
4. 胃管栄養	4. 常に誤嚥

　会話機能の案を示した日本頭頸部腫瘍学会も摂食・嚥下についてはまだ案を示していない。これまでは，今野ら（表12)[25]，永原（表13)[30]，佐藤ら（表14)[31]が作成したような簡便な評価法が用いられてきた。最近，藤本ら[3]は簡便さを保ちながらアンケート調査で，より詳細に摂食・嚥下能力を評価できるMTFスコア，嚥下障害スコアを提唱した。このスコアについては158頁で，詳しく紹介されている。

　これらの評価法は，ある程度は食べることができているケースには用いられるが，治療直後でこれから経口摂取を開始する時点での評価には適さない。経口摂取を始めてよいかのスクリーニング検査が必要となり，水飲みテスト変法（表15)や，気管切開未閉鎖例では着色水飲みテスト（表16)を行うとよい[32]。むせ・誤嚥の徴候もなく，食物形態を常食までどんどん進められような摂食・嚥下能力が保存されているケースでは，特に精密な評価は必要としない。

　しかし，治療直後ではむせ・誤嚥を生じることがあり，このようなケースでは嚥下性肺炎を避けるためとくに慎重に対応しなければならない。必要に応じて嚥下造影や内視鏡検査を行って詳しく調べる。解剖学的構造の変容を生じている口腔・中咽頭がん手術後の嚥下造影の確立された評価基準はまだなく[33]，1例1例の経験を積み重ねていかなければならない。造影剤は薄い硫酸バリウムかオムニパーク®，イオパシロン®などヨード系の造影剤を用いるのが安全で，肺浮腫を起こす可能性のあるガストログラフィンの使用が危険なこと

表15　水飲みテスト変法（木佐俊郎：文献32)より引用）

●方法
四肢麻痺や高次脳機能障害などで薬杯の保持が困難な場合は，介助して飲ませる．ティースプーン一杯の水を2，3口飲んでもらう．問題がなければ水30mlを注いだコップを，椅座位の状態にある患者の健手に手渡し，「この水をいつものように飲んでください」と言い，飲み終わるまでの時間，プロフィール，エピソードを測定し，観察する．

●プロフィール
1. 1回でむせることなく飲むことができる
2. 2回以上に分けるが，むせることなく飲むことができる
3. 1回で飲むことができるが，むせることがある
4. 2回以上に分けて飲むにもかかわらず，むせることがある
5. むせることがしばしばで，全量飲むことが困難である

●エピソード
すするような飲み方，含むような飲み方，口唇からの水の流出，むせながらも無理に動作を続けようとする傾向，注意深い飲み方など

●診断
プロフィール1で5秒以内：正常範囲
プロフィール1で5秒以上，プロフィール2：異常の疑い
プロフィール3，4，5：異常
ティースプーンの水でむせる場合は，休憩して再度行う．二度ともむせれば異常，プロフィール5と判定する．

表16　着色水飲みテスト（木佐俊郎：文献32)より引用）

対象：咽頭反射のない気管切開中の摂食・嚥下障害リスク患者
具体的内容：0.03％メチレンブルーに単シロップで甘味をつけた着色水を3～30ml飲ませて，プロフィールを判定する．
目的：咽頭反射のない患者（咽頭知覚のない可能性がある）の「むせのない誤嚥」のスクリーニング．摂食・嚥下障害を治療・管理し，気管切開口閉鎖プロセスへ貢献する．
方法：30～60度のギャッジ・アップ位にしたうえで，常温の着色水30mlを注いだ薬杯を患者の健手に渡し，「この水をいつものように飲んでください」と命じて飲んでもらう．四肢麻痺や高次脳機能障害などで薬杯の保持が困難な場合は介助して飲ます．薬杯での摂取が困難な場合はスプーンまたは注射器にて1，3，5，10mlへと漸増する．

プロフィール1：30mlを一口で飲めて，気管切開口からの着色水の吸引もない．
プロフィール2：30mlを2回以上に分けて飲むが，気切口からの着色水の吸引はない．
プロフィール3：30mlを一口で飲めるが，気管切開口から着色水が吸引される．
プロフィール4：30mlを2回以上に分けて飲むにもかかわらず，気切口から着色水が吸引される．
プロフィール5：3mlの着色水が嚥下できない，再度の3mlにても嚥下できない．この場合，気管切開口からの吸引の有無は問わず，3mlが嚥下できなければ5と判定する．

必要性または臨床的有用性：咽頭反射のない患者で「むせのない患者」が往々にして存在し，通常の「水飲みテスト」でむせがないのに高度誤嚥があったりする．
着色水を使い気管切開口から吸引することにより，「むせのない誤嚥」をスクリーニングし，プロフィール3以上を当面のビデオ嚥下造影（VF）精査に回すことができる．

は知っておかねばならない．これまでは嚥下造影が有用視されていたが，最近は内視鏡も嚥下能力の評価に役立つことが分かり徐々に普及している[34)35)]．しかしビデオ嚥下造影と同様，確立された評価基準はまだない．

（3）頸部・肩・上肢の能力

頸部郭清術で副神経を切断すると，僧帽筋の麻痺による肩の下垂や肩の運動障害（上肢の挙上障害）を生じる．術後の肩（上肢）機能について，木村[36)]は独自の基準を考案した（**表17**）．この項目

表17 上肢機能判定点数化基準（木村正：文献36）より引用）

他覚的（他の人が患者の運動を見て）	自覚的（患者本人が）
1点　手術したほうの腕が，自力では挙がらない	手術したほうの腕は，手術していない方の腕の助けを借りないと挙がらない
2点　手術したほうの腕が，腰の高さまで挙がる	手術したほうの腕で「手を洗う」「字を書く」「本を読む」「ズボンをはく」「傘をさす」のうちのどれかができる
3点　手術したほうの腕が，肩の高さまで挙がる	手術したほうの腕で「歯磨き」「ひげそり」「電話」「食事」のうちどれかができる
4点　手術したほうの腕が，肩より上に挙がる	手術した方法の腕で「洗髪」「洗顔」のうちどれかができる
5点　手術したほうの腕が，頭より上に挙がる	手術したほうの腕で「バンザイ」できる

は238頁以下に詳しく述べられているので参照されたい．

3）社会的不利の評価

がんの診断と治療に手術が必要だとの説明を受けた患者は，「がんの治療」と「治療による障害の出現」の2つの大変な問題を同時に突きつけられることは既に述べたとおりである．

手術法が決定されると，術前から機能形態障害や能力障害はある程度予測できる．それによって，**社会的存在としての患者にどのような不利益が生じるのか，患者をとりまく生活環境，職業，年齢**などから現実的な解決策の模索が始まる．リハの観点から，術後の障害に対して用意できる対策，見通しをある程度は示すこともできようが，実際に手術が行われないと障害の程度は分からないことも多い．従って，術前からあまり細かい話はできない．手術が終わって，機能形態障害，能力障害の評価が行われた時点で，どの程度の回復が見込めるのか，それによる復職などの見通しを患者サイドと相談することになる．これがリハ処方における主目標の設定につながる．

4）心理的障害の評価

客観的障害が変化すれば，それに連れて心理的・主観的障害も変化する．客観的障害は固定しても，心理的・主観的障害はなお変化する．折々に患者の気持ちにも耳を傾ける時間を設け，障害をどう受けとめているか把握しておきたい．

3 リハビリテーション目標の設定

1）リハビリテーションの適応症例

口腔・中咽頭がん治療後でリハビリテーションの対象となるのは手術後の症例が多数を占めるが，放射線治療後でもリハビリテーションの必要な症例もある．また手術後で障害の軽度なことも多いが，当面，障害の軽い例も含めて行っておくほうがリハビリテーションの経験を蓄積するに役立つと思われる．また，進行例・再発例で栄養摂取が経管栄養でしか対応できない場合でも，リハ的アプローチが役立つこともある．重症度によらず障害あれば適応ありと考えたい．患者側のニーズに応じた対応を考えることが基本で，この辺はリハビリテーションの主目標とも関わることである．患者の要求度が高ければ，軽度障害でもかなり困難なケースとなることもあろう．

さらに構音についても同様で，舌全摘のような場合でも補綴的アプローチを加えてみるなど，試みるべき内容はあるので，あきらめないことが肝要と言えようか．重度な障害でも諦めるのではなく，粘り強くあれこれ工夫してみるのがリハ医療の特徴といってよいだろう．

2）主目標と副目標の設定

障害の評価，予後の推定に基づいてリハ目標を設定するが，その骨格をなすのが，それぞれの症例が，「**どこでどのような生活をするのかの見通し**」である．生活設計といってもよいだろう．そ

れが主目標なのである．

　口腔・中咽頭がん症例の平均年齢は，およそ60歳で現役有職者も多く，原状復帰を希望するだろう．意識清明で，四肢の運動能力などにほとんど障害はなく，原則として自宅復帰であり，元の生活に戻ることである．なかにはアルコール依存症があったり，脳卒中後であったり，口腔・中咽頭がん以外の要因でもともと施設に入所していたというケースもあるが，これは例外的なことである．障害が軽度であれば職場復帰も含めて十分に可能だろうが，重度になると容易ではない．会社員か，自営業か，無職かなど，個々のケースで条件が異なる．

　主目標を定める前に，会話，食事，運動などの障害の診断・評価が行われ，どのようなリハ内容が必要か，訓練だけでよいのか，補綴的手段も必要か，機能改善手術も必要となりそうかなどを検討し，それぞれの障害の予後を推定する．そしてそれぞれの障害に対する具体的な目標が副目標となる．それらの結果と付き合わせ，最も大きな問題である社会的不利を考えて，原状復帰がどの程度実現可能か，患者側の希望をよく聞き話し合うことが大切である．場合によれば，これを機会に新たな人生設計を立てることもあるだろう．患者側の将来見通しも次第に形成され，合意に達した「どこでどのような生活をする」が主目標となる．主目標と副目標は，どちらを先に決めるという性格のものではなく，主目標のレベルや副目標の達成の可能性を吟味して，総合的に決まるものかも知れない．

　副目標として，生命維持に直結するのは摂食・嚥下機能である．単に低栄養になるばかりでなく，嚥下性肺炎の危険を常に持つからである．さらに構音機能は，会話での意思伝達に不可欠なものであり，家庭内，社会的生活に与える影響は大きい．頸部や肩の運動障害は職業上の大きな不利になりうる．

　目標の設定に際して，時間的な要素を含めておくことも重要なことである．とくに社会復帰，職場復帰を目指す場合は，与えられている時間が実質的に限られていることが多い．6カ月とか1年とかの猶予は与えられても，それ以上の時間が経過すれば原状復帰が事実上困難となることが多い．そこで主目標が達成できるために，副目標が達しなければいけないレベルを低く抑えることもときに必要となる．そのためには，そのケースの属する社会たとえば企業に対して意見書を提出するなどの社会的働きかけが必要になることもあろう．

　たとえば，会話能力も食事能力も重度に障害された患者の主目標を職場復帰としたとき，同僚と同じ食事を同じ場所で同じ時間内で食べなければ復職できないのだろうか．決してそんなことはないという回答を得ることができるだろう．だが，患者はそのようなことを心配して職場復帰をためらっていたりする．やや極端ではあるが，self IOE（48頁参照）で復職不可能な職場はそう多くないと思われる．それよりも社会復帰には会話能力の方が問題になることが多いだろう．そのような場合，限られた時間の中では構音訓練，補綴的アプローチ，手術的アプローチを駆使して会話能力の向上を最優先して重点的に行うことが必要となる．

　このように**主目標の達成のため，副目標には優先順位を付け一定期間内で精力的に行うことが良い．**主目標や副目標を曖昧にしたまま患者の訴えに追従する形で取り組むと，何となくあれやこれやが物足りないということになってしまい，障害の受容に至らず，延々とリハビリテーションを続けることになりかねない．主目標と副目標の関係は，**表18**を参考にしていただきたい．副目標の達成のためには，手術による機能形態障害の明らかな口腔・中咽頭がん症例では機能的なレベル（impairment）の改善が難しく，能力レベル（disability）で代償的な方法，代替的な方法を必要とすることも多い．会話能力や食事能力に関する目標は，評価の項で紹介した簡便な評価法に準拠して段階を示す程度でよい．たとえば「他人にもだいたい分かってもらえる会話能力と，全粥食なら食べられる食事能力」といったものである．

　一方では，このようなリハ計画が立てにくい場合がある．それは，口腔・中咽頭がんそのものの治療がうまくいかず，進行する場合である．この時は，既に述べたように進行性疾患と同じ考えで

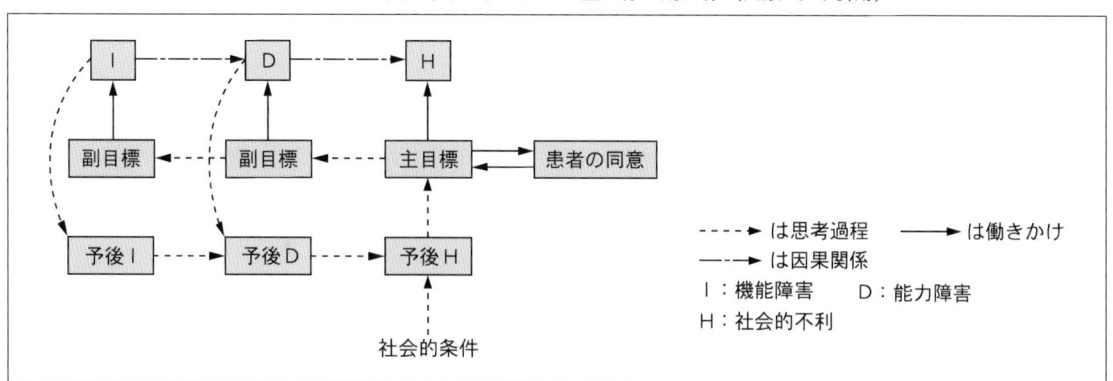

表18 リハの目標指向的な取り組み・主目標と副目標（文献1)より引用）

```
   ┌───→ I ───→ D ───→ H
   │     ↑      ↑      ↑
   │     │      │      │
   │   副目標 ←┄ 副目標 ┄→ 主目標 ←──→ 患者の同意
   │     ↑      ↑      ↑
   │     ↓      ↓      ↓
   └── 予後I ┄→ 予後D ┄→ 予後H
                        ↑
                     社会的条件
```

┄┄→ は思考過程　　──→ は働きかけ
──→ は因果関係
I：機能障害　　D：能力障害
H：社会的不利

支持的リハ，緩和的リハに臨まなければならない．

4　リハビリテーション処方

　リハ処方とは，主目標を達成するための具体的な処方箋である．リハチームの誰がどのような役割をいつ果たすのかを明らかにする．処方を行うのはチームリーダーである医師が行うが，チームのメンバーの能力を最大限に発揮できるように意思の疎通をはかり，進めていく．

　先に述べたように，リハビリテーションは術前からかかわることが望ましい．この段階は，いわばリハビリテーションのオリエンテーションであって，チームの中で口腔・中咽頭がん治療後のリハビリテーションに最も詳しいメンバーがあたり，必要があれば他のメンバーの応援を求めることがよい．

　治療後，リハビリテーションが本格的に始まると，処方に先立って障害の評価が必要であるが，チームリーダー1人で全ての評価が出来るわけではない．チームメンバーに，それぞれの役割に応じた評価を依頼することもある．実際には，構音障害の評価はSTに，頸部・肩の運動障害の評価はPTに依頼することが多いだろう．だが嚥下障害の評価は特に慎重でなければならず，当面医師を中心にSTも参加することが望ましい．

　評価の結果，障害ありとされれば，訓練効果の推定だけでなく，歯科補綴的アプローチ，手術的アプローチの必要性などについても検討しておく．

　発がんの場である口腔・中咽頭は，耳鼻咽喉科医，歯科医が日常扱っている領域であり，処方の決定に専門的な立場からの判断，指示を求めることができる．

　構音や摂食・嚥下に関わる口腔機能を，歯をぬきに考えることはできない．また，嚥下性肺炎の予防に必要な口腔衛生も，歯科医や歯科衛生士の援助が得られれば助かる．さらに義歯，顎義歯の作成だけでなくスピーチエイドやPLP（軟口蓋挙上装置），PAP（舌接触補助床）など補綴的手技も可能か，有効かの判断，さらにその作成など歯科医の協力が口腔の機能改善に役立つことは大変多い．

　耳鼻咽喉科医は，手術的方法での機能改善に役立つことができる．特に嚥下障害に対する手術は，口腔外科が扱う症例でも耳鼻咽喉科医の協力なしには難しい．**口腔外科と耳鼻咽喉科の協力のあり方は各施設によってまちまちであろうが，より良い医療を提供することを最優先に考えた協力体制を築いてほしいものである．**

　そして，チームのカンファレンスで総合的な評価を確認し予後の推定も行う．そしてリーダーは患者にその内容を説明し同意を得た上で診療方針を決め，禁忌事項の伝達などのリスク管理も含めた処方を決定する．

1）処方箋の内容

　処方の内容をリハチームに文書で明示するもの

が処方箋である．そこには，診断・評価，診療方針，各チームメンバーへの指示（処方）を記す．

① **診断・評価**は，その時点での診断・評価の結果を明示する．診療方針，処方の根拠になるものなので，できるだけ詳細に記載する．

② **診療方針**は，主目標，副目標を定める．なおここで「いつまでに達成する」と期間を限定することが必要で，そうしないと「目標達成までいつまでも続ける」ということにもなりかねない．期間内に達成できないときは，やり方が悪いのか，方針が誤っていたのか，見直しをすることが重要である．また，目標を曖昧にするのも好ましくない．具体的な目標が立てにくい時でも「いけるところまでいく」ではなく，暫定的にでも目標を明らかにして，その実現に努力する姿勢でないと，漫然となりがちである．

③ **処方**には，するべきことと，してはいけないことを明示する．

構音障害，摂食・嚥下障害，頸部・肩の運動障害，その他などについて，どのような内容の訓練を行うかを記す．担当者によって，こと細かな指示が必要な場合や，ほとんど一任に近くてもよい場合など，それぞれの事情でかなり異なってくる．

経験の少ないメンバーに「すべて，おまかせ」は最悪の処方だし，その逆もまた良くない．日頃からチームカンファレンスなどを通じて，相互理解と率直に話し合える場を形成しておきたい．

また，「これは，やってはいけない」という禁忌事項の確認が安全なリハビリテーションを進めるうえでは欠かせない．たとえば体調不良を訴えたり，発熱があるときに訓練を行ってもよいのか休むべきか，日常的に起こりうる問題である．そのつど主治医の判断を求めるわけにいかないので，一定の基準を定めておくことが望ましい．やや極端な例ではあるが，嚥下障害の重度な症例に，いきなり食物を食べさせる直接訓練を行えば嚥下性肺炎を起こす危険性が高いことは明らかなのに，「むせても，くじけず，練習，練習」といった訓練が以前は行われたこともある．また，訓練中に痛みが生じたようなとき，常に再発の可能性を念頭に置いて主治医やチームリーダーと連絡をとりつつ進めなければならない．このような一般的な禁忌事項だけでなく，個々の症例での術式の違いなど，特殊性も考慮した注意事項の伝達も重要である．処方の実例を（サイドメモ⑦）に示す．

❺ リハビリテーションの実施

リハ処方に基づいて，第3章以降で述べる訓練，補綴的アプローチ，手術的アプローチなどを行う．これらの内容は，どこでも誰でも行えるものばかりではない．それぞれのチーム事情に応じて，可能なものを行っていくことになる．処方はチームメンバーの力量によって変わってくる．

さらにリハビリテーションの実施に当たって，とくに嚥下障害のリハビリテーションでは全身管理・リスク管理を忘れてはいけないので少し触れておく．

嚥下障害のリハビリテーションの目的は，経口的栄養摂取の確立と，それまでの期間中の嚥下性肺炎の予防である．経口摂取で自立できるまでは何らかの代替栄養法（経管流動食や中心静脈栄養）が必要であるが，経管流動食では胃食道咽頭逆流現象に注意しなけらばならない．逆流防止のための食品も開発されているので，知っておくと役立つ．また手術の二次的な障害として，開口障害をきたすことがあるので早期より開口訓練を行っておく必要がある．

❻ 効果判定

処方で定めたリハ期間が終了したら，再評価を行いリハビリテーションの効果を判定する．予定期間の間にも目標の微調整が行われることもあり，効果判定の時期には流動性をもたせても構わない．

主目標，副目標が達成できて，患者も納得のいくものであればリハビリテーションを終了できる．各目標が達成できても患者にとってさらなる回復が必要な場合や，目標が達成できなかった場合は，この時点での評価に基づき，再度「③リハ

● サイドメモ7　リハ処方の実例

　症例は72歳，無職の男性であり，妻と二人暮し．既往症にアルコール依存症，脳梗塞があるが後遺障害はほとんどなく，ADLは自立していた．口腔がんで某院口腔外科にて手術を受けたが2ヵ月を経過するも経口摂取ができず，筆者の診療所へ紹介され主治医とともに独歩で来院した．術後，カフの空気を抜いて嚥下させると誤嚥が顕著で，以降常時カフを使用．経鼻的に胃カテーテルを留置し代替栄養を行っている．

　意識清明で理解力も良い．診察の結果，摂食・嚥下訓練，構音訓練，排痰訓練などの適応があると診断し，リハ専門病院への転院を勧めた．1週間後に転院が決まり，以下の文書を担当STに送った．なお転院先の病院にはSTが2名おり，常時脳血管障害など神経疾患の言語障害，構音障害，摂食・嚥下障害のリハビリテーションに従事している．しかし，口腔・中咽頭がんの症例はまだ2例目なので，筆者がこの病院に出向いて担当STと一緒に患者を診ながら，直接こまかく説明を加えた．処方を含む連絡文書は次のとおりである．

1．診断と機能形態障害

　左側よりの前方型口腔底がんT2N1M0で，舌可動部前方1/3を切除，口腔底は左側から正中やや右側まで切除，下顎の前方区域切除，左頸部郭清術が行われた．再建は残存する下顎が偏位しないよう下顎の両断端を金属プレートで連結し，その金属プレートを遊離腹直筋皮弁の筋体で被覆し舌・口腔底の欠損は同筋皮弁で再建されている．開口障害はない．右側の口腔底筋群は保存され，左舌下神経，顔面神経下顎縁枝も保存されている．高口蓋でもあり，残存舌が口蓋に接触できないのでPAP（舌接触補助床）が装着されている．下顎を区域切除した部分には骨組織がないため義歯床としての役割を果たせず，下顎の義歯を作成しても咀嚼には役立たないと判断されている．喉頭の運動麻痺は認めない．気管切開，カフ付きカニューレ装着状態である．頸部郭清術で左副神経切断され左僧帽筋は委縮し肩は下垂している．

2．能力障害

　気管カニューレのカフを使用して唾液の下気道への流入を防止し，カフ上の吸引用チューブから流入唾液を吸い取っている．そのため発声もしていない．まずカフの空気を抜きカニューレの外孔を塞ぐとガラガラした湿性の嗄声ではあるが有声音が発声できた．外孔を塞いだ状態で呼気，吸気も可能で，しばらく塞いでいても喘鳴，呼吸困難はない．随意的な咳は弱いながらも可能であり，咳をした後では湿性の嗄声は消失しほぼ正常の発声ができる．口唇閉鎖は良好，残存舌の可動性はあるものの全体に乏しい．会話の能力は，「話の内容を知っていれば分かる」程度である．PAP装着でも/k/の構音はできない．会話中，唾液誤嚥によると思われるムセがしばしばみられた．空嚥下を促しても当初は喉頭の挙上が全く起こらなかった．しかし，外頸部から喉頭を上方へ押し上げるように用手的に補助すると不十分ながら喉頭挙上がみられた．口腔内では，咽頭反射（嘔吐反射）はみられず，口蓋弓を刺激しても嚥下反射が起こらない．内視鏡所見では梨状陥凹には唾液が少量貯留している．内視鏡的観察下に上体をやや後傾し，冷水での水飲みテストでは嚥下反射も遅延し，嚥下圧の低下もみられ，少量の誤嚥も認めた．肩の運動制限は比較的軽度で，左上肢の挙上はやや制限されているていどである．左右やや不対称であるが手を頭の上に挙げてバンザイができる．

（次頁につづく）

3．評価のまとめ

　能力障害はおおむね機能障害から説明できる．残存舌の可動性の不十分さは，発声も嚥下も行っていないためか．咽頭反射の低下，嚥下反射の低下は詳細不明な以前の脳梗塞の影響や加齢によるものも考えられる．いずれにしても訓練適応ありと判断した．

4．処方

主目標：3カ月間の訓練にて ADL 自立で在宅復帰し，基本的に術前と同様の生活に戻る．
　　（付記事項）
　　　　副目標のうち摂食・嚥下能力を最優先し，次いでカニューレ抜去，構音と順位付けを行うが，これらは相互に関係が深いので同時進行で進める．
副目標：
　1）構音能力
　　　　家族だけでなく，他人とも会話できること．単音節の明瞭度 70％以上を実現したい．
　　（付記事項）
　　　　舌の可動性を最大限引き出すように，とくに上方，前方へ．構音訓練は代償法ではなく漸次接近法でのアプローチを（91頁 サイドメモ⑨ 参照）．PAP 装着時と非装着時の比較もしてPAP の効果を確認すること．PAP の修正・調整も依頼できる．
　2）摂食・嚥下能力
　　　　咀嚼はできないので，ペースト状の食物形態での経口摂取で自立．水分には必要に応じてトロミを加える．補助栄養不要．
　　（付記事項）
　　　　舌を強く押さえ咽頭反射を誘発したり，口蓋弓への冷温刺激で嚥下反射の促通をはかる．喉頭挙上改善のためのメンデルゾーン手技，誤嚥減少のための supraglottic swallow, super-supraglottic swallow を行う．直接訓練では後傾体位，横向き嚥下，交互嚥下などの代償的手技も試みる．食塊は残存舌上にのせるように介助，指導すること．その他，一口量，ペーシングなどの指導は通常通り．当面は食物を用いない間接訓練．水分程度はカフに空気を入れての直接訓練可．本格的な直接訓練の開始は，追って指示．できれば IOE（間欠的経口食道カテーテル法）を行いたい．
　3）呼吸・排痰能力
　　　　気管切開の閉鎖．
　　（付記事項）
　　　　呼吸には問題がないので，誤嚥の減少と排痰がポイントとなる．誤嚥減少は 2）に記載の通り．排痰は，気管から咽頭までは喀出できても口から出すことは難しいか．その場合は咽頭の喀痰を嚥下するように．また，代償的な方法として咽頭の自己吸引も指導する．気切孔閉鎖→摂食・嚥下訓練と順番付けせず同時進行とする．
　4）肩の運動能力
　　　　運動範囲は比較的良好なので維持的な PT リハ．
　　（付記事項）
　　　　肩こりに対するマッサージ，温熱療法などは可，但し，禁忌事項あり．

（次頁へつづく）

5．禁忌事項および特記事項

1) 身体的 ADL 良好, 意識清明なので自己訓練も可能であり条件は良い. ただ, 肺炎を起こすとリハ全体が停滞するので, とくに摂食・嚥下の自己訓練では指示されたこと以外は行わないよう徹底すること.
2) 術後の創部の経過は大変順調であり, 口腔内の操作には格別の禁忌事項はない. ただし左頸部に触れる操作を行うときは, 頸部郭清術後のため, 皮膚直下を走行する頸動脈, 迷走神経を圧迫しないこと. メンデルゾーン手技の介助などは要注意. このことは PT にも徹底しておくこと.
3) がん術後であることを常に念頭に置き, 痛み, 腫脹, 出血などは再発の徴候のこともあり, 安易に訓練のやりすぎ, やり方が悪いなどと判断せず, 必ず関係医師・歯科医師に報告, 相談のこと.
4) その他, 発熱時, 倦怠感の訴えなどに対しては, 通常の訓練時通り主治医の指示に従うこと.
5) PAP の修正・調整が可能なことは上述の通り. 構音用の PAP と摂食・嚥下用の PAP をそれぞれ作成し, 使い分けることもありうる. 摂食・嚥下訓練が奏功しなければ手術的アプローチが考慮される. この場合, 口腔外科で行うなら再建に用いた筋皮弁と金属プレートを除去することになり, 耳鼻咽喉科で行うなら喉頭を摘出すると聞いている.
6) 不明点があれば, 処方医に質問すること.

目標の設定」に戻り再出発する.

（溝尻源太郎）

引用文献

1) 上田敏：リハビリテーション医学の世界. 三輪書店, 1992.
2) 津山直一：リハビリテーション医学発展のために. 耳鼻咽喉科展望 36：80-81, 1993.
3) 藤本保志 他：口腔・中咽頭がん術後嚥下機能の評価－嚥下機能評価基準（Swallowing Ability Scale）の妥当性について－. 日耳鼻 100：1401-1407, 1997.
4) 苦瓜知彦 他：中咽頭再建手術後の形態と機能－側壁および軟口蓋の再建について－. 頭頸部外科 7：113-116, 1997.
5) 藤孝邦 他：再建手術と術後の形態・機能－舌・口腔底－. 頭頸部外科 7：105-111, 1997.
6) 高橋浩二：外科手術後の嚥下障害への対応. 摂食・嚥下リハビリテーション. 金子芳洋 他, 監修. 医歯薬出版, 1998 pp 175-185.
7) 小山祐司 他：口腔癌手術後のリハビリテーション. 臨床リハ 7：884-889, 1998.
8) 溝尻源太郎 他：中咽頭癌手術後のリハビリテーション. 臨床リハ 7：896-901, 1998.
9) 牛嶋達次郎 他：舌切除術後の構音機能に関する要因－自験例からの考察－. 音声言語医学 26：209-214, 1985.
10) 佐藤武男：頭頸部悪性腫瘍術後のリハビリテーション－座長のまとめ－. 耳鼻咽喉科 展望 36：73, 1993.
11) 伊藤裕之：頭頸部悪性腫瘍術後リハビリテーションに関する諸問題. 耳鼻咽喉科展望 36：74-75, 1993.
12) 苦瓜知彦 他：頭頸部癌術後の QOL について. 耳鼻咽喉科展望 36：74, 1993.
13) 永原國彦：口腔・中咽頭がん術後の構音と嚥下機能. 耳鼻咽喉科展望 36：76, 1993.
14) 高橋久昭 他：口腔・中咽頭広汎切除後の嚥下障害のリハビリテーション. JOHNS 9：1153-1157, 1993.
15) 高砂江佐央 他：頭頸部癌治療における管理と看護術前・術後の問題点. JOHNS 10：1223-1227, 1994.
16) Schramm Jr VL et al : Management of complication. In Cancer of the Head and Neck. 1 st ed, Suen JY, Myers EN (eds), Churchill Livingstone, 1981, pp 756-781.
17) Logemenn, J et al : Speech and Swallowing Rehabilitatiopn for Head and Neck Cancer Patients. Oncology 11：651-659, 1997.
18) Logemenn: Rehabilitation of the Head and Neck Cancer Patients. Seminars in Oncology 21：359-365, 1994.
19) 本多知行：専門職種の特色を活かしたアプローチ 2 リハビリテーション科. 嚥下障害の臨床, 日本嚥下障害臨床研究会 監. 医歯薬出版, 1998, pp 305-306.
20) 石田暉：摂食・嚥下障害のリハビリテーション－口腔・咽頭癌手術後への対応－. 臨床リハ 7：875-877, 1998.
21) 伊藤裕之 他：放射線照射による嚥下障害の1症例と

そのリハビリテーション．日気食会報 46：437-442，1995．
22) 井上健造：中咽頭癌手術後の摂食・嚥下障害．臨床リハ 7：890-895，1998．
23) 出江紳一・石田暉：悪性腫瘍．最新リハビリテーション医学，米本恭三監，医歯薬出版，1999，pp 368-381．
24) 日本頭頸部腫瘍学会編：附・口腔癌手術法の定義．臨床・病理 頭頸部癌取扱い規約 金原出版 1991. pp 61．
25) 今野昭義 他：口腔癌切除後の再建術と術後機能．JOHNS 6：323-330，1990．
26) 熊倉勇美：舌切除後の構音機能に関する研究－舌癌60症例の検討－．音声言語医学 26：224-235，1985．
27) 日本頭頸部腫瘍学会編：附・治療後機能の判定基準(案)．臨床・病理 頭頸部癌取扱い規約 金原出版 1991. pp 101．
28) 柴田貞雄：運動障害性構音障害．言語聴覚士指定講習会テキスト 医療研修推進財団監．医歯薬出版 1998. pp 209-213．

29) 大久保洋 他：舌癌治療後の構音機能．音声言語医学 26：236-244，1985．
30) 永原國彦：中咽頭癌の術後機能評価．頭頸部腫瘍 19：94-97，1993．
31) 佐藤公則 他：舌癌に対する広範囲切除・一期再建と術後機能．耳鼻臨床 80（補）7-11，1995．
32) 木佐俊郎：ベッドサイドで行う検査．嚥下障害の臨床 日本嚥下障害臨床研究会監．医歯薬出版 1998. pp 117-120．
33) 加藤孝邦 他：口腔・中咽頭癌と嚥下障害．JOHNS 14：1745-1748，1998．
34) 溝尻源太郎：ビデオ内視鏡検査．嚥下障害の臨床 日本嚥下障害臨床研究会監．医歯薬出版 1998. pp 137-141．
35) 堀口利之：嚥下障害の診断．JOHNS 14：1711-1714，1998．
36) 木村正 他：大胸筋皮弁およびD-P皮弁による再建例の上肢機能の検討－新しく考案した独自の判定法を用いて－．耳喉頭頸 63：915-919，1991．

第2章 口腔・中咽頭がんとリハビリテーション

5 リハビリテーション医学・医療の立場からみた悪性腫瘍

1 リハビリテーション医学・医療の概要

1) リハビリテーションの全体像

リハビリテーション（rehabilitation）の定義は多様であるが，「障害者に関する世界行動計画（国際連合1982年）」では「リハビリテーションとは障害を負った人（impaired person）に対して精神的，身体的かつまた社会的に最も適した機能水準の達成を可能にすることにより，各個人が自らの人生を変革するための手段を提供していくことを目指す，目標指向的かつ時間を限定した過程を意味する」としている．

障害を対象とするリハ医学（rehabilitation medicine）は物理医学（physical medicine）とリハビリテーションの2つの分野が統合されたものであり，その中核概念はADL（activities of daily living：日常生活動作・活動）領域にある．その代表的な評価法の一つとして表1に示すFIM（Functional Independence Measure：機能的自立度評価法）があり食事，排泄，移動などの運動項目やコミュニケーション，社会性などの認知項目を7段階で評価するものである．リハ医学は種々の疾患によって生じた神経・筋・骨格系の運動障害を物理医学的手段により診断・評価・治療する治療医学として出発したが，最近では患者に身体的・精神的に生きがいのあるQOL（quality of life）の高い社会生活を送れるように援助する専門医学分野として発展してきている．

しかし医学的側面からのリハビリテーションのみでは障害への対応に限界があるため，他の医学・医療以外のリハビリテーションの技術や領域との連携が必須となる．例えば障害者がふさわしい雇用を獲得し，またはそれに復帰できるように援助する職業的リハ，経済的・社会的困難さを減少させ，障害者を家庭や地域社会や職業に適応できるように援助し，社会に統合あるいは再統合することを目指した社会的リハ，他に教育的，心理的リハなどがあげられる．

2) 国際障害分類と基本的アプローチ

慢性疾患や高齢者の疾患など複雑な疾病構造の変化に伴い，国際疾病分類（ICD）を基本とした従来の医学的モデルでは表現できない疾病や障害を扱う補助分類として，世界保険機構（WHO）は1980年に「国際障害分類（試案）」（International Classification of Impairment, Disability and Handicaps；ICIDH）を制定した．以下にその内容を示す．
①機能障害（impairment）―形態異常を含む：障害の一次レベルで，身体の臓器機能あるいは外観の異常を示す（臓器レベルの障害）．麻痺，拘縮，筋力低下，褥瘡などがあげられる．
②能力低下（disability）：障害の二次レベルで，機能障害に応じて，患者個人としての能力や活動が低下した状態を示す（個人レベルの障害）．主として食事，歩行，更衣などのADL低下をみる．
③社会的不利（handicap）：障害の三次レベルで，機能障害や能力低下の帰結として，患者が社会生活を営む上でこおむる職業上，また，社会的な不利益である（社会的レベルの障害）．

障害に対する基本的アプローチ（表2）として，機能障害には治療的アプローチ，能力低下には代償的アプローチ，社会的不利には環境改善的アプローチが選択される．

表 I　Functional Independence Measure ; FIM

評価項目	内容（要点のみ抜粋）
セルフケア	
食事	咀嚼，嚥下を含めた食事動作
整容	口腔ケア，整髪，手洗い，洗顔など
入浴	風呂，シャワーなどで首から下（背中以外）を洗う
更衣(上半身)	腰より上の更衣および義肢装具の装着
更衣(下半身)	腰より下の更衣および義肢装具の装着
トイレ動作	衣服の着脱，排泄後の清潔，生理用具の使用
排泄管理	
排尿	排尿コントロール，器具や薬剤の使用を含む
排便	排便コントロール，器具や薬剤の使用を含む
移乗	
ベッド，椅子，車椅子	それぞれの間の移乗，起立動作を含む
トイレ	便器へ（から）移乗
風呂，シャワー	風呂おけ，シャワー室へ（から）の移乗
移動	
歩行，車椅子	屋内での歩行，または車椅子移動
階段	12 から 14 段の段階昇降
コミュニケーション	
理解	聴覚または視覚によるコミュニケーションの理解
表出	言語的または非言語的表現
社会的認知	
社会的交流	他の患者，スタッフなどとの交流，社会的状況への順応
問題解決	日常生活上での問題解決，適切な決断能力
記憶	日常生活に必要な情報の記憶

評価尺度		
介助者なし	自立	7点 安全自立（時間・安全性を含めて）
		6点 修正自立（補装具などを使用）
介助者あり	部分介助	5点 監視・準備
		4点 最小介助（患者自身で75％以上）
		3点 中等介助（50％以上）
	完全介助	2点 最大介助（25％以上）
		1点 全介助（25％未満）

表2 リハビリテーションにおける基本的アプローチ

I．直接機能・形態障害（impairment）レベルに対する「治療」的アプローチ
1．麻痺（末梢性・中枢性），失調症，その他の身体的障害（嚥下・構音障害，排泄障害，心・肺機能障害などを含む）の回復促進．
2．二次的合併症，特に廃用症候群（体力低下を含む）の予防と治療
3．失語・失行・失認などの高次脳機能障害の回復促進
II．直接能力障害（disability）レベルに対する「代償」的アプローチ
1．健常部・健常機能の強化と開発による能力回復（左手による書字，対麻痺の上肢筋力強化による移動能力向上など）
2．義肢，装具，杖，車椅子，コミュニケーションエイドその他の機器・補助具による能力の拡大
3．行為の新しい手順の学習習熟による日常生活行為（ADL），社会生活行為，職業上必要な能力，その他生活上必要な能力の向上
4．社会技能訓練（social skills training）などによる対人関係技能の開発・向上
III．直接社会的不利（handicap）レベルに対する「環境改善」的アプローチ
1．家屋の改造の指導
2．家族指導（「自立を目指した介助」の技法の指導など）
3．職業復帰の促進（会社への働きかけ，職業リハサービスへの紹介など）
4．趣味，スポーツ，旅行，レクリエーション，その他の人生の質（QOL）の向上につながる社会的サービスへの紹介
5．（子どもの場合）適切な教育を受ける機会が得られるよう関係機関（普通学校または養護学校）への働きかけ
6．（重度者の場合）介護者の確保，家族の負担軽減のための福祉的サービスへの紹介
7．所得補償制度（障害年金，手当など），家屋改造費用の公的負担その他の福祉的諸制度の利用の援助

3）チーム医療

　患者の抱える障害は原疾患に起因したり，安静臥床により二次的に生ずる機能障害やADLの低下となる能力低下，環境の不十分さから生ずる社会的不利など多岐にわたる．このためリハ医療では関連職種からなるチームを組み，分立的分業ではなく協業としてのチームワーク（図1）をもって，患者に対して多面的にアプローチする必要がある．チームのリーダーはリハ医療全体を知っている経験者であればよいが，専門職種の業務内容・能力・資格とその限界を把握し，適切な処方・指示を与え総括する必要がある．一般にはリハ医学を専門とする主治医がその任にあたる．

2 悪性腫瘍に対するリハビリテーション

1）アプローチの原則

　1）悪性腫瘍と治療がもたらす直接・間接的影響による機能障害，能力低下，社会的不利に対して，既存のリハ技術を組み合わせたチームアプローチを行う．
　2）患者の精神・身体状態や社会的背景，患者・家族の希望などを把握して，総合的に評価する．このとき病勢が治癒，安定，緩解・再発の繰り返し，増悪のいずれかであることを知ったうえで，非進行性疾患でしばしば作成される長期目標にかわって，短期間で達成可能な短期目標の設定・評価を頻回に繰り返す．基本アプローチは病勢と設定目標により，preventive（予防的），resorative（回復的），supportive（支持的），palliative（緩和的）rehabilitation の4つに分類できる（表3）．

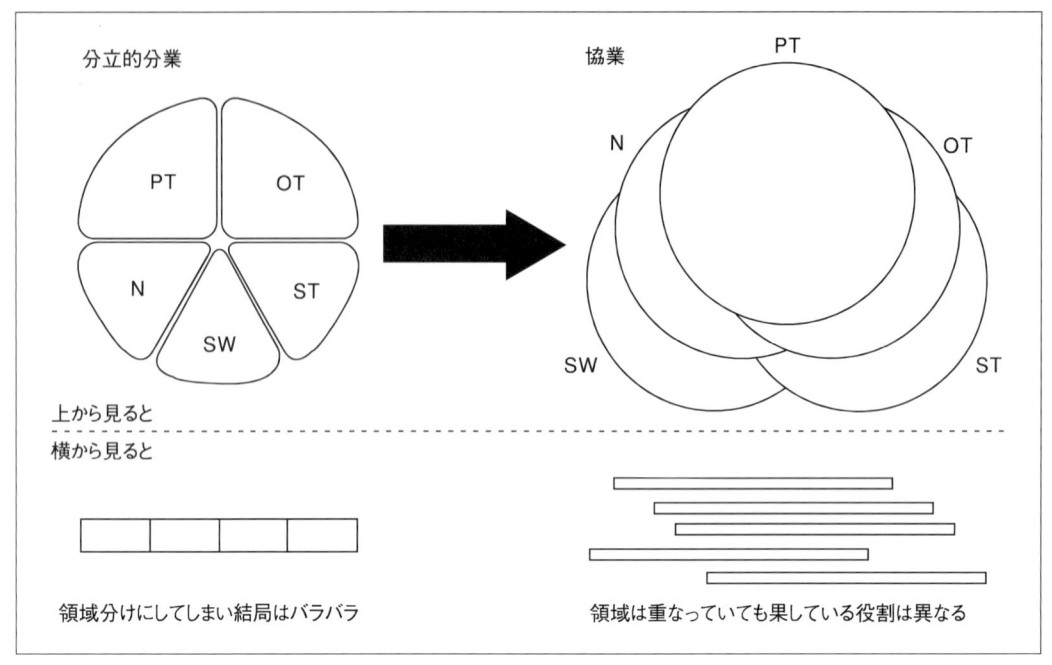

図1　協業としてのチームワーク

表3　悪性腫瘍のリハビリテーションの分類

Preventive rehabilitation 予防的リハビリテーション	病期の進展や侵襲的治療で予測される障害を予防する．
Restorative rehabilitation 回復的リハビリテーション	治療や寛解の状態で残存する障害を軽減する．
Supportive rehabilitation 支持的リハビリテーション	寛解あるいは再発・再燃期に精神身体機能を維持する．
Palliative rehabilitation 緩和的リハビリテーション	著しい消耗状態や死期が近い場合に苦痛を最小限にする．

病勢を考慮した障害の評価尺度としてはKarnofsky Performance Status Scale（表4）が広く使われている．

2）臨床意志決定とインフォームド・コンセント

患者の意思決定なくしてインフォームド・コンセントは成り立たない．リハ治療計画に欠かせない疾病の帰結は，悪性腫瘍の種類や病期，治療法などにより異なってくる．このため患者自身が治療法を合理的に選択し適切なリハビリテーションを受けるためには，病状の正確で誠実な説明が必須となる．一方，患者の意思決定能力は抑うつにより障害されるため，患者の心理状態を把握しておく必要がある．病名告知においては，いかに病名を告知し，告知後のフォローをするかが問題となる．インフォームド・コンセントは患者への精神的支援としても重要な機会となる．

3）疼痛

疼痛の診断と治療はリハビリテーションを進めるうえでの最優先事項である．悪性腫瘍患者にみ

表4 Karnofsky Performance Status Scale

%	症状	介助の要，不要
100	正常，臨床症状なし	正常な活動，とくに看護する必要なし
90	軽い臨床症状があるが正常の活動可能	
80	かなり臨床症状があるが努力して正常の活動可能	
70	自分自身の世話はできるが正常の活動・労働をすることは不可能	労働不可能，家庭で療養可能，日常の行動の大部分に病状に応じて介助が必要
60	自分に必要なことはできるが時々介助が必要	
50	病状を考慮した看護および定期的な医療行為が必要	
40	動けず適切な医療および看護が必要	自分自身のことをすることが不可能，入院治療が必要，疾患が速やかに進行していく時期
30	全く動けず入院が必要だが死はさしせまっていない．	
20	非常に重症，入院が必要で精力的な治療が必要	
10	死期が切迫している	
0	死	

(Karnofsky, 1961)

られる疼痛像には，悪性腫瘍の病態に起因する身体的な苦痛に加え，社会的・経済的な心配，死への恐怖など，精神的な苦痛の影響を受けやすい特徴がある．

疼痛のとらえ方として，
1）機序において侵害受容性疼痛，神経障害性疼痛，器質的病変では説明できない特発性疼痛など
2）原因においてがんによる神経絞扼，転移，手術侵襲，化学療法や放射線療法による神経障害など
3）経過において発症直後のがんの直接的影響や治療に関連した急性疼痛，がんの進行や治療に関連した慢性疼痛，癌の発症前からの慢性疼痛などに分けて考えるとよい．

治療は抗癌治療に対症療法が併用され，疼痛のない睡眠を得ることからはじめる．対症療法には薬物療法，理学療法（物理療法・運動療法），作業療法，義肢装具療法，心理学的治療，神経破壊術などが含まれる．疼痛コントロールの第一選択は薬物療法であり，これを補う目的で，経皮的電気刺激（transcutaneous electrical nerve stimulation：TENS），安楽な動作に必要な運動機能を維持する運動療法，座位での気晴らし的な作業療法，固定などにより疼痛の緩和や安楽な動作を得やすくする義肢装具療法，リラクセーションを含む心理学的治療などを追加する．これらを行ってもなおコントロールが得られない場合，神経破壊術を選択するが，神経破壊術が奏効する症例に対しては早期から積極的におこなうこともある．

4）全身的体力消耗状態

悪性腫瘍の直接・間接的影響により，著しい疲労と筋力・持久力の低下をきたす．これに対して安楽な肢位と効率の良い動作を患者・家族へ指導し，低負荷・短時間の頻回な訓練によって，体力の消耗を防ぐ．

5）心理的問題

悪性腫瘍患者に多くみられる不安，抑うつなどの心理的問題は，コントロール不良の疼痛に起因することが少なくない．また患者の精神心理状態は電解質平衡の異常に修飾されたり，ステロイドなどの薬剤や脳の機能的異常により影響を受けるため，悪性腫瘍にもとづく通常の心理反応と区別する必要がある．さらにチーム医療を展開していくうえで，家族を含め，リハビリテーションチームに生じるnegativeな心理反応を問題として扱う場合がある．

3 口腔・中咽頭がんと心理・社会的問題

　QOL研究は1960年代からアメリカを中心に社会科学領域で進められ，評価において主観的意味づけを重視するようになった時期にQOL概念が医療界へ導入された．その結果，1980年代になってリハ医療における評価研究の関心と対象は患者をめぐる心理・社会的側面へと広げられた．近年，口腔・中咽頭がんにおいてもQOLに関する報告が増えつつあるが，QOLの構造を明確に意識したゴールドスタンダードな評価法は確立されていない．QOLに関しては身体的，心理的，社会的側面からの検討が必要であり，本疾患においても機能障害，能力低下に加え，社会的不利，心理的問題に関して，適切な評価尺度を用いた検討が必要となる．

　口腔・中咽頭がんの外科治療は放射線治療と比較して話すこと，食べること，肩関節機能の障害に加え，外部に最も曝される頭頸部の美容・形態的変化を来しやすい．一方，患者の多くは就労年齢にあり，下肢・体幹機能や移動能力を含む身体的活動性は良好に保たれる．このため根治治療後の長期生存例は，職種をはじめ，職場や地域社会の環境に左右され，職を失ったり，限られた部署への配置転換を余儀なくされたり，職をもたない高齢者であっても社会活動やリクリエーションへの参加などから孤立することがある．根治不能例においては，終末期へ向かう過程で自殺念慮に結びつく抑うつなど，より深刻な問題を抱えることとなる．

　これら複雑多岐な問題に対して，適切な評価にもとづいた治療と障害に関するカウンセリングに加え，ソーシャルワーカーらによる心理社会評価，患者・家族へのカウンセリングを含めた心理社会的サポートを治療開始前から協行としてのチームワークをもって展開していく必要がある．

（小山　祐司，石田　暉）

文献

1) 千野直一(編)：現代リハビリテーション医学．金原出版，東京，1999．
2) 米本恭三(監)石神重信・他(編)：最新リハビリテーション医学．医歯薬出版，東京，1999．
3) 上田 敏：目でみるリハビリテーション医学．第2版，東京大学出版会，1997．
4) 中村隆一(編)：入門リハビリテーション概論．第2版，医歯薬出版，東京，1993．
5) 石田暉：摂食・嚥下障害のリハビリテーション—口腔・中咽頭癌手術後への対応．臨床リハ 7(9)：875-877，1998
6) Logemann JA：Evaluation and Treatment of swallowing Disorders, 2nd ed, PRO-ED, Texas, 1998

第3章
構音障害の
リハビリテーション

第3章 構音障害のリハビリテーション

1 機能評価と訓練

1 訓練の実態

　わが国において，口腔・中咽頭がん手術後の構音障害，さらに摂食・嚥下障害に関するリハビリテーションへの関心は近年高まりをみせている．しかし，構音障害と摂食・嚥下障害の両者を視野に入れた研究・報告はまだ少ない．しかも，今までのところこの領域における全国的規模の調査がなく，リハビリテーションの実態は不明であった．そこで著者らは平成9年に全国の医療機関667施設の言語聴覚士にリハビリテーションに関するアンケートを送付し，420施設から回答を得て（回収率62.9％）分析を行った．

　アンケート項目では，①平成6年4月～平成9年3月の3年間に口腔がん術後の患者の構音，摂食・嚥下に関する評価・訓練をしたことがあるか，②あると答えた場合，その患者数は何人か，その患者の主な切除範囲はどこか，さらにその患者の依頼元はどこか，③実際にどんなアプローチを行ったか，などを尋ねた．

　まず，①について，評価・訓練をしたことがあると答えたのは，84施設で全体の20％であった．②については，患者の総数は454名で，主な切除範囲をみてみると，「舌」の割合が最も高く56.6％，ついで上咽頭，中咽頭，下咽頭・喉頭などの16.5％，口腔底の11.6％，下顎歯肉と下顎歯槽部の11.4％という順序であった（図1）．患者の依頼元は，自分の勤務する病院では耳鼻咽喉科からが多く46.7％に上り，ついで歯科・口腔外科からが43％となっていた（図2）．一方，他の病院や施設からの依頼の場合は，形成外科からが多く31.9％あり，耳鼻咽喉科や歯科・口腔外科からの依頼は10％台であった（図3）．

　次に，依頼のあった患者に対して実際に行った

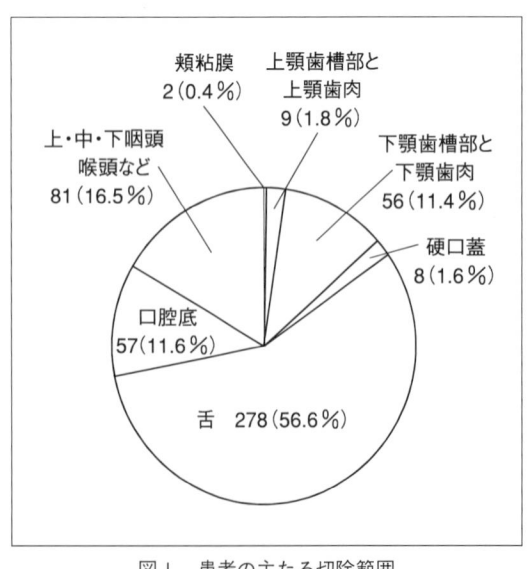

図1　患者の主たる切除範囲

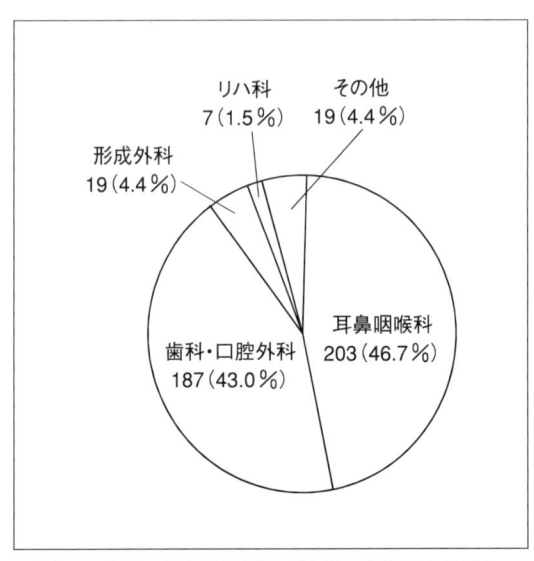

図2　患者の主たる依頼元（自分の勤務する病院）

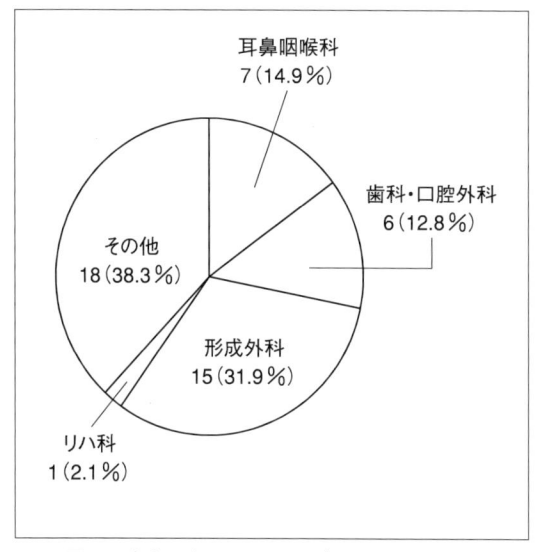

図3 患者の主たる依頼元（他の施設・病院）

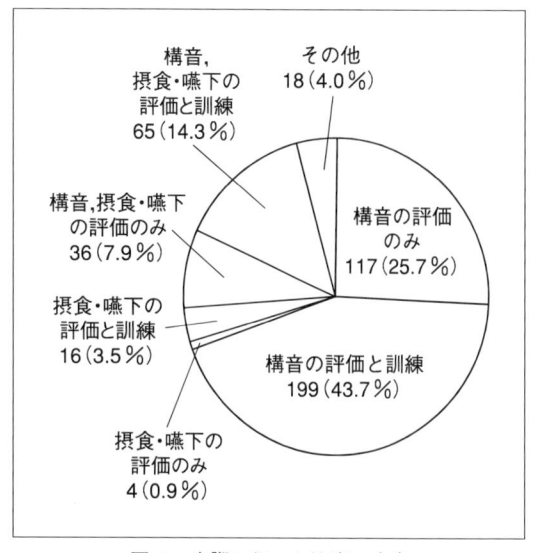

図4 実際に行った治療の内容

治療の内容はどうであったか，あらかじめ設定した分類にあてはめて患者数を記入してもらった．すると「構音の評価と訓練」が最も多く43.7％を占めていた．次に「構音の評価のみ」が25.7％，「構音，摂食・嚥下の評価と訓練」が14.3％となっていた（図4）．

結果を見ると，著者らは言語聴覚士の関わりは数パーセントであろうと推測していたが20％という数字は予想外に多い印象を受けた．さらに，現状では，耳鼻咽喉科，歯科・口腔外科，形成外科から，「舌」切除症例に対する「構音の評価と訓練」が多いという言語聴覚士の関わりの実態が明らかになった．

著者は1980年代に口腔がん術後のリハビリテーションに関心をもつようになったが，当初は構音障害しか視野に入らなかった．しかし，患者の問題はそれだけではないことに気づかされ，徐々に摂食・嚥下障害へと関わりが広がっていったことを思い出す．今後引き続き同様の調査が行われれば，言語聴覚士のこの領域への関わりのさらなる広がり，内容としては「構音障害」との関わりから，「構音，摂食・嚥下の評価と訓練」へと拡大するだろうことが推測される．

2 患者の抱える問題

口腔・咽頭がん治療のひとつの選択として，外科的治療を受ける患者は，術前・術後を通じていくつかの問題を抱えることになる．以下は著者が言語聴覚士という立場で今までに経験したり，考えたことを整理したものであるが，言語聴覚士はこういったことを念頭に，患者と接することが望まれるので解説する．

（1）生命予後に関する不安

まず問題の第1は，生命予後に関する不安である．ほとんど全ての患者といってよいと思われるが，目前の外科的治療の内容や結果，治療終了後に発生する問題などには目が向かず，がんイコール死，という不安・恐怖にさいなまれる．これはどのようながん告知が行われるかによっても，異なってくるであろうが，外科的治療や機能的予後に関する説明ができていれば，不安は軽減され，リハビリテーションへの取り組みも早くスタートすることができるように思われる．著者がこれらの領域に初めて関わった頃，構音障害の機能評価を目的にして面接に来室したはずの患者に，「がんで死ぬかも知れない……」と言って涙を流され，評価も何もできず，ただおろおろするしかなかったという経験をしたことがある．必要にして十分

な告知，情報の提供ができていないと，患者の混乱・不安は一層大きくなるのであろうが，これは治療を担当する医師にとって常に難しい課題のひとつのようである．

　実際に目で見ることもでき，触れることもできる口腔の一部，その悪い部分を切り取るということは，術前の医師からの説明で理解できるはずである．しかし，実際には意外に難しいようである．考えられる理由としては，確定診断から外科的治療が行われるまでの期間が短く，患者にゆっくり考えるゆとりがほとんどないことや，前述のような混乱や不安からいって無理もないと思われるが，「早くこの痛みを何とかして……」とか，「早く治してほしい……」という強い願望とともに，「なに，舌をほんの少し切り取るだけだ……手術さえ済めば……」という，合理化も行われるようである．親戚，友人，知人を見まわしてみても，決して多い疾患ではないだけに，参考になるような情報は少ない．家庭医学書を開いてみても一般的な経過，機能の回復に関する説明はきわめて少ない．切迫した状況であるだけに同じ病棟に入院治療中の患者や家族から話しを聞くということも，術前にはほとんど困難である．さらに，術前にがんの腫脹や硬結に伴って強い痛みを訴える患者がいるが，すでにその段階で構音障害や摂食・嚥下障害を呈している場合がある．そのような患者にとっても，術後の機能回復を考えるゆとりはないと思われる．がんの大きさが術前の治療によって縮小し，痛みがない，あるいは軽減した場合などには，「果たして手術をする必要があるのだろうか？」といった疑惑も十分に生じ得る．いずれにしても，可能な限り術前に構音障害や摂食・嚥下障害に関する説明，つまり予測される機能障害，どのような訓練が必要かといった十分な解説，情報提供がなされ，患者の不安の解消が図られるべきであろう．

（2）摂食・嚥下障害の問題

　第2は，摂食・嚥下障害の問題である．この問題は次の項で詳しく扱われるが，年齢を問わずこれは生命維持に直結する問題である．社会復帰を考えると，現役で仕事をしている患者にとっては特別の栄養摂取を工夫しなければならず，しかも時間がかかるため原職復帰を試みる際には大きな障害となる．気管切開や経管栄養を余儀なくされている場合にはなおさらである．また，現役を退いている患者の場合には，家庭において栄養摂取に制限がある他，外食ができないなどのため，友人との交遊や，買い物をしたり，旅行に行っておいしいものを食べる楽しみが失われるという問題も発生する．経管栄養の場合には，ただ食べられないというだけでなく，格好が悪いということで人前に出たがらなくなる傾向がある．

（3）構音障害の問題

　第3は，本項のテーマでもあるが，構音障害の問題である．年齢を問わず社会生活を送る上での，大切なコミュニケーションの手段が損なわれる訳であり，その影響は大きい．まず家庭内での日常生活場面における意思の疎通が困難となる．さらに職業に関係なく発話明瞭度の低下は仕事への復帰に深刻な影響を与える．また，現役を退いている患者においては発話明瞭度が低下することで，日常生活における意思疎通が制限を受けるため，摂食・嚥下障害とあいまって，家庭内での日常の会話をはじめとして，外出や友人・知人との交遊，趣味活動，その他の社会的活動が制限を受ける．

　著者は言語聴覚士という立場から，比較的多くの口腔・咽頭がん術後の患者と接してきたが，「食べることと話すことのどちらが不自由ですか？」と尋ねると，その年齢，性，職業，手術の範囲，機能障害の程度などによって，答えは一様ではない．どちらも大切に違いないのであって，患者によっては経過により主訴が変化することもあり得る．要は患者の主訴，さまざまなニーズにどれだけ医療サイドが答えられるかということであろう．

（4）運動や知覚の障害の問題

　第4は外科的治療の結果として起こる上肢などの運動や知覚の障害の問題である．手術を行ったことによって，何らかの形で運動や知覚の障害が発生する．特に皮弁や筋皮弁の採取部位の痛み，知覚異常，可動域の制限は患者にとって問題であ

る．対策のひとつとして，術後すみやかな理学療法の処方が必要となるが，処方そのものが行われなかったり，その時期を逸することも多いように思われる．

（5）顔面，頸部，上肢などの欠損・変形・傷に伴う心理的問題

第5は外科的治療によってもたらされる顔面の欠損・変形，頸部や上肢の傷などに伴う心理的問題である．このために患者は人と交わり，積極的な社会生活を送る自信を失う場合がある．春や夏になると，頸部や上肢の傷跡・瘢痕が露出されるのを嫌って，無理に長袖や襟首の小さいシャツ，ブラウスを着て外出する患者もいる．顔の場合には，いつもマスクを着用し，外出はもちろん人との接触を避けるということがしばしば見うけられる．これなどは構音障害以前の問題であるが，解決は一様にゆかず難しいとされている．

3　言語聴覚士の果たす役割

言語聴覚士は口腔・中咽頭がんのリハビリテーションにおいて，以下のような役割を担っている．

（1）摂食・嚥下機能の訓練

第1に，基本的な役割として「摂食・嚥下機能の訓練」がある．詳しくは別章で述べられるが，これは耳鼻咽喉科，歯科・口腔外科，形成外科などの手術を担当した外科医からの直接の指示，あるいはリハ医からの指示によって始まる．まず，医師たちの原疾患に対する治療，さらに摂食・嚥下に関するリスク管理について，よく知っておく必要がある．その上で，勤務する施設によって状況が異なるが，他の専門職とうまくチームワークを組み，役割分担をしながら，準備期，口腔期，咽頭期，に関するさまざまな間接訓練，直接訓練を実施する責任がある．

（2）構音機能の評価と訓練

第2は「構音機能の評価と訓練」である．これは言語聴覚士がもっとも得意とする分野であるが，今後さらに，基礎的研究，臨床知見の積み重ねを必要とする部分でもある．具体的には，他の項で解説するが「構音機能の主観的・客観的評価」「発語器官の基礎的可動性改善訓練」「実際的な構音訓練」といった内容になる．

（3）心理的サポート

第3は，患者の発話面，ひろくコミュニケーション全般に関する心理的サポートである．原疾患に関する不安や恐怖についてはすでに触れたが，治療経過の中で患者は"発話意欲""コミュニケーション活動"の低下という状況に陥ることがある．言語聴覚士は摂食・嚥下機能，構音機能への訓練を実施しながら，こういった側面への援助も行わなければならない．言語聴覚士は高い聴き取り能力，高いコミュニケーション能力をもって，言語訓練場面でのスムースな会話のやり取り，ゆったりとしたおしゃべりといった状況を作ることができる．ここでいう心理的サポートとは発話意欲，コミュニケーション意欲の向上に向けた働きかけという意味である．

（4）外科医に対する情報の提供

第4は，外科医に対する機能的側面に関する情報の提供である．医師は原疾患の治療と機能の保存という二律背反の命題を担ってさまざまな治療法を試みる．しかし，手術の結果，摂食・嚥下機能や構音機能がどのように改善，あるいは変化したかということについては，意外に漠然とした情報しか入手できないでいることが多い．そこで，言語聴覚士は可能な限り，機能訓練の経過や問題点を外科医に対してフィードバックし，術後機能の保存，あるいは向上をはかるためのヒントとなるような情報を提供すべき立場にある．

（5）歯科補綴医との連携

第5は，歯科補綴医との連携である．摂食・嚥下機能，構音機能の改善をはかるためには，早い時期から補綴治療をスタートすべきである．従来はどうにもならなくなった時に，最後の手段として選択されていたきらいがあるが，もっと早い時期から舌接触補助床を工夫するなど，摂食・嚥下

```
名前（        ）
M・T・S・H（  ）年（  ）月（  ）日生まれ  （  ）歳 男・女
①原発巣と診断名
②TNM分類：（初診時）
③病理組織型：s.c.c.  p.d.s.c.c.  m.d.s.c.c.  w.d.s.c.c.
④治療方法




⑤歯牙の状態

  87654321 | 12345678
  87654321 | 12345678

⑥切除範囲・再建手術の有無と術式
＊手術年月日 S・H（  ）年（  ）月（  ）日
```

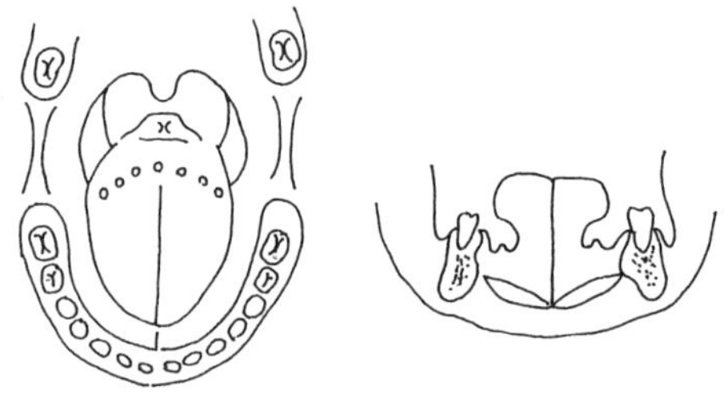

図5　記録用紙(a)

や構音訓練と並行して始めてもよいと思われる．補助床の作製・調整には可能な限り言語聴覚士が立ち会って，補綴医と共に微調整をしながら進められるのが理想である．なお，補助床作製の実際については，具体例の中で述べる．

4　構音障害の評価

構音障害の評価には，眼と耳で行われる記述的なものと，機器を用いて行われる分析的で再現性が高いものがあるが，これらをうまく使い分けることによって，具体的な構音訓練の目的や方法を考える資料を得ることが出来る．

言語聴覚士は，患者の既往歴，現病歴など発症と治療経過を記録する記録用紙ａ（図5）と，主観的評価を中心に記録する記録用紙ｂ（図6）を用いる．以下に記録用紙ｂに記載するポイントを示す．

a．主訴・意欲

患者が構音障害を訴えるかどうか，具体的には話しにくさや実際にコミュニケーションの困難を訴えるかどうか，それに，発話意欲はどうであるか，さらに問題意識をもっているかどうかを最初に確認する．ここでいう問題意識とは，患者が今後社会生活を送って行く上で，構音の問題が障害になるというはっきりした自覚をもっているかどうかである．

舌部分切除などで軽度の構音障害の場合には，言語聴覚士や家族の耳には聴覚的にはほぼ正常と判断できても，患者本人は話しにくさを訴える場合がある．逆に中等度の構音障害を示し，現実に意思疎通が困難であっても，患者本人はそれをあまり気にせず，むしろ摂食・嚥下障害の方を強く訴えるという場合もある．発話意欲もさまざまであるが，原職復帰を希望するような若年の患者においては，総じて構音障害の自覚や発話意欲が高く，問題意識もはっきりしているといえる．しかし，高齢で，しかも独居などの場合，構音障害の

```
①主訴、意欲：
②口腔.頸部の状態
③音声学的知識：
④口腔の形態と可動性：
   a．口腔容積と舌のボリューム

   b．口唇の閉鎖

   c．舌・軟口蓋の可動性

   d．構音のチェック
      母音：[a, i, ɯ, e, o]

      子音：[pa, ta, tʃi, tsɯ, ʃi, ra, ka]

      特徴：
   e．歯、ならびに義歯の状態


⑤発語明瞭度：

⑥発話明瞭度：

⑦機器を用いた検査
```

図6　記録用紙(b)

自覚や発話意欲があっても，患者自身が構音訓練を希望しない場合もある．

b．口腔・頸部の状態

手術直後，さらに放射線治療中と後，口腔内や頸部が腫れ硬くなっているかどうか，痛み，過剰な唾液の分泌，あるいは乾燥があるかどうかを確認する．これらは構音障害を悪化させている可能性があるので注意する．口腔内の腫脹や痛みは舌や口唇，下顎の可動性を制限し，過剰な唾液はその漏出を避けようとすることから，自然に構音操作や開口が小さくなる．口腔内乾燥がある場合にも，出血し，痛みを伴うために話すこと自体を避けるということもある．言語聴覚士は，どの程度こういった因子が現時点の構音機能に影響を与えているか推測する必要がある．

c．音声学的知識

患者が音声学的知識，つまり発音における口唇，舌，軟口蓋の具体的な役割に関する知識をもっているかどうかを把握する．これは構音訓練をすすめる上での大きなポイントになる．言語聴覚士は外科手術のために直接的な影響を受けた発音とそうでない部分とを，舌や口腔底，下顎，口唇などの形態・可動性と対応させ，その分析結果や，どの音からどのように訓練を始めるべきかなどの説明を行うが，患者に音声学の知識があれば，ポイントを絞ることができて訓練を速く，能率的に進めることが可能となる．

d．口腔・中咽頭の形態と可動性

口腔・中咽頭の形態と可動性は以下のポイントにしたがって観察し記録する．主観的，かつ記述的な記録になるので，訓練などによる変化を検討するために，主治医と患者本人の許可を得た上でビデオで録画しておくことが勧められる．
(サイドメモ8 参照)

e．発語明瞭度

まず，日本語の100単音節を無作為に配列し，平仮名で表記したリストを10種類程度作っておき（**表1．**はその1例）テープレコーダーを用意する．発話サンプルをとるには，患者に100単音節のリストをゆっくりと2，3秒間隔で指で指し

サイドメモ 8　ビデオ撮影のコツ

室内が十分に明るいことを確認し，まず基本的に胸から上を画面に入れて表3・4（90頁）のような発話場面を録画する．発話時の患者の姿勢，頸部・口腔周辺の形態と動き，流涎の有無などを記録するのが第1の目的である．次に頸部，口腔をクローズアップし，図6の「④口腔の形態と可動性」のチェックを，aからeの順序で行う．

口腔内部を鮮明に撮影するためには，必ず補助光が必要である．これにはペンライトなどを使って照明をするとよい．ただし補助光が明るすぎるとハレーションを起こしやすいので，カメラの附属モニターで画像を見て，明るさを調整する．また，照明をしなければ，オートフォーカスのビデオカメラでは，口唇など外側の明るい部分に焦点があってしまうということなどにも注意する．正面からでなく，斜めや側方から撮影を行うと，特に後方の壁が明るい場合，そちらに焦点があってしまうこともある．特に，開口障害があって十分に口が開かない状態では，口腔内の撮影は難しいので，上記のような工夫・注意がなおさら必要である．

なお，録音についてはカメラの内臓マイクではなく，外部マイクを使いたい．検査室の環境にもよるが，雑音が入り，資料的価値が半減してしまうことがあるからである．

a．口腔容積と舌のボリュームの関係：

この両者の関係は元来個人差が大きいので，注意深く観察する必要がある．広くかつ深い口腔容積を持っているが，舌のボリュームの小さい患者や，逆に狭く浅い口腔容積に，大きなボリュームの舌という患者もいる．ここに手術的な操作が加わると，患者によって口腔容積に対する舌のボリューム不足の程度に違いが生じ得る．基本的に口腔容積に対して舌のボリュームが不足すれば，舌と口蓋の距離が遠くなり，構音に必要な狭めや接触が十分にできず，構音操作のうえで不利となる．

これは補綴物を装用する際にもよく問題となる．義歯を入れると，患者が話しにくさや食べにくさを訴えるということがあるが，これは上記のようなことが主な理由であろうと思われる．後に挙げる舌の可動性と構音のチェックを行いながら，両者の相対的な関係を観察する．

b．口唇の閉鎖：

安静時の口唇の状態を観察する．まず口角の下垂や流涎がないか，上下歯牙の欠損や下顎骨の辺縁切除による口唇の陥凹はないか，さらに唇を閉じてください，頬を膨らましてくださいという指示で，しっかりと口唇の閉鎖が可能かどうかなどを観察する．

c．舌，軟口蓋の可動性：

まず，開口した状態で安静時の舌の形態と偏位の有無を確認する．次に突出させた場合と突出・後退を繰り返した場合の舌の形態と偏位の程度を観察する．舌尖の左口角への接触，右口角への接触を確認したあとで，左右の交互運動も観察する．なお繰り返しや交互運動の際に代償的に下顎を前後，左右に動かす患者がいるので注意する．舌の可動性を客観的かつ正確に評価・記録する方法はまだないが，突出の際に，舌が下顎前歯を越えるかというチェックポイントはよく用いられる．普遍的な基準を作るのは難しいので，同一患者内での比較基準を決め，記録するということになる．

次が舌尖の挙上であるが，上顎前歯の裏につくかどうか．さらに舌尖が下顎前歯の裏につくかどうか調べ，挙上と降下の繰り返しも確認する．開口した状態で舌尖が硬口蓋に触れるかどうかは，反転挙上と呼ばれるが，舌のボリュームが不足するとこれは難しくなることが多い．最後に開口した状態で軟口蓋や側壁の形態，持続発声の際の軟口蓋挙上の程度を見る．中咽頭が切除範囲に含まれている場合，軟口蓋や側壁の欠損，あるいは再建の状態によっては，鼻咽腔閉鎖機能が障害される．開鼻声は構音に大きな影響を与えるので，評価と対策が必要になる．

d．構音のチェック：

子音については構音点にそって，[pa] [ta] [tʃi] [tsɯ] [ʃi] [ra] [ka]などを，母音については[a] [i] [ɯ] [e] [o]などを復唱で構音させながら，それらの聴覚印象と，舌や口唇，軟口蓋などの動きを対応させて観察する．特に上記の口腔容積と舌のボリュームの関係，口唇・舌・軟口蓋の可動性を具体的な構音操作の中で確認する．

（次頁につづく）

e．歯，ならびに義歯の状態：

歯牙や歯槽部の欠損，義歯の装用状態を観察する．口腔・中咽頭がんの患者には一般的に歯牙の欠損が多いが，それらの発音への影響があるかどうか調べる．義歯は適合しているかどうか，これもまた，発音への影響がないかどうか確認する．

表１　100単音節リスト
（無作為に配列したものを10種類程度作っておく）

ら	みゃ	しゅ	び	ゆ	て	か	な	さ	ひょ
げ	りゅ	ね	ろ	れ	り	ぎゃ	き	ぴゃ	む
ぺ	ひゃ	し	け	ほ	ぽ	しょ	びょ	じ	ば
よ	ま	つ	と	が	にゅ	ず	びゃ	ぎゅ	も
ひゅ	ぴゅ	せ	ぴょ	じょ	きょ	た	す	ぜ	ぐ
りょ	べ	い	め	へ	みゅ	りゃ	ど	で	に
じゃ	ちょ	そ	あ	ち	お	ざ	きゅ	く	ぶ
わ	ふ	びゅ	ぎ	ご	ぱ	みょ	ひ	ちゅ
や	ぶ	ぽ	しゃ	じゅ	ぞ	え	は	こ	ぬ
ぴ	の	にょ	にゃ	きゃ	ちゃ	だ	み	る	ぎょ

示しながら音読させ，それを録音する．テープレコーダーは中級機以上のものを用意する．最近はデジタル録音も簡単にできるようになっているので，ミニディスク（MD）やデジタルオーディオテープ（DAT）を利用することも可能である．録音に際しては防音室があれば望ましいが，必ずしも防音に神経質になる必要はない．静かな部屋で録音条件を一定にするように心がける．

このようにして録音された発話サンプルを，協力の得られる5名の健聴者に聴き取ってもらう．この5名には100単音節を聞こえたとおりに平仮名で書き取るように指示し，1回のみの聴き取りで記録させる．評価に際しては，聴き取りの結果が正解ならば1，異なって聴き取られていれば0としてそれぞれ合計し，5名の平均値を求める．これを発話明瞭度としてパーセントで表す．

さらに，これらをやや細かい作業になるが，（表2-a，b）のように各音節を5名がどのように聴き取ったか全て音声記号で書き出し，3名以上が正しく聞き取っている音節と，誰も正しく聞き取っていない音節に分け，マーカーで印をつける．こうすることで，障害されている音とそうでない音を全体的，かつ構造的に把握することができる．どの音から訓練を始めるかの判断資料ともなるので，言語聴覚士にとって必要な分析作業である．

なお，この他に単語明瞭度検査[2]や25単音節明瞭度検査[3]があるが，単語明瞭度検査は，それだけでは資料不十分なため，100単音節を用いた明瞭度検査と同時期に施行する必要がある．すると，その他に要する時間も含めて，検査時間が長くかかってしまうという問題があり，それが難点である．また，25単音節明瞭度検査は，外科医が外来診療でなるべく簡便に評価する目的で作られたものであるだけに，短時間で終了するが，言語聴覚士の立場からは，資料が不足する．

f．発話明瞭度

一定の会話（表3），あるいは音読の発話サンプル（表4）を聴取し，担当の言語聴覚士が表5のごとく5段階で評価する．

これを言語聴覚士以外の判定者が続けて発話サンプルを聞き判定すると，文章に慣れ次第に評価が甘くなる．この対策としては頻繁にナイーブな健聴者を判定者としてそろえるという方法があるが，現実的ではない．言語聴覚士はa．の発語明瞭度検査の内容分析を行いながら，必要に応じてこの発話サンプルを聞き返し，実用的な会話，音読における指導を行う．

g．機器を用いた検査

機器を用いるものとして，舌と口蓋との接触パターンをみるダイナミックパラトグラムや，発話を音響分析するソナグラム，さらに舌の動的な形態変化を観測する超音波，静止画像のMRIなどを評価，訓練の資料とすることがある．しかし，いずれも高価な機器なのであまり一般的な検査とは言えない．開鼻声の評価・分析には内視鏡による観察，ナゾメーター，フローネーザリティーグラフ，ニューモタコグラフなどが用いられる．

表2-a 発語明瞭度分析用紙

d	da			de	do			
p	pa	pi	pɯ	pe	po	pja	pjɯ	pjo
t	ta			te	to			
k	ka	ki	kɯ	ke	ko	kja	kjɯ	kjo
b	ba	bi	bɯ	be	bo	bja	bjɯ	bjo
g	ga	gi	gɯ	ge	go	gja	gjɯ	gjo
m	ma	mi	mɯ	me	mo	mja	mjɯ	mjo
n	na	ni	nɯ	ne	no	nja	njɯ	njo
ɸ			ɸɯ					
s	sa		sɯ	se	so			
ʃ	ʃa	ʃi	ʃɯ		ʃo			
ç	ça	çi	çɯ		ço			
h	ha			he	ho			
ts			tsɯ					
tʃ	tʃa	tʃi	tʃɯ		tʃo			
dz	dza		dzɯ	dze	dzo			
dʒ	dʒa	dʒi	dʒɯ		dʒo			
r	ra	ri	rɯ	re	ro	rja	rjɯ	rjo
w	wa							
j	ja		jɯ		jo			
	a	i	ɯ	e	o			

表2-b 発語明瞭度分析用紙の記載例

3名以上が正しく聞き取っている音：▢
だれも正しく聞き取っていない音：▢

d	da ba ba / ba bja bja			de be be / be be bɯ	do bo bo / bjo ro bɯ			
p	pa ・・/ ・・・	pi ・・/ ・ Pɯ Pɯ	pɯ ・・/ ・・・	pe ・・/ ・・ te	po ・・/ to to to	pja ・・/ ・・・	pjɯ Pi Pɯ / ・ Pɯ Pɯ to	pjo ・・/ ・・・
t	ta Pa Pa / Pa Pja Pja			te Pe Pe / Pɯ Pɯ Pɯ	to Po Po / Po Po Po			
k	ka ・・/ ・・・	ki Ke Ke / Ke Ke Ke	kɯ ・・/ ・・ Ko	ke ・・/ ka kɯ kɯ	ko ・・/ ・・・	kja Ka Ka / Ka Ka Ka	kjɯ Kɯ Kɯ / Kɯ Kɯ tɕɯ	kjo ・・/ Ko Ko tɕo
b	ba ・・/ ・・ ga	bi ・ bɯ / bɯ be be	bɯ ・・/ ・・・	be ・・/ ・・ de	bo ・・/ ・・ bɯ	bja ・・/ ba ba ga	bjɯ ・・/ bɯ bɯ bi	bjo ・・/ ・ bɯ bjo
g	ga ・・/ ・ ɣa ɯ	gi × be / bɯ ɣɯ dze	gɯ ・・/ ・ ɯ bɯ	ge ・・/ ・ ke dze	go ・ ho / ho ho ho	gja ・・/ ga ga ga	gjɯ ɡɯ ɡɯ / ɡɯ bjɯ bjɯ	gjo ・・/ ・ ko jo
m	ma ・・/ ・・・	mi ・・/ ・・・	mɯ ・・/ ・・・	me ・・/ ・・・	mo ・・/ ・・・	mja ・・/ ・ ɡja ɡja	mjɯ ・ mɯ / mɯ mɯ mi	mjo ・・/ ・・・
n	na ・・/ ga ma ma	ni mi mi / mi mɯ mɯ	nɯ mɯ mɯ / mɯ mɯ mi	ne me me / me me me	no mo mo / mo mo mo	nja ga ga / ja gja rja	njɯ mɯ mɯ / mɯ mɯ mɯ	njo ・・/ no go bjo
ɸ			ɸɯ ・・/ ・・・					
s	sa ha ɕa / ɕa ɕa ɕa		sɯ × × / ɸɯ ɸɯ Pɯ	se ・ he / te Pe ɸɯ	so ・ ɕo / ɕo ɕo ɕo			
ʃ	ʃa ・・/ ・ ɕa ɕa	ʃi ・・/ ・ ɸɯ ɸɯ	ʃɯ ・ ʃi / ɸɯ Pɯ ɕɯ		ʃo ɕo ɕo / ɕo ɕo ɕa			
ç	ça ・・/ sa kja kja	çi ・・/ he ɸɯ ʃi	çɯ ɕi ɸɯ / ɸɯ kɯ tɕɯ		ço ・・/ ʃo ʃo ɕo			
h	ha ・・/ ・・・			he ・・/ ・・ hi	ho ・ ɕo / ・・・			
ts			tsɯ ・・/ ・・ Pi					
tʃ	tʃa Pja Pja / Pja Pja Pja	tʃi ・ Pi / Pɯ Pɯ Pɯ	tʃɯ Pɯ Pɯ / Pɯ Pɯ Pɯ		tʃo Pjo Pjo / Pjo Pjo Pjo			
dz	dza ba ba / ga gja bja		dzɯ bi rɯ / bɯ bɯ bɯ	dze ・ bɯ / bɯ bɯ bja	dzo bjo bjo / bjo bjo bjo			
dʒ	dʒa ja ja / ja ra gja	dʒi ・ bɯ / bɯ rɯ bjɯ	dʒɯ bɯ bjɯ / bjɯ bɯ dʒi		dʒo rjo jo / bjo bjo bjo			
r	ra ・ ga / ga ga ga	ri i i / ɸɯ ɣɯ ɯ	rɯ ɯ ɯ / ɯ ɯ ɸɯ	re ・ be / be be bɯ	ro × × / × × ×	rja ・・/ ja bja bja	rjɯ ɯ jɯ / rɯ ɸɯ dʒi	rjo njo njo / bjo bjo bjo
w	wa ・・/ ・・・							
j	ja ・・/ ra ga gja		jɯ ɯ ɯ / ɯ bɯ bɯ		jo ・・/ ・・ kjo			
	a ・・/ ・・・	i ・・/ ・ ɯ ɯ	ɯ ・・/ ・ kɯ ɡɯ	e ・・/ ・・・	o ・・/ ・・・			

表3　会話の例

1．今日の日付を言ってください．
2．お名前を言ってください．
3．家から病院までの道順を簡単に教えてください．

表5　発話明瞭度の5段階評価

1．全部わかる
2．時々わからないことばがある
3．話の内容を知っていればわかる
4．時々わかることばがある
5．全然わからない

表4　音読の例

　ある日，北風と太陽が力くらべをしました．旅人のがいとうを脱がせた方が勝ちということに決めて，まず風から始めました．風は「ようしひとめくりにしてやろう」と，激しく吹き立てました．
　風が吹けば吹くほど，旅人はがいとうをぴったり体に巻きつけました．次は太陽の番になりました．太陽は雲のあいだから顔を出して，暖かな日差しを送りました．旅人はだんだん良い心もちになり，がいとうを脱ぎ捨てました．そこで風の負けになりました．

5　構音障害の特徴

一般論ではあるが，列挙してみると以下の通りである．[4,5]

① 舌の切除範囲が広く大きくなるほど，舌のボリュームは小さくなり，その可動性は制限されて，発語・発話明瞭度ともに低下する．唾液の貯留があるとさらに明瞭度は低下する．中咽頭に切除範囲が及び，開鼻声が顕著になるとこれも発語・発話明瞭度を低下させる原因となる．

② 一定範囲以上の切除が行われると，再建手術が行われるが，再建材料が皮弁か筋皮弁によって，また再建手術の方法の違いなどによって，上記の舌のボリューム，可動性は変化し，発語・発話明瞭度は異なってくる．

③ 舌部分切除から舌可動部半切までの場合には，再建の有無，方法の如何にかかわらず，深刻な構音障害を残さない．特に部分切除の場合には数ヶ月で構音障害は軽快する．

④ 著しい歯の欠損や義歯の不適合，咬合の異常（左右・前後のずれ），開口障害などは，舌切除によって生じた構音障害に大きな影響を与える．

⑤ 舌のボリュームが小さくなり，可動性が制限を受けると，それらの結果として，舌尖や舌背による閉鎖が十分に得られないことにより，全体的な構音の歪みのほか，構音様式では破裂音が摩擦音や破擦音に，構音点では歯茎音や軟口蓋音が両唇音や声門音などに置換される傾向を示す．また，頸部郭清による顔面神経の麻痺は口唇音に影響を与えることがある．切除の型を2つに分ける方法があるが，側方型の場合には構音点の左右へのずれが発生し，閉鎖が不充分となる傾向を示す．一方，前方型の場合には構音点の後方へのずれ，あるいは消失が発生する傾向を示すなど，それぞれ異なった特徴を示す．

⑥ 術後6カ月から1年で，構音機能の目覚しい改善は得られなくなるが，症例によっては長期間にわたって改善傾向を示す場合もある．

6　構音訓練の原則

構音機能の回復訓練を行うにあたっての原則を述べる．

(1) 意思疎通の確保

まず，第1に**患者の意思の疎通を何らかの方法で確保しなければならない**ことである．患者にとっては，よく聴き取ってくれる聞き手の存在と，効率のよいコミュニケーション手段（例えば手作りのコミュニケーションノート，市販のコミュニケーションエイドなど）を工夫・提供されることが必要である．これらは患者の心理的安定に役立つ．患者の多くは構音障害の重症度にかかわらず意思の疎通がスムーズに行かないという事態に直面して，自信喪失の危機にさらされている．ほと

んどの患者が自発的に筆談の使用を始めるが，筆談は細かいことまで伝達できる反面，時間がかかり能率的とは言えない側面をもっている．

患者が医療機関に入院中，あるいは通院中の場合には，医師，看護婦，リハスタッフなどの中で構音障害に慣れたスタッフが対応すればよいが，言語聴覚士がいれば，必要に応じて意思疎通の手段確保の重要な役割を担うことになる．構音障害を持つ患者とのコミュニケーションに慣れ，高い聴き取り能力を持ち，コミュニケーションの工夫に精通しているのが言語聴覚士である．患者の側からすればスムーズに会話の出来るスタッフの存在ほど価値のあるものはない．人生を長く共にしているということから言えば患者の家族がもっとも良い聞き手となる場合も多いが，言語聴覚士による専門的援助は十分に意義がある．

（2）悪習慣の軽減・除去

第2は**コミュニケーションに関する悪習慣を軽減，あるいは除去する**ことである．患者はおそらく構音障害や術後の顔面，頸部の傷跡や変形などにより自信を失い，会話の際に，相手の目を見て話さない，声が小さい，ハンカチやタオル，マスクで口を隠して話すなどの習慣を自然発生的に身につけていることがある．また唾液の処理が困難となり，ティッシュペーパーを口に含んでみたり，唾液をいつもすするなど，いずれもこれらの行動はコミュニケーションの効率を低下させるので，必要に応じて指摘し，修正，除去するように指導する．

（3）どの音から始めるか

第3は構音障害とはいっても，すべての音が障害されるわけではないので，**簡単な音，障害されていない音から始める**のが原則である．もちろん，構音の問題が比較的限定されているような場合には，最初から障害されている音にアプローチすることもあり得る．具体的な訓練法としては，誤り音を徐々に正しい音に近づける「漸次接近法」や正しい構音点を指導する「構音点法」が用いられる．必要に応じて「聴覚的弁別の訓練」をしなければならないこともある．音節の次に単語，文章，会話へと般化させる（サイドメモ9 参照）．

7 構音訓練の順序と重症度別アプローチ

訓練は術後およそ1週間から10日経過した時点で，主治医の指示によって開始される．以下はあくまでも基本的な考え方であり，訓練が効率よく進むような場合には，下記の①と②を同時平行して進めることも可能であり，いくつかのバリエーションが考えられる．なお，中咽頭に切除範囲が含まれ，再建，非再建を問わず開鼻声が著しい場合には栓塞子などを用いた鼻咽腔補綴がすぐに必要となる．実際については，構音訓練の具体例の項でも触れる．

① 構音機能の評価結果をもとに，母音・子音を問わず切除による直接的影響を受けていない

サイドメモ9　構音訓練法

* **漸次接近法**：構音点や構音方法を視覚的，あるいは聴覚的に示し，徐々に正しい音へと導く方法．言語聴覚士と患者とのマンツーマンで行われる．口唇や舌の変形，偏位のために音の置換や歪みなどが生じている場合の修正に用いる．
* **構音点法**：構音点の模式図や鏡を用いて，口唇の閉鎖や舌の口蓋との接触位置を具体的に示し，視覚的な手がかりをもとに構音指導を行う方法．これも言語聴覚士と患者のマンツーマンのやりとりの中で行われる．音の省略や置換，歪みがある場合に用いる．
* **聴覚的弁別の訓練**：誤り音と正しい音の聴覚的な聞き分け，弁別訓練のことを指す．訓練を効果的に進めるには，何よりも患者が自己の発音の誤りに気づかなければならない．

音，一般的には母音／a／，子音／p，b，m，h／などの確認から始める．患者の音声学的知識を確認し，その上で，どの音が障害されており，どの音が保存されているかを説明し，訓練の順序を説明することも最初に行う．
② 口唇，舌，下顎を中心にした，それぞれ突出・横引き，突出・後退，左右口角接触，左右・前後移動などのいわゆる運動訓練を行う．これは筋力の増強，可動域の拡大，スピードの向上などを目的にして行われる．
③ 次に切除によって間接的影響を受けていると思われる音の歪みの改善を行う．ここで「漸次接近法」や「構音点法」が用いられる．
④ 直接的影響を受けた音に関しては，代償性構音の指導を行う．患者によっては術後早い時期から，自然に代償性構音を使用している場合もあるが，コミュニケーションの上で有効な構音となっていれば強化して良い．もし，マイナスに働いていると判断出来れば，修正しなければならない．
⑤ 重症度別に分けて考えてみると，基本的に以下のようなことになる．
軽度の構音障害を持つ患者については，評価と経過観察を行う．中等度の患者には評価はもちろんのこと，発声発語器官の可動性改善を基礎にして，しっかりと構音訓練を行う．重度の場合には，評価，発声発語器官の可動性改善，構音訓練に取り組まなければならないが，早い時期から補綴治療にも目を向けるべきである．代償性構音の修正や導入への取り組みもなくてはならない．

8 構音障害改善のしくみ

訓練による構音改善のしくみについては，以下のようなことが推測される．**これらの要素が多くなればなるほど，全体としての改善の程度が高くなる**と思われる．
① 既述したような**コミュニケーションの悪習慣が軽減**，あるいは除去されること．
② 自分の言ったことが，相手にスムーズに通じる，判ってもらえるという経験は，自信につながる．それは発話意欲を高め，発話チャンスを増大させる．これは**構音器官を積極的に使う**ことにつながり，構音操作を巧みにする経験を増やす．
③ **舌はもちろんのこと，口唇，下顎，軟口蓋など構音器官の可動性が改善されること**．しかし，ただ可動域が広がるだけでは不充分で，具体的な構音操作に反映されるような速さとパワーと精密さが必要である．おそらく，これには放射線治療，外科的治療の後に観察されるような口腔，頸部周辺の腫脹，硬さなどが軽減することも必要となる．
④ 次のような，**新しいコミュニケーション方法を学習**することも，構音障害改善につながる．
　a）発話スピードのコントロール：構音障害の程度に応じて手術前よりはゆっくり，丁寧にはなす．
　b）代償性構音を効果的に使用する．
　c）難しい構音は無理をせずに回避して話す．
　d）話題や話し相手によって構音機能のパワーを切り替える．必要と判断した場面では，精一杯がんばって話すが，そうでないところは力を抜くことも考える．

9 構音訓練の具体例

症例1　舌部分切除術後—術後3ヵ月で訓練を開始，軽度構音障害の症例

患者：A・S　男性　46歳
　職業はタンクローリー運転手．術後の治療経過は順調だが，発音に関して訴えがあり，術後3ヵ月の時点ではじめて著者の評価・訓練を受けた．運転中は誰と話す必要もないので支障はないが，荷物の受け渡しの際などには正確に数字や記号，品物名などを伝える必要があり，会話時に話しにくさを感じることと，特にエンジン音などの騒音の中で大きな声で話すことができず不便な思いをしているという訴えがあった．

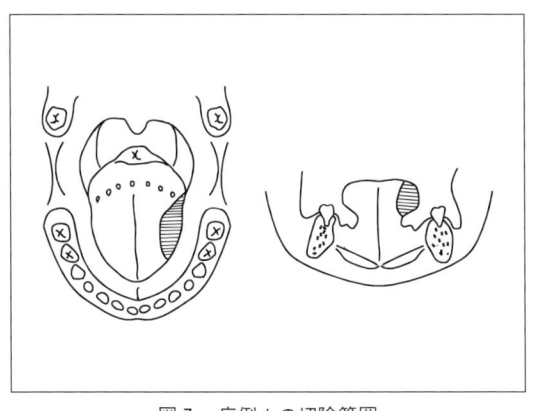

図7　症例Iの切除範囲

1．診断名：舌がん
2．病理組織分類：分化型扁平上皮がん
3．TNM分類（初診時）：T2N0M0
4．薬物療法：①S.62.12.26～ベスタチン®
　　　　　　　4740 mg
　　　　　　②S.63.1.1～5 FU® 31600 mg
　　　　　　③S.62.12.5　ペプレオ® 78 mg
5．外科療法：①手術年月日　S.62.12.25
　　　　　　②切除範囲　左舌部分切除（図7）
　　　　　　③頸部郭清　なし
　　　　　　④再建手術　なし
6．初診時評価：術後3カ月の時点で，発話明瞭度は1（全てわかる），100単音節による発語明瞭度は89.7％と高い数値を示した．切除範囲が小さいこと，再建手術，頸部郭清をしていないこと，さらに放射線治療を受けていないことなどが良好な構音機能と関係が深いものと推測された．しかし，わずかであるが構音点のずれが生じ，破裂音と破擦音の一部に歪みが見られ，話しにくさを訴えた．全体としては口の中に何かを含んでいるような話し方が特徴的であった．

7．訓練方法と経過：高い明瞭度にもかかわらず上述のように訴え，仕事をしながらであるが，外来にて5回にわたり，1）構音の評価結果の説明，2）舌の運動練習，3）破裂音／t, d／破擦音／ts, dz／摩擦音／s／などの構音訓練を行った．ダイナミックパラトグラム（99頁以下参照）を用いて，[asa]の分析を術後3カ月と7カ月の2時点で行ったところ，舌の接触パターンに改善が認められた（図8）．発語明瞭度は術後7カ月で93.6％を示し，十分に実用的となり自信もついたので，本人の納得の上に訓練を終了した．

症例2　舌亜全摘（3／5切除）術後　術後1年3カ月で訓練を開始，重度構音障害に対して舌接触補助床を装用した症例

会計事務所を自営していたが，発病後に引退．外科治療を受けた後，摂食・嚥下障害と構音障害をかかえていたが，訓練を受ける機会に恵まれなかった．術後1年3カ月後に初めて著者を紹介され，評価・訓練を受けた．栄養の摂取は経鼻胃経管栄養に，コミュニケーションは筆談に頼っていたが，自主的に訓練をするなど訓練意欲は高く，家族（妻）も協力的であった．
患者：H・K　男性　69歳
1．診断名：舌がん

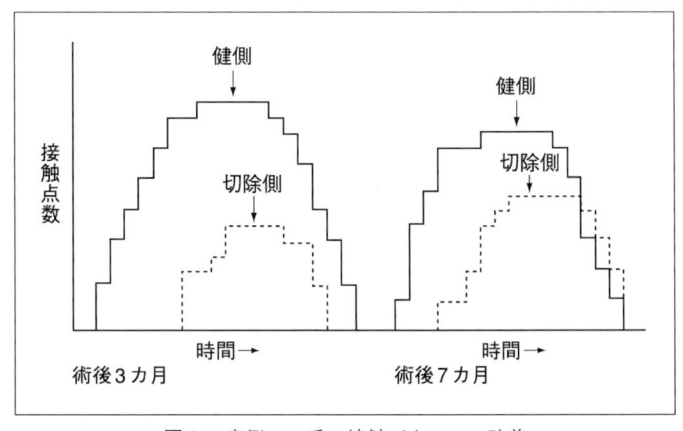

図8　症例Iの舌の接触パターンの改善

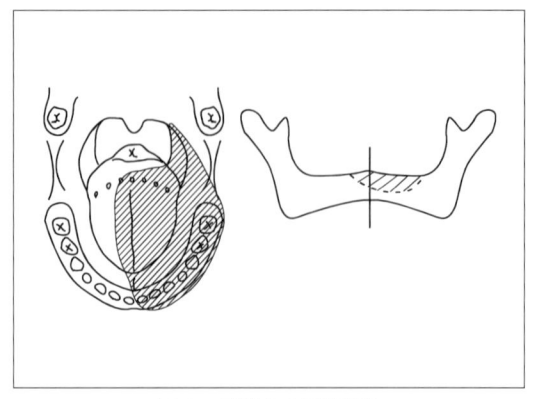

図9　症例2の切除範囲

2．病理組織分類：分化型扁平上皮がん
3．TNM分類（初診時）：T4N2M0
4．薬物療法：①術前　H4.11.16～21　塩酸ピラルビシン®，シスプラチン®，5FU®
　　　　　　　　　12.10～15　塩酸ピラルビシン®
　　　　　　②術後　H5.3.8～12　カルボプラチン®，ペプレオ®
5．外科療法：①手術年月日　H.5.1.26
　　　　　　②切除範囲　左全頸部郭清　舌亜全摘（3/5切除）下顎骨辺縁切除（図9）
　　　　　　③再建手術　大胸筋皮弁による再建
6．初診時評価：発話明瞭度は低く，4（時々わかることばがある）で，コミュニケーションはほとんど筆談で行われていた．100単音節による発語明瞭度は27％と低い数値を示した．下顎に1本を残すのみで，上顎・下顎ともに歯を喪失しており，さらに下顎骨辺縁切除で顎堤の形態を失い流涎がはなはだしかった．また，咀嚼，食塊の移送が困難なため，経鼻胃経管栄養で栄養の摂取が行われていた．
7．訓練方法と経過：VFをすぐに実施し，代償法を用いれば経口摂取が可能であることが明らかになったため，チューブを抜去した．これだけで自信を取り戻し，外出を積極的に行うようになった．また，健側を下に，やや上向きの姿勢をとって流涎のコントロールを行い，発話速度を落とすことで明瞭度を引き下げているマイナス条件の軽減をはかった．自由会話を積極的に行うことで，発話意欲と自信の向上をはかりながら，発語器官の可動性改善をはかる目的で，口唇，舌，下顎の運動訓練を行い，破裂音/p，b，k，g/などの構音訓練も実施した．しかし，訓練開始後1年で発語明瞭度を再検査したところ，29.8％とほとんど変化がみられないため，新たに補綴治療を試みることにした．

他院の歯科医に舌接触補助床の作製を依頼し，言語聴覚士が立ち会いのもと口蓋の形態を調整，決定した．補助床装着後1カ月の時点で発語明瞭度を検査したところ，41.4％と明らかな改善を認めることができた．改善の内容を分析してみると，/s，ʃ，ç，r/などの音節で舌尖と歯，歯茎，前舌面，中舌面と硬口蓋に，それぞれ狭めが形成された結果に対応していた．（表6）

ところが，上記のような構音面での改善が得られたものの，流涎が著しくなり，話しにくくなることを理由に，装用に消極的となり，最終的には舌接触補助床をはずしてしまった．その後も補助床の装用は望まないため，自由会話を中心に機能維持をはかるべく経過観察を継続している．

症例3　舌可動部亜全摘（前方型）術後　術後8カ月で訓練を開始，短期集中訓練を行った重度の構音障害と摂食・嚥下障害の症例

患者：M・T　男性　51歳
建築事務所を自営しており，顧客との対応，会食などの上で構音機能，摂食・嚥下機能の改善が欠かせないという．術後すぐに地域の言語聴覚士の訓練を受けていたが，さらに専門的な評価・訓練を希望し，術後8カ月の時点で著者のもとを受診した．流涎がはなはだしく，発話しようと開口するたびに唾液がこぼれ落ちる状態で，タオルやティッシュを常時必要としていた．栄養は3食ともミキサー食を経口摂取していた．この流涎をコントロールすることと，美容的な改善を目的に，地域の病院では受け入れがないため，他の経験豊かな施設での下顎再建手術を希望していた．
1．診断名：舌がん

表6 症例2の舌接触補助床装着後の構音の変化改善（日本語100単音節）

構音方法 \ 構音点	唇	舌尖と歯	舌尖と歯肉	前舌面と硬口蓋	中舌面と硬口蓋	奥舌面と軟口蓋	声門
破裂音	p		×t ×d		×k ×g		
摩擦音	ɸ	●s		●ʃ	●ç		h
破擦音		×ts ×dz		×tʃ ×dʒ			
弾音				●r			
鼻音	m	n ɲ				ŋ	

● 舌接触補助床装着後に改善がみられた音節
× 舌接触補助床装着後に変化がみられなかった音節

2．病理組織分類：分化型扁平上皮がん
3．TNM分類（初診時）：T4N2bM0
4．外科療法：①手術年月日　H9.6.6
　　　　　　②切除範囲　両頸部郭清，舌可動部亜全摘（舌根は保存），下顎亜全摘（図10）
　　　　　　プレートを用いて再建したが感染，露出したため同年9月に摘出．そのまま縫縮．
　　　　　　③再建手術　腹直筋皮弁による再建

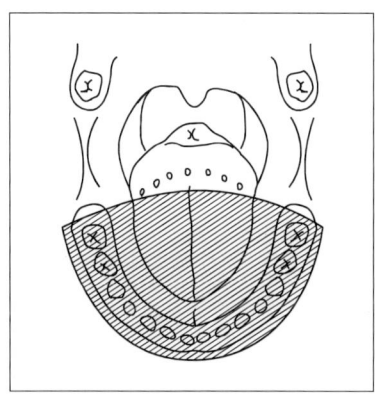

図10　症例3の切除範囲

5．初診時評価：開口すると流涎が著しいため，余り話そうとしない，口の周りをタオルで塞いで話す，さらに口を開けないで話そうとするなどの悪習慣が観察された．発話明瞭度は3（話の内容を知っていればわかる）〜4（時々わかることばがある）で，100単音節による発語明瞭度の検査では37.0％と低い数値を示した．自信を喪失しており，明瞭度は25％くらいであろうと自己評価を行った．仕事を長期間休みたくないということで，1週間の集中的な構音訓練を行うことになった．
6．訓練方法と経過：まず，最初に悪習慣の除去を指導した．構音評価の結果を分析すると，口唇や奥舌は良く機能しており，／p, b, m, k, g／などは，ほぼ問題がみられないものの，／t, d, ts, s, ʃ, dz, dʒ／など舌尖の運動を必要とする音に置換が著しかった．これらは／k, g／などの後

方で作られる音への置換がほとんどであったため，／t, d／については代償性構音として下口唇を用いるよう指導し，／k, g／との区別を強調するようにした．／s, ʃ, dz, dʒ／などについては摩擦を強く，長く行うように指導した．これらは音節レベル，単語レベル，文レベルとマンツーマンの指導，自習課題の両方で行った．下口唇の知覚は鈍麻しており，十分に閉鎖しているかどうか分かりにくいということであったので，鏡を見ながら，口唇周囲の運動訓練を行わせ，フィードバックをはかった．

1週間の訓練の結果，発話明瞭度は3（話の内容を知っていればわかる）〜2（時々わからないことばがある）に，さらに100単音節による発語明瞭度検査で49.8％と改善した．患者本人も改善

を自覚することができ，短期間で一応所定の目的を果たし，退院となった．現在は，仕事をしながら地域の言語聴覚士の訓練を継続しており，電話ででも実用的に話せるようになりたい，また下顎の再建手術を受けたいと希望しているということである．

症例4 舌亜全摘術後 術後2カ月で訓練を開始，外科的治療を行った重度の摂食・嚥下障害と構音障害の症例

サラリーマンであったが，すでに定年退職していた．術後2カ月の時点でリハ科よりの指示で著者の評価・訓練を受けることになった．主訴は摂食・嚥下障害で，3食とも経鼻胃経管栄養に頼っており，口から食べられるようになりたいということであった．構音障害に関する訴えは希薄であった．

患者：H・O　男性　62歳
1．診断名：舌がん
2．病理組織分類：分化型扁平上皮がん
3．TNM分類（初診時）：T4N2bM0
4．外科療法：①手術年月日：H10.3.11
　　　　　　②切除範囲：舌亜全摘，左全頸部郭清，右上頸部郭清，下顎骨辺縁切除（図11）
　　　　　　③再建手術：血管柄付き前外側大腿皮弁による再建，下顎骨プレート固定
5．初診時評価：寡黙で，発話意欲は低く，構音障害に対するアプローチよりも，チューブの抜去と経口摂取を希望した．発話明瞭度は3（話の内容を知っていればわかる）で，100単音節による発語明瞭度では25％と低く，ほとんど実用性がないにもかかわらず筆談をほとんど用いなかった．VFを施行すると舌のボリューム，可動性ともに失われているため，食塊の移送が困難で，嚥下圧が不足し，頸部の手術のため喉頭挙上も制限され，食道入口部がうまく開かない状態で誤嚥していることが確認された．経鼻胃経管栄養を続けながら，慎重に間接訓練と直接訓練（ゼリーの摂取）を開始したが，自己判断で食べてしまうことが多く，発熱しても「これは風邪の熱だ」といって，肺炎を認めようとしないなど問題が多かった．基本的に，摂食・嚥下障害の理解，さらに発話意欲の向上，発語器官の運動訓練，代償性構音の指導などが必要であると判断された．

6．訓練方法と経過：訓練を開始すると，若い時には組合の委員長をしており，話すことが得意であったことや，多趣味で，社交的であったことなどが明らかになった．そこで自由会話で発話意欲の向上をはかり，発語器官の運動訓練を実施しながら，歯音／s／歯茎音／ʃ／の摩擦の強調，口唇音の／p／を／t／の代償性構音として取り上げ，音節レベル，単語レベルで反復練習を行った．訓練開始後6か月に100単音節による明瞭度の再検査を行ったが25.6％とほとんど変化を認めなかった．入院が長期化していたので，この時点で退院を希望し，強く摂食・嚥下機能の改善を求めたため，喉頭吊り上げ術を施行し，ミキサー食の経口摂取が可能となったため退院となった．構音障害改善のニードは，最後まで希薄で変わらなかった．

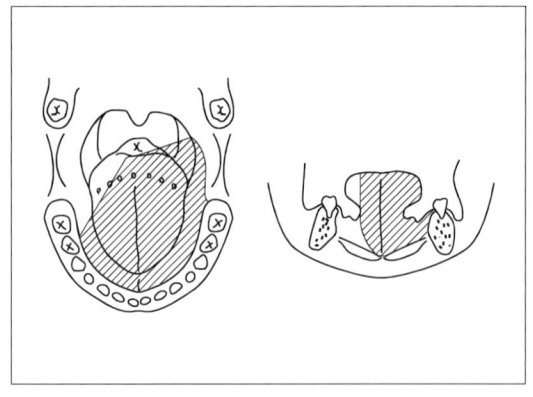

図11　症例4の切除範囲

症例5 中咽頭がん術後 術後3年6カ月で訓練を開始，栓塞子の装用により開鼻声が軽減，明瞭度が改善した症例

患者：S・I　男性　49歳
　職業は農業（農閑期はバスの契約運転手）．外科

手術を受け，通院している病院で構音障害を訴えていたが，専門家がいないためそのまま経過していた．再発のため2回目の手術を受けてから3年6カ月経過した時点で，初めて著者を紹介され評価を受けた．仕事柄，余り話す必要性は高くないが，バスの運転手をする時などは相手によく通じないので困るという．元通りになるとは思わないが，ことばを改善させたいということであった．

1. 診断名：中咽頭がん
2. 病理組織分類，TNM分類は不明
3. 外科療法：①手術年月日
   第1回：S53年11月　手術の内容は不明．
   第2回：H7年11月　軟口蓋と中咽頭を切除し，前腕皮弁にて再建．
4. 初診時評価：左の中咽頭の再建部分は余裕がないため，鼻咽腔閉鎖機能不全を来たしていた．鼻息鏡では，母音発声で左右とも3～4目盛の鼻漏出が認められた．開鼻声が特徴的で発話明瞭度は2（時々わからないことばがある）～3（話の内容を知っていればわかる）であった．摂食・嚥下障害はないが，不用意に水分を摂取した際には鼻腔への逆流があるという．
5. 訓練方法と経過：外来にて2回，鼻咽腔閉鎖機能を促す基礎訓練を行ったが，改善が全く認められないため，補綴治療が必要と判断した．そこで他院の歯科医に栓塞子の作製を依頼した．約6カ月の作製・調整期間を必要としたが，栓塞子の装用によって鼻咽腔閉鎖機能は改善し発話明瞭度は1（全てわかる）～2（時々わからないことば

がある）となった．栓塞子の装用による嘔吐反射の出現はなく，発話時の鼻唇溝周辺の渋面が軽減し，フローネーザリテイーグラフによる測定で，鼻腔からの呼気流量の総呼気流量に占める割合は全体に2～3割減少した．自分でも話しやすくなり，家族や友人からも聞きやすくなったといわれたということであった．その後，フローネーザリテイーグラフのデータを提示したり，テープレコーダーに装着時と非装着時の発話を録音し，聞き比べさせることなどを行った．1年で一応満足を得て訓練は終了し，その後，6カ月に1回の経過観察を行っている．

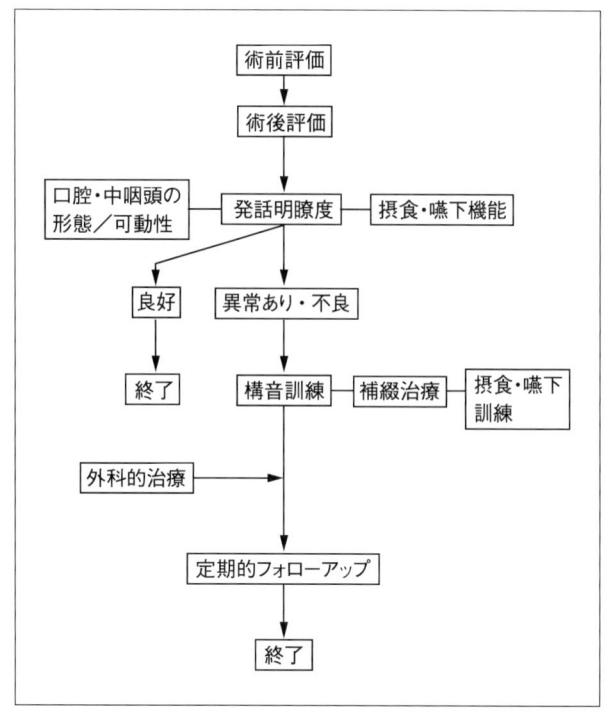

図12　口腔・中咽頭がん手術後のリハビリテーションの流れ

10　構音障害のリハビリテーションのまとめ

図12にリハビリテーションの流れを模式的に示した．口腔・中咽頭がん術後のリハビリテーションは，構音障害と摂食・嚥下障害のどちらかに偏ることなく，どちらを優先させるかという観点が必要である．どちらの障害を考えても言語聴覚士はできれば術前評価から関わるべきであろう．定期的フォローアップ，終了まで，比較的短期間で終了する場合もあるが，長期間にわたる場合もある．どちらにでも患者のニーズに応じてタイミングを逸することなく，必要なサービスを提供できるようなシステムが今後必要である．

（熊倉勇美）

文献

1) 熊倉勇美，今井智子ほか：口腔腫瘍術後の構音，摂食・嚥下障害の評価ならびに訓練に関する実態調査．音声言語医学，39：128，1998

2) 伊藤元信：成人構音障害者用単語明瞭度検査の作成．音声言語医学，33：227－236，1992
3) 大久保洋他：舌癌治療後の構音機能．音声言語医学，26：236－244，1985
4) 熊倉勇美：舌切除後の構音機能に関する研究―舌癌60症例の研究―，音声言語医学，26：224－235，1985
5) 熊倉勇美：口腔器官の器質的異常に伴う言語障害―舌切除後の構音障害とリハビリテーション―，音声言語医学，29：208－211，1988

第3章 構音障害のリハビリテーション

2 補助診断と機能訓練への応用

1 パラトグラフィ

1）パラトグラフィについて

パラトグラフィ（palatography）は，舌と口蓋の接触状態を観察する方法であり，スタティック（静的）パラトグラフィ（static palatography）とダイナミック（動的）パラトグラフィ（dynamic palatography）とがある．これらの方法により得られたパタンのことをパラトグラム（palatogram）という．パラトグラフィは発音時の舌運動を舌と口蓋の接触という側面から捉えるものであり，構音動態の全てを把握できる訳ではないが，構音における舌と口蓋の関係の重要な側面である構音点や構音様式を明らかにすることができる．三次元的で複雑な動きである舌運動を観察する間接的方法であるといえる．パラトグラフィーはこれまで正常音声における構音動態を明らかにしただけでなく[1～4]，さまざまな構音障害の診断および治療に応用されてきた[5,6]．

舌・口腔底切除患者のスピーチは歪み音として聴取されることが多く，残存舌や再建舌により正常とは異なる方法で代償的に音を産生しているものと考えられる．パラトグラフィは特にこのような患者の構音動態を観察するのに有効な方法である．また，発音時だけでなく，嚥下時の舌と口蓋の接触状態の観察にも有効である．

舌の接触部位を直接観察する方法であるリンゴグラム（lingogram）は，確立された方法がなく現在は用いられていない．

（1）スタティックパラトグラフィ

① スタティックパラトグラフィとは

スタティックパラトグラフィは，薄い床でできた人工口蓋の表面に粉末を散布して被験者の口腔内に装着し，発音の後に取り出して観察を行うものである．発音時の舌と口蓋の接触面積の総和を観察できる簡便な方法であり，臨床的な利用価値は高い．

② 検査方法

スタティックパラトグラフィに使用する人工口蓋は，通常はプラスチック板で製作する．プラスチック板は本来歯科で義歯を製作する時に使用するもので，口腔外科領域では手術創の保護あるいは術後出血の防止などに使用されている．われわれは加熱圧接器により製作するプラスチック板を応用しているが，人工口蓋の作製手順は以下の通りである．

(1)歯科医師に依頼して，まず上顎の印象を採得する．

(2)石膏模型を作製する．

(3)加圧成形器を用いて，石膏模型にプラスチック板を圧接し，人工口蓋を作製する（図1）．

加圧成形器にはいくつかの種類があるが，大学病院および総合病院の歯科口腔外科だけでなく，一般の開業歯科でも備えていることが多い．

プラスチックの人工口蓋が作れない場合には，歯科用のパラフィンワックスでも作ることができる．これは歯科の診療室には必ず備えられている．

実際の検査方法としては，まず人工口蓋をしばらく口腔内に装着し，その状態で何度か発音をさ

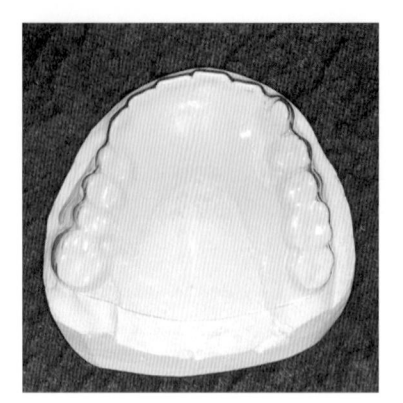

図1 石膏模型上の人工口蓋

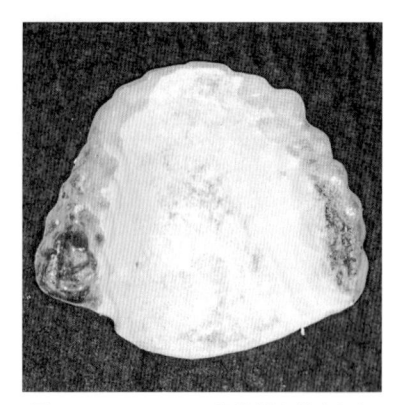

図2 アルジネート印象剤を散布した人工口蓋

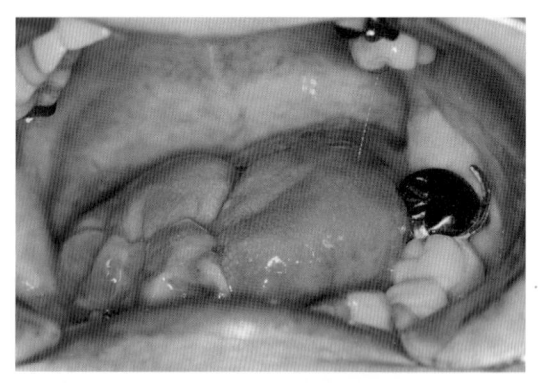

図3 症例1の口腔内所見
（昭和大学歯学部第一口腔外科学教室提供）

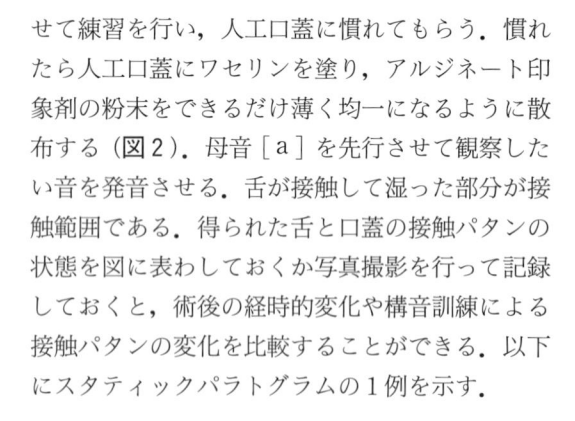

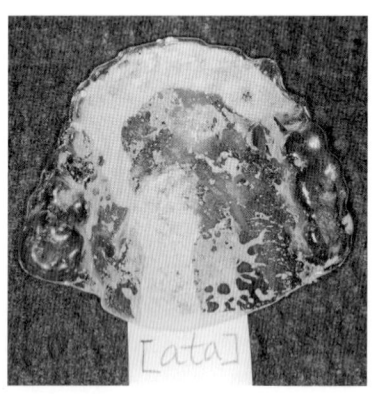

図4 症例1のスタティックパラトグラム（[ata]発音時）

せて練習を行い，人工口蓋に慣れてもらう．慣れたら人工口蓋にワセリンを塗り，アルジネート印象剤の粉末をできるだけ薄く均一になるように散布する（図2）．母音［a］を先行させて観察したい音を発音させる．舌が接触して湿った部分が接触範囲である．得られた舌と口蓋の接触パタンの状態を図に表わしておくか写真撮影を行って記録しておくと，術後の経時的変化や構音訓練による接触パタンの変化を比較することができる．以下にスタティックパラトグラムの1例を示す．

症例1
舌可動部右半側切除，前腕皮弁再建例64歳，男性

図3は術後約1カ月の口腔内所見（安静時）である．この症例は可撤式の義歯を使用していたた

め，日常の発音が再現できるように義歯を装着した状態で印象採得を行って人工口蓋を作製し，スタティックパラトグラムを行った．図4は［ata］発音時のスタティックパラトグラム所見であるが，健側のみならず皮弁側の後方部にも舌接触が認められる．図5の［asa］発音時のスタティックパラトグラム所見でも，［ata］と同様に皮弁側の後方部にも接触が認められる．

また，義歯を装着している患者では，義歯を利用して上記と同様の方法でスタティックパラトグラムを行うことが可能である（図6）．

(1) ダイナミックパラトグラフィ
ダイナミックパラトグラフィは，発音時の舌と口蓋の接触状態を連続的に視覚的に観察することができる方法である．わが国においては1960年代

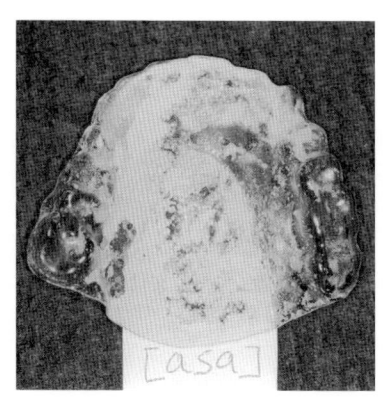

図5 症例Iのスタティックパラトグラム（[asa] 発音時）

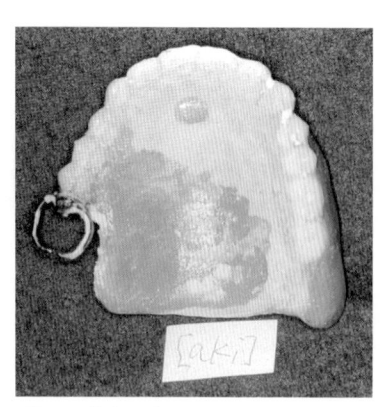

図6 義歯を応用したスタティックパラトグラム（[aki] 発音時）

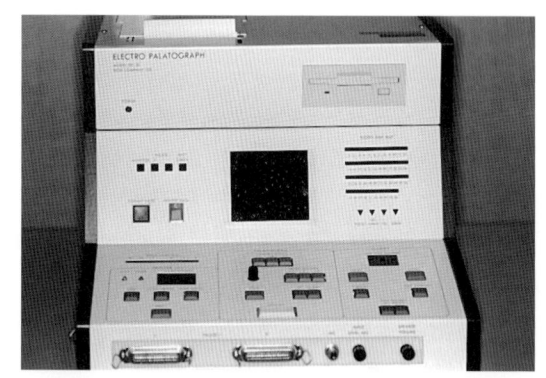

図7 エレクトロパラトグラフ（DP-20）本体

に東京大学音声言語医学研究施設の藤村らによって電気的な検出法によるダイナミックパラトグラフィが開発された[7]．以来，この方法は日本語の調音に関する種々の実験に用いられている．また，1975年頃から柴田らが聴覚障害者の発話訓練にダイナミックパラトグラフィーを利用し，その有効性を報告して以来，脳性マヒ，口蓋裂術後患者，機能性構音障害，口腔がん術後症例など様々なタイプの構音障害患者の構音障害の評価および治療に利用され成果を挙げている．

現在わが国で使われている装置はリオン社製の1種類のみであり，その原理からエレクトロパラトグラム（electropalatograph）（DP-20）と呼ばれている（図7）が，現在製造中止となっている．

また，顎運動や舌運動を観察できる他の装置と組み合せることによって，複雑な構音動態をより詳細に客観的に評価することが可能である．

① エレクトロパラトグラフィ（electropalatography, EPG）

エレクトロパラトグラフィの原理は，人工口蓋上に配列した一定数の電極に1個ずつ別々の配線をし，一定時間ごとに順次に微小な電圧を与え，舌と電極が接触したときにスイッチの働きをして，微小電流（パルス電流 $200\,\mu A$，インターバル約 15 ms，幅 $244\,\mu s$）が口蓋粘膜に接した受信電極へ流れるようにしたものである．この微小電流の変化を信号検出器が読み取り，一定閾値以上になると，それぞれの電極に対応した発光ダイオードが点灯するようになっている．この発光ダイオードを表示パネル上に，口蓋形態に合わせて配置し，舌接触パタンを実時間で直接観察できると同時にメモリー装置によって記憶することができる．さらに同期信号発生装置とプリンターを併用することによりサウンドスペクトログラム上で音声とパラトグラムを同期することができる．

市販されているエレクトロパラトグラフィの解析力は1秒間に64フレーム（15.6 ms に1フレーム）である．

② 人工口蓋（artificial palate）

人工口蓋は厚さ約 0.5〜1 mm の薄いレジン床の上に電極を配列したものであり，電極の数は最大63個である（図8）．鉤（クラスプ）により口腔内に維持されるように設計してある．人工口蓋の作製にあたっては患者の上顎の印象採得が必要であり，歯科医師に石膏模型の作製を依頼する．

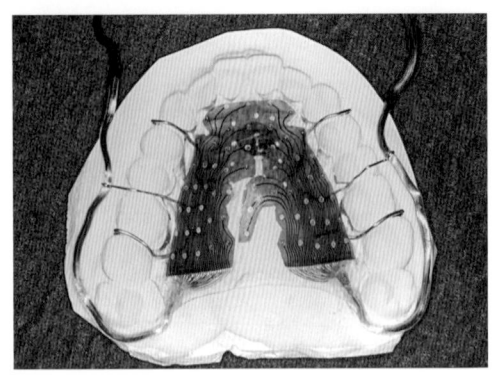

図8　人工口蓋

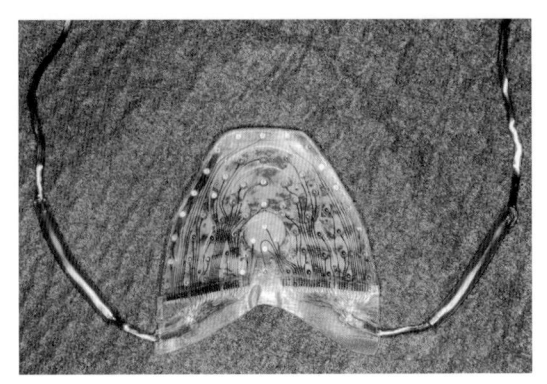

図9　軟質人工口蓋

近年は鉤（クラスプ）のない軟質人工口蓋も開発されており，義歯用接着剤を用いて口腔内に装着する（図9）．このタイプの人工口蓋は患者の印象採得の必要がなく，無歯顎の患者にも適用することができる．また，適切に消毒することにより複数の患者に使用することが可能である．装着位置に再現性がないこと，検査中の維持が難しいことなどの制約があるが，舌と口蓋の接触パタンを臨床的に観察するのには十分である．

③ 検査方法

人工口蓋装着時には多少の異物感が伴うため，30分位装着して日常行っている構音運動が再現できるように十分慣れさせた後に検査を行う．舌切除症例では構音時の舌運動が一定せず，浮動的であることが多いので，同一音を母音／a／を先行させて3～5回繰り返してもらうのがよい．静的パラトグラムと同様，プリンターでパタンを印刷するかフロッピーディスクに記録しておくと，経時的変化や構音訓練による接触パタンの変化を比較することができる．

舌が口蓋に接触することによって産生される音はすべて検査できるが，軟口蓋音／k, g／は硬口蓋パラトグラムでは表示されない．

④ 分析方法

本法によって得られたパラトグラムのデータを，各症例間であるいは同一個人内で経時的に比較するためには，分析項目を設定する必要があり，その項目は接触パタン（接触範囲，接触面積）に関するものと接触点数の時間的変化に関するものに分けられる．

経時的に変化するパラトグラムの特徴を表現するためには，一定の基準により選択したいくつかのパタンの変化として表す方法が便利である．接触開始時，および最大接触時のパタン，またサウンドスペクトログラフと同期する場合は音産生時のパタンなどが選択される．最大接触時のパラトグラムは安定したパタンを示すことが多く，接触点の数として客観的に表現できると同時にスタティックパラトグラムと一致する場合が多いので良く用いられる．

a．接触パタンに関する項目

イ）最大接触時の接触パタン

最大接触時の接触パタンを分類する方法は，多数の症例の様々なパタンを分析する際に，一般的に行われている方法である．しかし，これまでのパタン分類の多くは口蓋裂患者の異常構音に関するものであるため，われわれは舌切除患者について図10のような基準を作成して分類している．分類に際しては日本人健常成人による最も典型的なパタンを標準パタンとして採用した[8]．基本型が5型，その変化型が4型である．

［基本型］

T型：歯列弓に沿って連続して接触がみられるパタン（／t／に相当）

S型：正中部に狭めが認められるパタン（／s／に相当）

L型：口蓋前方部にのみ接触が認められるパタン（英語の／l／に相当）

Max型：口蓋全体に接触が認められるパタン

O型：全く接触が認められないパタン

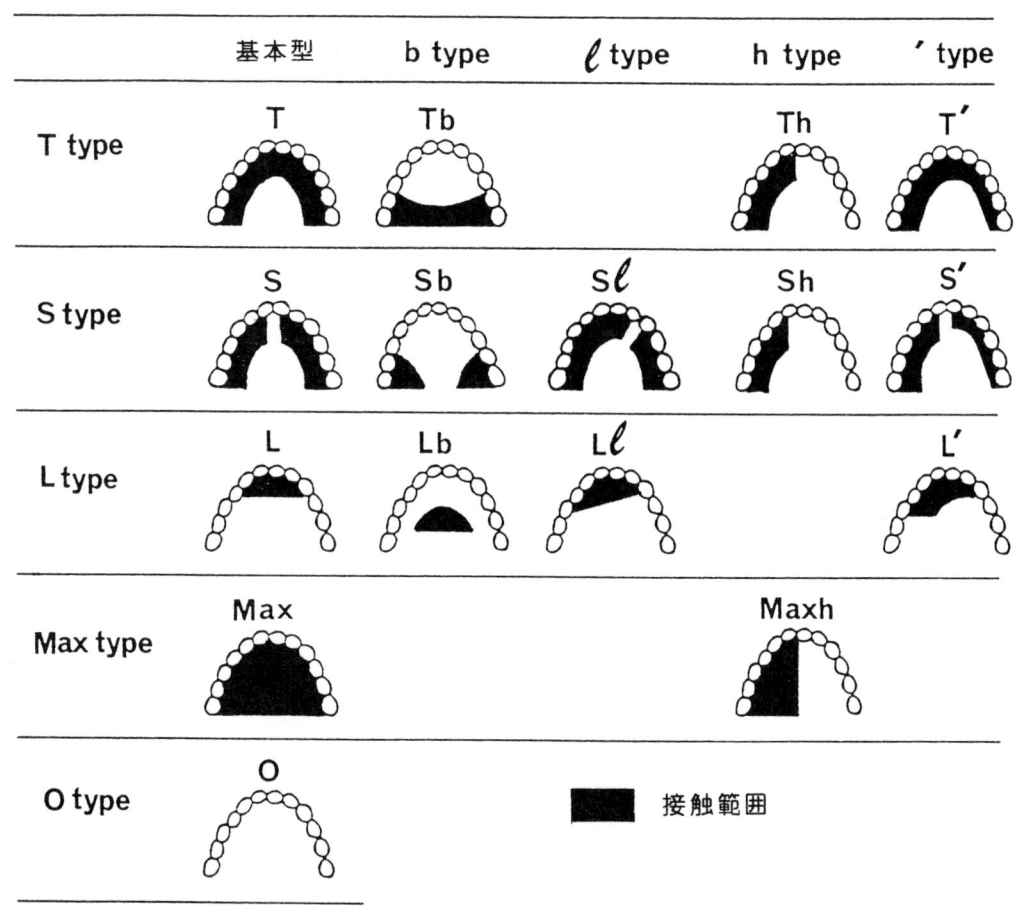

図10 最大接触時の接触パタン分類

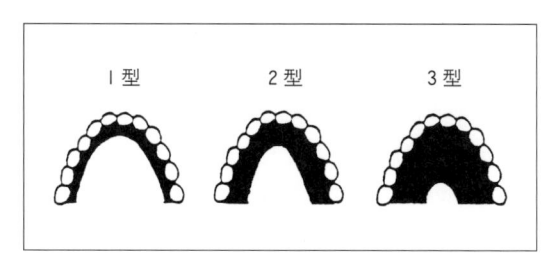

図11 T型の接触範囲の例

その他：上記以外のパタン
[変化型]
b型：基本型に対して接触位置が後方に移動している型
ℓ型：狭めや閉鎖の位置が側方に偏位している型
h型：基本型の半側のみに接触がみられる型
′（ダッシュ）型：左右の接触範囲が非対称である型

ロ）接触範囲
接触範囲は歯列弓からの距離あるいは接触点数により表すことができる．

歯列弓からの距離で表す場合には，
1型：5 mm間隔の電極が1列接触
2型：5 mm間隔の電極が2列接触
3型：5 mm間隔の電極が3列以上接触
と分類することができる（図11）．

b．時間的変化に関する項目
イ）接触時間
64分の1秒間隔で表されるフレームの数を求めることにより接触開始から終了までの接触時間，あるいは最大接触の時間などを求めることができる．
ロ）接触点数の時間的変化
㋐破裂音産生前後の接触点の変化率
硬口蓋上に声道の閉鎖が得られた症例につい

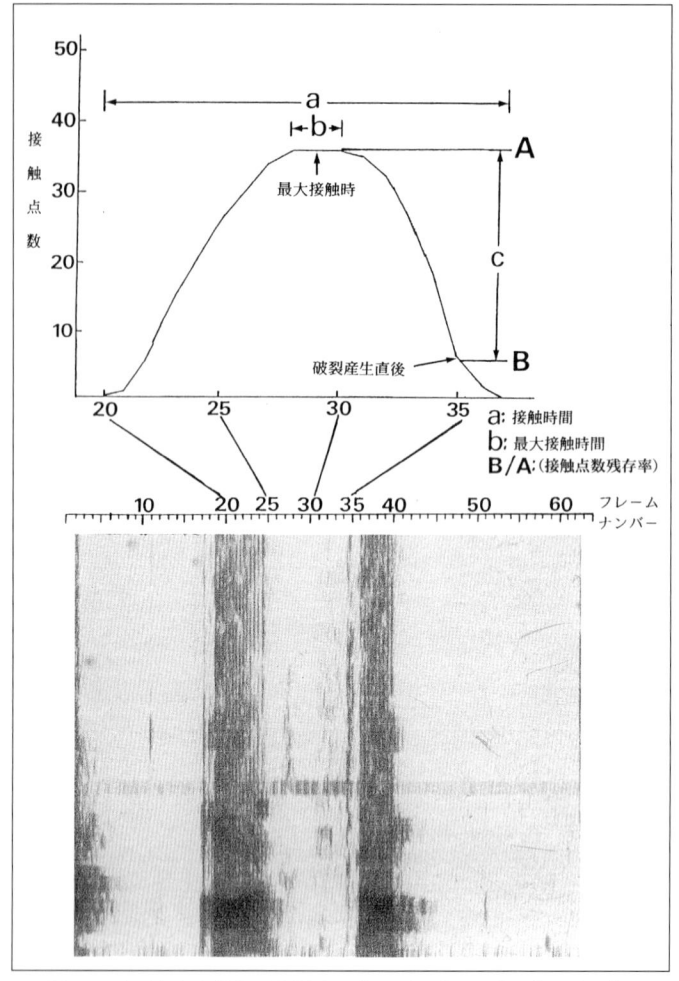

図12 破裂音産生前後の接触点の変化（健常人，[ata] 発音時）

て，最大接触時と破裂産生直後のフレームにおける接触点数の変化の割合を接触点数残存率として求める．図12は健常人の［ata］発音時の破裂音産生前後の接触点の変化である．この方法を用いると構音時の舌の運動速度の評価にもパラトグラムを応用することができる．

①健側と切除側の接触点数の時間的変化のパタン（図13）

舌切除例では健側と切除側で接触点数が異なる場合が多い．そこで，われわれは人工口蓋の電極を左右のブロックに分け，発音時の各ブロックにおける接触点数の時間的変化を比較し，両者の関係を4つの型に分類する方法を提案した[8,9]．

対称型：健側と切除側（皮弁側）の接触点数の変化がほぼ同じであったもの．

相似型：切除側の接触点数の曲線が健側の接触点数の変化の曲線と相似型を示すもので，切除側の最大接触点数が4点以上あるもの．すなわち，切除側が健側に遅れて接触開始し，先に接触終了するもの．

片側接触型：切除側の最大接触点数が3点以下あるいは切除側の接触が全くないもの．

交差型：左右のブロックの接触点数の変化は相似型を示すが，時間的なずれがあるために曲線が交差するもの．すなわち，切除側が健側に遅れて接触開始し，後に接触終了するもの．

2）健常人のエレクトロパラトグラムパタン（EPGパタン）

図14はグラフィックプリンターにより得られ

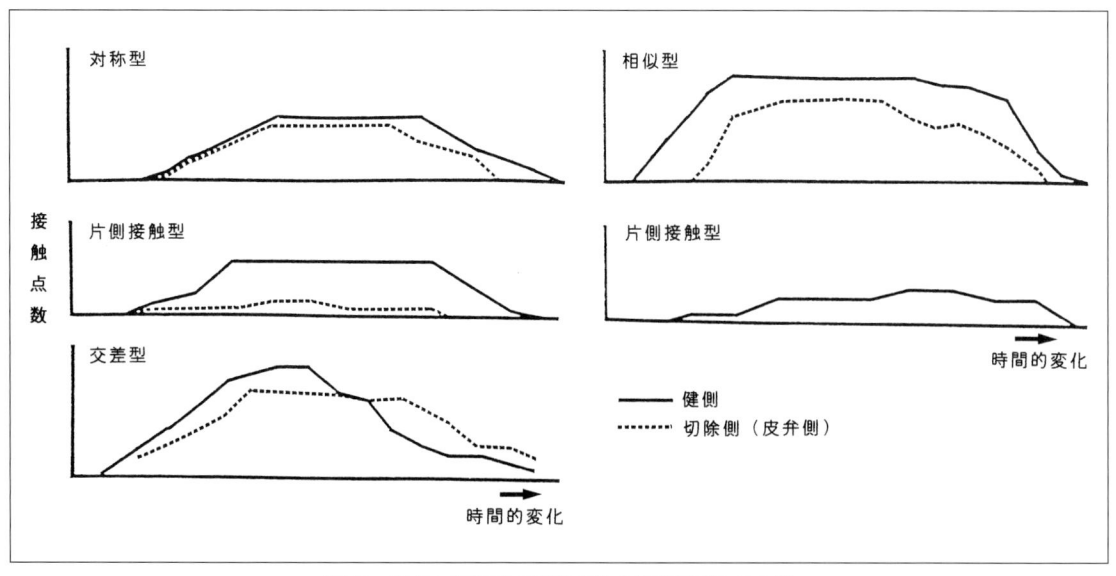

図13 健側と切除側の接触点数の時間的変化の分類

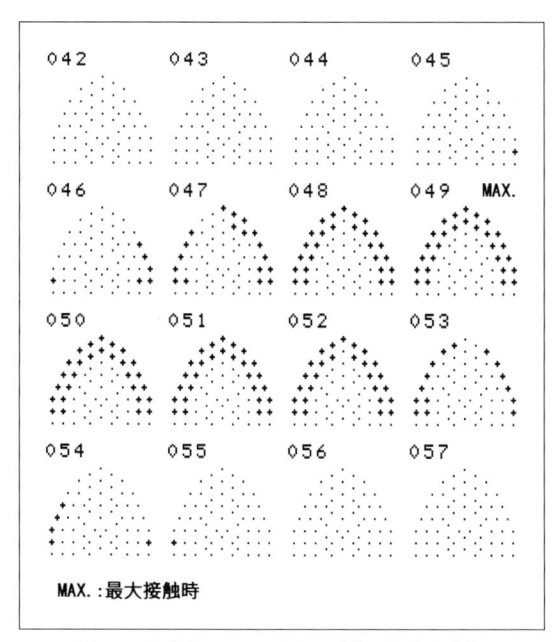

図14 健常人のEPGパタン（[ata]発音時）

た健常成人の[ata]発音時のEPGパタンの変化である．左上の数字は1/64秒間隔のパラトグラムのコマ数を示す．パタンは口蓋の形態とほぼ一致した馬蹄形で表わされ，上方が前歯部に相当する．

45コマ目より，口蓋後方部において舌の接触が始まり，前方へと進み，49コマで最大接触に至る．最大接触時には歯列に沿って馬蹄形の接触があり，硬口蓋上に声道の閉鎖が認められる．53コマ目で正中部において舌が離れ，呼気の開放が行われている．

同様に図15は健常成人の[asa]発音時のEPGパタンの変化である．32コマ目より口蓋後方部において舌接触が始まり，前方へと進み，40コマ目で最大接触に至る．最大接触時には口蓋前方部に狭めが形成されている．

3）舌切除患者のパラトグラムパタン

(1) 切除範囲による特徴

切除範囲と舌と口蓋の接触範囲の関係をみるためには，再建症例ではなく非再建例について舌の切除範囲とパラトグラム所見を検討するとわかりやすい．

舌部分切除例では接触範囲も広く，比較的健常人に近いパタンを示す症例が多く，そのような症例では発語明瞭度も良好である．舌半側切除になると，接触は健側のみに限定されることが多くなり，このような症例では著しく発語明瞭度も低下する．残存舌で音を作ることは難しくなるため，口唇や前歯を用いた代償構音を伴う症例もみられる．舌亜全摘以上の広範囲切除例では，現在は再建がおこなわれる場合がほとんどであるが，再建しない場合は舌接触はみられなくなり，その役割は果たせない．

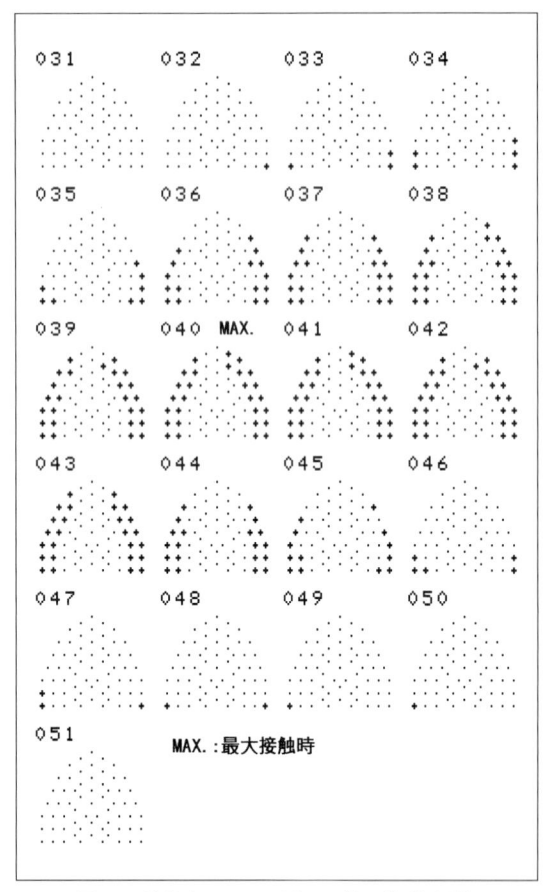

図15 健常人のEPGパタン（[asa]発音時）

このように非再建例では切除範囲が大きくなるに従い接触範囲は小さくなり，特に切除側での接触範囲が減少して，正常パタンから著しく逸脱したパタンを示し，残存舌の量と接触範囲はほぼ一致する[9,10,11]．

以下に切除範囲の異なる症例のEPGパタンを示す．

症例2
舌部分切除，単純縫縮例 75歳，男性
図16は舌部分切除後，単純縫縮された患者の[ata]発音時のEPG所見である．最大接触時には健常人のパタンと比べると非対称で接触範囲が広いが，正常に近いパタンが得られている．この症例の[ta]の発語明瞭度は100％であった．

症例3
舌半側切除，単純縫縮例 55歳，男性
図17は術後6カ月の口腔内所見で，切除側で舌のボリュームの低下が認められる．図18は[ata]発音時のEPG所見である．口蓋の半側すなわち健側には接触が認められたが，切除側は口蓋前方部にわずかな接触があるのみで，硬口蓋上に声道の閉鎖が得られていない．この症例の[ta]の発語明瞭度はわずか10％で，70％が[ba]に，20％が[pa]に異聴されていた．口蓋の半側のみの接触では明瞭な[ta]を産生することは難しい．

(2) 皮弁（筋皮弁）による再建症例の特徴
再建症例では皮弁側にも再建舌と口蓋による接触がみとめられ，皮弁も構音に関与する[9,12,13]．再建舌は皮弁の量や残存舌の状態に応じた接触様式を示し，再建された舌に十分なボリュームがあれば，正常人と類似した接触パタンを示すことが多い．

接触開始時	接触点数増加期	最大接触時	[t]産生直前	[t]産生時
29(11) 右R 左	31(32)	34(46)	36(27)	37(21)

R：切除側　29(11)：フレームナンバー（接触点数）

図16 症例2のEPGパタン（[ata]発音時）

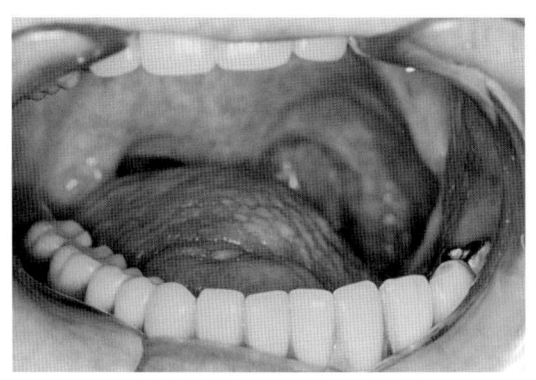

図17 症例3の口腔内所見
(昭和大学歯学部第一口腔外科学教室提供)

しかし、再建症例のなかには皮弁側に口蓋との接触が認められない症例、あるいは皮弁側にも接触はみられるが、その接触範囲および接触部位が目的音を産生するためには不十分で発語明瞭度も低い症例がある。これらの症例では再建舌が残存舌と協調して動いていないか、あるいは残存舌の動きを妨げているものと考えられる。いずれの皮弁(筋皮弁)を用いる場合でも、再建舌は機能的に口蓋に接触するボリュームだけでなく十分な可動性が必要とされる。

舌の再建には、前腕皮弁、空腸、腹直筋皮弁、大胸筋皮弁などが用いられている。

前腕皮弁、空腸は薄く柔軟なことが特徴であり、最も可動性の良い皮弁とされている。これに対し腹直筋皮弁、大胸筋皮弁はボリュームがあり、広範な切除範囲を補塡することが可能であるが、可動性については十分ではない。

このような再建材料の特徴がEPGパタンにも表れている。前腕皮弁の特徴を表すものとして、健側と切除側(皮弁側)の接触点数の時間的変化がある。図19の単純縫縮例(舌部分切除, [asa]発音時)では、切除側の接触は健側より遅れて始まり、健側より先に終了しており、切除側の接触点数の変化は健側の相似型を示している。

一方、図20の前腕皮弁再建側(舌可動部半側切除, [asa]発音時)では、皮弁側の接触は健側より遅れて始まるが、接触の終了については健側の接触点の減少が始まった後に遅れて皮弁側の接触点の減少が認められており、健側と皮弁側の接触点の変化には時間的なずれが認められる。この交差型は前腕皮弁再建例に特徴的なものであり、このような時間的関係は前腕皮弁の皮弁自体には能動的な運動性はないが、構音時に残存舌と協調して動くこと、また、残存舌の動きを妨げないことを裏づけるものである。

一方、大胸筋皮弁再建例では、再建(皮弁)側が健側より先に接触した[13]、また、[ta]発音時に全口蓋に接触するパタンが得られたが、舌の離脱に時間がかかり過ぎたため摩擦化されたとの報告[12]がある。このことは筋皮弁で再建された舌はボリュームは確保できるが、可動性が不十分な場合もあることを示している。

以下に前腕皮弁再建例の代表的なEPGパタンの例を示す。

症例4

舌可動部左半側切除、前腕皮弁再建例 70歳、男性

接触開始時	接触点数増加期	最大接触時	[t]産生直前	[t]産生時
13(1) R 右 左	18(23)	23(31)	28(24)	29(12)

R：切除側　　13(1)：フレームナンバー(接触点数)

図18 症例3のEPGパタン([ata]発音時)

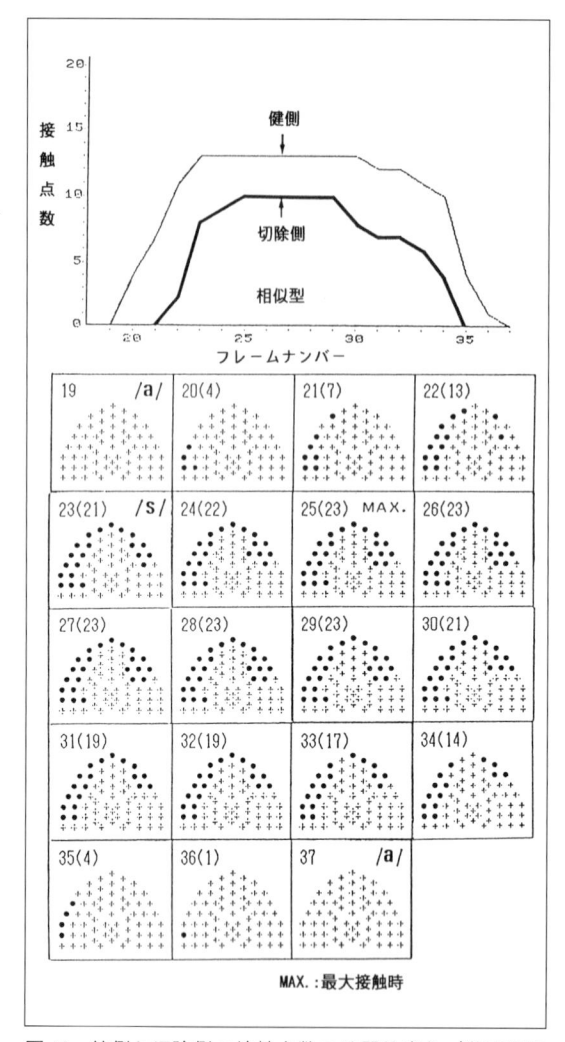

図19 健側と切除側の接触点数の時間的変化（単純縫縮例，相似型）

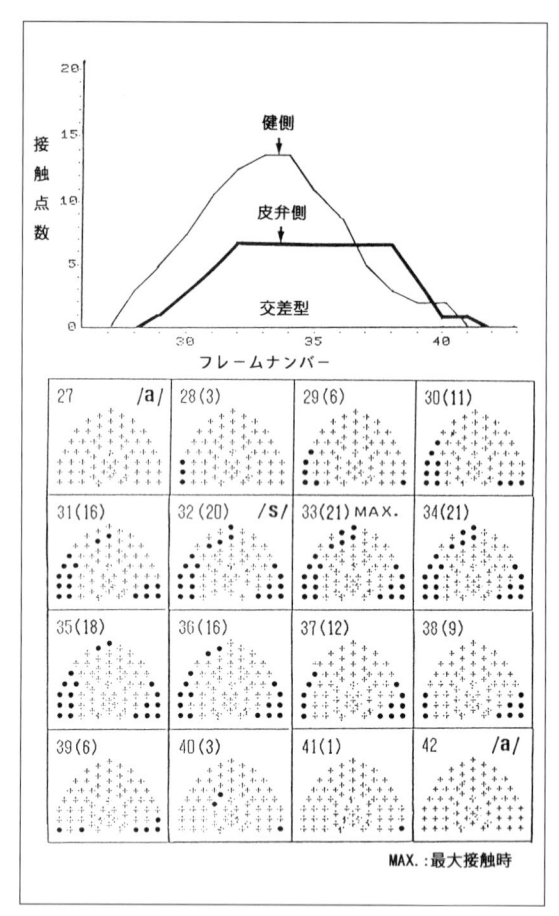

図20 健側と切除側の接触点数の時間的変化（前腕皮弁再建例，交差型）

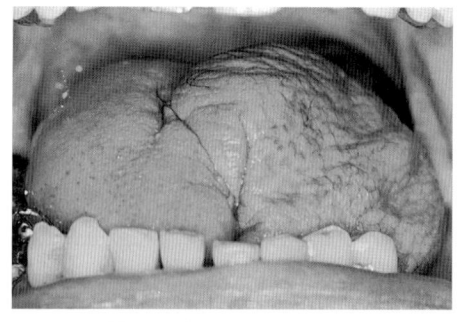

図21 症例4の口腔内所見
（昭和大学歯学部第一口腔外科学教室提供）

図21は術後3カ月時の口腔内所見（安静時）である．図22の[ata]発音時のEPG所見では，舌接触は健側から始まり，その後切除側（皮弁）が接触し，切除側（皮弁）が健側に追随する形で接触点数が増加していき，やがて健側と切除側の接触が連続して声道の閉鎖が得られ，健常人に類似したパタンを示した．この症例の[ta]の発語明瞭度は100％であった．

(3) 舌の可動性との関連

EPGの時間的変化に関するデータから舌の可動性を明らかにすることができる．[ta]発音時の接触点数残存率と聴覚印象の間には有意な相関が認められ，聴覚的に歪みの少ない音を産生するには，舌と口蓋の十分な接触と同時に舌尖部の素早い閉鎖-開放が必要である[9]．

以下に[ata]発音時に類似の接触パタンが得られたにもかかわらず接触点数残存率と聴覚印象が

接触開始時	接触点数増加期	最大接触時	[t]産生直前	[t]産生時
17(9) R 右 左	19(30)	23(45)-24	31(35)	32(22)

R：切除側　　17(9)：フレームナンバー（接触点数）

図22　症例4のEPGパタン（[ata]発音時）

異なった症例を示す．

症例5

舌部分切除，単純縫縮例60歳，男性

最大接触時のパタンは接触点数も多く，健常人のパタンに類似しているが，破裂産生直後の接触点数の減少が緩徐である．この音は歪みの大きい音として聴取されている（図23）．

症例6

舌部分切除，単純縫縮例75歳，男性

最大接触時のパタンは症例5と同様であるが，破裂産生直後に接触点数の急激な減少が認められ，この音は歪みの少ない音として聴取されている（図24）．

(4) パラトグラムパタンと聴覚印象との関連

パラトグラムパタンと聴覚印象（歪みの程度）との関連については，一般的には正常人に類似したパタンを示した症例では歪みの少ない音が産生されるが，その関連は音により異なる[8]．

[sa]では，切除範囲や再建の有無にかかわらず，舌切除患者では口蓋前方部での狭めを示す健常人に類似したEPGパタンを示すものは少ない．しかし，著しく接触点数の少ないものや狭めの位置が正常より後方に移動しているもの以外では，半側接触型や口蓋前方部のみに接触が認められるL型のような正常から著しく逸脱したパタンを示した症例でも歪みの少ない音として聴取されている．

このように/s/音では歪みの少ない音が産生されるEPGパタンには多様性がある．このことから，/s/音では狭めが形成されていなくても硬口蓋前方部にわずかでも舌接触があれば，歪みの少ない音が産生されることが明らかになっており，舌切除症例にとって代償しやすい音といえる（図25）．

15(46)：フレームナンバー（接触点数）

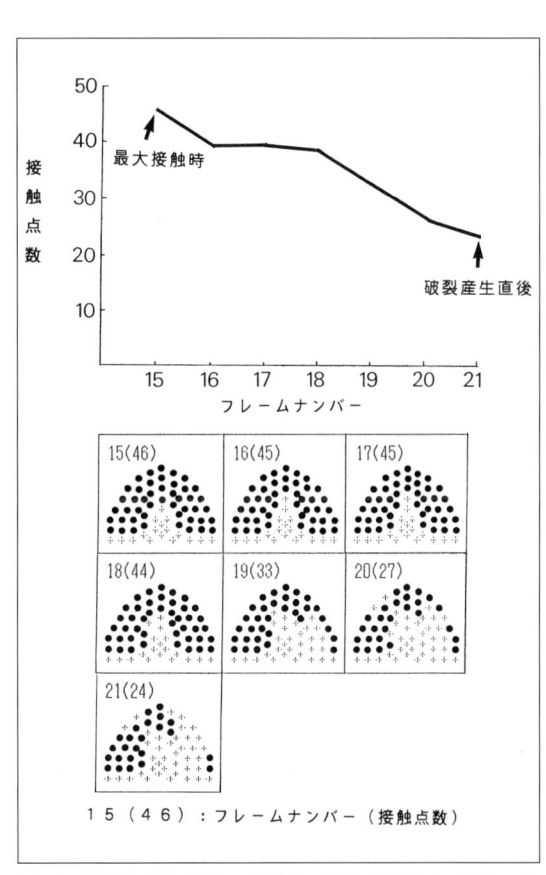

図23　破裂音産生前後の接触点の変化（症例5，歪みの大きい症例）

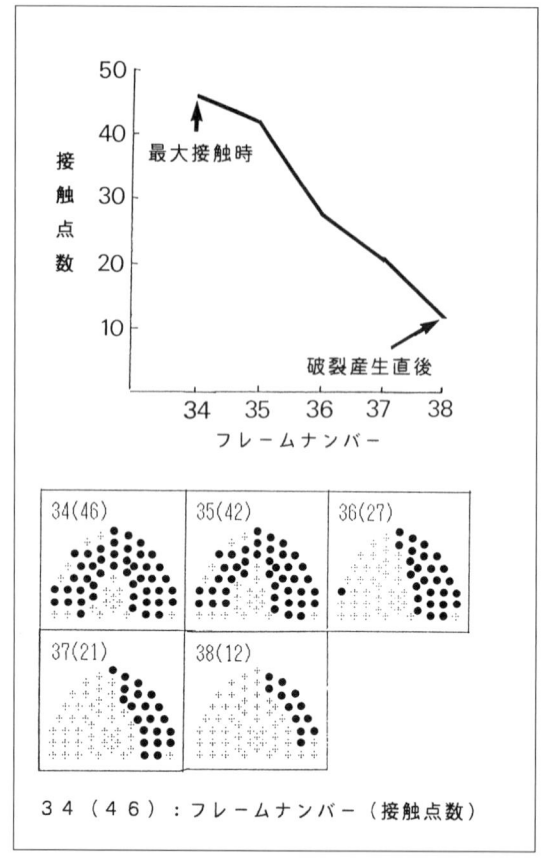

図24 破裂音産生前後の接触点の変化（症例6，歪みの小さい症例）

図25 EPGパタンと聴覚印象との関連（[sa]）
＊：音の歪みを0（歪みが認められない）から4（重度の歪みが認められる）の4段階で評価した平均値

EPGパタン	症例数	平均歪み度＊ (Range)
Sℓ1	2	1.5 (1.3-1.7)
Sℓ1'	1	1
Sℓ2	1	2.7
Sℓ2'	2	1.7 (1.7)
Th1	2	2 (1.7-2.3)
Th2	4	1.7 (1.3-2.0)
Lℓ0	2	3.7 (3.0-4.0)
Lℓ1	1	1.3
Lℓ2'	2	1.9 (1.7-2.0)
Sb1'	1	4
Lb1	1	4
S2	1	3.3
その他	1	2
全体	21	2.2±0.9

[ta]については，健常人に類似したT型のEPGパタンを示した症例でのみ歪みの少ない音が産生され，半側接触型や口蓋前方部にわずかに接触があるL型のパタンでは歪みが大きい．/t/においては/s/と異なり歪みの少ない音を産生できるEPGパタンが限定されるため，舌切除症例にとっては代償しにくい音といえる（図26）．

さらに/t/では，接触点数が十分で硬口蓋上に閉鎖があっても，十分な明瞭度が得られないことが報告[12,13]されている．/t/発音時には接触範囲が広く，かつ舌と口蓋の閉鎖が完全であるだけでは歪みの少ない音を産生することは困難であり，呼気圧を高めるためのある程度の舌と口蓋の閉鎖と同時に，その後の舌尖での素早い呼気の開放が必要である．

4）治療への応用

(1) 補綴的治療への応用

スタティックパラトグラフィは舌接触補助床（palatal augmentation prosthesis, PAP）を作製する過程でも利用される[14,15,16]．

PAPは視診による舌と口蓋の接触関係と聴覚印象とを併せて形態の適否を評価しながら口蓋レジン床の上に印象採得用のモデリングコンパウンドを盛り上げ概形を作る．この時，スタティックパラトグラムを採得しながら，歪みの少ない音が聴取される形態を決定する．具体的には口蓋レジン床にモデリングコンパウンドを盛り上げる前に，まずスタティックパラトグラムを採得し，目的音の産生に必要な接触範囲および狭めや閉鎖が得られるようにPAPの形を成形していく．その

EPGパタン	症例数	平均歪み度 (Range)
T2	2	2 (0.3-3.7)
T2'	6	1.8 (1.0-2.7)
Lℓ0	1	4
Lℓ1	1	2.3
L2	1	1
Th2	1	2.7
Th2'	3	3 (2.7-3.3)
Max	3	2.6 (2.0-3.0)
Sℓ2	2	3.5 (3.0-4.0)
O	1	2.3
全体	21	2.4±1.0

図26 EPGパタンと聴覚印象との関連（[ta]）

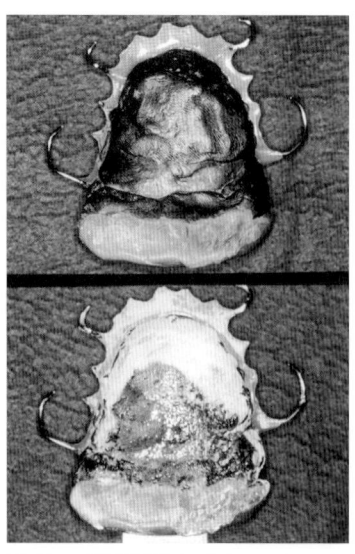

図27 舌接触補助床（Palatal Augmentaion Prosthesis, PAP）作製過程でのスタティックパラトグラム（[ata]発音時）

際，言語聴覚士が同席して聴覚印象を評価することが望ましい．

図27は作製中のPAP上にアルジネート印象剤の粉末を散布して口腔内に装着し，[ata]を発音させた時のスタティックパラトグラムである．

(2) 構音訓練への応用

パラトグラフィは舌切除患者の構音動態の評価だけでなく，構音訓練にも適用できる[17]．

術前に人工口蓋を作成し，評価することは時間的に難しい場合が多いが，もし可能な場合は術前から日本語の構音点や構音様式を患者自身の舌接触によって視覚的に具体的に説明しておくと，自分の術後の構音動態を理解しやすい．

口腔がん術後患者では舌や下顎の形態が急激に変化するため，また術直後は舌の知覚が回復していないため，発音時にどのように舌を動かし，口蓋のどの部分につけて良いのかわからないという患者もいる．そのため構音は浮動性が高く一貫していないことが多い．

そのような場合，舌と口蓋の接触状態を実時間で経時的に表示できるEPGが構音訓練に有効である．また，口腔がん術後患者のほとんどは成人なので，視覚的フィードバックを用いて，患者のみで自習することもできる．

EPGを用いた訓練方法については，舌切除患者用のものはまだ開発されていないが，口蓋裂患者用のものを応用することができる．

訓練の順序としては，

①人工口蓋の装着に習熟する．

②舌運動とパラトグラムの関係を認識させる．舌尖を前後左右あるいは口蓋の辺縁部に沿って接触させるなどの動作と表示部の光点の動きを一致させる訓練を行う

③自己の歪んだ構音のパラトグラムを認識させる

④目標音のパラトグラムを認識させる．通常，言語聴覚士のパタンを観察させる

⑤自己のパラトグラムと標準パラトグラムを対比させ，その違いを認識させる．その時，表示部のパネル上に健常人のパタンを描き，これらと自己のパタンとを弁別させる訓練を行う

⑥EPGによる視覚的フィードバックに基づいて，患者の舌運動様式を歪みの少ない音が聴取されるパタンまで変化させる

口蓋裂患者と異なる点は，舌切除患者では健常人と同じ舌と口蓋の接触パタンを訓練目標にすることは難しいので，その症例のなかで最も歪みの少ない音が産生された時の接触パタンを患者に提示し，それを目標パタンにして訓練を行う点である．従って目標とするパタンは個々の患者により異なる．また，パラトグラムで舌接触が認められても，それが音産生に不十分な時は他の構音器官を用いた代償構音を伴っている場合があるため，訓練の時に注意が必要である．

　Skelly (1973)[18]によれば「舌切除患者の代償パタンは舌部分切除と全摘で異なり，前者では残存舌を用いて正常に近づける代償運動で，後者では他の構音器官を用いる真の代償パタンである」．Skellyの言う残存舌による代償運動が可能な症例ではパラトグラフィを用いての構音訓練が適応できる．しかし，舌接触が得られない場合は，舌以外の構音器官，例えば上顎前歯，下口唇などを用いた代償構音を習得させる方が良いであろう．また，手続きは多少煩雑にはなるが，PAPを装着している患者ではスタティックパラトグラムで舌と口蓋の接触を確認しながら，訓練することも可能である．

（今井智子）

文献

1) 懸田克躬：日本語ノ構音ニ關スル考察第一　日本語語音ノ口蓋圖竝びに舌圖ニ就テ．口病誌，11：136-145，1937．
2) 懸田克躬：日本語ノ構音ニ關スル研究第二語音ノ發音ニ及ボス人工口蓋及ビ前歯舌面ノ厚サノ影響．口病誌，11：195-205，1937．
3) 荒井賢一：パラトグラムによる日本語調音の生理学的研究．第一篇正常篇．歯科学報．58：1-19，1958．
4) 森田啓一：正常者のパラトグラム．口病誌 34：279-309，1967．
5) 今井智子，道　健一：発音機能の検査法と臨床応用．ダイナミックパラトグラフィーの言語治療への応用．歯科ジャーナル 35(5)，291-299，1992．
6) 道　健一：口腔機能障害の診断と治療に関する研究—口腔機能の評価法の開発—昭和歯誌，18：1-37，1998．
7) 桐谷　滋，比企静雄：ダイナミック・パラトグラフィとその応用．日本音響学会誌，32(5)，335-342，1976．
8) Imai S, Michi K. : Articulatory Function After Resection of the Tongue and Floor of the Mouth : Palatometric and Perceptual Evaluation. JSHR, 35 : 68-78, 1992.
9) 今井智子，道　健一，他：舌・口底切除後前腕皮弁再建例のエレクトロパラトグラム所見について．音声言語医学 32(3)：318-332，1991．
10) Fletcher, S, G : Speech production following partial glossectomy. JSHD, 53 : 232-238, 1988.
11) Barry, W. J. & Timmermann : Mispron unciations and compensatory movements of tongue-operated patients. Brit J Dis Comm, 20 : 81-90, 1985.
12) 糟谷政代，平谷清貴，他：舌半側切除1症例の術後構音について—ダイナミック・パラトグラフィーによる検討—．日口外誌，30(6)：747-757，1984．
13) 大平章子，吉増秀実，他：舌広範囲切除症例の構音動態について．音声言語医学，26(3)：215-223，1985．
14) パラトグラフィ利用による舌切除後の言語機能の改善例．みちのく歯学誌，13：100-103，1982．
15) Christensen, J. M., Hutton, J. E. et al : Evaluation of the effects of palatal augmentation on partial glossectomy speech. Journal of Prosthetic Dentistry. 50 : 539-543, 1983.
16) 今井智子，山下夕香里：舌・口底切除症例に対する舌接触補助床の有効性：舌接触部位別および構音様式別明瞭度の変化について．聴能言語学研究 9，1-9，1992．
17) 柴田貞雄，井野朝二，他：エレクトロパラトグラフによる構音訓練法．リオン株式会社，東京，1979．
18) Skelly, M. : Glossectomee speech rehabilitation. Springfield, IL : Charles C. Thomas. 1973.

2 X線透視，超音波断層法

1）口腔・咽頭造影検査

　本項では構音機能評価のためのX線造影検査について概説する．嚥下機能を評価するために行なう造影法は通常ＶＦと呼ばれるが，これは video-fluorography の略で，日本語に訳すとビデオX線透視検査となる．嚥下機能の検査には動態の観察が欠かせず，ビデオに記録して所見を判断する必要があるので，このような呼称が使われることになったと思われるが，他部位の透視検査でも動画の観察が必要な場合はあること，ビデオは単に所見を記録するための一手段であり，嚥下機能以外の撮影でも使われる可能性があることから，部位が特定されないＶＦという呼称は誤解を招きやすい．そこで，本項ではどの部位を観察するための検査か，あるいは何を目的とした検査かということを明確にするため，構音評価のための口腔・咽頭造影検査と呼ぶことにする．観察，記録は当然，静止画，動画について行うが，記録方法についてはアナログでもデジタルでも問わない．また，嚥下機能評価を同時に施行することは一向に差し支えない．

（1）目的

　安静時の構音器官の位置ならびに構音時の構音器官の動きを観察，記録するために行なう．とくに，**鼻咽腔ファイバーやパラトグラムといった他**の検査法では観察が困難と思われる，舌と軟口蓋，咽頭後壁などとの関係を視覚的に検査，記録するのに適した方法である[1]．

（2）方法

① 準備

　必要な装置，器具などを表１にまとめた．造影剤は通常，バリウムを用いるが，誤嚥が強い症例や嚥下機能を繰り返し観察する必要のある例では，濃度を薄くしたり，バリウム以外の水溶性造影剤を用いるなどの配慮をする．嚥下機能も同時に検査するときは，固形の造影剤も用意する．鼻鏡，注射器，外筒付注射針は鼻腔から造影剤を注入するのに用いる．スポンジ，発泡スチロールなどは頭部の固定に使う（図１）．さらに透視中の口腔・咽頭動画像所見と音声を同時に記録するため，マイク，ビデオデッキ，ビデオテープを用意する．音読用の構音リスト例を表２に示した．

　この他，症例に応じて，２音節語，単語，短文などを追加する．被検者は椅子に座り，真っ直ぐ前をみるようにする．検査中，頭部がなるべく動かないように，頭部と撮影台の間に，スポンジ，発泡スチロールなどをあててバンドで固定する（図２）．

② 実際の検査

　通常のX線テレビ装置を用い，側面像を記録す

表１　造影検査のために準備するもの

1．X線テレビ装置
2．造影剤
　　造影用の 94.6％硫酸バリウム 200 g を水 75 ml に溶かして，150％硫酸バリウム 125 ml とし，紙コップなどに入れて用意
3．鼻鏡，注射器，外筒付注射針
4．頭部固定のための用具
　　スポンジ，発泡スチロールなど
5．音声および映像記録用装置
　　マイク，ビデオデッキ，ビデオテープ
6．構音リスト

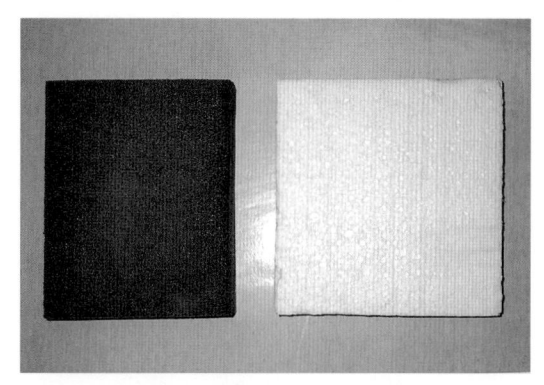

図１　頭部固定のための材料
スポンジ（左）と発泡スチロール（右）

表2 造影検査用構音リスト例

1. アイウエオ
2. アーイーウーエーオー
3. カキクケコ
4. ガギグゲゴ
5. サシスセソ
6. タチツテト
7. ナニヌネノ
8. ハヒフヘホ
9. パピプペポ
10. マミムメモ
11. ラリルレロ

12. キャ, キュ, キョ
13. ギャ, ギュ, ギョ
14. ニャ, ニュ, ニョ
15. ミャ, ミュ, ミョ

16. タタタタタタ
17. カカカカカカ
18. ママママママ
19. ナナナナナナ
20. パンパンパン
21. カンカンカン
22. パタカパタカパタカ

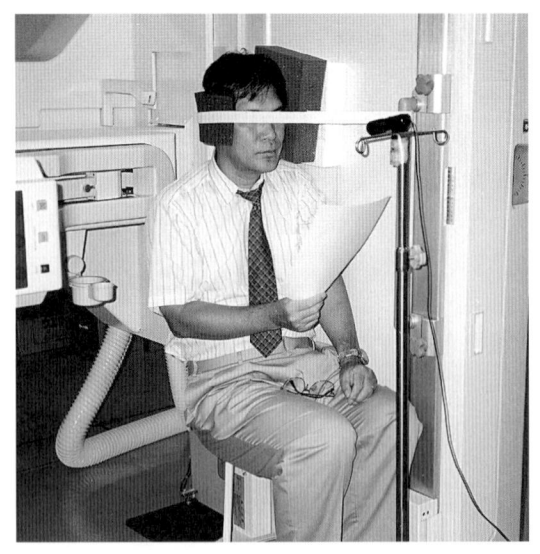

図2 被検者の位置と頭部の固定

被検者は椅子にすわり，真っ直ぐ前をみるようにする．頭部にスポンジをあて，さらにスポンジと撮影台の間に発泡スチロールをあて，バンドで固定する．手に，音読用の構音リストを持つ．

る．

a．造影剤の塗布
イ．鼻腔より

軟口蓋の運動，および軟口蓋と咽頭後壁の関係を観察するため，軟口蓋上咽頭面および咽頭後壁にバリウムを付着させる．造影剤の入った10 ml注射器に外筒付注射針の外筒だけを付ける．鼻鏡で前鼻孔を広げ，注射器を持って外筒を2～3 cm鼻腔内に挿入し，透視下に造影剤をゆっくりと注入する（図3）．造影剤は鼻腔後方に向かい，軟口蓋上咽頭面を下降する(図4)．造影剤が軟口蓋の下端に達したら，誤嚥を避けるため，嚥下運動をするように指示する．このとき，軟口蓋上咽頭面が咽頭の後壁に接触して，造影剤が咽頭後壁にも付着したことを確認する．

ロ）口腔より

硫酸バリウム20-30 mlを口腔内に含ませた後，一旦口腔内で保持させてから，合図によって嚥下させる（図5 a・b）．このとき嚥下の状態，とくに誤嚥の有無を慎重に観察する．頭部はなるべく動かさないように指示しておく．図6は舌表面，口蓋に造影剤が付着したところである．これで，検査前の準備が完了したことになる．

b．構音時の透視撮影

検査用の構音リストを被検者の手に持たせ，番号を指示して，次々に音読をさせる．X線透視下に構音器官の状態をモニター画面で確認しながら，音声とともにビデオ画像に記録する．バリウム量が減少して粘膜の表面が確認しにくくなったときは，適宜バリウムを追加する．

③ 造影所見
a．正常例安静時（図6）

舌可動部，舌根部（中咽頭前壁），軟口蓋，上・中咽頭後壁，硬口蓋それぞれの粘膜表面を確認することができる．軟口蓋は下垂している．

b．正常例［ア］構音時（図7）

舌の後方部が後上方に移動し，軟口蓋は挙上して鼻咽腔が閉鎖される．

c．正常例［カ］構音時（図8）

舌背表面が軟口蓋と接する．

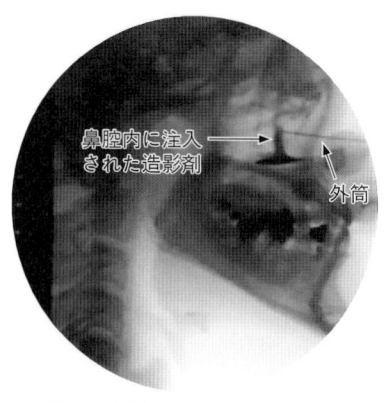

第 3 章 構音障害のリハビリテーション　115

図 3　鼻腔からの造影剤注入-1
　外筒の先端から造影剤が注入され，総鼻道に貯留する．

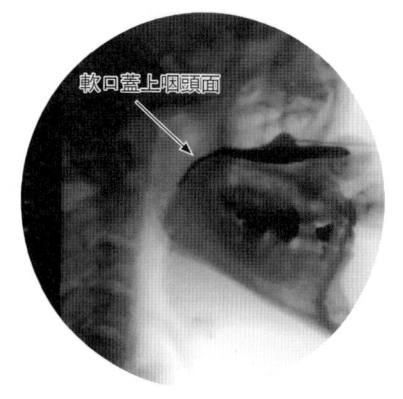

図 4　鼻腔からの造影剤注入-2
　造影剤が軟口蓋の上咽頭面を下降する．

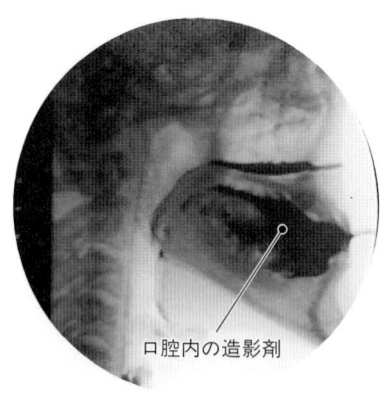

図 5 a　口腔からの造影剤嚥下-1
　造影剤を口腔内に含み，一時保持させる．

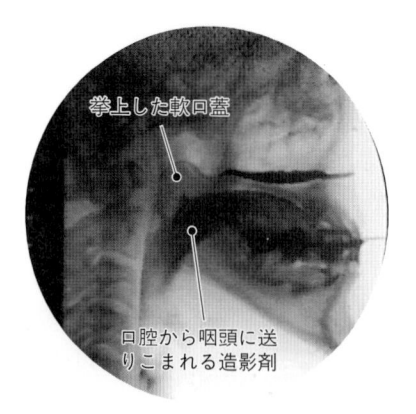

図 5 b　口腔からの造影剤嚥下-2
　造影剤を嚥下させる．

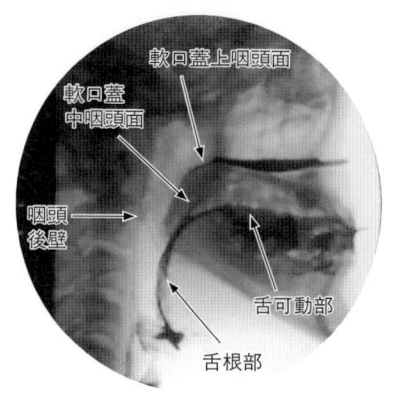

図 6　正常例安静時
　舌可動部，舌根部，軟口蓋上咽頭面，中咽頭面，咽頭後壁，硬口蓋表面に造影剤が付着している．軟口蓋は下垂している．

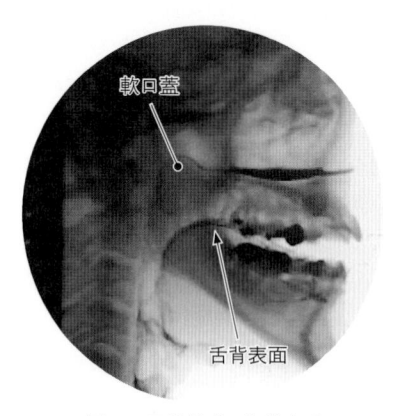

図 7　正常例［ア］構音時
　舌の後方部が後上方に移動し，声道が狭められる．軟口蓋は挙上し咽頭後壁と接して，鼻咽腔が閉鎖される．舌と口蓋の接触はない．

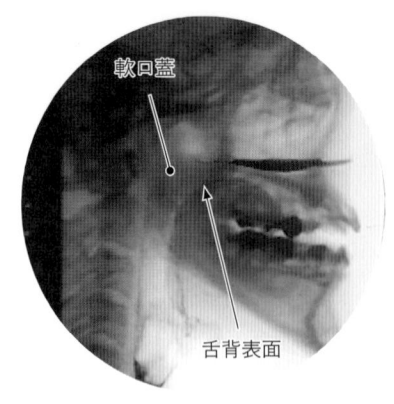

図8 正常例［カ］構音時
舌全体が上方に移動し，舌背表面が軟口蓋と接する．

d．舌がん術後例安静時，［カ］構音時（図9）

42歳男性で，舌がんT3（UICC 1987年版）のため舌亜全摘，腹直筋皮弁による再建手術を受けた症例である．舌可動部は80％切除されたが，舌根部は20％の切除である．安静時所見では，再建舌が大きく舌根が正常よりも後方に突出しているが，舌根と咽頭後壁の間には間隙が認められ，呼吸困難はない．［カ］構音時，舌根部と咽頭後壁が接し（矢印），咽頭破裂音により［カ］音を代償しようとしているのがわかる．

④ 検査時の注意

頭部を固定するため，被検者が不安を覚えることがあるので，検査の必要性，方法などについては予め説明をし，痛みはないことも伝えておく．
誤嚥が予想される患者には，慎重に検査を行う．万一誤嚥が強かったときは，胸部X線写真を撮影して経過を観察し，肺炎の徴候がないかなどについて十分注意を払う．嚥下性肺炎が疑われれば直ちに抗生物質を投与するなどの適正な処置を行なう．その際，患者の状態によっては呼吸器内科医に適宜相談をすることも必要である．
構音評価のみを目的として造影検査を行なうときは，試しに少量の水を飲ませて，強度の誤嚥が認められたら検査を延期または中止するといった配慮も必要である．
緩下剤投与は通常の構音検査のみを行うときには必要ないが，造影剤の使用量が多かったときや，被検者がふだんから便秘がちのときは，状況に応じて緩下剤投与を考慮する．

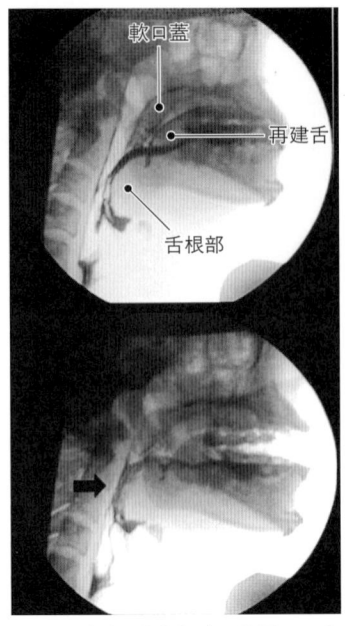

図9 舌がん術後例（42歳男T3舌亜全摘，腹直筋皮弁による再建手術後）（上：安静時，下：［カ］構音時）
舌可動部は80％切除，舌根部は20％切除された．安静時，再建舌が大きく舌根が正常よりも後方に突出しているが，舌根と咽頭後壁の間には間隙がある．［カ］構音時，舌根部と咽頭後壁が接し（矢印），咽頭破裂音により［カ］音が代償されている．

2）超音波断層法

超音波断層法は非侵襲的でベッドサイドあるいは外来で，繰り返し行なうことのできる検査法であり，構音の評価法としても古くから試みがあった[2)3)]が，未だに普及しているとはいいがたい．その理由として挙げられるのは口腔，咽頭領域には空気や骨が多いこと，検査結果の再現性，定量化に難があることなどである．しかし，診断機器の進歩とともに，探触子の形状や走査方法を工夫すると，経皮的に口腔内の明瞭な超音波像を得ることが可能となった[4)5)]．本項では以上の点を踏まえ，超音波断層法を用いた構音器官描出の有用性と限界について述べることとする．

（1）目的

安静時の舌可動部，舌根部，軟口蓋の位置ならびに構音時の舌可動部，舌根部の動きを評価する．

（2）超音波診断の理論

超音波とは，通常では人間が聞き取ることのできない 20,000 Hz 以上の周波数をもつ音を指す．周波数とは音波が 1 秒間に振動する回数を表したもので，Hz（ヘルツ）は周波数の単位である．人間が日常会話でよく耳にする周波数の範囲は 500 —2,000 Hz であり，500 Hz の場合は，1 秒間に 500 回，2,000 Hz の音波は 1 秒間に 2,000 回振動することになる．一方，現在の超音波診断には 3.5—40 MHz という高い周波数が使われる（1 MHz＝1,000 KHz，1 KHz＝1,000 Hz．

超音波は均一な媒質の中では直進するが，異なる媒質の境界面では反射，散乱，屈折がおきる．生体組織に入射された超音波は体内の密度が異なる様々な部位で反射，散乱，屈折を繰り返しながら伝搬していく．生体からの反射波の強いところを明るく，弱いところを暗く表示して，生体の断層像を作るのが B モード（Brightness mode）法であり，ここでは B モード法による検査法について述べる．

（3）準備

① 超音波診断装置と探触子（図 10）

超音波診断装置にはカラードプラ表示の可能な大型のものから，卓上タイプの小型のものまで各種発売されているが，構音評価には特別な機能を備えたものは必要ではなく，B モード表示が可能であれば，通常使用する範囲の装置で良い．探触子は超音波を送受信する装置で，現在はリアルタイム表示のものがよく使われる．探触子の形状は良好な画像を得るために重要な要因である．構音評価には，舌根部を含む舌表面の全体像を把握しやすいという理由から，オトガイ下に密着しやすい小型のコンベックスタイプで，視野角の大きいもの（60°～90°位）が適している．探触子の周波数は 5 MHz が望ましい．頸部の走査で一般に用いられる 7.5 MHz の探触子でも施行可能だが，高周波数の方が舌表面が不鮮明となりやすい．本検査の目的は軟部組織内の小病変を検索することではなく，舌の表面を明瞭に描出することにあるので，必ずしも 7.5 MHz の探触子にこだわる必要はない．

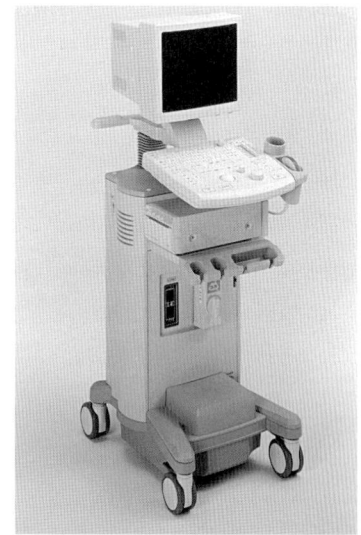

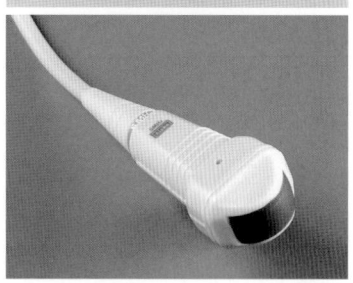

図 10 超音波診断装置と探触子
超音波診断装置は通常のものでよい．探触子はできれば小型のコンベックスタイプで視野角の大きいもの（60°～90°位）が，舌全体を観察するのに便利である．周波数は 5 MHz または 7.5 MHz が適している．

② ゼリー

皮膚と探触子の密着性を高めるために必要である．

③ 記録装置

静止画をプリンター，動画をビデオに記録する．また，可能ならマイクを用意し，音声も同時に記録する．

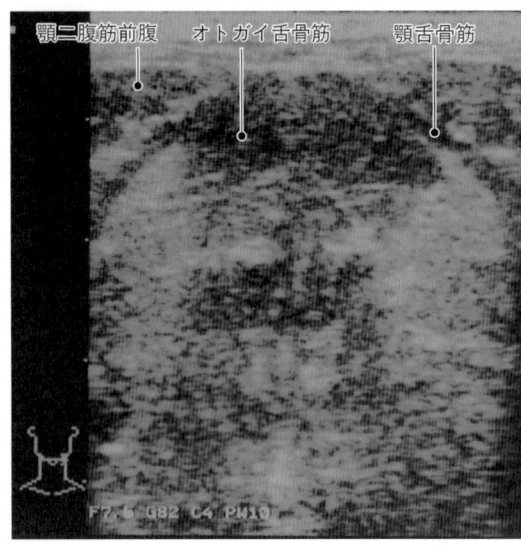

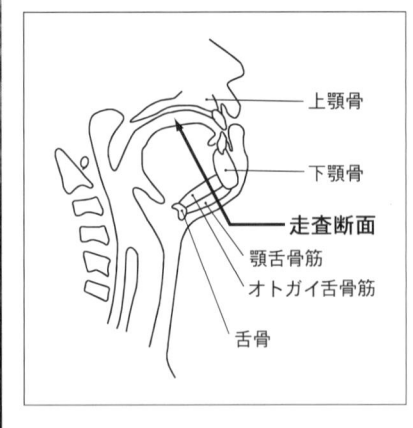

図11 正常，安静時前額断
皮膚表面から探触子をあてているので，図の上方が皮膚表面，下方が口腔側である．正常例では，皮膚側から順に，顎二腹筋前腹，顎舌骨筋，オトガイ舌骨筋を容易に同定できる．

(4) 実際の検査

① 被検者の位置

頸部を検査するときは，仰臥位が一般的であるが，**構音時の舌など構音器官を観察するときには座位が好ましい**．通常，構音する状態は座位または立位であり，仰臥位で行なうと構音器官の位置関係が変わってしまう可能性があるからである．

探触子は下方からオトガイ下にあてる．構音時，探触子の位置がずれないように，探触子を持っていない手指を被検者の皮膚にあてて，探触子を固定する．

② 正常超音波断層像

a．安静時前額断（図11）

手術後は口腔底筋が切除されていたり，さまざまな皮弁が使われているので，解剖が正常と異なるかどうかを，まず前額断で確認しておいた方が良い．通常の初期設定では，探触子と接する皮膚面が画面の上方に，皮膚から深層に向かう部分が画面の下方となるので，超音波像がふだんの感覚と逆に表示されることに注意する．正常では，皮膚側から順に，顎二腹筋前腹，顎舌骨筋，オトガイ舌骨筋を確認することができる．画面の下方が口腔側である．

b．安静時矢状断（図12〜15）

いずれも正中矢状断像である．描出された位置を明確にするため，左端に舌骨が入るようにした．このときのモニター画面は，頸部検査の時とは異なり，拡大しすぎない方が見やすい．図の左端にある一目盛りは1cmである．図12は通常の初期設定のままなので，図11と同様に画面の下方が口腔内である．超音波は粘膜と空気の境界面で大部分が反射するため，舌根部および舌可動部口腔側粘膜の表面は高エコーに描出される．舌根部粘膜に比べ可動部粘膜の方が平滑なので，明瞭な像が得られる．また，舌骨の部分には強い音響陰影がみられる．軟口蓋は，上咽頭面の一部が高エコーに描出される．ただし軟口蓋の描出は，口腔内で舌背の一部が軟口蓋と接触した位置にあるときに限って可能である．このとき，軟口蓋中咽頭面は舌背の高エコー域と重なることになる．

図13は超音波診断装置に付いている反転スイッチを使い上下を逆に表示したもので，図の上方が口腔側，下方が皮膚側となる．この表示法の方が被検者の体位や造影所見の方向とモニター画面に表示される像の方向が一致するので，解剖構造を理解しやすい．口腔内で舌背を口蓋から離れたところに保つようにすると，舌と軟口蓋の間に空

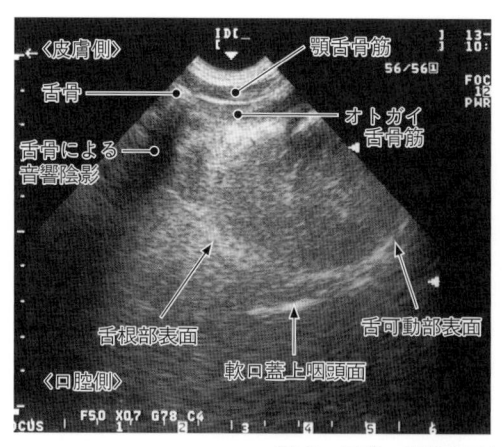

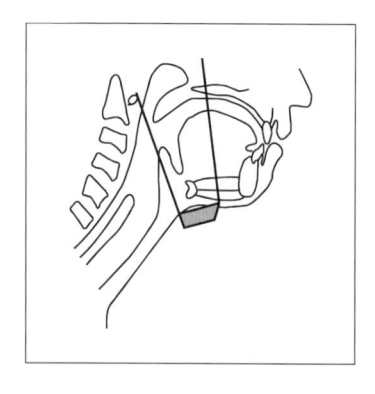

図12 正常，安静時正中矢状断-1

画面の右が腹側，左が背側である．上下は図11と同様に図の上方が皮膚表面，下方が口腔側と，通常の感覚と逆になる．描出された部位がどこかを明確にするため，後方は舌骨まで画面に入るようにした．画面左の音響陰影は舌骨によるものである．舌可動部の表面は比較的明瞭で平滑に，舌根部表面は凹凸があり舌可動部表面より不鮮明にみえる．この他，軟口蓋上咽頭面の一部が高エコーに描出される．中咽頭面は舌背の高エコー域と重なる．

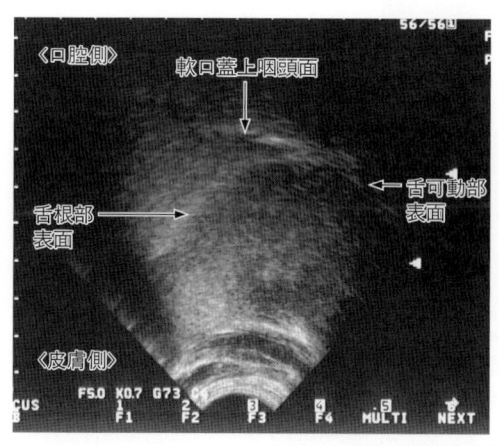

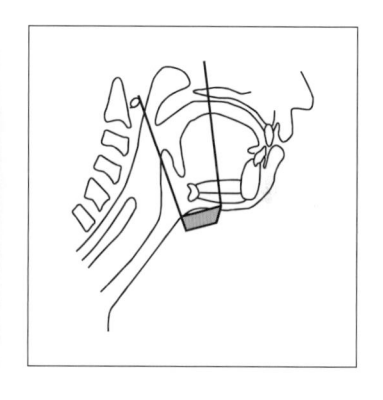

図13 正常，安静時正中矢状断-2

位置関係をわかりやすくするため，反転スイッチを使い，図12の上下を逆に表示した図である．座位で検査をしている場合，この表示の方が実際の被検者の体位と一致するので理解しやすい．

気が介在することになるので，同じ安静時でも図13とは異なって軟口蓋は描出されなくなる（図14）．探触子を前方に移動して，画面の左端がちょうど舌骨の部分と一致する付近では，前方に下顎骨の音響陰影が出現してくる（図15）．舌尖部は下顎骨があるため描出されない．

c．[ア] 構音時（図16）

図15の位置で，[ア]と構音したときの超音波像である．舌全体が後方に移動し，さらに舌の後方部分が前方より高くなっている．軟口蓋と舌との接触はなく，軟口蓋は描出されない．

d．[オ] 構音時（図17）

[ア]構音時と比較すると，後方の高まりが強いことがわかる．

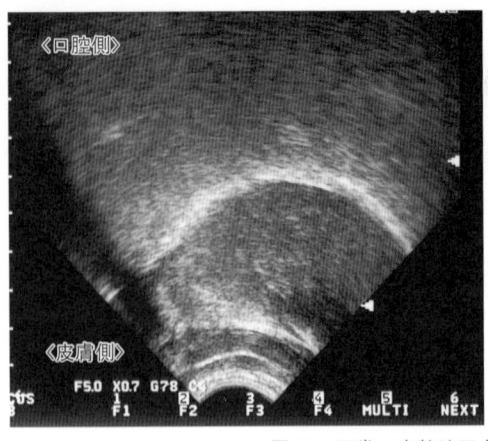

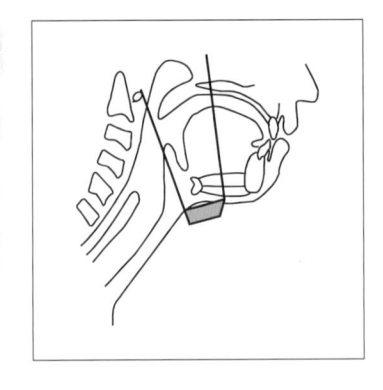

図14　正常，安静時正中矢状断-3
　図12と同じ安静時だが，舌背を口蓋から離れた位置に保ったところである．舌と軟口蓋の間に空気が介在するため，軟口蓋は描出されなくなる．

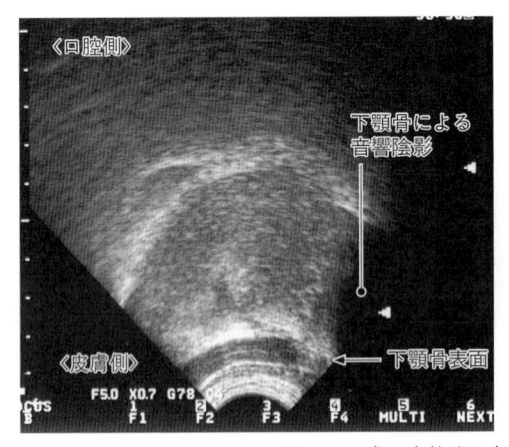

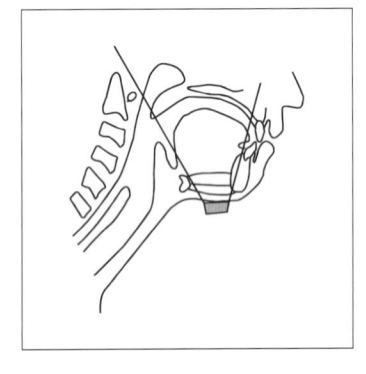

図15　正常，安静時正中矢状断-4
　図13よりさらに前方の部分．画面の左端がちょうど舌骨の部と一致する付近の超音波断層像である．前方に下顎骨の音響陰影が出現してくる．舌尖部は下顎骨があるため描出されない．

（5）検査時の注意

　超音波検査は他の画像診断と異なって，操作者自身が探触子を持ち，探触子の位置や向きを様々に変えて画像を描出することが可能なので，検査の自由度が高いという長所をもつ反面，ある画像について，そのときの操作者以外の者が同じ画像を描出しようとすると，再現性が低くなる可能性がある．そこで得られた画像所見の客観性を保証するため，できるだけわかりやすい解剖学的構造物を目標に決めて，同一画面内に一緒に記録するように努める．また，同一人が検査するときも，毎回，同じ目標物が入るように画像を記録しておくと，所見を比較するときなどに，より客観的な情報が得られる．構音検査では，舌骨が目安の一つとしてわかりやすい．

　また，検査中は探触子の位置が動いてしまわないよう，探触子を把持する以外の指を被検者の皮膚に固定する．ただし探触子の位置は絶対に変えないのではなく，探触子を持つ指に柔軟性をもたせ，構音などの動作によって皮膚表面が移動した

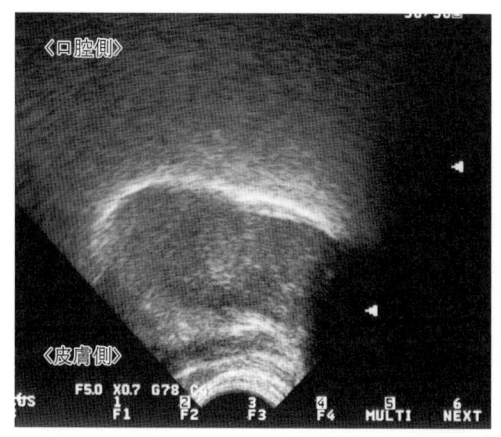

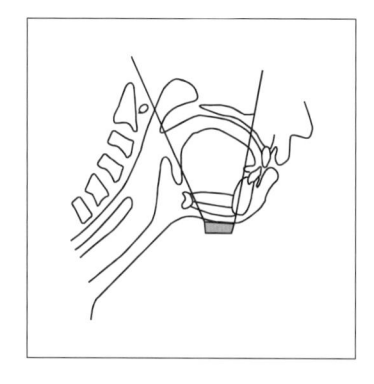

図16 正常,[ア]構音時正中矢状断
図15の位置で,[ア]と構音したときの超音波像である.舌全体が後方に移動し,さらに舌の後方部分が前方より高くなっている.軟口蓋と舌との接触はない.

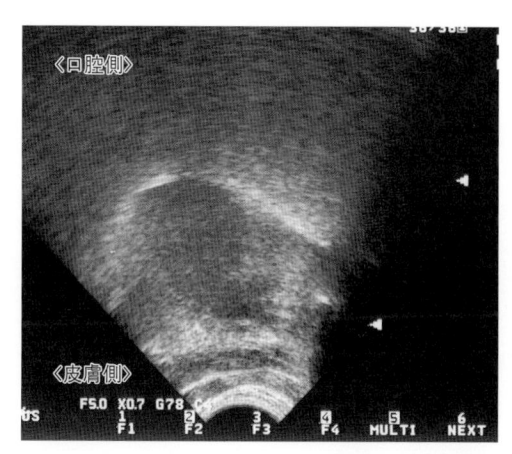

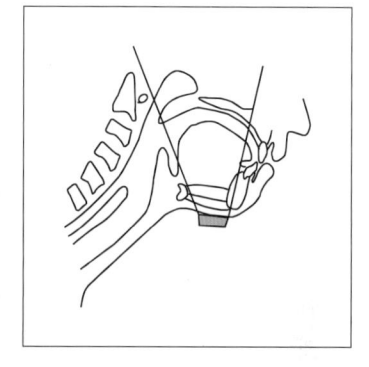

図17 正常,[オ]構音時正中矢状断
[ア]構音時と比較すると,後方の高まりが強いことがわかる.

とき,探触子もそれにあわせてある程度動かし,皮膚にかかる圧力が一定となるようにしたほうが,良好な画像が得られる.

3)検査の意義

造影検査では,構音時の舌運動とともに,軟口蓋,咽頭後壁の動きも同時に観察することが可能である.口腔・中咽頭がんの術後に障害を受けやすいタ行音,カ行音[6,7]のうち,パラトグラフィーなど他の検査法では解析が困難なカ行音の構音動態を知るのに適している.カ行音の代償方法として,咽頭破裂音や軟口蓋挙上抑制などいくつかの型が知られている[1,8]ので,実際の舌の位置や容積を確認し,どのような構音訓練が有効か,また,代償構音を指導するならどのタイプがよいか,あるいは,構音訓練だけでは困難で補綴物を用いたほうがよいかなどの判断に利用する.また,鼻咽腔閉鎖機能を同時に検索したい症例にも有用な検査法である[9].しかし被曝の問題があるので,無制限に何回でも行なうことができないという難点がある.

超音波断層法の長所は,侵襲がなく場所を選ばずに施行可能なことである.一方,定量的な評価が造影に比べると困難なこと,超音波の性質上,

描出可能な部位に限界があるといった短所があり，**超音波断層法と造影検査をうまく使い分けることが，今後，中咽頭・口腔がんの術後構音評価，構音訓練を発展させるために不可欠の方策であろう**．具体的には，造影で詳細な評価を行い，超音波断層法で経過観察をする，あるいは構音訓練の際の視覚的なフィードバックに利用するのが現実的な方法と思われる．

（古川政樹）

文献

1) 古川政樹, 古川まどか, 伊藤元信：口腔・咽頭造影による舌癌術後代償構音の検討/k/音について．リハビリテーション医学, 33(2)：115-119, 1996.
2) 道脇幸博, 鈴木規子, 今井智子, 道 健一他：遊離前腕皮弁による舌・口腔再建後の舌運動について．第一報：口底部に進展した歯肉癌症例について．日口外誌, 33：1845-1853, 1987.
3) 志水康雄, 今井二郎, 斉藤佐和, 松木澄憲, 星 龍夫：超音波による発音指導の試み．養護・訓練研究, 2：23-31, 1989.
4) 古川政樹, 古川まどか, 陰里ゆうみ, 山本博子, 佃 守, 伊藤恵子：超音波断層法にによる口腔・中咽頭腫瘍の評価．耳鼻, 40(4)：582-588, 1994.
5) 陰里ゆうみ, 佃 守：口腔・中咽頭の腫瘤性病変の超音断層像．JOHNS, 13(6)：879-886, 1997.
6) 熊倉勇美：舌切除後の構音機能に関する研究―舌癌60症例の検討―．音声言語医学, 26：224-235, 1985.
7) 伊藤元信, 古川政樹：舌切除・再建術を受けた患者の発話明瞭度．音声言語医学, 32：347-353, 1991.
8) 古川政樹, 久保田彰, 古川まどか, 伊藤元信：口腔・咽頭造影を用いた構音障害症例の検討．耳展, 38(4)：504, 1995.
9) 古川政樹, 古川まどか, 澤島政行, 持松いづみ, 佃 守, 大石公直, 澤木修二, 吉田豊一, 古川 滋, 伊藤元信：長掌筋腱付遊離皮弁による軟口蓋動的再建例の鼻咽腔閉鎖機能．耳喉・頭頸, 63(12)：873-880, 1991.

第3章　構音障害のリハビリテーション

3 歯科補綴的アプローチ

　本項において，歯科補綴的アプローチに初めてふれられる読者のために，まずその専門領域について概説しておきたい．歯科補綴領域（prosthetic dentistry）は，歯および歯列の欠損を人工的に補う技術体系に源を発しており，現在では種々の補綴装置を用いて口腔機能の再建と維持管理を行うことを目的とした臨床歯科医学の一分野を構成している．頭頸部がん患者に対する補綴治療（prosthetic treatment）の歴史は古く，また適用範囲も広い．特に顎骨や顔面組織の欠損を有する患者に対し，補綴装置を用いて機能や審美性の回復をはかる場合を歯科領域では顎顔面補綴治療学（maxillofacial prosthetics）と呼んでいるが，本書では歯科補綴的アプローチという呼称を用いる．

　本項では，構音障害のリハビリテーションにおける歯科補綴的アプローチの手法と効果について概説するが，補綴装置は咀嚼・嚥下・構音の3大口腔機能を同時に回復することを目的として製作されることが多い．本書では，補綴装置の適用に際して必要な診査項目，術後早期における補綴装置の製作法と適用法，咀嚼・嚥下機能のリハビリテーションにおける歯科補綴的アプローチ，補綴装置によって回復した機能を維持するために必要な口腔ケアについて，それぞれの項で解説しているので併せて参照していただきたい．

1　口腔がん術後患者の構音障害の様相

　口腔がん術後患者の構音障害は，がんの部位によって大きく傾向が異なり，さらに手術侵襲の程度や再建方法によってさまざまなレベルを呈する．例えば，上顎がん術後患者の場合，上顎切除によって口腔と鼻腔（副鼻腔）とが交通し，共鳴の異常と構音点の喪失によって，語音明瞭度は平均して30％台（高度〜中等度構音障害）に低下する[1-6]．したがって，歯科補綴的アプローチや手術的アプローチが行われない限り，患者の機能的満足度は非常に低く，社会生活への復帰は困難である．

　一方，下顎歯肉・舌・口腔底に原発したがんの場合，進展度に応じてさまざまな切除と再建が行われるが，術後の構音機能もそれによって大きく影響を受ける．舌の切除範囲と再建の成否は術後の構音機能と患者の機能的満足度に大きく影響するが，さらに機能訓練や歯科補綴的アプローチがその改善に重要な役割を果たす．

2　補綴的アプローチの種類

　構音障害に対する補綴的アプローチにおいては，さまざまな補綴装置が用いられる（表1）．補綴装置の種類は，その設定部位と作用機序によって区別され，適材適所に応用されなければならない．

　例えば，上顎領域のがん術後患者の場合，切除された口蓋，歯槽部，歯肉，歯列などの固有口腔組織を補綴装置で形態的に再建することによって，大きな効果が得られる．しかし，軟口蓋部に手術侵襲が及んでいる場合，組織欠損だけでなく鼻咽腔閉鎖機能障害を生じるため，その様態に応じて各種の鼻咽腔部補綴装置を使い分けなければならない．さらに，舌・口腔底・中咽頭領域のがん術後患者の場合，低下した機能を代償・賦活する役割が補綴装置に求められる．

　構音機能のリハビリテーションにおいて補綴的

表1 構音障害に対する補綴装置の種類

	固有口腔	鼻咽腔部
組織の欠損を回復する装置	歯の欠損（固定性） ［冠・架橋義歯］ 歯，歯槽骨の欠損 ［部分床義歯・全部床義歯］ 対象：齲蝕，歯周病，外傷による歯の喪失 歯，歯槽骨，顎骨の欠損 ［顎義歯，栓塞子］ 対象：口唇口蓋裂，口腔がん術後 歯，歯槽骨，顎骨，顔面の欠損 ［エピテーゼ］ 対象：口腔がん術後，	軟口蓋欠損に対して ［栓塞子］ 対象：口唇口蓋裂，口腔・中咽頭がん術後
機能を代償・賦活化する装置	舌接触補助床（PAP） 対象：舌・口腔底がん術後，慢性進行性麻痺，脳血管障害	軟口蓋挙上装置（PLP） 対象：口唇口蓋裂，中咽頭がん術後，脳血管障害，慢性進行性麻痺 スピーチエイド 対象：口唇口蓋裂，中咽頭がん術後

注1）固定性の補綴装置を除き，固有口腔の補綴装置と鼻咽腔の補綴装置は症例に応じて組み合わされる（例：部分床義歯型PLP）．
注2）器質性と運動障害性の構音障害が併存している症例では，それらを複合した補綴装置が用いられる（例：全部床義歯型PAP）．

アプローチによる効果を挙げるためには，まず本書において詳述されている機能診断（構音だけでなく，咀嚼，嚥下機能も含めて）に基づいて適切な装置の選択と設計を行うことと，手術的アプローチや機能訓練との連携をはかることが不可欠である．したがって，**歯科補綴的アプローチの担い手である歯科医師は，術前あるいは術後早期から他職種と共同してリハビリテーションに参加すべきである．**以下に，各種補綴装置を用いた構音機能回復の実際について解説する．

3 顎義歯による構音機能回復

顎義歯（図1）とは，通常の義歯のように歯と歯肉・歯槽部を補うだけでなく，顎骨の欠損も補う役目をもった補綴装置であり，義顎，プロテーゼ，オブチュレータといった別称も使われている．顎義歯は上顎がん摘出後に製作される頻度が高く，歯科領域で製作される顎補綴装置の約6割を占めている[7]．上顎顎義歯の構造は，一般的に通常の上顎義歯に硬口蓋部の欠損を封鎖するための栓塞子（obturator）が付与されている．この栓塞子が口腔と鼻腔あるいは副鼻腔との間を遮断し，呼気の漏出を防ぐことによって開鼻声（nasality）が改善され，さらに硬口蓋と歯列の形態を再現することによって構音点が回復される．顎義歯は，顎切除の範囲によってさまざまな設計が行われるが，いずれも残存口蓋と歯列による支持・把持・維持を最大限に利用する．歯列の欠損がない場合，口蓋閉鎖床タイプの装置を顎義歯に準じた設計で製作する（図2）．

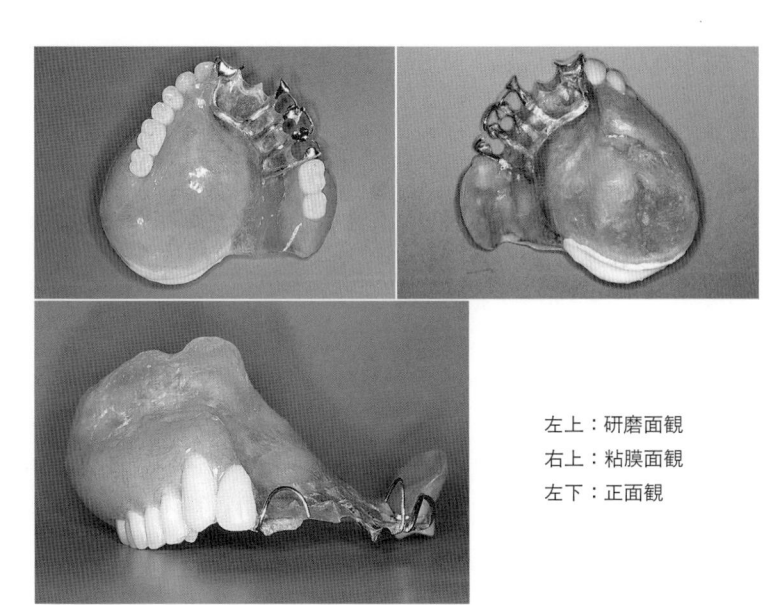

左上：研磨面観
右上：粘膜面観
左下：正面観

図1　一般的な上顎顎義歯

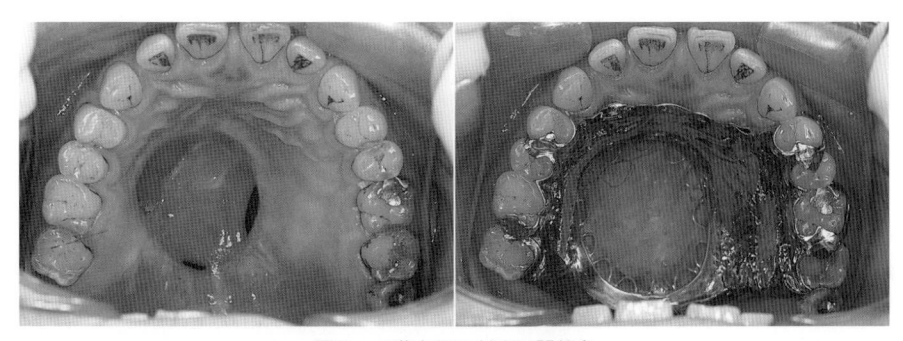

図2　口蓋欠損に対する閉鎖床

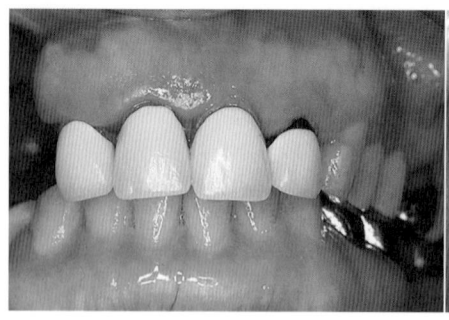

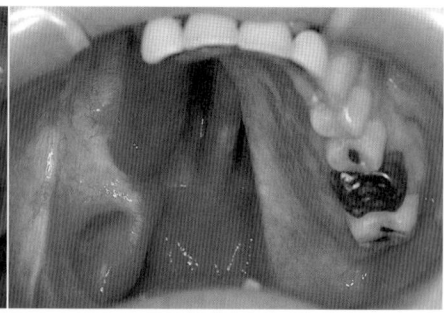

図3　症例Iの補綴科初診時口腔内

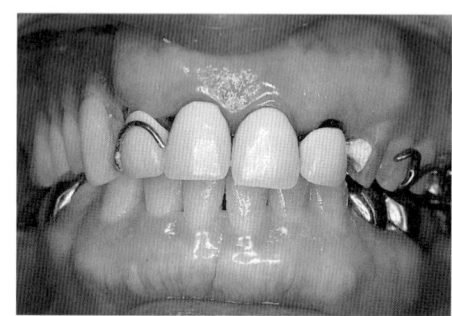

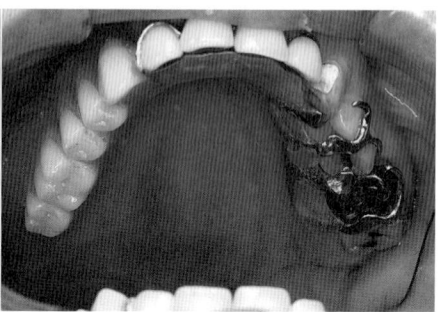

図4　上顎顎義歯を口腔内に装着したところ

　顎義歯による構音機能回復について，高端[4]は，上顎切除患者23名について語音明瞭度を調査し，顎義歯未装着時平均35.2％であったのに対し，装着時では鼻咽腔閉鎖機能に特に異常を認めない患者19名では平均85.2％と著明な改善が見られたが，鼻咽腔閉鎖不全を有する患者4名の場合，平均40.7％にとどまったと報告している．

　大澤[5]と海野ら[6]は切除範囲の影響について検討し，硬口蓋に限局している症例と軟口蓋に及んでいる症例との間で明らかな差が認められたと報告している．構音様式で比較した場合，特に破裂音，破擦音，弾音において，構音点で比較した場合，声門音を除くほとんどの音で，顎義歯の効果の低下が認められた．

　このように，切除範囲が硬口蓋に限局している場合や軟口蓋前縁に及んでいる程度であれば，顎義歯の効果は非常に高く，装着時の患者の満足度も非常に高い．一方，切除範囲が軟口蓋に及び鼻咽腔閉鎖機能障害を有している症例では，顎義歯による効果は低下するため，症例によってはバルブ（speech bulb）や挙上子（lift）などの鼻咽腔部補綴による鼻咽腔閉鎖機能の代償・賦活化が必要である．

　次に，上顎顎義歯による構音機能回復例について紹介する．

症例1：43歳，女性

1998年9月　総合病院歯科口腔外科にて，右側口蓋悪性腫瘍の診断のもとに上顎骨部分切除術施行．

1998年10月　機能回復を目的に，歯学部附属病院補綴科に紹介される（図3）．顎欠損：H6S1．咬合支持（アイヒナー分類）：B2．（138頁以下参照）歯列欠損：|7〜3|．ただちに上顎顎義歯の製作を開始．

1998年12月　上顎顎義歯装着（図4）．顎欠損の変化に応じて，月1回の割合で調整を行う．

　本症例の顎義歯装着前の語音明瞭度（日本語単音100音節）は33.1％であったが，顎義歯の装着によって特に破裂音，破擦音において著しい改善が見られた（表2）．構音器官で見た場合，舌尖，

表2 顎義歯装着による構音の変化（日本語100単音節の明瞭度，非装着時→装着時）

	唇	舌尖と歯	舌尖と歯茎	前舌面と硬口蓋	中舌面と硬口蓋	奥舌面と軟口蓋	声門
破裂音	p,b (8 → 45)		t,d (6 → 61)			k,g (35 → 63)	
摩擦音	φ (100 → 80)	s (5 → 85)		ʃ (0 → 100)	ç (65 → 65)		h (80 → 93)
破擦音		ts,dz (0 → 100)					
弾音			r (53 → 53)				
鼻音	m (53 → 93)		n (40 → 80)				
合計	(26 → 62)	(3 → 90)	(28 → 64)	(0 → 100)	(65 → 65)	(35 → 63)	(80 → 93)

(%)

表3 顎義歯が構音機能回復に効果を挙げるための条件
1．顎義歯が緊密に適合していること
2．機能時にがたつかないこと
3．顎欠損部をぴったり封鎖していること
4．歯列，歯肉，口蓋の形態が機能に調和していること

前舌面と歯，歯茎（歯肉），硬口蓋で作られる音がそれぞれ改善しており，顎義歯によって閉鎖空間としての固有口腔形態を回復した効果が表れている．装着後の語音明瞭度は70.2％であったが，これは顎欠損の範囲が大きく一部軟口蓋にも及んでいたためと考えられる．しかし，単語レベル，会話レベルでは日常生活を行う上で支障なく，咀嚼・嚥下機能もほぼ手術前のレベルに回復したので経過観察とした．

顎義歯が構音機能回復において効果を発揮するためには，表3に示すような要件を満たす必要がある．著者らの施設では，上顎がん術後患者に対する術後早期からの口腔機能回復を目的とした歯科補綴的アプローチ[8]を行って，患者の早期社会復帰を支援しているが，その術式については171頁を参照されたい．

4 舌接触補助床による構音機能回復

舌の切除・再建を行った症例において，再建舌のヴォリュームや可動域の不足により構音機能の回復が十分にはかれない場合は，舌の機能を代償するための舌接触補助床（PAP＝palatal augmentation prosthesis）の適用と機能訓練の併用が有効である．

PAPは，上顎に適用される床タイプの補綴装置で，舌切除によって得られなくなったと口蓋との接触を代償することを目的としている．上顎歯列にまったく欠損がない状態から無歯顎まで，設計上の対応が可能であり，口腔内の条件を選ばない（図5～7）．PAPの適用時期は，機能訓練の開始時期と同様に舌切除後早期が望ましい．なおPAPは，嚥下機能の改善を目的としても適用されるが，術後早期の嚥下障害に対するPAPについては，177頁を参照されたい．

PAPの効果は，舌の切除量が大きく，手術直後の語音明瞭度が低い症例の方が顕著に得られる傾向が見られる[9,10]．また，当然のことながら，年齢，社会復帰への意欲，コミュニケーションの必要度によって影響を受ける．伊藤ら[10]は，舌亜全摘・大胸筋皮弁による再建を行った39歳の症例で，PAPの装着により3ヵ月で語音明瞭度が31％から63％に回復したと報告している．

PAPは，単に舌と口蓋との接触を代償するだけではなく，機能訓練により舌を賦活化する効果を有している．舌の可動性が向上するにともない，PAPのヴォリュームは徐々に削除され，撤去に至

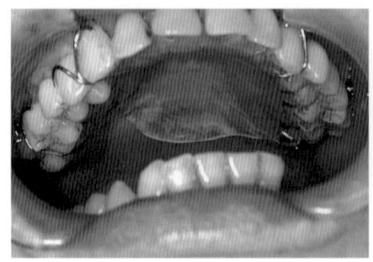

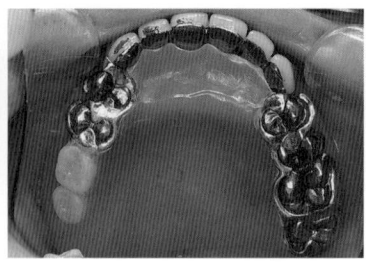

図5　口蓋床型PAP　　　図6　部分床義歯型PAP　　　図7　全部床義歯型PAP

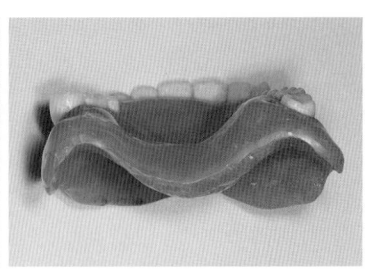

る場合もある．

　ここでは，著者らが口腔外科医および言語聴覚士と共同で行った症例[11,12]におけるPAPの製作手順を示す．

症例：69歳，男性	
1992年11月	医科大学附属病院歯科口腔外科初診．
1993年1月	舌がんの診断の下に，舌2/3および口腔底部切除，下顎骨辺縁切除ならびに大胸筋皮弁による即時再建術を施行（図8）．
1994年4月	リハビリテーション病院言語療法科にて，舌の運動訓練を開始．週1回約1時間の割合で構音訓練を行う．
1995年8月	医科大学附属病院歯科口腔外科にて，口腔外科医，歯科補綴専門医（歯学部附属病院補綴科より出向），言語聴覚士（リハビリテーション病院より出向）が共同して舌接触補助床（PAP）の製作を開始．

　舌接触補助床の製作順序は，まず上顎の印象を採得し，適合性の良い口蓋床を製作する．次に，口蓋床を患者に装着させ，発音を行わせる．あらかじめ把握している構音障害の様態に基づき，簡易パラトグラムで構音点の喪失を確認する．著者らは，簡易パラトグラムの記録に，義歯調整用クリーム（Pressure Indicator Paste®＝PIP，米国Mizzy社製，日本ではプレッシャーインディケイターペーストとしてサンデンタル㈱から発売）を用いている．他に，口蓋床にワセリンを塗布し，

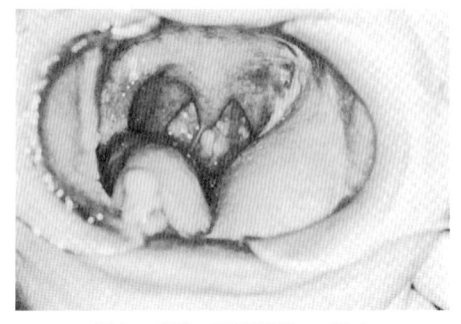

図8　切除・再建術後の口腔内
（兵庫医大歯科口腔外科学講座提供）

表4　PAPの形態形成に適した歯科用ワックス

- Periphery Wax®，MILES社
- ソフトプレートワックス®，GC社

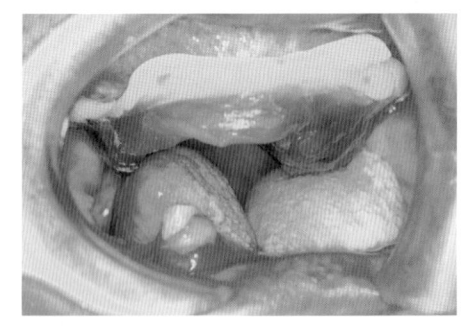

図9　口腔内でのワックスによるPAPの形成
（兵庫医大歯科口腔外科学講座提供）

歯科用アルギン酸印象材の粉末をまぶす方法もよく用いられる．

　次に，構音時に舌の接触が悪い部分に少しずつワックス（表4）を盛って患者に装着させ，発音させながら改善度を確認し，必要に応じてワックスを追加あるいは削除する（図9）．途中適宜パラ

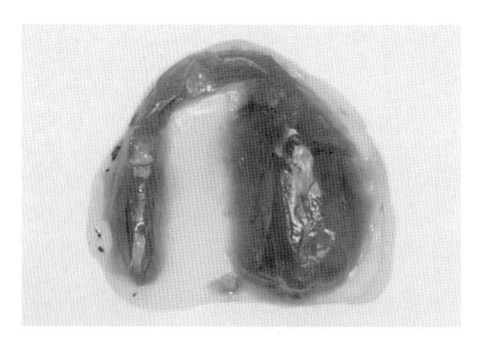

図10 形成を終了したPAPのワックスパターン
(兵庫医大歯科口腔外科学講座提供)

トグラムによって，舌の接触状態を確認する．この過程で，言語聴覚士が立ち会うことは非常に重要である．特に，歯科に紹介する以前に構音訓練を行っていた場合，患者に対する誘導や，聴覚的な印象による確認は，歯科医師がPAPの形成を効率良く行う上で心強い援護となる．山崎ら[13]は，PAPの形態を形成する際の基準となる発音について，語音明瞭度が50％以下の患者に対しては，[アタ]・[アキ]・[アカ]のパラトグラムを用い，60％以上の患者に対しては[アサ]・[アシャ]・[アヒャ]を追加することによって，さらに高度の改善を図ることができると報告している．

口腔内で形成されたPAPのワックスパターン（蠟原形，図10）は，歯科技工士によって埋没され，アクリリックレジンによる重合，研磨を経て完成する（図11）．本症例では，PAPを日中の4〜5時間装着するよう指示し，月1回の割合で構音訓練を行ったところ，装着1カ月後で日本語100単音節の語音明瞭度は装着前の29.8％から41.4％に向上し，舌尖と歯，前舌面と硬口蓋，中舌面と硬口蓋とで形成される摩擦音や舌尖と歯肉で形成される弾音において改善が見られた（表5）．

本症例の場合，高齢者であること，舌および周囲組織の切除範囲が大きいこと，手術から歯科補綴的アプローチ開始までの期間が長く，再建舌の

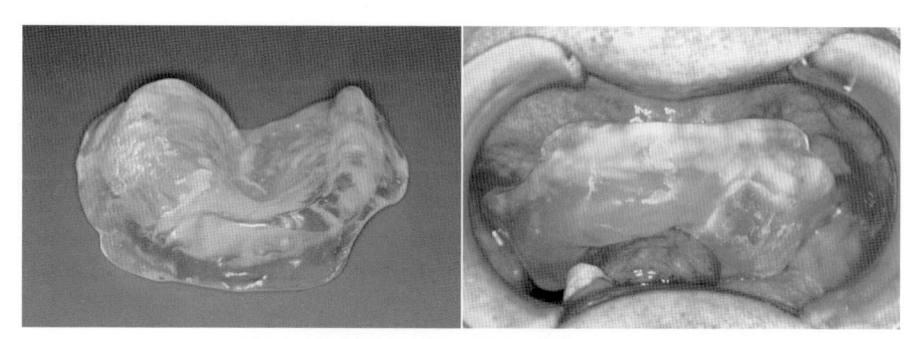

図11 完成したPAPを口腔内に装着したところ
(兵庫医大歯科口腔外科学講座提供)

表5 PAP装着による構音の変化（日本語100単音節）[12]

	唇	舌尖と歯	舌尖と歯茎	前舌面と硬口蓋	中舌面と硬口蓋	奥舌面と軟口蓋	声門
破裂音	p		×t ×d		×k ×g		
摩擦音	ɸ	●s		●ʃ	●ç		h
破擦音		×ts ×dz		×tʃ ×dʒ			
弾音			●r				
鼻音	m	n ɲ				ŋ	

● PAP装着後に改善がみられた音節
× PAP装着後に変化がみられなかった音節

ヴォリュームと可動性が非常に小さいという悪条件が重なっていたが，短期間で装着の効果が現れた．さらに，PAPをはずした状態でも明瞭度の向上が認められ，舌機能の賦活化が確認された．

一方，PAPの装着にともなう問題点として，流涎が認められた．口蓋部の小唾液腺が刺激されて分泌される粘稠な唾液は，通常義歯の維持に有効にはたらくものであるが，舌の機能不全や口唇の閉鎖不全がある場合，唾液が口腔内に貯留し多量の流涎となる．本症例の場合，審美性の回復も目的とした全部床義歯型PAPも製作したが，流涎の問題が大きく影響して常時装着には至らなかった．

このように，舌切除症例の構音機能回復における補綴的アプローチと機能訓練的アプローチの併用は，有効な手段と考えられる．しかし，それらに先立つ外科的アプローチの影響はきわめて大きいことから，今後はリハビリテーションにおける「三者併用アプローチ」の確立を目指した取り組みが強く求められる．

（小野高裕，堀　一浩，野首孝祠）

文献

1) 釜本安敏：日本語音声の構音機構に関する電気音響機器による分析的研究．耳鼻臨床，51：536〜574，1958．
2) 江口実美，佐藤意生，他：口蓋欠損が音声言語に及ぼす影響について．耳喉，39：867〜875，1967．
3) 増田正樹，福田広志，他：顎骨腫瘍摘出後のオーラル・リハビリテーションの研究（第2報）口腔機能について．口科誌，27：272〜279，1978．
4) 高端泰伸：上顎欠損補綴患者の発音機能．大阪大学歯学雑誌，31：97〜117．
5) 大澤毅晃：上顎・軟口蓋切除症例の言語障害とその治療に関する研究．口科誌，39：405〜424，1990．
6) 海野　智，増田元三郎，他：上顎切除後の発後明瞭度—構音様式別，構音点別の分析—．口科誌，48：60〜65，1999．
7) 大山喬史，石橋寛二，他：全国顎顔面補綴患者の実態調査とその診断・治療体系確立の検討．顎顔面補綴，18：43〜69，1995．
8) 小野高裕，耕田英樹，他：上顎部分切除症例に対する術後早期顎補綴．顎顔面補綴，20：79〜88，1997．
9) 今井智子，佐藤真由美，他：舌切除患者の構音訓練の経過—舌接触補助床装着例について—．音声言語医学，36：218〜227，1995．
10) 伊藤秀美，山崎光利，他：舌接触口蓋床を用いた舌切除範囲の異なる患者の構音の特徴．信学技報，SP 98-18：33〜40，1998．
11) 本田公亮，浦出雅裕，他：舌切除後の口腔機能回復における補綴装置の応用．顎顔面補綴，19：110〜116，1996．
12) 熊倉勇美：舌機能と構音．音声言語医学，38：390〜395，1997．
13) 山崎光利，伊藤秀美，他：パラトグラム利用による各種舌切除患者のための舌接触口蓋床の作製．信学技報，SP 97-121：33〜40，1998．

第3章 構音障害のリハビリテーション

4 手術的介入

　口腔・中咽頭がんの治療後に生じる構音障害の原因には口唇閉鎖不全・咬合不全・可動舌の欠損と運動制限・舌根の欠損・軟口蓋の欠損と運動制限などが挙げられる．この中で，歯牙や上顎などの欠損には補綴的なアプローチにお願いすることとなるので，外科的手技で寄与できることとしては，口唇・可動舌・舌根・軟口蓋に対することとなる．なお，口腔・中咽頭がんでは，術後障害としての構音障害と嚥下障害はある程度平衡して存在するので，多くの場合は構音障害のみでなく嚥下障害も念頭に置いた治療手段が選択されるようになっている．

1 口腔がんによる構音障害

1）口唇不全への対応

　まず，口唇の閉鎖不全への対応であるが，原因としては，口唇がん術後の口唇自体の欠落や口腔底がんの再建皮弁の不足による口唇の内陥，下顎骨合併切除や副咽頭郭清での咀嚼筋群切除による閉口制限，そして顔面神経麻痺などがある．一般的に口唇がんは高分化型で低悪性度のがんが多いため，治療中心は手術であり，がん切除後の再建には組織の色調と物性を周囲と一致させる必要があるために，残存する正常な口唇の一部をずらして補う局所皮弁による再建が行われる．当然切除範囲が狭ければ，さほど構音に影響することはないが，上口唇なり下口唇なりの1/3以上の切除を必要とするとその再建結果として，開口制限と患側の口唇閉鎖不全が生じてしまうために，口唇音や舌尖音を中心とした構音障害が出てくる．通常，その程度は軽度で特に明瞭度を極端に下げることはないが，摂食時の捕食障害も認めるようであれば，皮弁生着とがん再発がないことを確認した後に，口角形成術を追加することとなる．この口角形成術で単純に切開縫合で口唇を延長するだけでは赤唇がなくなるので，美容上の観点から口腔粘膜を翻転するような局所皮弁を追加したり，医療用の入れ墨を用いることもある．口腔底がんなどでの再建筋皮弁の量が不足している場合，長期的に見て患側口唇が筋皮弁に引っ張られる形で内陥し口唇閉鎖を障害することがある．補綴的手技で修正することが多いが，再建筋皮弁周囲の口腔粘膜を用いた局所粘膜弁による延長術で修正することも可能である．咀嚼筋群が切除されると開口障害と同時に閉口障害も認められる．これは，咀嚼筋群切除がかえって部分的におこなわれた場合に顕著で，追加手術として十分に咀嚼筋を切除し健側の咀嚼筋のみによる開口と閉口を求めると比較的良好な結果が得られる．頤部で広頸筋上まで転移リンパ節を認めるような症例で上頸部の徹底した郭清がおこなわれたり，不用意な手術操作によって顔面神経の下顎縁枝が損傷され麻痺すると構音は障害される．多くの症例はブローイングなどの訓練によって容認できる範囲になることが多いが，流涎を含めた障害が持続する場合には人工腱などを用いた口角挙上術などで口唇閉鎖を助ける必要がある．

2）舌運動障害への対応

　口腔がんで最も治療後に構音に影響を及ぼすものは，当然舌がんである．がん自体が進行していれば，それだけでかなりの構音障害を示すが，特に手術療法を選択した場合の術後の構音障害は顕著な場合が多い．がんの存在部位や深達度によって手術方法も異なってくるわけであるが，一般的

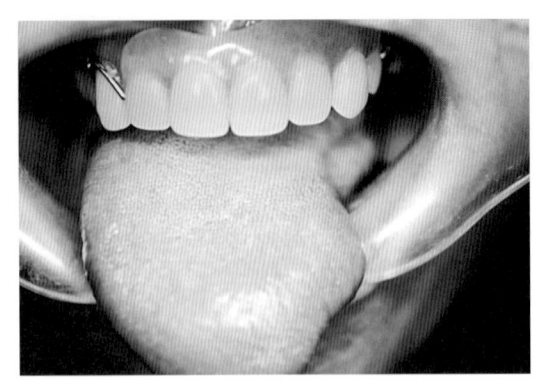

図1 舌癌（レーザー切除）

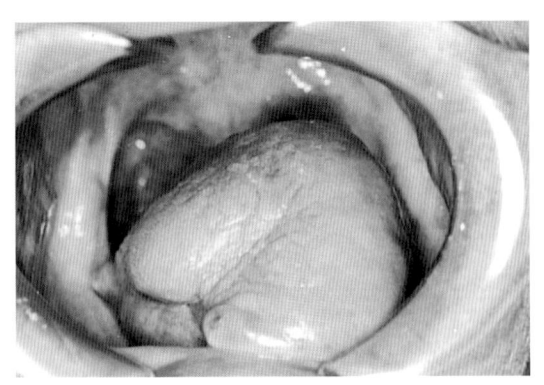

図2 舌がん（単純縫縮）

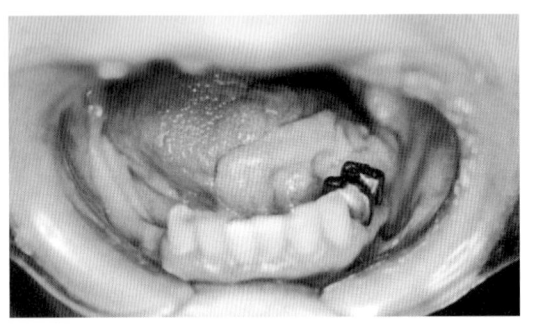

図3 舌癌（広頸筋皮弁再建）

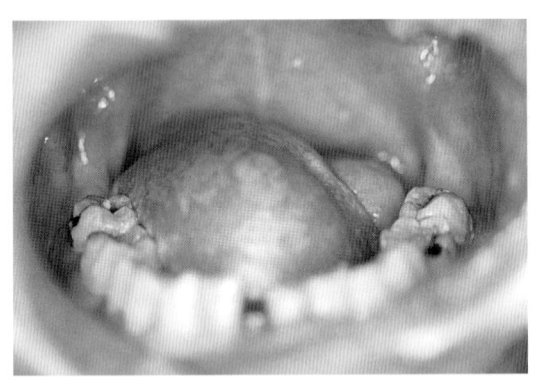

図4 大胸筋皮弁再建例（良好例）〈図2を再掲〉

に可動舌に限っていえば，やはり舌尖が温存できるかどうかということが重要になってくる．早期例であれば通常は舌尖の温存が可能であるが，その際に，近年，医療用レーザーの普及もあって，早期例でのレーザーによるいわゆる"切りっぱなし"が欧米などでは医療コストの面から推奨されることがあるが，長期的見ると術創の瘢痕形成から/r/(/l/)の歪みが見られることがある（図1）．同様のことががん切除後の単純縫縮例にもいえる（図2）．

瘢痕の形成は切除の広さよりも切除の深さに起因する部分が多いので，レーザー手術の選択では術前の画像診断などからの詳細な評価が不可欠であり，障害を残さない適応としては筋層浸潤のほとんどない外方突出性のタイプということになり，構音機能を中心に考慮すると筋層浸潤が明らかで舌尖が温存できる可動舌半切除までの症例であれば，少々の手間は必要となるが，手術による欠損範囲を薄くしなやかな前腕皮弁や広頸筋皮弁などで再建しておいたほうが，舌の運動制限を妨げることがなく良好である[1),2)]（図3）．

次に，病態が進行し舌尖を含む可動舌を半切除以上する必要があるようなstage III以上の症例では，構音に関してやはりしなやかさのある前腕皮弁や広頸筋皮弁再建例の方が良いが，嚥下機能の目から見ると，再建口腔底が広く欠損することとなるために食物残渣が停留しやすく，嚥下困難や時には混合型誤嚥を生じることがある．そのため，一般的にはがん切除による欠損範囲を十分に充填できる大胸筋皮弁や腹直筋皮弁，または前外側大腿皮弁のような比較的厚みのある筋皮弁で再建するほうが，口蓋との接触性もよく/s/などでの構音障害を少なくできる[3),4)]（図4）．

また，舌尖がないと，どうしても/t/の産生が困難となってしまう．PAPなどの補綴による調整も重要であるが，外科的対応としては，口腔内の形態としては多少いびつとなっても再建時に舌尖形

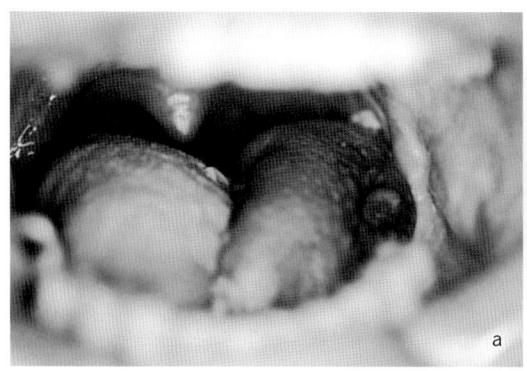

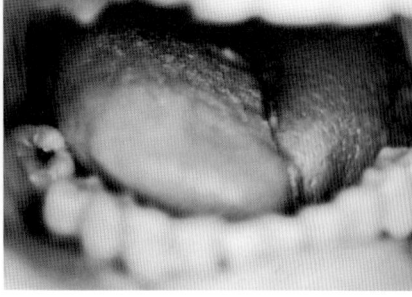

a．安静時　　　　　　　　　　　b．舌突出時
図5　舌尖形成例

成術を追加する方法がある[5),6)]（図5）．この術式の追加によって/t/の障害が極軽度ですむ．また，近年腹直筋皮弁や前外側大腿皮弁のような遊離筋皮弁の方が，従来までの大胸筋皮弁に比べ，欠損部位の形態に細やかな対応が可能であるため汎用される傾向にある[4)]．

確かに可動舌全摘のような口腔の大欠損には腹直筋皮弁のような大きな再建が望ましいと思われるが，通常の舌がんでの可動舌の切除範囲は亜全摘となることが多く，この場合大胸筋皮弁の再建でも特に問題となることはなく，血管吻合などの特殊技術を必要としない分，一般の施設でも施行可能であり有効と思われる．ただ，筋皮弁の萎縮や栄養血管を含む茎の引きつれによる筋皮弁の下垂を考慮に入れて必要量以上の長さと大きさで再建する努力は必要である．

舌がん以外の口腔がんで治療後に構音障害が生じるものとしては，舌合併切除を必要とするような口腔底がんと下顎骨を切除する下歯肉がんや上顎骨を切除する硬口蓋がんなどがある．しかし，舌合併切除をする口腔底がんに関しては，前述の舌がんの治療方針に準じることとなり，下歯肉がんの治療後に生じる構音障害に関しては歯科補綴的な対応が中心となるため，ここでの検討は省かせていただく．

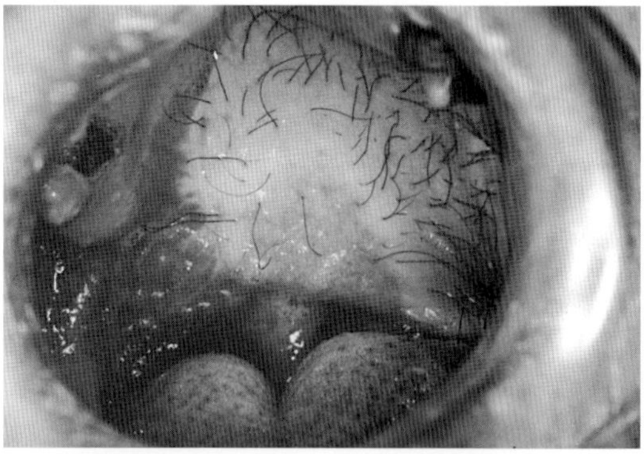

図6　軟口蓋がん（腓骨部皮弁再建）

2　中咽頭がんによる共鳴・構音障害

つぎに中咽頭がんの治療後に生じる構音障害としては，上壁がんである軟口蓋がんと前壁がんである舌根がん，そして側壁がんである口蓋扁桃がんが重要である．

1）鼻咽腔閉鎖不全への対応

軟口蓋は発声の多くの時や嚥下時に挙上し咽頭後壁と接触することで，鼻腔と咽頭を分ける遮蔽部分であるので，軟口蓋の欠損は直接共鳴・構音の障害に結びついてしまう．軟口蓋に起因する構音障害の対応は本来は初回治療時から十分に考慮されるべき内容であり，二次治療時にも方針としては同様の傾向にある．軟口蓋がんの治療は放射線療法よりも外科的治療が優先される傾向にあるが，口蓋垂を残せる1/2以下の切除であれば，本来の軟口蓋と同じような薄さの皮弁で再建しても，咽頭後壁や側壁の代償運動などのため比較的良好は患側の鼻咽腔閉鎖が得られるので共鳴・構音の障害は軽微ですむ（図6）．しかし，口蓋垂を越える軟口蓋半切除術以上の切除となった場合，

●サイドメモ10　歯科補綴か再建か（硬口蓋欠損の対策）

　上顎がんや硬口蓋がんへの根治治療としては手術療法は欠くことができないが，手術によって硬口蓋が欠損した場合には，その対応には苦慮することが多い．それは硬口蓋の欠損による咀嚼障害と上顎内への食塊残留，そして顔貌の変化の三つの問題があるからである．まず，咀嚼障害であるが，口蓋切除のため歯牙が欠損すると咬合不全から咀嚼障害，さらに嚥下障害が生じてしまう．この咬合不全は単に歯牙欠損によるもののみでなく，患側の咀嚼筋の部分切除を伴っていることが多いために増悪される傾向にあり，通常の高齢者にみられるような歯牙欠損による咬合不全よりは高度な障害を示しやすい．また，開口制限も生じるため健側での咬合のみでは十分な咀嚼が得られないことが多く，咀嚼不良な食塊を嚥下するようになる．次に，硬口蓋の欠損部の充填が十分でない場合，摂食の度に食物残渣が上顎内へ貯留することになる．このような残渣があると術創が汚染され，術面の上皮化の遅延や過度な痂皮形成，そして，感染が生じやすくなってしまう．顔貌の変化も当然ではあるが切除範囲に平行する形で変形が進んでしまう．これらの面からも治癒を求めた十分な硬口蓋切除の後には，補綴もしくは即時再建によって形態と機能温存のためにも口腔と鼻副鼻腔を完全に閉鎖する必要がある．

　従来，特に上顎がんなどでは周囲に重要臓器が隣接するために十分な正常域を付けた安全切除が困難とされていたため，局所再発の有無を外来で経過観察するためにも欠損した上顎内は筋皮弁などで再建せずに補綴によって閉鎖をすることが当然と思われていた．このプロテーゼによる対応は，手術治療でないために患者自身に及ぼす影響が少なく，高齢者やリスクの高い症例では現在なお重要な治療手段である．また，上顎の欠損は比較的容積が大きいため，DP皮弁や大胸筋皮弁のようないわゆる有茎の筋皮弁などで充填しようとしてもボリューム不足になってしまい，技術的に無理であった．ただ，口蓋の欠損にゆるみのないプロテーゼを作成し固定することは，ある程度の技術が必要であり，高齢者などで支えとなる歯牙が存在しない場合や，経時的に顎の萎縮が生じた場合など困難な場合もある．

　一方，ここ数年の傾向としては，骨組織を含む上顎欠損に対する対応としては，補綴物による閉鎖よりも遊離筋皮弁による閉鎖が選択されやすい傾向にある．その理由としては，1．頭頸部を扱う施設に歯科系として補綴医が常勤しておらず，十分に安定した補綴物が得にくい，2．血管吻合を必要とする遊離筋皮弁の手術手技が向上し，もはや特殊技術でなくなってきたことなどがあげられる．特に硬口蓋を含む上顎欠損に対しては，遊離筋皮弁の中でも腹直筋皮弁や前外側大腿皮弁などが比較的ボリュームがありデザインが自由なため，顔面の形態と咀嚼機能を保ったうえで組織欠損部位を補う目的で繁用されている．

　上記理由以外にも，次のようなことも遊離筋皮弁が使われる原因となっていると思われる．

　一般的に硬口蓋の骨切除を手術で必要とする疾患としては上顎洞がんが最も多く，その上顎洞がんは扁平上皮がんであることが最も多い．その上顎洞扁平上皮がんであれば，いわゆる三者併用療法と呼ばれる放射線療法と抗がん剤の動脈内注入と上歯肉切開によるがん摘出術で比較的高い治癒率が得られている．しかし近年は疫学的にも上顎洞がん自体が減少し，さらに組織的に扁平上皮がんのしめる割合が減ってきている．扁平上皮以外のがんでは放射線療法や抗がん剤への感受性が低いことが多く，その結果として根治治療として手術治療に依存する部分が増えている傾向にある．そして，外科的治療単独で上顎病変を完全に切除しようとすると，往々にして上歯肉のみの切開ではなく，顔面への皮膚切開を加え術野を大きく展開し，眼窩下壁や翼口蓋窩などまでが広範囲に切除されるため，組織欠損範囲を補綴のみで補うことは困難になりやすい．また，もし局所再発した

（次頁へつづく）

場合でも，再発部位が顔面の深部になるため経上顎洞的な外来観察では再発を見つけることは困難とされている．つまり，このような疾患の変化もあって，初回治療の際に再発を考えるよりも一次治療で完全摘出と組織欠損の充塡を求める方が，患者のQOLを考えると有効な場合が増えているということである．

現在のところでは，上顎欠損に対する対応として，補綴と筋皮弁再建のどちらを選択するかに関しては，治療を担当する施設の特性や術者の能力，症例ごとの腫瘍の広がりや組織型，さらには全身状態などによってまちまちである．しかし，どの方法がとられていても，治療後の摂食・嚥下障害や構音障害を治療するリハスタッフは症例の生命予後を忘れることなく，開口の程度や顎の動き，咬合の適合性をよく観察し，積極的に残存機能に働きかけるようなリハビリテーションプランを作成し対応していく必要性がある．

形態を重視した薄くしなやかな皮弁での再建では鼻咽腔閉鎖不全が顕著となり，開鼻声は防ぎようがなくなってしまう．逆に腹直筋皮弁のような厚すぎる筋皮弁による再建では鼻呼吸を障害し閉鼻声となってしまうことが多い．そこで，従来より口蓋裂の手術の際に汎用されてきた咽頭弁形成術を応用した咽頭後壁の粘膜弁による再建や，さらに薄い皮弁と粘膜弁を合わせた複合皮弁再建などのような工夫が有効となってくる．我々は薄くしなやかな腓骨皮弁と咽頭弁を組み合わせた再建を汎用しており良好な結果を得ている．それ以外にもいくつかの方法が報告されているが，いずれにせよ患側の鼻咽腔を再建組織の萎縮を考慮に入れて術直後にはぎりぎり鼻呼吸ができる程度に狭く再建することとである[7,8]．そして，鼻咽腔の閉鎖のみを求めると軟口蓋の位置が高くなりすぎて/k/のような軟口蓋といわゆる奥舌が接触して生じる軟口蓋音が難しくなるので，奥舌との接触性が保てるように通常よりも低い位置で軟口蓋を再建することが，長期的に見て良好な構音をもたらすこととなる．当然，PLPやspeech aidのような補綴による対応が有効であることに異論はないが，もし，術後性の構音障害に対し構音訓練をおこなっても開鼻声や奥舌音などの障害が持続する場合には，積極的に咽頭弁形成術などをすすめる．

2）舌根不足への対応

構音の障害として軟口蓋がんと同じように切除範囲と再建方法による問題を舌根がんの治療後に

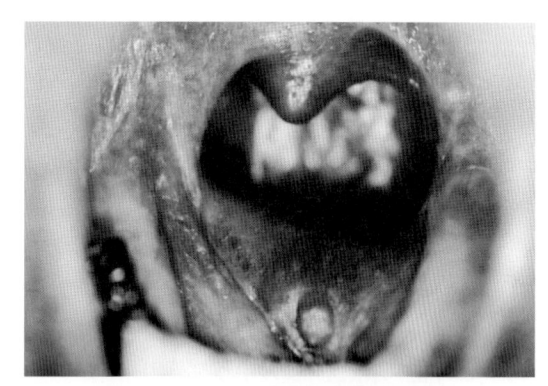

図7　舌根癌（大胸筋皮弁萎縮著明例）

抱えてしまうことが多い．一般に舌根がんは予後不良なことが多いために，初回治療時に比較的広範囲に切除され，腹直筋や大胸筋のような大きめの筋皮弁で再建される．やはり呼吸障害を生じない範囲でなるべく大きな高まりを持てるように再建することが大切であるが，当然切除範囲によっては可動舌や咽頭側壁を含む場合もあり，咽頭後壁や軟口蓋との接触性が保たれないと確実に/k/や/g/の構音障害を生じてしまう．この音の障害を持つ症例の多くは嚥下に関しても高度な障害を持つことが多いので，慎重かつ強力に構音訓練をおこなう必要があるが，再建術を施行されていても欠損は大きい場合には不可逆的な障害を残し易いため，二期的に欠損部を充塡するような厚めの筋皮弁を持ってくる再建手術が必要となることもあり得る（図7）．

その他の中咽頭がんである咽頭後壁がんや咽頭

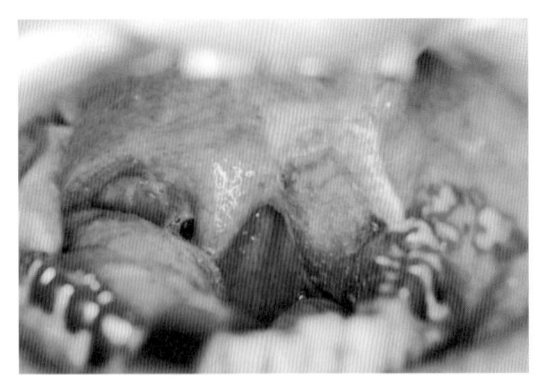

図8 中咽頭側壁癌（大胸筋皮弁再建）

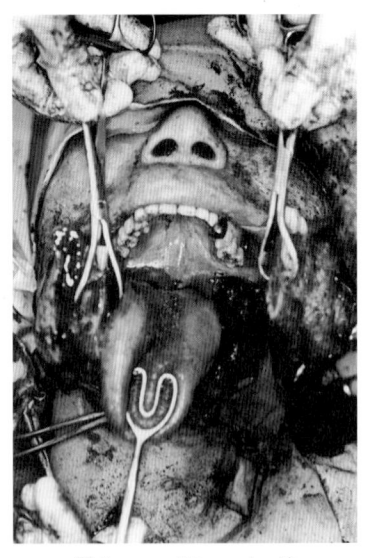

図9 mandiblar swing 法

側壁を形成する口蓋扁桃がんでは，その部位のみの切除再建であれば通常は構音障害は軽微であるが（図8），特に側壁がんの場合は往々にして切除が舌根や軟口蓋に及び，その場合には立体構造に配慮し比較的大きな筋皮弁による再建が必要となる．このような場合には，患側は大きめの筋皮弁で鼻咽腔を狭くするようにするため，術後は健側の代償運動を求めるようなリハビリテーションを行うことで良好な構音が得られるようである．

3）その他の障害への対応

最後に，口腔・中咽頭がんの拡大切除ならびに再建術をおこなう場合に頭頸部外科医はしばしば下顎を正中で切断し，口唇から口内粘膜を切断して患側咽頭に到達する mandibular swing 法と言われる手術アプローチを用いる（図9）．この方法は広い術野が得られるために確実ながん切除と縫合などの手術操作が容易となる利点はあるが，術後には患側咀嚼筋群の合併切除による下顎の運動制限やわずかであろうと咬合面のズレが生じるため咬合不全を起こすことがある．咬合不全に関しては補綴的な調節に期待することとなるが，開口制限による症状が目立つ場合には患側咀嚼筋群の切除術を考慮する必要がある．

（津田　豪太）

文献

1) 瀬戸皖一，佐藤淳一：口腔顎顔面領域の機能再建と補綴．日咽科，9：297-302，1997．
2) 斎藤　等，津田豪太，藤枝重治，他：外頸静脈を含めた新広頸筋皮弁法—頸部郭清術の併用と生着率に関するFarrの変法との比較検討—．耳鼻臨床，補63：21-26，1993．
3) 熊倉勇美：舌切除後の構音機能に関する研究．音声言語医学，26：224-235，1985．
4) 吉田豊一，前川二郎，青木文彦，他：口腔・中咽頭の再建：遊離皮弁再建10年の推移．口咽科，9：373-386，1997．
5) 浅井昌大，海老原　敏：口腔・中咽頭の拡大切除と機能再建：舌全摘・亜全摘—調音能再建の限界および誤嚥対策—．耳鼻，40：687-691，1994．
6) 今野昭義，花沢　秀，吉野泰弘，他：舌切除後の舌・口腔底再建術と術後の構音機能および咀嚼機能の評価．耳鼻，34：1393-1408，1988．
7) 古川政樹，古川まどか，澤島政行，他：長掌筋腱付遊離皮弁による軟口蓋動的再建例の鼻咽腔閉鎖機能．耳喉頭頸，63：873-880，1991．
8) 川端一嘉，鎌田信悦，高橋久昭，他：中咽頭・亜部位複合切除—嚥下能・調音能の工夫—．耳鼻，40：702-705，1994．

第4章
摂食・嚥下障害のリハビリテーション

第4章　摂食・嚥下障害のリハビリテーション

1　咀嚼機能回復のための口腔内診査と機能評価法

　咀嚼は，下顎や舌の運動が固有口腔の形態と調和して営まれる巧妙な随意運動であり，咀嚼に関与する器官の形態は1本の歯に至るまで機能と密接な調和を有している．口腔がん術後患者に生じる咀嚼障害の主因は，手術侵襲による各器官の形態と機能の不調和である．したがって，咀嚼機能の回復にあたっては，咀嚼に関与する各器官の形態がもつ機能的意義をよく理解した上で，主要な器官（口唇，頬，舌，歯列，顎堤，硬口蓋，軟口蓋）の形態的診査と機能的評価を行う必要がある．

　本項では，まず口腔がん術後患者に特徴的な組織欠損と機能障害（咀嚼機能，嚥下機能，構音機能）との関係について，上顎領域と下顎領域とに大別して概説する．次に，リハビリテーションの目標を定め，効率的な機能訓練と補綴的アプローチを適用するために必要な，顎口腔の形態的診査におけるポイントと臨床における咀嚼機能評価法について解説する．

❶　口腔がん術後患者の組織欠損と機能障害の関係

1）上顎領域（図1）の口腔がん術後患者の機能障害

①歯槽部および硬口蓋部の欠損（図2）により，食品，液体，呼気が口腔から鼻腔・副鼻腔に侵入する→咀嚼障害，嚥下障害，構音障害．
②軟口蓋部に切除が及んだ場合（図3），鼻咽腔閉鎖不全を生じることがある→嚥下障害，構音障害．
③患側の歯列の切除により，咀嚼に携わる歯が減少するとともに，上下の奥歯（臼歯）による嚙み合わせ（咬合支持）が不安定となる→咀嚼障害，構音障害．
④咀嚼筋に手術侵襲が加わった場合，瘢痕拘縮により開口障害を生じやすい→咀嚼障害．
⑤進展したがんの場合，眼窩内容物や顔面皮膚を含む切除が行われるため，顔面欠損により，経口摂取が困難となる（図4）．また，顔面欠損や顔貌の変形は，患者にとって大きな心理的負担となる→咀嚼障害，嚥下障害，構音障害．

2）下顎領域（図1）の口腔腫瘍術後患者の機能障害

①舌・口腔底部の切除が行われた場合，舌の可動性ならびにボリュームが不足する（図5）→咀嚼障害，嚥下障害，構音障害．
②下顎骨が区域切除・再建された場合，上下の歯の嚙み合わせ（咬合）に「ずれ」を生じやすい．また，下顎骨の区域切除・非再建症例では，患側への著しい「ずれ」が生じ，下顎運動も障害される（図6）→咀嚼障害．
③患側の歯列の切除により，咀嚼に携わる歯が減少するとともに，上下臼歯間の嚙み合わせ（咬合支持）が不安定となる→咀嚼障害．
④下顎神経に対する侵襲により，患側の口腔内，口唇，顔面皮膚の知覚が麻痺し，口唇周囲の筋群（口輪筋，口角下制筋など）の切除や運動神経麻痺により口唇の閉鎖が悪くなる→咀嚼障害，嚥下障害，構音障害．
⑤大唾液腺に対する侵襲，導管の圧迫や損傷により，唾液の分泌障害を生じやすい．
⑥味覚神経（鼓索神経，舌咽神経，大錐体神経，迷走神経）や味蕾を有する器官（舌，軟口蓋，

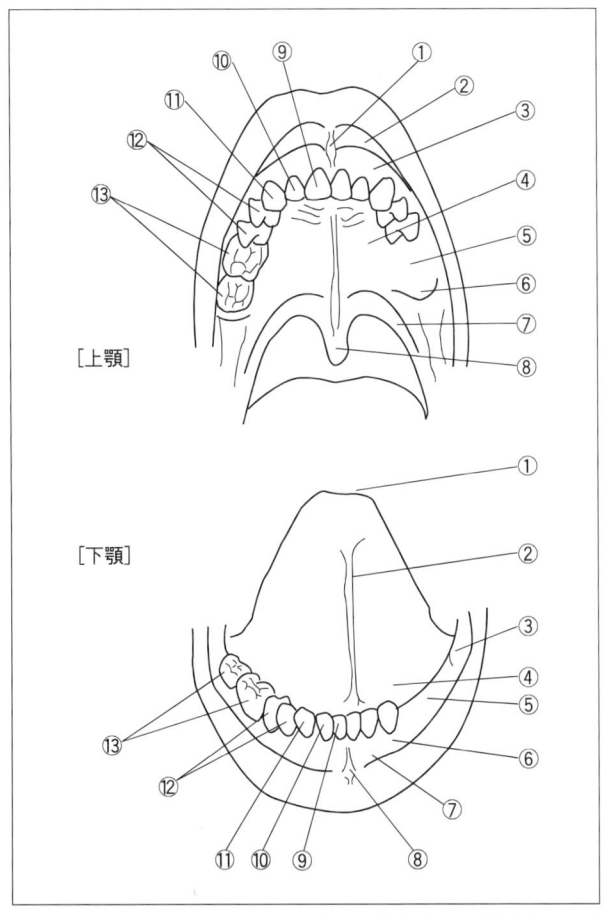

図1 口腔の図解．本項では，口腔を上顎領域と下顎領域に区別して扱う．
［上顎］①上唇小帯，②口腔前庭，③上顎歯肉，④硬口蓋，⑤欠損部顎堤，⑥上顎結節，⑦口蓋帆（軟口蓋），⑧口蓋垂（軟口蓋），⑨中切歯，⑩側切歯，⑪犬歯，⑫小臼歯，⑬大臼歯
［下顎］①舌尖，②舌小帯，③臼後三角，④口腔底，⑤欠損部顎堤，⑥下顎歯肉，⑦口腔前庭，⑧下唇小帯，⑨中切歯，⑩側切歯，⑪犬歯，⑫小臼歯，⑬大臼歯

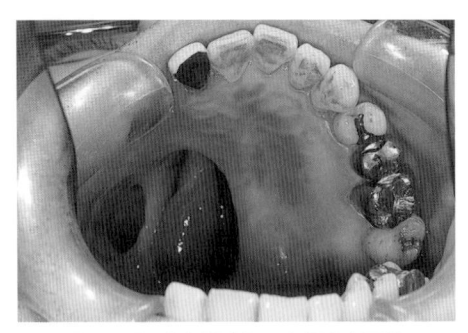

図2 硬口蓋欠損症例の上顎咬合面観．

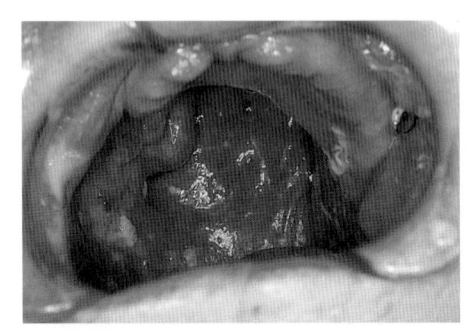

図3 軟口蓋欠損症例の口腔内．

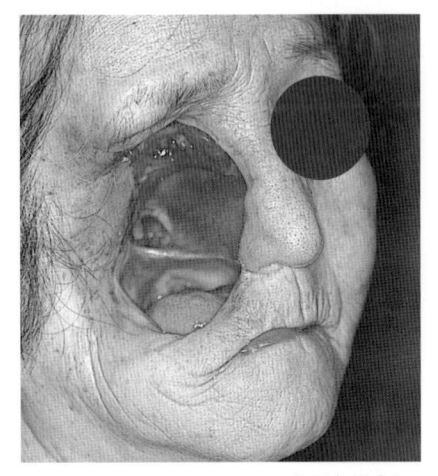

図4 進展した上顎がんによる顔面欠損症例．

咽頭，喉頭）に対する侵襲により，味覚低下を生じる．

2 形態的診査

1) 固有口腔形態の診査

　固有口腔の各構成要素における形態と咀嚼機能との関連は，歯科補綴学ならびに顎顔面補綴学の主要な研究対象の一つであり，そのうちのいくつかについては分類法が適用されている．ここでは，リハビリテーションにおける補綴的アプローチの選択に影響を及ぼし，咀嚼機能の因子として考慮すべき項目を紹介する．

(1) 硬口蓋および歯槽部の欠損範囲

　上顎領域のがん術後患者に見られる硬口蓋なら

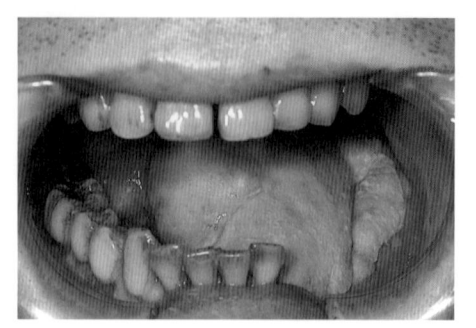

図5 舌切除・皮弁による再建が行われた症例の口腔内.

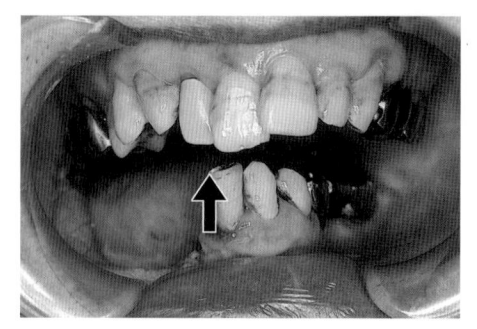

図6 下顎切除・再建が行われたが，咬合にずれを生じた症例．下顎歯列の正中（矢印）が右側へ偏位している．

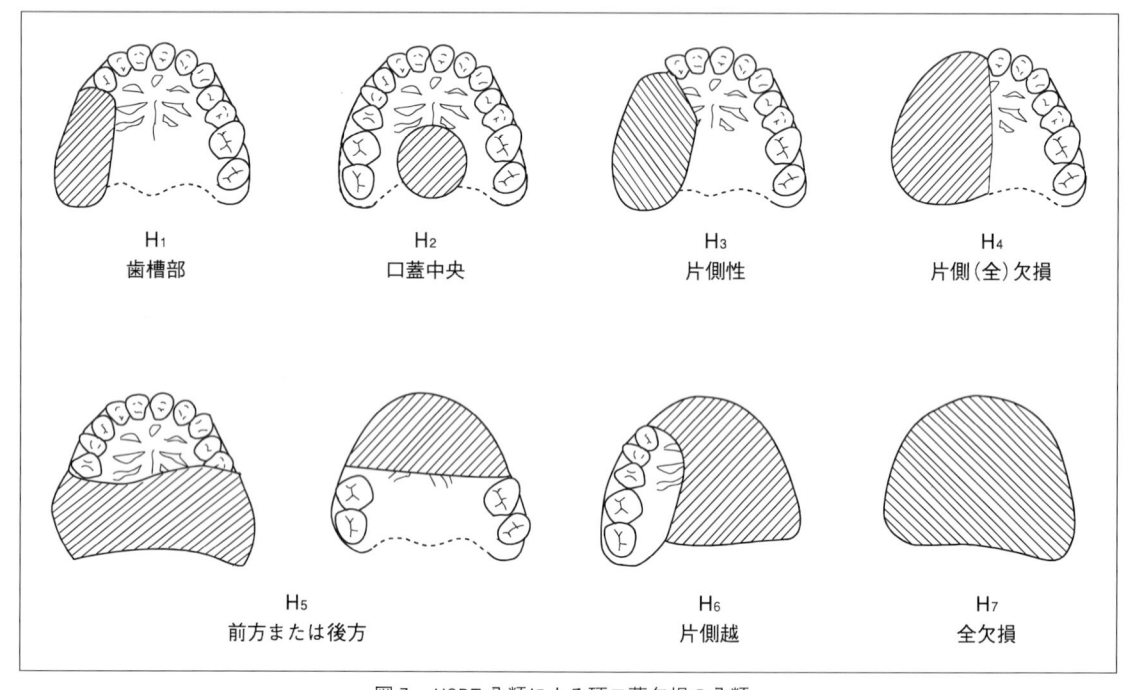

| H1 歯槽部 | H2 口蓋中央 | H3 片側性 | H4 片側（全）欠損 |

| H5 前方または後方 | H6 片側越 | H7 全欠損 |

図7 HSDT分類による硬口蓋欠損の分類．
（『口腔癌［診断と治療］』清水正嗣，小浜源郁編，デンタルダイヤモンド社，より引用.）

びに歯槽部の欠損について，松浦ら[1]はHSDT分類（H：硬口蓋および歯槽部の欠損範囲，S：軟口蓋部の欠損範囲，D：開口域，T：補綴装置を支える歯として利用可能な上顎歯の数）を提唱し，その中で欠損範囲をH0からH7まで8群に分類している（図7）．また，橋本ら[2]は，口腔前庭（oral vestible）を含むVHS分類を提唱し，顎欠損部位と再建状態の表現を試みている．

補綴治療を行った口腔がん術後患者の咀嚼機能と硬口蓋および歯槽部の顎欠損範囲との関係について，欠損範囲が大きいほど咀嚼能力が低下する傾向があり[3,4]，特に顎欠損の範囲が正中を越えた場合，咀嚼能力が大きく低下することが明らかにされている[5]．これは，顎欠損を封鎖する補綴装置（顎義歯）の維持（はずれにくいこと）や安定（がたつかないこと）が得にくくなるためである．

硬口蓋の再建については，皮弁による封鎖が以前から行われてきた．口腔と鼻腔との交通が遮断されることは患者にとって大きなメリットだが，非手術側の歯列が欠損した場合，問題を生じる（図

8）．厚みのあるクッションのような皮弁の上に義歯を装着した場合，非常に不安定となり，しかも上顎の皮弁は経時的に下垂して固有口腔の容積を減少させるため，補綴装置による咀嚼機能の回復は非常に難しい．近年，頭蓋骨による硬口蓋の再建が行われるようになったが，形態の再現性も良好で義歯の装着も可能である点が優れている．

（2）軟口蓋の欠損範囲

軟口蓋の欠損は，HSDT分類においてはS0（欠損なし）からS4（広範欠損）まで5群に分類され（図9），VHS分類では口腔前庭，硬口蓋と同様の表現方法が行われている．

軟口蓋は，発音・嚥下時に挙上して鼻咽腔の閉鎖・開放をコントロールするきわめて可動性に富んだ器官である．したがって，上顎歯肉がんなどで硬口蓋から軟口蓋前縁部に切除範囲が及んだ場合，顎義歯によって顎欠損部を補塡しても，嚥下時の軟口蓋の動きによって，液体や食物の鼻腔への漏洩を生じることが多く，顎義歯の栓塞子部（Obturator）の形態に工夫を要するところである（図10）．また，切除範囲が軟口蓋を大きく含んだ場合，口腔から咽頭への食物の移動と食塊形成が影響を受け，咀嚼の進行が阻害される．さらに，鼻咽腔閉鎖機能不全によって，食物の鼻腔への逆流を生じやすくなる．

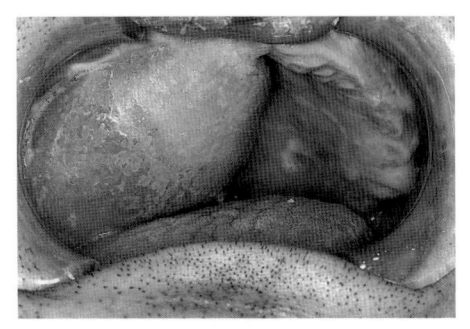

図8　硬口蓋の再建皮弁が下垂した症例の口腔内．

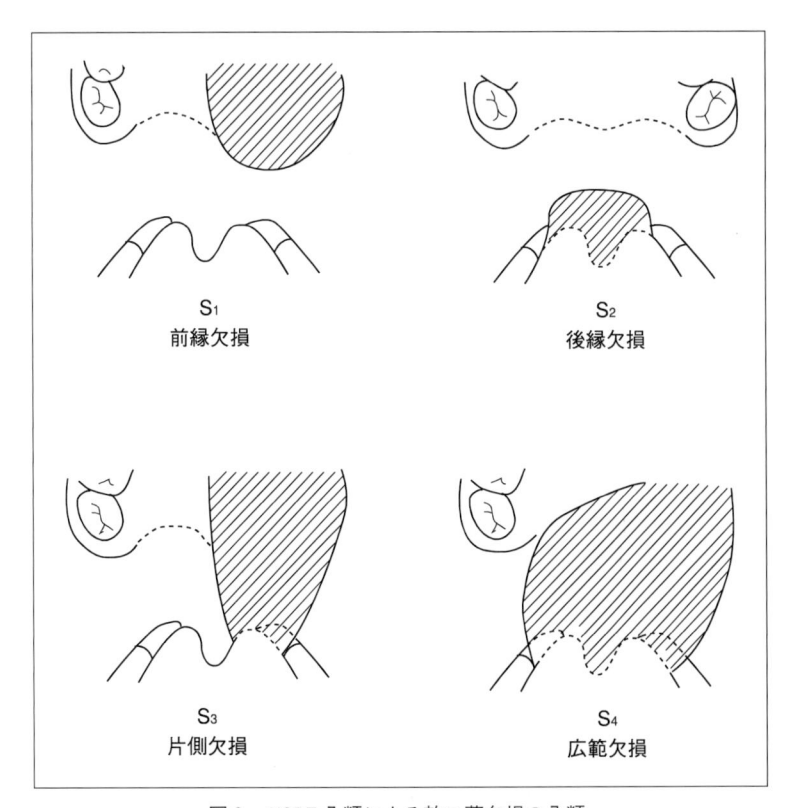

図9　HSDT分類による軟口蓋欠損の分類．
（『口腔癌［診断と治療］』清水正嗣，小浜源郁編，デンタルダイヤモンド社，より引用．）

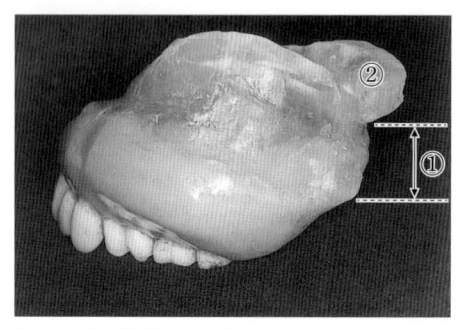

図10 軟口蓋前縁に顎欠損が及んでいる場合の顎義歯栓塞子部の形態．発音・嚥下時に軟口蓋が挙上する高さ（①）を確保して，さらにアンダーカットを利用するためにふくらみを付ける（②）．

表1 HSDT分類による上顎残存歯数の分類

残存する維持歯数 [T]	
T_0	維持歯として使用に耐える歯が7本以上残存している
T_1	5～6本
T_2	3～4本
T_3	1～2本
T_4	0

（『口腔癌［診断と治療］』清水正嗣，小浜源郁編，デンタルダイヤモンド社，より引用）

（3）歯列および咬合

上顎がん術後患者の場合，上顎の残存歯は咀嚼機能の中心であり，補綴装置（顎義歯）の固定源でもあるだけに，咀嚼機能に大きな影響を及ぼすことが報告されている[3～6]．HSDT分類においては，支台歯（補綴装置を支える歯）として利用可能な上顎歯の数（表1），VHS分類においては残存上顎歯と対合歯との噛み合わせ（咬合接触）に注目して分類，評価が行われている．

上下顎の奥歯（臼歯）の噛み合わせにより，上顎と下顎との間に「咬合支持」が作られる．咬合支持によって，下顎運動の始点と終末点が明確となり，咀嚼時下顎運動が円滑化するとともに，嚥下にかかわる諸筋群（特に舌骨上筋群ならびに舌骨下筋群）の作用の支点となるなど，その意義はきわめて大きい．

臨床における咬合支持の評価法として，アイヒナー（Eichner）の分類[7]（図11）が用いられてい

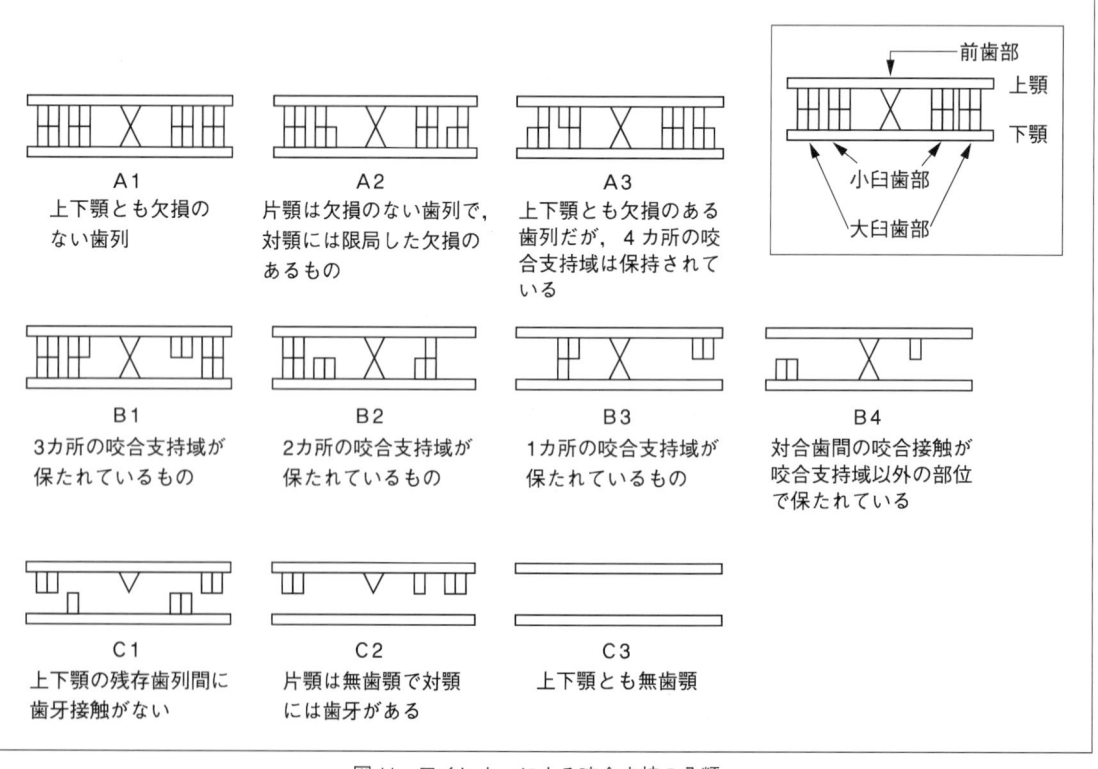

図11 アイヒナーによる咬合支持の分類．

A1 上下顎とも欠損のない歯列
A2 片顎は欠損のない歯列で，対顎には限局した欠損のあるもの
A3 上下顎とも欠損のある歯列だが，4カ所の咬合支持域は保持されている

B1 3カ所の咬合支持域が保たれているもの
B2 2カ所の咬合支持域が保たれているもの
B3 1カ所の咬合支持域が保たれているもの
B4 対合歯間の咬合接触が咬合支持域以外の部位で保たれている

C1 上下顎の残存歯列間に歯牙接触がない
C2 片顎は無歯顎で対顎には歯牙がある
C3 上下顎とも無歯顎

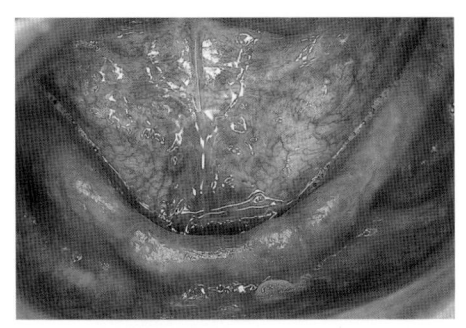

図12 一般の義歯装着者における形態の良好な下顎顎堤．高さと幅が鞍状に保たれているため，義歯の維持・安定が得やすい．

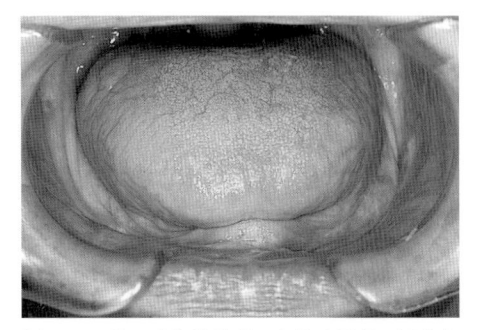

図13 一般の義歯装着者における形態の不良な下顎顎堤．吸収が進行し，義歯の維持・安定を得ることは非常に困難となっている．

る．本分類は，まず左右4カ所の「咬合支持域」を設定し，そのうち何カ所保存されているかによってA，B，Cの3群に大別し，さらに各支持域における歯の欠損状況で細分化している．本分類は，近年一般の歯科補綴臨床においても食品摂取状況や咀嚼能率との相関が認められており，予後を予測する上で有用な評価法と考えられる．

(4) 舌ならびに口腔底部

舌・口腔底部の切除・再建が行われた場合，手術後の舌は，形態においても固有口腔における位置においても健常者とは異なっており，そのボリュームと可動性が咀嚼機能に大きな影響を及ぼす．咀嚼において舌が営む動きは，口腔前方から後方へ食品を搬送する動き，咀嚼時に食品を繰り返し歯列の咬合面に載せる動き，粉砕された食品を中咽頭方向に送り込み食塊を形成する動き，さらに嚥下反射時に嚥下圧をかける動きときわめて多様である．こうした複雑な舌の動きのうち，どの動きがどの程度障害されるかは，切除範囲，切除部位，再建方法によって異なり，明確な分類は難しい．

舌機能と摂食機能との関係について，榎本ら[8]は，X線動画解析と患者の主観的評価より遊離腹直筋皮弁による再建舌の嚥下機能を評価し，再建舌の動きは方向性に乏しく小刻みで，食塊の送り込みが健常者と異なること，切除形式を前方型と側方型で比較した場合，前方型の方が嚥下機能不良であったと報告している．またHiranoら[9]は，舌切除後の摂食・嚥下機能について，食品摂取形態，VF，経管栄養の期間に対する種々の因子の影響を分析し，舌の切除範囲が拡大すると摂取形態が悪化する傾向が見られたが統計的有意差はなかったと報告している．一方，藤本ら[10]は，栄養摂取方法（Method of intake），食事時間（Time of intake），摂取食品群（Food）からなるMTFスコアと嚥下障害スコアを用いて口腔・中咽頭がん患者77症例を評価し，舌の切除範囲が拡大するとともに両スコアは有意に低下し，機能障害の程度をよく反映していたと報告している．

このように，舌・口腔底部の切除範囲は，摂食能力に大きく影響し，リハビリテーションのゴール設定やそこに至るアプローチを選択する上で重要な指標である．しかし，下顎骨の再建方法や咬合支持など他にも考慮すべき因子が存在するため，さらに詳細な検索が必要な分野であると言える．

(5) 欠損部顎堤

欠損部顎堤は，歯を喪失したのちの歯槽突起の残遺であり，補綴治療においては義歯の支持組織（座）として重要な意味をもっている．すなわち，顎堤の形態が十分な幅と高さをもっていれば義歯は安定しやすいが，顎堤が吸収し平坦化しているほど安定は悪くなり咀嚼時の疼痛などの問題が生じやすい（図12，13）．

一般の義歯装着者の顎堤は骨膜を介して固定された顎粘膜によって被覆されており，「顎粘膜が動かないこと」が義歯の座としての必須条件となっている．口腔がん術後患者において注意すべきは，

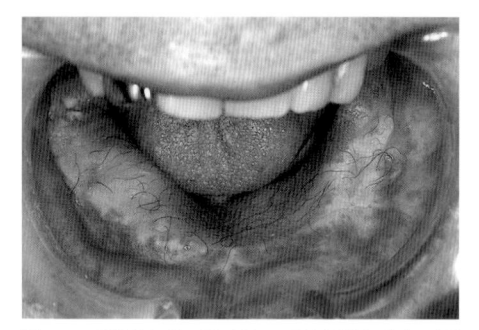

図14 下顎骨切除・再建後，可動粘膜と皮弁で覆われたがん術後患者の下顎顎堤．形態もさることながら，可動性や被圧縮性において，正常な顎堤とは大きく異なっており，義歯の維持・安定をはかるには印象法，粘膜調整法等に工夫が必要である．

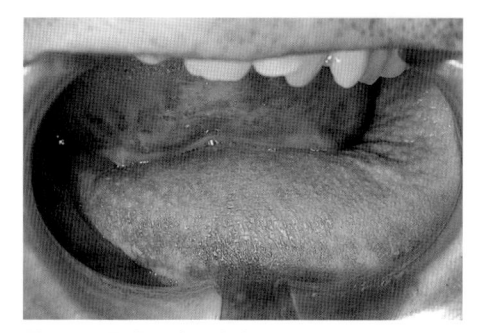

図15 下顎骨切除再建後の過大なボリュームの皮弁．義歯を装着する空間（デンチャースペース）を得ることは不可能である．

がん切除ならびに再建によって，顎堤の形態だけでなく顎堤を被覆する軟組織の性状が影響を受けていることである．例えば，下顎歯肉がん症例に対して下顎骨の辺縁切除術が行われたのち，頬側の頬粘膜と舌側の口底粘膜の縫縮により創部を閉鎖した場合，術後の顎堤を被覆する粘膜はもはや「可動粘膜」となっており，本来の義歯の座としての役割を果たし得ない（図14）．

再建後の顎堤の問題点としては，皮弁のボリュームと被圧縮性の問題が挙げられる．可動性の高い皮弁は舌機能の維持には有意義であるが，ボリュームや被圧縮性が過大な場合は義歯の装着に大きな障害となる（図15）．したがって，**口腔内再建法の選択とデザインにおいては補綴的アプローチを考慮し，さらに補綴的アプローチにおいても術後の顎堤の性状を考慮することによって最も高いレベルの機能再建が得られると考えられる．**

2）口腔周囲組織の診査

（1）口唇

手術侵襲による神経・筋組織の切断や術後の瘢痕拘縮により，口唇の変形や閉鎖不全が生じる（図16）．口唇が強直した場合，口裂の幅径が縮小し，開口量も制限され，食物の取り込み，補綴装置の装着，口腔ケアなどに支障をきたす．一方，口唇の知覚・運動神経麻痺による閉鎖不全や下垂によって，口角からの食物のこぼれが生じるため，患

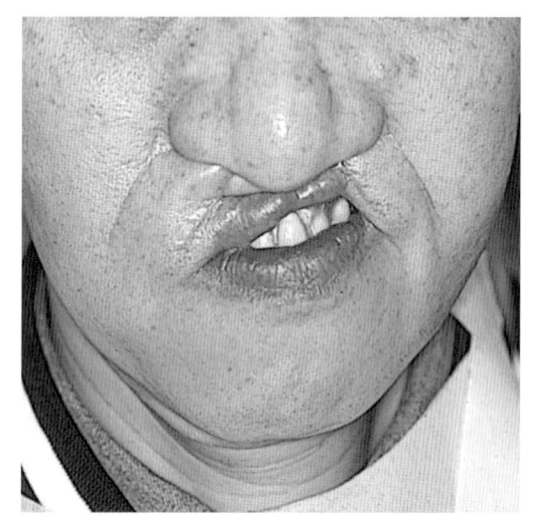

図16 上顎骨（前方）部分切除後，瘢痕収縮により上口唇の変形と閉鎖不全をきたした症例．

者の摂食機能に対する満足度を低下させる一因ともなる．

こうした所見が見られる場合，機能訓練とともに口唇の閉鎖を容易にするために，補綴治療において，前歯の角度を修正したり噛み合わせを低くする（咬合高径の低下）等の工夫が必要である．また，口唇が変形した症例に対して義歯（顎義歯）を製作する際は，前歯の並べ方（排列）を通常通り瞳孔を結んだ線に平行とするか，上口唇に平行とするか患者の要望を参考に決定し，機能面においては過度の口唇圧を受けることのないよう注意する必要がある（図17）．

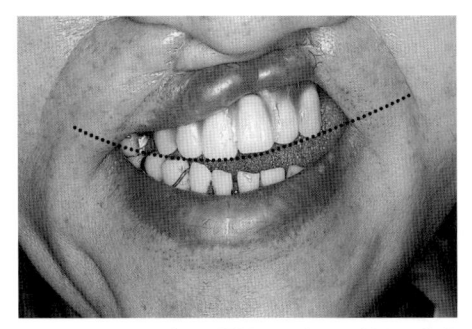

図17 上口唇の変形・閉鎖不全症例に対する前歯の排列．上唇のラインを意識して排列し，視覚的な違和感をできるだけ少なくする．

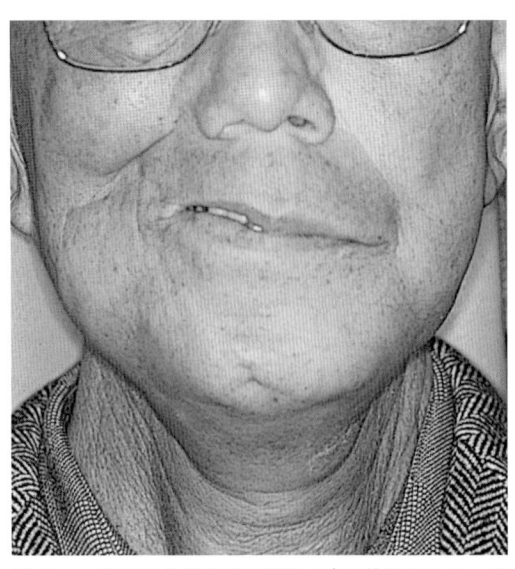

図18 上顎骨部分切除後に頬部の瘢痕拘縮を生じた症例．こうした症例でも顎義歯の人口歯排列や咬合高径の設定に考慮が必要である．

（2）頬部ならびに顔面皮膚

頬部の拘縮や強直（図18）は，顎の開口を阻害するとともに，口腔内において補綴装置を装着する空間（補綴的スペース）を制限する．著しい場合は，患側の臼歯に対する歯科治療や口腔ケアが不可能となるため，齲蝕や歯周病が増悪するリスクが高い．

進展した上顎領域のがん症例において，術後に上顎・顔面領域の欠損を生じた場合，顔面補綴治療が行われるが，その際に用いられる顔面皮膚の変形や実質欠損の分類法として，FC分類[11]（図19）が用いられている．顔面補綴装置（エピテーゼ，facial prosthesis，200頁参照）の製作においては，さらに欠損周囲の組織の可動性が重要であり，欠損や変形の範囲のみならず，開閉口させたり表情を変えさせたりして顔面皮膚の動きを診査する必要がある．

3）形態的診査からどの程度咀嚼機能回復を予測できるか

上顎がん術後患者で軟口蓋後方部に切除が及んでいない場合，開口量，顎欠損の大きさ，咬合支持を評価することにより，補綴治療後の咀嚼能力の回復度についてある程度明瞭な予測を立てることができる．著者らは，上顎がん術後患者の咀嚼機能評価と食品摂取状況調査において，アイヒナ

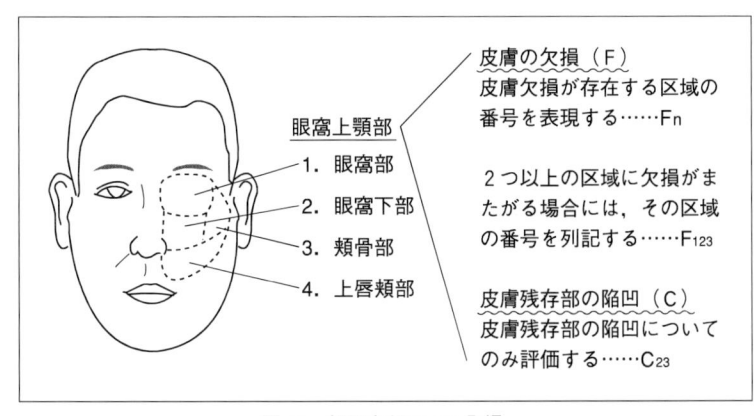

眼窩上顎部
1. 眼窩部
2. 眼窩下部
3. 頬骨部
4. 上唇頬部

皮膚の欠損（F）
皮膚欠損が存在する区域の番号を表現する……Fn

2つ以上の区域に欠損がまたがる場合には，その区域の番号を列記する……F123

皮膚残存部の陥凹（C）
皮膚残存部の陥凹についてのみ評価する……C23

図19 顔面欠損のFC分類．
（松浦正朗．多名部哲博，瀬戸皖一：新しい顔面欠損の分類法（FC分類）の提案 顎顔面補綴．4(1)：17-22, 1981. より引用）

一の分類が有効な指標となることを明らかにしている．すなわち，左右で4カ所の咬合支持が確保されたA群は，補綴治療を行うことによって一般の有歯顎者（自分の歯で嚙んでいる人）と同等の咀嚼能力が回復されるが，B群からC群へと咬合支持域が減少するにつれて，しだいに咀嚼能力は低下し，補綴治療を行っても無歯顎で上下総義歯を装着している人のレベルに近くなる．

軟口蓋部後方や中咽頭に切除範囲が及び，鼻咽腔閉鎖不全や嚥下反射の低下が生じている場合は，口腔相から咽頭相へのスムーズな移行が妨げられることから，咀嚼の進行も阻害されることが予想される．

一方，下顎領域のがん術後患者の場合，下顎骨ならびに舌・口腔底部にどのような切除・再建が行われているかによって，咀嚼機能に影響する因子が異なり，各因子のもつ重みも異なってくる．舌機能（口腔前方から後方へ食品を搬送する動き，咀嚼時に食品を繰り返し歯列の咬合面に載せる動き，粉砕された食品を中咽頭方向に送り込み食塊を形成する動き，嚥下反射時に嚥下圧をかける動き）の低下がわずかな範囲にとどまれば，残存歯数と咬合支持に比例して咀嚼機能は高くなり，さらに安定した補綴装置が装着できる顎堤粘膜が残されていれば義歯の効果が期待できる．しかし，**舌機能の顕著な低下は，他の因子を上回る影響力をもつことから，機能訓練と歯科補綴的アプローチ（後述）によって舌機能の回復をはからない限り，咀嚼機能の回復は難しい**ことを認識すべきである．

3　咀嚼機能評価法

「食事するのがつらい」，「おいしく食べられないから，何も食べたくない」という嘆きが，口腔がん術後患者の口からしばしば聞かれる．患者の多くは術前まで通常の食生活を送ってきたが，手術後突然口腔組織の欠損と摂食障害に直面し，体力がある程度回復してからも「口からうまく食べられない」というジレンマに陥りがちである．摂食機能の低下は食べる楽しみを奪い，会食や外食を不可能にするため，患者のADLやQOLの低下を招くだけでなく，低栄養の原因ともなる．特に，高齢患者にとっては深刻な問題であり，全身の抵抗性の低下はすでにもっている疾患の悪化や多病死という最悪の結果を招くことも考えられる．

本項では，まず患者の日常生活に直結した食品摂取状況の評価方法を紹介し，次に咀嚼機能を評価するための基本的項目について述べたのち，咀嚼能力の客観的評価法について解説する．さらに，口腔内の生物学的環境の重要な指標であり，咀嚼機能の副次的因子でもある唾液分泌機能と，「食べる楽しみ」を構成する重要な因子である味覚の評価法について紹介する．

1）食品摂取状況の評価

著者らの診療科では，口腔がん患者の食品摂取状況を把握するための調査票（図20，表2）を使用している．本調査票は，日常よく用いられる食材と調理法の組み合わせで27品目を設定し，各食品についてどのような形態で食べているかをアンケート調査するものである．

口腔がん術後患者は，ほとんどの食品の摂取状況において何らかの制約を受け，調理法や食べ方を工夫していることが著者らの調査で明らかになっている（図21）[12]．本調査票から得られたデータに加えて，食生活全般に関する質問票（図22）を用いて，患者個々に対する摂食機能評価，栄養指導，生活指導の資料としている．

また，特に難度の高い食品6品目に代表的な主食であるごはんを加えた7品目（表3）を基準食品として選択し，そのうち何品目を普通の状態で食べられるかによって，患者の咀嚼能力を評価することもできる．こうした難度の高い食品の摂取状況は，患者の摂食機能に対する満足度に反映されることが明らかになっている[12]．

なお，咀嚼能力の判定を目的として開発された他のアンケートについては，後段で紹介する．

2）咀嚼機能評価における基本的項目

（1）開口量

口腔領域のがん切除後には開口障害を生じることが多く，機能回復を妨げる要因となりやすい．

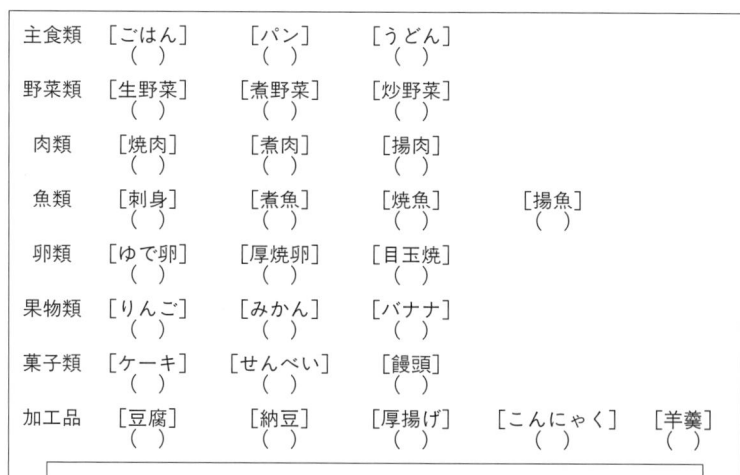

主食類	[ごはん] ( )	[パン] ( )	[うどん] ( )		
野菜類	[生野菜] ( )	[煮野菜] ( )	[炒野菜] ( )		
肉類	[焼肉] ( )	[煮肉] ( )	[揚肉] ( )		
魚類	[刺身] ( )	[煮魚] ( )	[焼魚] ( )	[揚魚] ( )	
卵類	[ゆで卵] ( )	[厚焼卵] ( )	[目玉焼] ( )		
果物類	[りんご] ( )	[みかん] ( )	[バナナ] ( )		
菓子類	[ケーキ] ( )	[せんべい] ( )	[饅頭] ( )		
加工品	[豆腐] ( )	[納豆] ( )	[厚揚げ] ( )	[こんにゃく] ( )	[羊羹] ( )

A．ふつうの大きさ，かたさで食べられる．
B．小さくすれば（少しずつなら），ふつうのかたさで食べられる．
C．やわらかくすれば，ふつうの大きさで食べられる．
D．小さく（少しずつ），かつ，やわらかくすれば，食べられる．
E．ミキサーでスープ状にして食べる．
F．食べられない．
G．嫌いだから食べない，あるいは今まで食べたことがない．

図20　口腔がん患者用食品摂取状況調査票

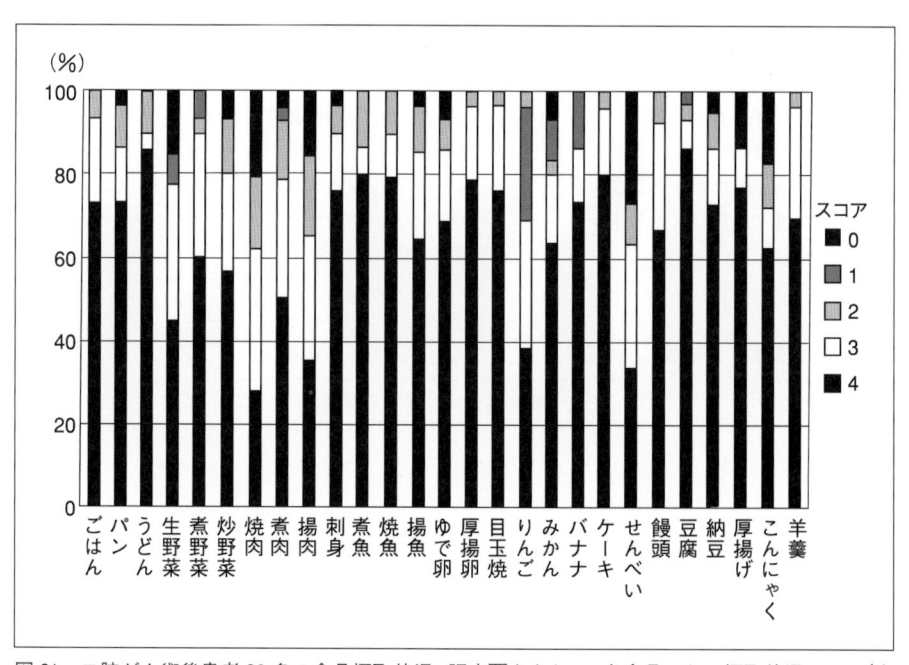

図21　口腔がん術後患者30名の食品摂取状況．調査票をもとに，各食品ごとに摂取状況スコア（表2）で評価したもの．食品によって摂取難度に差があることがわかる．こうしたデータをもとに，補綴治療の効果を再評価するとともに，個々の患者の能力に応じた食事指導を行う．

```
1．食事の形態について
  ①食事の回数は？                  1日（　）回
  ②食事時間は決まっていますか？    □はい
                                    □いいえ：理由（　　　　　　　　　）
  ③1回の食事に要する時間は？       （　）分～（　　）分
  ④食事は誰が作りますか？          □自分　□配偶者　□嫁　□（　　）
  ⑤献立は特に考慮されていますか？  □はい：□常時　□時々
                                    □いいえ（他の家族と同じ）
  ⑥食事は楽しいですか？            □楽しい　□楽しい時もある
                                    □楽しくない　□苦痛である
  ⑦楽しくない理由は？              （　　　　　　　　　　　　　　　）
  ⑧間食をしますか？                □する：頻度と内容（　　　　　　　）
                                    □しない
  ⑨食後の満腹感はありますか？      □ある　□ない
  ⑩外食，会食はしますか？          □する　□しない：理由（　　　　　）

2．食事中困ることについて（補綴装置の使用：□あり，□なし）
  ①かみにくい              □いつもあり　□時々あり　□なし
  ②口の中でばらつく        □いつもあり　□時々あり　□なし
  ③口の中にひっかかる      □いつもあり　□時々あり　□なし
  ④はぐきが痛い            □いつもあり　□時々あり　□なし
  ⑤飲みこみにくい          □いつもあり　□時々あり　□なし
  ⑥口からこぼれる          □いつもあり　□時々あり　□なし
  ⑦鼻からこぼれる          □いつもあり　□時々あり　□なし
  ⑧味がわかりにくい        □いつもあり　□時々あり　□なし
  ⑨その他（　　　　　　）  □いつもあり　□時々あり　□なし

3．身体の健康について
  ①補助栄養食品を使っていますか？  □いいえ　□はい：品名と量（　　　）
  ②胃腸障害はありますか？          □いいえ　□はい：症状（　　　　　）
  ③糖尿病にかかっていますか？      □いいえ　□はい：食事制限　□あり　□なし
  ④体重の変動はどうですか？        手術前（　）kg
                                    退院直後（　）kg
                                    現在（　）kg
                                    最近は？　□やせた　□一定　□肥えた
  ⑤内臓疾患で治療中の病気は？      □ない　□ある：病名（　　　　　　）
```

図22　食生活全般に関する質問票

したがって，術後の開口量の推移を把握し，開口障害の防止や改善を図る必要がある．開口量を記録する際の基準としては，一般的に上下中切歯切縁間距離（図23）が用いられるが，これを用いることができない場合には，記録ごとの誤差が少ない基準点を設定しなければならない．

（2）咬合力

咬合力の測定には，主に感圧シートを用いる方法と咬合力計を用いる方法が行われている．感圧シートには，デンタルプレスケール（富士写真フィルム社，図24）があり，専用分析機器（オクルーザー，図25）や分析ソフトウエア（図26）を用いることにより，全歯列における咬合力の総和や

表2　各種食品の摂食状況スコア

スコア4：ふつうの大きさ，かたさで食べられる．
スコア3：小さくすれば（少しずつなら），ふつうのかたさで食べられる．
　　　　やわらかくすれば，ふつうの大きさで食べられる．
スコア2：小さく（少しずつ），かつやわらかくすれば食べられる．
スコア1：ミキサーでスープ状にして食べる．
スコア0：食べられない．
な　し：嫌いだから食べない，あるいは今まで食べたことがない．

表3　食品摂取能力の基準となる7食品

焼肉　揚肉　りんご　生野菜
せんべい　こんにゃく　ごはん

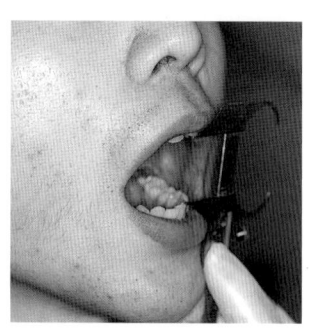

図23　開口量の測り方．ノギスを用いて上下顎右側中切歯切端間の直線距離を測っている．

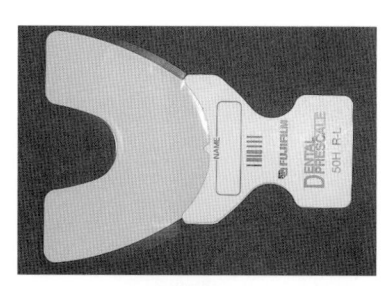

図24　咬合力測定用感圧シート・デンタルプレスケール・シート（富士写真フィルム社製）．

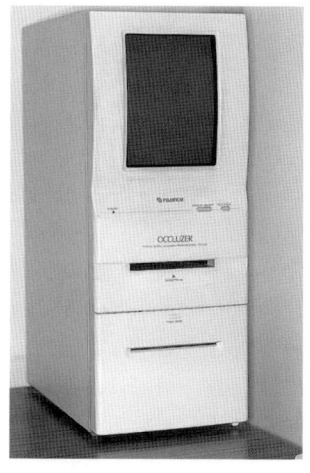

図25　咬合力分析装置・オクルーザー（富士写真フィルム社製）．

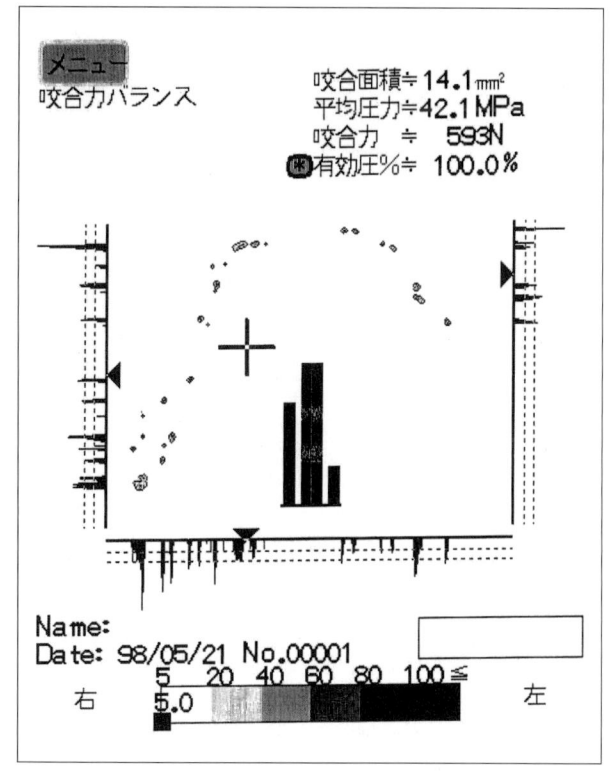

図26　オクルーザーによるデンタルプレスケールの分析結果．全歯列咬合力，咬合接触点，各部位の咬合圧，咬合力重心等が表示される．

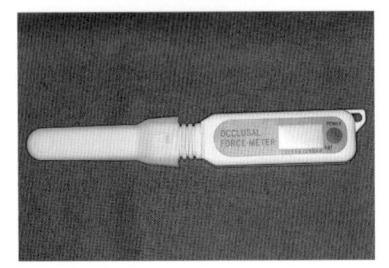

図27 咬合力計(モリタ社製).一般的には第一大臼間で噛ませて測定する.

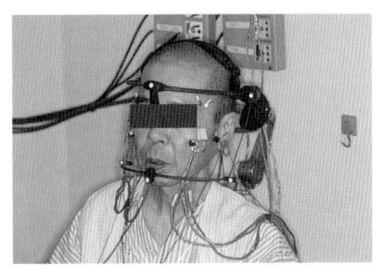

図28 ナソヘキサグラフ(小野測器社製)による咀嚼時下顎運動の記録風景.咀嚼筋筋電図も同時記録している.

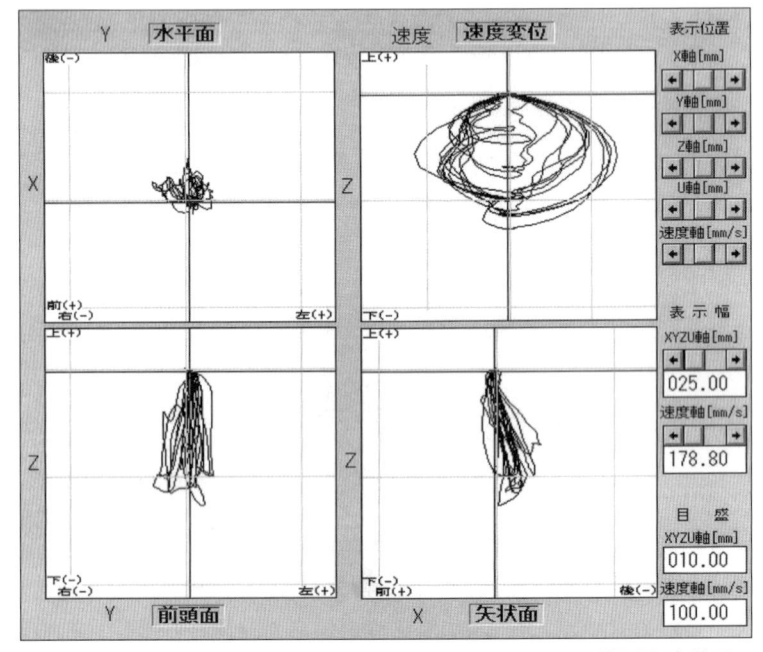

図29 ナソヘキサグラフで記録された咀嚼時下顎運動.水平面,前頭面,矢状面に投影された下顎任意点の運動軌跡と速度変化を表示させることができる.

咬合力分布等のパラメータが得られる.

咬合力計を用いる方法では,個々の歯における咬合力が測定され,直接センサを噛みしめさせる方法(図27)が簡便である.

(3) 顎運動

近年の専用 ME 機器の進歩にともない,咀嚼時の顎運動評価が簡便に行われるようになった.著者らの診療科では,三次元6自由度顎運動測定機(図28)を用いて咀嚼時の顎運動を測定し,時間的項目(開口相時間,閉口相時間,咬合相時間,咀嚼サイクルの平均値ならびに変動係数,図29)から効率性を評価している[13].これらのデータは,咀嚼能率診査(後述)の結果とともに,総合的な咀嚼能力を評価する上で有効な客観的指標である.

また,顎運動経路の評価は,下顎の区域切除が行われたのち,下顎骨の位置のずれ(偏位)と開閉口運動経路の乱れを生じた患者に対して,適切な噛み合わせ(咬合)を与える上で有益な指標となることが報告されている[14].

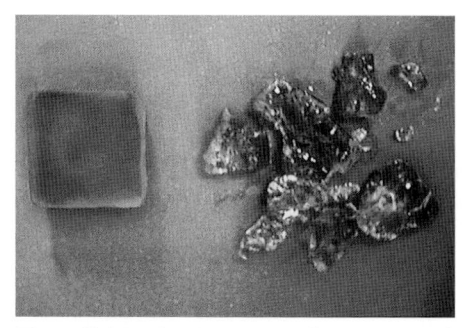

図30 検査用グミゼリーの原形（2×2×1 cm）と咬断片．

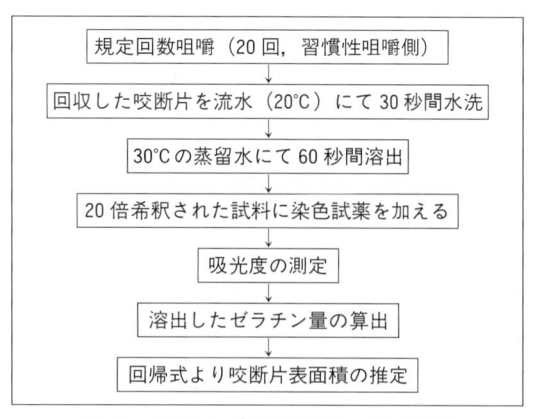

図31 ゼラチン溶出量測定法の操作手順

（4）咀嚼筋筋電図

咀嚼筋筋電図の波形分析により，主として咀嚼時筋活動のリズム性を評価することができる．著者らの診療科では，表面電極より咬筋，側頭筋等の筋電図を導出し，その活動時間ならびに間隔時間の平均値と変動係数から，治療前後の咀嚼機能の比較を行っている[15]．

3）咀嚼能力の客観的評価

（1）アンケート評価

咀嚼能力の評価方法は，まずアンケートを用いて患者の食品摂取状況を問診し，その結果をスコア化する方法があげられる．補綴歯科の領域ではこれまでさまざまなアンケート調査方法が考案され，臨床における治療効果の判定に用いられてきた．最近のアンケートは，多くの食品の中から嗜好に左右されにくく咀嚼能力の差を表しやすい食品を抽出して構成され，さらにスコアの重み付けについて客観的な検証がなされている[16]．

（2）試験食品を用いた咀嚼能率測定

次に，定量的な評価法として，試験食品を実際に咀嚼させたのち回収し，篩分法（粉砕された細片を篩にかけ，ある細かさの篩を通過した部分の全体における重量比を算出する方法）や比色定量法（破砕された試験食品から溶出した成分を染色し，その濃度を分光光度計を用いて測定する方法）などが行われている．口腔がん術後患者の咀嚼能力評価に用いられている試験食品としては，ピーナッツ[15]，グミゼリー（図30）[5]，ATP顆粒[6]などがあげられる．

著者らの教室で開発した検査用グミゼリー[17-19]は，テクスチャーや成分が完全に規格化された咬断性（嚙み切って細かくするタイプ）の食品で，一つずつ清潔に包装されており，ゼラチン定量法[17]とグルコース定量法（簡易法）[18]の二つの方法で咀嚼能率を定量することが可能である．また，4種類の異なる硬さ（No.3～No.6）の中から選択することによって，天然歯列者から義歯装着者，口腔がん術後患者まで，さまざまな症例に適用することができる．しかし，咀嚼回数が多くなるにつれて溶解によって回収率が低下するため，咀嚼回数を20～30回程度に規定する必要がある．現在，検査用グミゼリーは市販されていないが，参考までに著者らの診療科で用いているゼラチン溶出法の手技を図31に示す．

4）唾液分泌機能

口腔がん術後患者は，大唾液腺（腺体および導管）に対する手術侵襲や放射線療法による影響によって，唾液分泌機能障害が生じやすい．著者らの調査では，口腔がん術後患者30名の咀嚼時刺激唾液分泌速度（5分間に分泌された刺激唾液量より1分あたりの分泌量を算出したもの）は，平均0.35 mlと健常者の標準値（0.7～1.2 ml）を大きく下回っていた（図32）．さらに，放射線治療，大唾液腺に対する手術侵襲，副作用を有する薬剤の服用等の因子が重なった場合や，食品摂取状況の悪い患者ではさらに唾液分泌速度が低下することが明らかとなった[20]．

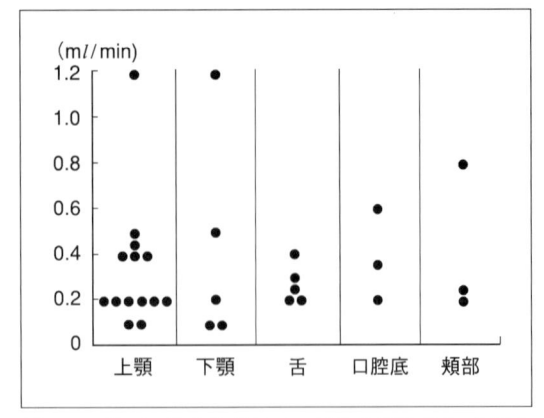

図32 口腔がん術後患者30名の唾液分泌速度（1分間あたりの咀嚼時唾液分泌量）．

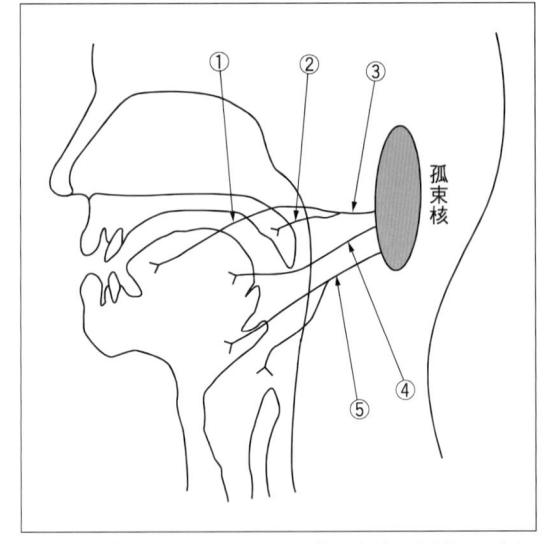

図33 味覚神経とその支配領域．①鼓索神経（舌前方1/3），②大錐体神経（軟口蓋），③顔面神経，④舌咽神経（舌後方2/3），⑤迷走神経（咽頭）．

　唾液分泌機能の低下は，口腔組織の抵抗性および口腔内細菌叢に影響を及ぼし，齲蝕や歯周病のリスクファクターとなるだけでなく，口腔内の「湿潤さ」が低下することによって，食品の粉砕や食塊形成にも影響を及ぼす．また，義歯装着者においては，義歯の維持低下や義歯床に覆われた粘膜に炎症が起こりやすくなるため，間接的に咀嚼機能を低下させる因子となる．

　残存歯の保存は，口腔がん術後患者の咀嚼機能を回復し，さらにこれを維持する上できわめて重要な問題である．したがって，**唾液分泌機能が低下した口腔がん術後患者に対しては，徹底したセルフケアの指導と定期的なプロフェッショナルケア**（234頁参照），**摂食指導**などが必要である．

　また，下顎領域のがん術後患者の訴えとして，流涎がしばしば見られるが，唾液分泌速度を実際に測定してみると，正常範囲を越えることはまれである．こうした訴えをもつ患者は，舌の運動障害や口唇の閉鎖不全がみられたり，口裂周囲の知覚が低下している場合が多く，口腔内に貯留した唾液が会話や摂食の際にこぼれるために流涎となる．したがって，舌や口唇の機能訓練（後述）を行う必要があり，症例によっては口唇の閉鎖を助けるために前歯の形態を修正する．

5) 味覚

　口腔がん術後患者の味覚障害に関する報告は少ないが，著者らの調査では，補綴治療を行った口腔がん術後患者の約15％が「食べ物の味がわかりにくい」という自覚をもっており，その比率は上顎領域と下顎領域との間で差が見られなかった．また，味覚障害（味覚の低下）は，咀嚼機能に対する満足度を低下させる因子であることも明らかになっている．

　一般に，味覚障害の原因は，①味蕾に対する直接的障害，②味孔の閉鎖や唾液の減少，③亜鉛やビタミンの欠乏による味蕾の内的障害，④味覚神経の障害，⑤食味に関係のある他の感覚（嗅覚，口腔知覚など）の障害，⑥心因的障害，⑦加齢による影響などがあり，口腔がん術後患者の場合，複数の原因が同時に存在する可能性が高い．

　味覚は，4対の神経（図33）で脳に伝達され，しかも左右の神経間の交叉支配と各味覚神経間の重複支配領域が存在することから，舌，軟口蓋など味蕾が存在する器官の一部が切除された場合も，必ず味覚障害を自覚するとは限らない．こうした神経間の代償作用を利用するためにも，咀嚼を含む活発な摂食機能全体を回復する意義は大きいと言える．

　逆に，義歯などの補綴装置の装着によって口腔粘膜を被覆することが味覚の低下を自覚させることは臨床においてしばしば見られ，義歯に対する

「慣れ」によって咀嚼機能が安定するとともに，味覚が経時的に回復することも臨床上よく経験される．こうした現象は実験的にも証明されており，口蓋を覆うことによって感覚が遮断され，味物質の拡散が影響を受けて味覚閾値が上昇することが明らかにされている[21〜23]．

主観的な味覚の基準は，患者個人の嗜好や欲求によって異なるため，客観的に味覚障害を評価する方法として，味覚検査法がある．現在，臨床で一般的に用いられている味覚検査法としては，電気味覚検査法[24]と濾紙ディスク法[25]が挙げられ，いずれも保険適用である．電気味覚検査法は，舌に微弱な電流を流すことによって生じる電気味覚を利用したもので，定量性に優れており，味覚伝導路障害の診断に用いられている．一方，濾紙ディスク法は，各味覚神経支配別に4基本味(甘味，塩味，酸味，辛味)の閾値を測定する定性試験で，味細胞レベルの障害の検査に適しており，専用の味覚検査試薬が市販されている．また，全口腔法[26]は，四基本味質溶液10 mlを口に含ませて吐き出させる方法であり，一口腔単位で簡便に味覚障害の程度を把握する方法として有用である．

4 おわりに

本項で解説した咀嚼機能回復のための形態的診査と機能的評価の方法は，主として歯科補綴学と顎顔面補綴学における膨大な蓄積の一端を紹介したものである．口腔がん術後患者に対する機能評価法は，いまだ確立されたとは言えず，今後も形態的因子と機能的因子の関係，生体側の因子と補綴装置側の因子との関係について検討が積み重ねられることによって，より包括的な評価法が見出されていくものと考えられる．

こうした評価法の充実によって，インフォームドコンセントに対する明確な情報の提供，障害の予後予測，リハビリテーションのプログラムとゴールの設定の合理化がなされ，一人でも多くの患者の社会復帰が促進され，ADLとQOLが向上することを望みたい．

（小野高裕，耕田英樹，野首孝祠）

文献

1) 松浦正朗，野村隆祥，瀬戸皖一：新しい上顎欠損の分類法(HS分類)の提案，顎顔面補綴，2：15-21, 1979.
2) 橋本洋司，谷口 尚，大山喬史 他：新しい上顎欠損の分類法(VHS分類)の試み，顎顔面補綴，14(2)：22-38, 1991.
3) 松浦正朗，野村隆祥，田中樹彦，他：義顎装用者の簡単な咀嚼能の測定法について，顎顔面補綴，4(1)：52-58, 1981.
4) 橋本洋司：上顎の顎補綴の予後に関する臨床的研究，顎顔面補綴，17(1)：1-33, 1994.
5) 耕田英樹，小野高裕，野首孝祠：試験用グミゼリーを用いた顎義歯装着者の咀嚼機能評価(抄)，顎顔面補綴，21(2)：68-69, 1998.
6) 増田元三郎：ATP顆粒剤を用いた吸光度法による新しい咀嚼能力測定法，第3報 上顎義顎装着者と健全歯列者，総義歯装着者の咀嚼能力の検討，口科誌，32：498-508, 1983.
7) Eichner, K.: Über eine Gruppeneinteilung der Luckengebisse für die Prothetik, Dtsch. Zahnärztl. Z., 10：1831-1834, 1955.
8) 榎本浩幸，佃 守，持松いづみ，他：遊離腹直筋皮弁で再建した舌・口腔底癌術後症例の嚥下機能―再建組織の動きの定量的評価―, 日耳鼻，99：1729-1737, 1996.
9) Hirano, M., Kroiwa, Y., Tanaka, S. et al.: Dysphagia following various degrees of surgical resection for oral cancer. Ann Otol Rhinol Laryngol, 101：138-141, 1992.
10) 藤本保志，松浦秀博，川端一嘉，他：口腔・中咽頭がん術後嚥下機能の評価―嚥下機能評価基準(Swallowing Ability Scale)の妥当性について―, 日耳鼻，100：1401〜1407, 1997.
11) 松浦正朗，多名部哲博，瀬戸皖一：新しい顔面欠損の分類法(FC分類)の提案，顎顔面補綴，4(1)：17-22, 1981.
12) 小野高裕，野首孝祠，耕田英樹，他：口腔腫瘍患者の摂食機能と補綴治療，第100回日本補綴歯科学会記念大会出版委員会編，健康科学における歯科補綴学―21世紀に目指すもの―, 276, 財団法人口腔保健協会，東京，1999.
13) 耕田英樹，小野高裕，堀 一浩，他：上顎顎義歯装着による咀嚼時下顎運動への影響(抄)，顎顔面補綴，22(2)：50-51, 1999.
14) 竹内久裕，久保吉廣，板東永一，他：6自由度顎運動測定による下顎切除患者の顎口腔機能評価，顎顔面補綴，16(2)：63-76, 1993.
15) 小野高裕，箕浦正孝，難波秀和，他：硬口蓋全欠損患者に対する顎義歯の再製と咀嚼機能回復，顎顔面補綴，20(1)：24-37, 1997.
16) 平井敏博，石島 勉，越野 寿，他：顎補綴診療における咀嚼機能評価法について，顎顔面補綴，19(1)：42

-52, 1996.
17) 山本　誠：全部床義歯装着者の咀嚼能率，咀嚼筋活動および下顎運動による咀嚼機能評価，阪大歯学誌, 38：303-331, 1993.
18) 沖山誠司，吉田　実，山本　誠，他：試験用グミゼリーの物性と咬合接触状態が咀嚼能率に及ぼす影響，補綴誌, 40：710-717, 1996.
19) 梅原亜紀，野首孝祠，安井　栄，他：全部床義歯装着者において試験用グミゼリーを用いる咀嚼能率診査法の改良，補綴誌, 41：850-855, 1997.
20) 小野高裕，谷岡　望，高森奈々，他：唾液検査による口腔腫瘍術後患者の口腔内環境評価（第1報）唾液分泌速度について，顎顔面補綴, 23(1)：　2000.（編集中）
21) 森井まどか，古谷暢子，長島　正，他：実験用口蓋床の被覆部位の違いが味覚閾値に及ぼす影響，補綴誌, 43：105-110, 1999.
22) 古谷暢子，池原晃生，野首孝祠：実験用口蓋床が味覚閾値に及ぼす影響—装着2週間後の変化—，補綴誌, 40：718-724, 1996.
23) 古谷暢子，野首孝祠：実験用口蓋床が味覚閾値に及ぼす影響—形態的な要因について—，補綴誌, 43：236-243, 1999.
24) 冨田　寛：デシベル単位の電気味覚計，医学の歩み, 77：691-696, 1971.
25) 奥田雪雄：濾紙ディスクによる味覚検査法—濾紙ディスク味覚検査—，日耳鼻, 83：1071-1082, 1980.
26) 三村信之：採点積分法による日本人の味覚閾に就て第1篇～第2篇，民族衛生, 16：115-139, 1949.

第4章 摂食・嚥下障害のリハビリテーション

2 口腔・咽頭期の機能評価

1 問診・アンケート（口腔・中咽頭がん術後嚥下障害の評価）

1）嚥下機能の評価の目的とその必要性

頭頸部がん患者では摂食と会話の機能がQOLに大きく影響する．患者の摂食と会話能力の障害が社会や家族との関わり方において，自尊心や自活する能力を失わせる方向に働くことはすでに報告されている[1]．その克服のために切除後の再建法や誤嚥防止の手術法などが工夫されてきたし，本書の目的も，その克服のためのリハ法を学び，実践することにある．

しかし，嚥下機能の評価法が一定していないため術式などの比較についても基準がまちまちになりがちである．また，リハビリテーションや看護の場においては患者の持つ障害の程度によって介入の仕方に違いがあるはずであるが，その判断の尺度がなかった．

その原因の一つに嚥下機能の多彩さがあげられる．摂食・嚥下という働きは食物の認知の段階までも含んだとき，5つの段階に分けて考えられている[2]．そのそれぞれの段階について，多彩な神経，筋が高度に連係しつつ食物の搬送と呼吸を両立させているのである．

その障害を正確に評価しようと，古くから嚥下造影検査や嚥下圧測定，あるいは筋電図検査などが研究され，嚥下の生理が解明されてきた．口腔・中咽頭がんの治療においても放射線治療[3]や手術[4]と障害との因果関係が明らかにされてきた．しかし，その検査は時として煩雑であり，また，ある程度の習熟を要した．また，実際の摂食状況を必ずしも反映しない欠点があった．

一方，治癒率の上昇とともにQOLを評価する必要性[5]が高まり，すでにいくつかのスケールが実用化されてきた．FACT：Functional Assesment of Cancer Therapy[8]，Grogono Woodgate indexなどは精神的，社会的観点からも評価する優れたものではあるが頭頸部がんの術後機能の評価とは目的が異なる．頭頸部がんの疾患特異性を重視したスケールとしてはThe University of Washington Quality Of Life Scale[7]，Performance status scale[8]（PSS）などが提案された．

特にListによるPSSはEating in public, Understandability of speech, Normalcy of diet, の3つのサブスケールによって評価するもので，簡便であり，その追試[9]やこのスケールを用いた治療法の比較等も報告され，広く受け入れられた優れたスケールであるといえる．

PSSのなかで，本稿の目的とする嚥下機能に関わる部分はNormalcy of dietのスケールである．考え方は本邦での今野ら[10]，海老原ら[11]の方法（普通食，軟食，流動食，経管）も同じで，基本的には普通食から軟食，流動食，経管栄養までを4段階〜10段階に分類して点数化するものである．

治療の結果得られる機能を簡便に比較し，術式の優劣を比べる目的であれば，おそらく，結局ここに集約される．また，患者からどのくらいのものが食べられるのかという質問がよくある．その場合，上記のスケールが回答になるかもしれない．

しかし，機能障害の程度を診断し，治療（リハビリテーション）していく観点からはこれらのスケールのみではどこに障害があり，どのようなアプローチをすべきかは見えてこない．また，再建術式を開発する場合も障害の部位までを比較する必要がでてくる．さらに，食品群を直線的に並べるスケールは嚥下障害の状況によって摂取しやす

表 1　臨床症状

自覚症状	臨床所見	傷害された機能
よだれがでる，口からこぼれる 噛めない 口が渇く	流涎 咀嚼障害 口内乾燥	口唇閉鎖 咀嚼 唾液分泌・鼻呼吸
口の中に残る 唾液があふれる のどに送れない （上を向いて）首を振って飲む時間がかかる	口内残留・ 口内移動時間延長	舌運動（送りこみ）・頬粘膜
少しずつしかのみ込めない 舌の奥に引っかかる のどがつまる	分割嚥下， 咽頭クリアランス低下	舌運動（送りこみ） 咽頭蠕動波 食道入口部開大（輪状咽頭筋弛緩，喉頭前方挙上）
飲む前にのどに流れる・飲み込む前にむせる	咽頭流入・嚥下前誤嚥	口腔保持 咽頭期惹起 喉頭挙上 声門閉鎖
鼻に食物が逆流する	鼻咽腔逆流	鼻咽腔閉鎖
飲み込むときにむせる	嚥下中誤嚥	咽頭期惹起 喉頭挙上 声門閉鎖
飲み込んだ後にむせる 嚥下後のがらがら声 声が変わる のどに残る	嚥下後誤嚥・ 咽頭への食物残留， 咽頭クリアランス低下	咽頭蠕動波 食道入口部開大（輪状咽頭筋弛緩，喉頭前方挙上）
食事後に咳が増える	誤嚥・咳嗽反射低下	咳嗽反射

い食品が異なる事実にそぐわない．

　一方，評価項目を増やし，詳細な検討をすれば手間が増大し，結局，実用性を失う．簡便さとのバランスをとるためには何を評価するかを定める必要がある．

2) 問診すべき項目

　実際に評価法を論ずる前に，嚥下機能障害を抱えた，あるいは抱えている可能性のある患者に対して，問診すべき項目を整理する必要がある．

　藤島ら[12]は脳血管障害患者を対象に嚥下障害のスクリーニングのための質問紙を公開している．山下ら[13]は舌がんを対象に嚥下各相の障害の程度を把握する目的で主観的評価法として食物移送，残留，飲み込み，咳嗽反射の4項目を問うた．また，三浦ら[14]は中咽頭がんを対象に食事の種類，食事時間に加えて，嚥下各相に関する問診5項目（唾が口からこぼれる．口の中に残り奥の方へ行かない．鼻からでる．うまく飲み込めない．むせる．）を点数化している．

　口腔・中咽頭がんの術後を念頭に主な自覚症状と，臨床所見，その原因となる障害を表1にまとめた．スコアとして評価する前に，それぞれの臨床症状がどのような背景を持っているかを把握したい．また，それらの症状は単一の原因でなく，複合した要因によることが多いことに注意したい．

```
1. 栄養摂取方法 （Method of intake）
     鼻からの管で栄養をとる                                1点
     鼻からの管で主に栄養をとるが、少しは食べられる。      2点
     食べ物を工夫すれば食べられる。                        3点
     何でも食べられるが、注意を要する物がある。            4点
     何でも正常に食べられる。普通に呑み込める。            5点
2. 食事時間 （Time of intake）
     50分前後あるいはそれ以上・経管栄養                    1点
     40分前後                                              2点
     30分前後                                              3点
     20分前後                                              4点
     10分前後                                              5点
3. 摂取食品群 （Food） Ⅰ～Ⅴ群までのなかから摂取できる食品群の数を得点とする。
     1) Ⅰ群（液体）        水。お茶
     2) Ⅱ群（流動）        ミルク・エンシュアリキッドなど
     3) Ⅲ群（半流動物）    葛湯、きぬこしとうふ、プリンなど
     4) Ⅳ群（軟性食）      全粥。煮野菜（かぼちゃなど軟らかいもの）
     5) Ⅴ群（常食）
```

例：食べものの形態に工夫（ミキサー、裏ごしなど）を要し、40分かかって食事をしている。食品群ではⅡ群とⅢ群は食べられるが、Ⅳ群、Ⅴ群は食べられない。また、水（Ⅰ群）はむせてしまう。
　　　　　　　　　　　　　　　　　　　　　　　⟹ **M3T2F2**

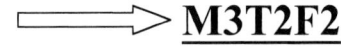

図1　MTFスコア

3）嚥下機能評価基準（Swallowing Ability Scale）

本稿で紹介する嚥下機能評価基準[15]（以下、SAS）は主として口腔期と咽頭期の嚥下障害の程度と障害された機能を推測できること、リハビリテーションにも活用できることを目的に筆者らが作成したものである。繰り返し行えること、侵襲のないこと、経時的な変化を表現できることなどを念頭においた。また、あえてQOLにかかわる精神的、社会的評価項目は除外した。

SASはMTFスコアと嚥下障害スコアの2つからなる。前者は非常に簡便に患者の摂食状況を把握できるもので、後者は嚥下障害の重症度にとどまらず、嚥下障害の原因部位を推測することを目的としたスコアである。以下にそれを紹介する。

（1）MTFスコア

嚥下状態のチェック項目として栄養の摂取方法（Method of intake）、食事時間（Time of intake）、摂取可能食品群（Food）の3つの要素を選択した。摂取可能食品群は今回新たに考案した分類によった。各々を5段階評価する（図1）。評価例を図2に示す。

（2）嚥下障害スコア

本スコアでは表1に示した自覚症状の中から、項目数として5項目の制限を設け、"口の中に残る"、"少しずつしか呑み込めない"、"のもうとする前にのどに流れる"、"鼻に逆流する"、"むせる"の5つの症状を評価の軸として選択した。そして、MTFスコアにも用いた摂取可能食品群別にそれぞれの症状の有無を図3に示す質問紙により患者に尋ね、図4に示す方法でスコア化する。

そして、"食べ物が口の中に残る"を口腔内残留を示すとして「A. 残留」、"少しずつしか呑み込めない"を搬送能力を示すとして「B. 搬送」、"のもうとする前にのどに流れてしまう"を口腔内保持力を示す「C. 保持」、"鼻に逆流する"を軟口蓋閉鎖不全を示す「D. 逆流」、"むせることがある"を

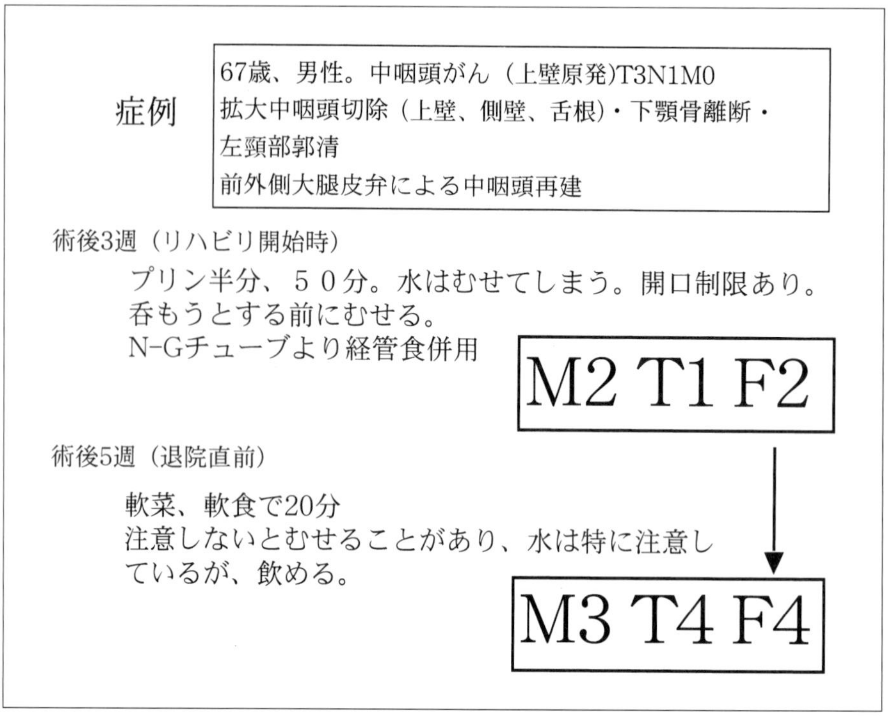

```
症例   67歳、男性。中咽頭がん（上壁原発）T3N1M0
       拡大中咽頭切除（上壁、側壁、舌根）・下顎骨離断・
       左頸部郭清
       前外側大腿皮弁による中咽頭再建

術後3週（リハビリ開始時）
    プリン半分、５０分。水はむせてしまう。開口制限あり。
    呑もうとする前にむせる。
    N-Gチューブより経管食併用            M2 T1 F2

術後5週（退院直前）
    軟菜、軟食で20分
    注意しないとむせることがあり、水は特に注意し
    ているが、飲める。                  M3 T4 F4
```

図2　術後の摂食スコアの変化

「E．誤嚥」と表記した．

嚥下障害スコアの表から，それぞれの食品群における嚥下能力の詳細を知ることができるが，縦の集計（食品群別評価）横の集計（機能別評価），総合点の3とおりの捉え方ができる．

(3) SASによる評価の妥当性と有用性

SASの妥当性の検討についてはすでに一部を報告しているが，その概要を示す．

① MTFスコアと嚥下障害スコアとの相関

本評価基準はMTFスコアと嚥下障害スコア，2段階の評価のくみあわせであるが，両者の総合点による評価を比べると有意な相関を認めた[16]．これにより，評価の目的によって使い分けが可能で，また，単独で用いることもできる．MTFスコアは最も簡便に患者の大まかな摂食能力をとらえ，嚥下障害スコアはさらに詳細な検討を可能にする．

② 舌の切除範囲の違いによる得点の違い

舌切除を要する症例の場合，年齢，補助治療の有無によって機能は大きく修飾されるが，術後機能は舌の切除範囲が大きくなるにつれて悪くなる傾向は明らかである．

そこで舌の切除範囲とスコアとを比較したところ有意な相関がみられた[16]．

③ 嚥下障害スコア（機能別評価）と透視所見との相関[17]

嚥下障害スコアの中でも機能別評価は障害された機能を問診から類推することを目指したものであるが，実際の嚥下透視所見をある程度反映することがわかった．

口腔・中咽頭がん手術症例で，1995.5〜1997.9までに，当科においてSASによる評価と嚥下透視を同時に施行しえた34例を対象として嚥下障害スコアと嚥下透視所見とを比較した．原発巣の内訳は，舌19例，中咽頭8例，頬粘膜3例，口腔底2例，歯肉1例，硬口蓋1例．術後は経時的な変化が大きいため，透視検査日と嚥下機能評価基準の施行日が5日以上離れている症例は除外した．

おもな透視所見は嚥下研究会X線透視検査チャートによった．また，搬送・保持については分割嚥下の有無，咽頭流入の有無と比較した．有意差

食事をするとき，さまざまな苦労があるかと存じますが，以下の点についてお答えください．

A. 食べ物が口の中に残ることがありますか
下の5つの食品群それぞれについて，
残らない→○，ときどき口の中に残る→△，いつも口の中に残る→×をつけてください
□ I. 水・お茶など
□ II. 流動食（アイソカルやエンシュアリキッド），ミルク，ポタージュスープなど
□ III. ヨーグルトや絹こし豆腐，プリン，ゼリー，葛湯など
□ IV. お粥（全粥），煮野菜，魚のすり身，茶碗蒸し，ペースト状食品
□ V. 常食（普通のご飯，ご家族と同様の食事）

B. 少しずつしか呑み込めないことがありますか
下の5つの食品群それぞれについて，
ない→○，ときどきある→△，少しずつしか呑み込めない→×をつけてください
□ I. 水・お茶など
□ II. 流動食（アイソカルやエンシュアリキッド），ミルク，ポタージュスープなど
□ III. ヨーグルトや絹こし豆腐，プリン，ゼリー，葛湯など
□ IV. お粥（全粥），煮野菜，魚のすり身，茶碗蒸し，ペースト状食品
□ V. 常食（普通のご飯，ご家族と同様の食事）

C. のもうとする前にのどに流れてしまうことがありますか
下の5つの食品群それぞれについて，
流れない→○，ときどき流れる→△，いつも流れてしまう→×をつけてください
□ I. 水・お茶など
□ II. 流動食（アイソカルやエンシュアリキッド），ミルク，ポタージュスープなど
□ III. ヨーグルトや絹こし豆腐，プリン，ゼリー，葛湯など
□ IV. お粥（全粥），煮野菜，魚のすり身，茶碗蒸し，ペースト状食品
□ V. 常食（普通のご飯，ご家族と同様の食事）

D. 鼻に逆流する事がありますか
下の5つの食品群それぞれについて，
逆流しない→○，ときどき逆流する→△，逆流する→×をつけてください
□ I. 水・お茶など
□ II. 流動食（アイソカルやエンシュアリキッド），ミルク，ポタージュスープなど
□ III. ヨーグルトや絹こし豆腐，プリン，ゼリー，葛湯など
□ IV. お粥（全粥），煮野菜，魚のすり身，茶碗蒸し，ペースト状食品
□ V. 常食（普通のご飯，ご家族と同様の食事）

E. むせることがありますか
下の5つの食品群それぞれについて，
むせない→○，ときどきむせる→△，むせる→×をつけてください
□ I. 水・お茶など
□ II. 流動食（アイソカルやエンシュアリキッド），ミルク，ポタージュスープなど
□ III. ヨーグルトや絹こし豆腐，プリン，ゼリー，葛湯など
□ IV. お粥（全粥），煮野菜，魚のすり身，茶碗蒸し，ペースト状食品
□ V. 常食（普通のご飯，ご家族と同様の食事）

図3　嚥下障害の質問表

の判定には2群間の比較ではMann-WhitneyのU検定，多群間の比較ではSpearmanの順位相関係数を用いた．

残留の得点と透視上の口腔内残留所見，逆流の得点と透視上の軟口蓋運動の程度，誤嚥の得点と実際の誤嚥の程度，搬送の得点と分割嚥下の有無，保持の得点と咽頭流入の有無を比べると有意な相関を認めた．(図5，6)

(4) 評価の実際

実際の症例をもとに評価の実際を示す．

59才男性．舌半切，中咽頭切除，下顎骨辺縁切除，左全頸部郭清，遊離腹直筋皮弁による再建術を施行した．

第10病日に嚥下造影を施行した．口角からのもれ，咽頭流入，鼻咽腔逆流，咽頭期惹起遅延，口腔内残留，咽頭クリアランスの低下（右梨状窩残留）などを認めた．そして，嚥下後の誤嚥（下降期型誤嚥）を認めた．経管栄養を中心としながら，昼食のみ3分粥純ミキサー菜（お粥もミキサーする）を開始した．開始3日後のSASの評価はM2T1F1，嚥下障害スコアの総合点は16点であった．

口唇・舌運動のリハビリテーションに加えて，舌根・咽頭側壁のアイスマッサージ，ブローイングなどを計画し，病棟看護婦の指導のもと実施した．

3週間後（退院時）のSASの評価はM3T3F4，嚥下障害スコアは36点と上昇していた．図7はスコアの結果をレーダーチャートで比較したものであるが，嚥下障害のどの機能が回復したかが視覚的に理解できる．

4) 頭頸部外科病棟における嚥下障害への取り組み

我々の病棟における嚥下障害への取り組みを紹介する．誤嚥のリスクが高いと判断された患者を対象に積極的に介入している．

(1) 術前
① 予定術式（切除範囲，再建方法）の確認
② 術前嚥下透視

多重がんの検索と術前嚥下機能の評価[18]を目的

	I	II	III	IV	V		①
A. 口の中に残る	―	―	―	―	―		A. 残留
B. すこしずつしか呑み込めない	―	―	―	―	―		B. 搬送
C. 呑もうとする前にのどに流れてしまう	―	―	―	―	―		C. 保持
D. 鼻に食物が逆流する	―	―	―	―	―		D. 逆流
E. むせる	―	―	―	―	―		E. 誤嚥

0：ある
1：ときどき
2：無い

② | I | II | III | IV | V |　③総合点

図4　嚥下障害スコア　採点表

図3の質問表をこの図に示す採点表でスコア化する．この表から嚥下障害のパターンを把握できるが，目的に応じて①機能別評価（横の集計）②食品群別評価（縦の集計）③総合点の3通りの使い方が可能である．

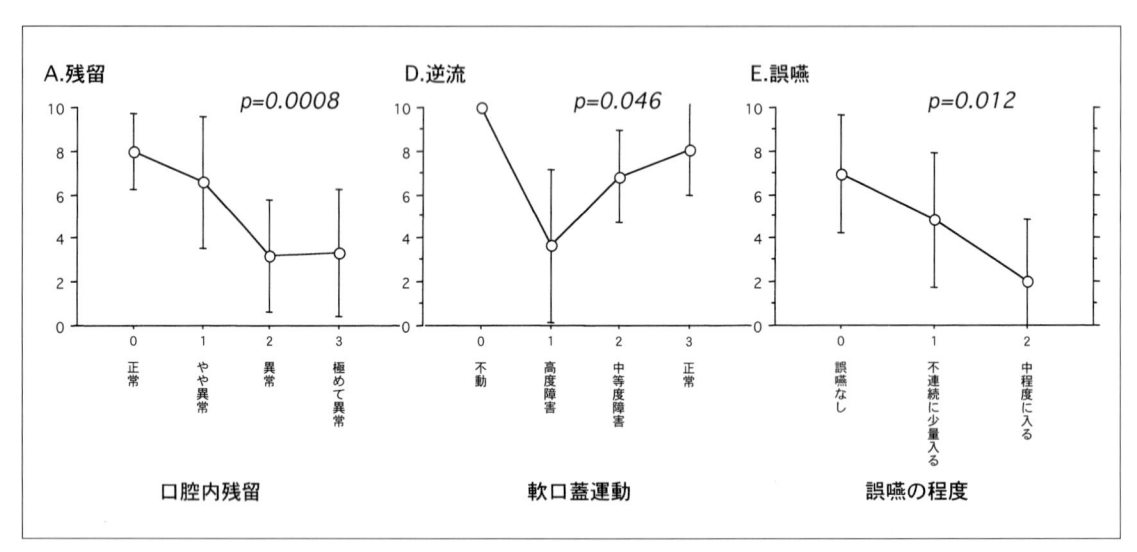

図5　嚥下透視所見と機能別スコア（I）

に行う．

③ 術後ある程度の嚥下障害が予測される場合

　術後になって初めて訓練方法を指導するとしたら患者はそれを無理難題と感じるかもしれない．イメージすらうまくつかめないかもしれない．すでに口腔咽頭の解剖学的構造は変化し，運動障害や痛みがあり，経管栄養チューブ，気管切開孔の存在など患者をとりまく環境は著しく変化している．これは新しいことを理解するのに適した環境

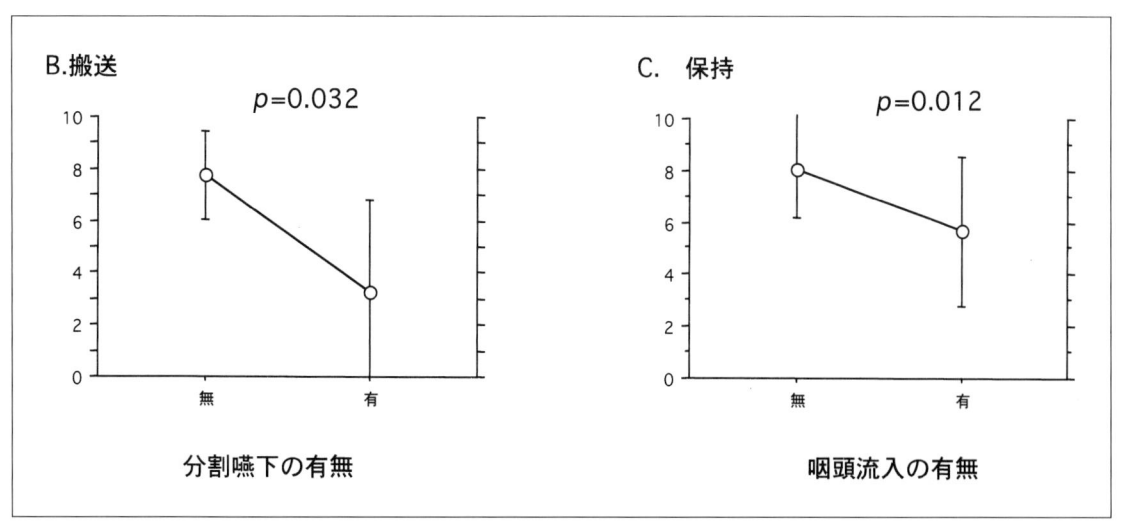

図6 嚥下透視所見と機能別スコア（2）

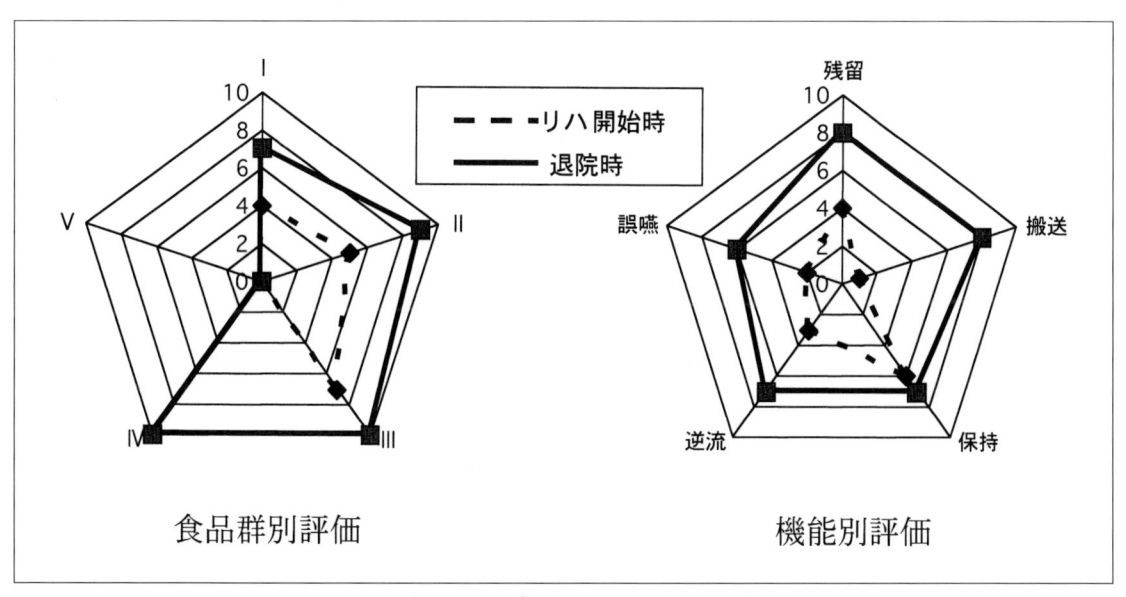

図7 嚥下障害スコア（食品群別評価，機能評価）の結果

とはいえない．
　そこで術前から，予測される障害に応じたリハメニュー[19)]を紹介し，実践する（**表2**）．病棟の看護スタッフが作成したパンフレットを手渡し，一度は一緒に試行することにしている．舌の練習（**図8**），呼吸訓練（**図9**）の例を示す．術前であればほとんどのメニューは容易にできるはずである．そのため，その意義を十分説明すれば，なにをすべきかを理解しやすい．ただし，舌がんの場合，舌の運動は痛みを伴うことが多く，紹介のみにとどめることもある．

（2）手術後
① 手術内容の把握と術後管理
　手術の結果（切除範囲，再建方法）を把握する．何が切除され，何が温存されているか．そして肺炎などの合併症のリスクを把握する．

表2 障害される機能と術前のリハビリテーションメニュー

術前に予測される障害	リハビリテーションメニュー
口唇閉鎖	口唇の訓練 頬粘膜の訓練
送り込み 口内残留 口腔保存	舌の訓練　　ストレッチ 　　　　　　負荷運動
鼻咽腔閉鎖	軟口蓋の訓練（ブローイング）
咽頭期惹起 喉頭挙上 声門閉鎖	呼吸訓練　息こらえ嚥下（pseudosupraglottic swallow） 咳嗽訓練，呼吸訓練

② 術後の機能評価

①観察による機能評価

これは他項にて詳述されるが，ポイントは切除により失った機能を把握することと，温存したはずの神経が機能しているかどうかを確認することである（副神経，顔面神経，舌下神経など）．

適宜，喉頭ファイバーによる咽喉頭の観察を行い，また，創傷治癒を待って嚥下透視検査を施行し，嚥下障害の状況を把握する．

②SASによる評価

SASが要求する問診項目はわずかに5項目であるが，これは患者の摂食状況を観察するときに重要なチェックポイントでもある．日常の看護，介護の場面にも生かすことができる．看護スタッフ，患者と評価情報を共有することで嚥下障害への理解を高める役割ももっている．

③ リハビリテーションの実践

当院ではリハは主治医，看護婦との共同で指導し，日々の実践は患者自身にゆだねられる．リハビリテーションの評価はSASと嚥下透視検査によって行っている．そして，リハメニューを再検討し，摂取食品を適宜変更していく．

（3）退院後の長期経過の検討

忙しい外来の合間でこそSASによる評価は有用である．待合い時間中に質問紙に答えてもらい，それを元に指導することもできる．

退院後のリハビリテーションについては今後の課題と心得ているが，現在は患者個人の努力に頼っている．学習効果で機能は徐々に改善して行くが，一方で，長期生存例では同時に加齢も進んでいくのである．（手術時に65歳なら，5年後は70歳である）

特に基礎疾患がなくとも誤嚥性肺炎のリスクが高まってくるといわれる年齢になったとき，口腔・中咽頭がんの治療後の患者が抱えるリスクは当然，より高いものとなる．そういった場合のスクリーニングとしてもこのスコアは有用であると考えている．

(藤本保志)

引用文献

1) Breitbart W, Holland J. Psychosocial aspects of head and neck cancer. Semin Oncol 15. 61-69, 1988.
2) Leopold NA, Kagel MC : Swallowin, Ingestion and dysphagia : A reappraisal. Arch Phys Med Rehabil 64：371-373, 1983.
3) Lazarus, C, Logemann, JA, Kahrilas, PJ. Swallow recovery in an oral cancer patient following surgery, radiotherapy and hyperthermia. Head and Neck, 16, 259-265, 1994.
4) 藤本保志・長谷川泰久・中山敏・松浦秀博：パーソナルコンピューターによる術後嚥下運動の定量的解析—口腔・中咽頭がん手術例の検討—，頭頸部腫瘍 22 (1), 72-77, 1996.
5) Schipper : Quality of Life in Cancer Patients. Jpn J Cancer Chemothr. 17 (4)：part 2, 716-725, 1990.
6) Cella DF, Tulsky DS., Gray G., et al. The Functional Assessment of Cancer Therapy Sxale : development and validation of the general measure. J

舌の練習

ストレッチ

1. 舌をできるだけ前へ出した状態で10数える。鏡を見て舌の位置を確認する。（目標10回）

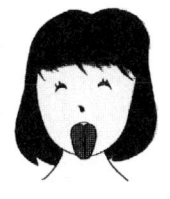

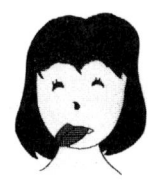

2. 舌をできるだけ横に動かした状態で10数える。左右交互に行う。鏡を見て舌の位置を確認する。（目標10回づつ）

マッサージ

1. 人さし指、スプーン、木のへらなどを使って、舌の先の部分（舌尖）を押す。鏡を見て押す位置を確認する。（目標10回）

2. 人さし指やスプーンのくぼみの部分を舌の横に当てて押す。鏡を見て押す位置を確認する。（目標　左右10回づつ）

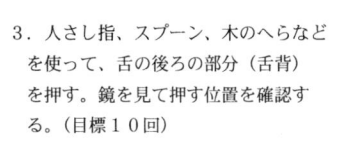

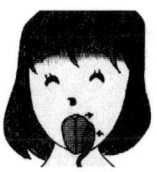

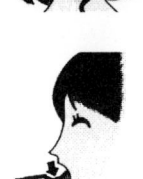

3. 人さし指、スプーン、木のへらなどを使って、舌の後ろの部分（舌背）を押す。鏡を見て押す位置を確認する。（目標10回）

負荷運動

1. スプーンを横向きにして、くぼんだほうを内側にして口唇全体をおおう様にしてかぶせる。その状態で舌の先を突き出す様にしてスプーンを押し出す。（目標10回）
またスプーンの柄や木のへらを舌の前におき、舌の先に押す方法でもよい。

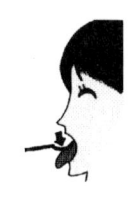

2. スプーンを舌の横に当てて押す。その状態で、スプーンを押し返す様に舌の横に力をいれる。（目標10回）
スプーンの柄や木のへらを使ってもよい。

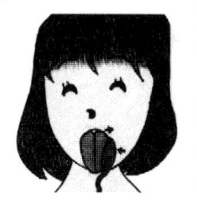

3. 人さし指、木のへら、スプーンなどを使って、舌の後ろを押す。その状態で、それを押し返す様に舌の奥に力を入れる。（目標10回）

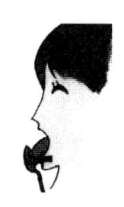

図8　舌の練習

Clin Oncol. 11, 570-579, 1993.

7) Hassan SJ, Weymuller EA. Assessment of quality of life in head and neck cancer patients. Head and Neck, 15, 485-496, 1993.

8) List, MA. Ritter-Sterr, C. Lansky, S. B. A performance status scale for head and neck cancer patients. Cancer, 66, 564-569, 1990.

9) D'Antonio L, Zimmerman GJ, Cella DF, et al. Quality of Life and Functional Status Measures in Patients with Head and Neck Cancer. Arch Otolaryngol Head and Neck Surg, 122, 482-487, 1996.

10) 今野昭義，花沢秀，吉野泰弘，他．舌切除後の舌口腔底再建術と術後の構音機能及び咀嚼機能の評価．耳鼻，34, 1393-1408, 1988.

11) 海老原敏．頭頸部がん手術とQOL, KARKINOS, 4, 501-506, 1991.

12) 藤島一郎．摂食嚥下障害の診察と検査；脳卒中の摂食嚥下障害，医歯薬出版，東京，1993.

13) 山下夕香里，大野康亮，今井智子，他．遊離前腕皮弁による即時再建例の咀嚼，嚥下及び摂食機能の評価—主観的評価法と客観的評価法による検討—．口科誌，44, 55-65, 1995.

A: 息こらえ嚥下
　1．大きく息を吸って、そのまま止める
　2．息（つば）を飲み込む
　3．飲み込んだらすぐ息を吐く
　　　1～3を10～20回行う

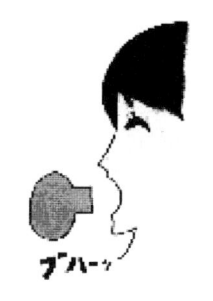

B: 呼吸訓練
　1．大きな深呼吸を3回行う。
　2．大きく息を吸ったあと、数秒息を止め吐き出す。
　　　これを3回行う
　3．ゆっくり息をはいた後、数秒息を止め、大きく息を吸う
　　　これを3回行う

C: 咳嗽訓練
　　咳または咳ばらいを　5～10回を1セットとして2～3セット行う。

〈練習の記録〉

月日	／			／			／		
時間帯	朝	昼	晩	朝	昼	晩	朝	昼	晩
A									
B									
C									

○：できた　　△：半分できた　　×：できなかった　　／：やらなかった

図9　嚥下呼吸訓練

14) 三浦隆男, 岸本誠司, 土師知行．再建中咽頭の術後機能評価法．耳喉頭頸, 68, 583-586, 1996.
15) 藤本保志, 松浦秀博, 田山二朗, 中山敏, 長谷川泰久：口腔・中咽頭癌治療後嚥下機能評価基準の提案とその評価成績, 日本気管食道科学会雑誌, 48(3), 234-241, 1997.
16) 藤本保志, 松浦秀博, 川端一嘉, 髙橋浩二, 田山二朗：口腔・中咽頭がん術後嚥下機能の評価―嚥下機能評価基準（Swallowing Ability Scale）の妥当性について―, 日本耳鼻咽喉科学会雑誌, 100, 1401-1407, 1997.
17) 藤本保志, 松浦秀博, 田山二朗, 他：嚥下透視所見からみた嚥下機能評価基準の妥当性について, 日本耳鼻咽喉科学会雑誌, 101, 544, 1998.
18) 藤本保志・長谷川泰久・中山敏・松浦秀博：口腔癌手術症例における術前嚥下透視の有用性, 耳鼻 45：142-146, 1999.
19) 髙橋浩二：外科手術後の嚥下障害への対応．摂食嚥下リハビリテーション, 金子芳洋, 千野直一監修, 医歯薬出版：170-185, 1998.

2　口腔・咽頭期の摂食・嚥下の観察

　口腔・中咽頭がん患者の摂食・嚥下障害を治療するためには，本来ならば，がんが存在する治療開始時点での口腔・咽頭・頸部の形態や運動性を十分に観察し，摂食・嚥下機能を評価する必要がある．それは，患者は徐々に大きくなるがんがあることによって治療前からある程度の摂食・嚥下障害を認めており，そしてそれを補うような嚥下手段や食物の選択をしていることが多いからである．

　当然，患者とすれば治療が終了した時点ではがん発症前の摂食状態に戻ることを希望するであろうが，症例によっては治療開始時点ですでに不可逆的な機能障害が目立ったり，治療の結果としての組織欠損と運動性の低下も加わり，いくら訓練によって機能障害を回復したり代償機能を求めたりしても，必ずしもがん発症以前のように常食を経口摂取できるとは限らない場合も多い．だから，摂食・嚥下機能の治療のゴール設定では，現時点の口腔・咽頭機能の評価ばかりを考慮した理想的な治療者としての願望的なゴールと，実際のリハビリテーションとしてゴール設定とは異なることを忘れないようにしなければならない．

　ここで，主治医である耳鼻咽喉科医や口腔外科医であれば，局所を中心に診察することで形態的変化を評価することは比較的容易であるが，リハスタッフにとっては，治療開始前に患者に接することはほとんどない上に，がんの拡がりや治療によって変化した口腔・中咽頭の形態を理解することは比較的困難である．

　ある程度の解剖的な理解が出来ていても，実際には治療開始前から症例に接していることはほとんどなく，さらに，治療者と違った施設でリハビリテーションを行う場合には，治療者がなぜ治療後に摂食・嚥下障害を生じたか十分に理解できていないことも多いため，治療者から治療前の腫瘍の拡がりや治療方法（特に手術での切除範囲と再建方法）などのリハ計画の立案に重要な医療情報すら十分に教えてもらえる場合は少ないのが現状である．

　しかし，リハビリテーションを行ううえでゴール設定は必須の事項であり，前述のごとくゴール設定に当たって治療開始時点での医療情報は極めて重要な部分なので，手紙などの手段でもいいから，なるべく多くの治療前の患者情報を得るようにすることが当然必要である．

　特に治療前の口腔・咽頭機能を観察評価すると，がん周囲のどの部位までが正常に機能し，さらに機能障害のあるがん占拠部位を補うための代償機能として正常以上に機能している器官を同定することができるためきわめて重要である．

　もし，不幸にも治療者とのコンタクトが十分に取れない場合には，従来からの治療対象としてきた脳血管障害や神経筋疾患患者と同様に，慎重に口腔・咽頭・頸部を観察すれば，組織の欠損範囲や運動性の低下している部位と程度，粘膜の乾燥の程度，組織の感覚過敏や鈍麻の程度，構音の異常などの評価は可能である．視診上見慣れない皮膚や筋肉などの組織によって再建されていても，綿棒や舌圧子などで触診することでその組織の厚さや柔軟性・運動性・周囲との接触性を知ることは可能であるし，食物の残渣の有無から知覚や運動性の程度を想像することは可能である．

　口腔・咽頭がんの治療後の嚥下障害を担当するにあたって注意しなければならないこととして，その治療の中に放射線療法がおこなわれていたかどうかと言うことがある．40 Gy 以下の照射量であればさほど問題はないが，総線量が根治的照射量である 60 Gy 程度に達していると，がんに接する正常組織の損傷が比較的強くあらわれる．

　放射線療法による副作用としては口腔・咽頭領域で問題となってくるのは，治療中の疼痛と唾液分泌低下による乾燥や味覚低下，そして瘢痕性拘縮による頸部皮膚の硬化と頸部の運動性の低下である．これらの障害は 70 才以上の高齢者ではその損傷からの回復が著しく遅れ，時には固定してしまうことすらある[1~3]．

　例えば，がん切除などによって味覚が低下している上に，さらに放射線治療の副作用として味覚が低下すると，食に対する楽しみが減少し「何を食べても砂を嚙んでいるようだ」というような訴

えとなり，せっかくリハビリテーションをしようにも患者自身の意欲低下となってしまう．また，唾液の分泌が減少すると食塊形成が不良になるため，安定した嚥下第一相が成立せず，さらには第二相にでも不安定な食塊は誤嚥の元となってしまうことになる．それ以上に頸部の皮膚や皮下組織が瘢痕性に硬化すると喉頭挙上が障害され，場合によっては輪状咽頭筋が線維性に瘢痕化することがあり，そうなると嚥下時の食道入口部の開大が著明に障害され下降期型誤嚥を呈することになる．このような症例では，リハビリテーションも外科的治療も無効なことが多いので，十分な検討・評価が必要である．

表1　嚥下障害補助診断法

ビデオ嚥下造影検査（VF）
ビデオ内視鏡検査（VF）
嚥下内圧測定
筋電図
嚥下音
超音波検査

3　補助診断

　口腔・中咽頭がんの口腔・咽頭期の嚥下障害を診断する方法として，実際の摂食場面を観察するといった直接的評価が重要であることは当然ではあるが，全くの絶食状態の症例ではそれも不可能であるし，実際の臨床の場面では多くの患者を診察・治療する必要があるので，毎食患者の摂食状態を観察するわけにもいかない．そのために，外来レベルには限らないがスクリーニングとして問診やアンケートといった主観的な評価法が簡便で有用である．しかし，もっと客観性を持って摂食・嚥下障害を評価しようとすると，従来より脳血管障害や神経・筋疾患などでの嚥下障害の診断に用いられているビデオ嚥下造影検査（いわゆるVF）やビデオ嚥下内視鏡検査（いわゆるVE）が有効である．（表1）

1）ビデオ嚥下造影検査

　ビデオ嚥下造影検査（VF）は，使用する造影剤の内容や粘度を変化させることによって口腔期の咀嚼状態から咽頭期の嚥下の状態を始めとして，食塊の残留部位やその程度，誤嚥のタイミングや程度などを詳細に評価可能であり，やはりがん症例においても最も重要な診断手段である[4〜8]．

　ここでまず造影剤は，誤嚥の可能性が高い場合に通常のバリウムやガストログラフィンなどは避けなければならない．これらの造影剤が気管内に誤嚥されると局所的な炎症を起こしやすく肺炎を誘発する可能性がある．

　そのためできることならば，CTや血管造影などで用いる水溶性非イオン性造影剤（オムニパーク・イオパミロンなど）の使用が望ましい．

　ところが，これらの造影剤は消化管造影検査に対し保険適応がなく，しかもバリウムに比べ高価であるため，施設によっては制約が加わることが多い．ただ，誤嚥の有無を確認するためであれば一回の検査に使用する造影剤の量はせいぜい10 ml程度なので，この検査のために新しい造影剤を用意しなくても，CTなどの検査で残った造影剤とかアレルギー・テスト用のアンプルを10本程度用意すれば足りるので放射線科の協力が必要ではあるが，水溶性非イオン性造影剤の準備をお勧めする．また，これらの造影剤は粘稠度がほぼ水に近いため，水分嚥下の状態を評価するにはふさわしいが，実際の食事内容を決定するためにはバリウムなどに比べて組織への付着性が悪く評価困難となることがある．そこで，水溶性非イオン性造影剤である程度の嚥下が可能と判断された場合，バリウムを用いて3 ml・5 ml・10 mlとステップアップしながら検査を行う．

　がん患者の嚥下障害では，脳血管障害や神経・筋疾患の嚥下障害に比べ，ある程度の経口摂取が可能なことが多いので，一回の嚥下で使用するバリウムの量は20 ml程度にまでなることがある．さらに，ある程度の量のバリウムが嚥下できたら，我々は食事の粘度を調節する種々の栄養補助食品をバリウムに添加することによって半固形状までの様々な粘度の造影剤を検査場面で使用し，患者の嚥下に最も有利な食形態の選択に活用したり，

表1 Logemann の誤嚥の分類

嚥下前誤嚥	嚥下運動開始前に生じる誤嚥
嚥下中誤嚥	嚥下運動中に生じる誤嚥
嚥下後誤嚥	嚥下運動終了後に生じる誤嚥

表2 嚥下研究会の誤嚥の分類

喉頭挙上期型誤嚥	咽頭期嚥下開始から喉頭が最大挙上位に到達するまでに生じる誤嚥
喉頭下降期型誤嚥	喉頭が最大挙上位から安静位に戻るまでに生じる誤嚥
混合期型誤嚥	挙上期および下降期のいずれでも生じる誤嚥
嚥下不能型	嚥下運動の障害が著明で安定した嚥下運動ができない

実際に患者が食べている食事にバリウムの粉末を加えて，それを摂食・嚥下してもらい，その食事が適切なものかどうかも評価したりしている．

なお，この検査で注意して観察すべき項目としては，誤嚥の有無とタイミングが最も重要であるが，それ以外にも口腔内での造影剤の保持能力，口腔底の造影剤の残留の程度と部位，咽頭流入の有無，咽頭期嚥下惹起のタイミング，喉頭挙上の程度と方向，喉頭閉鎖の状態，食道入口部の開大制限とタイミング，嚥下後の梨状陥凹への造影剤の残留などがある．

以下にVF検査の観察と評価のポイントをまとめておく．

誤嚥の分類に関してはLogemannらの分類（表1）が訓練評価には有用ではあるが，医師とのコンタクトを含めて考えると嚥下研究会の分類（表2）が統一的であるので重要である．口腔期の状態を考慮する上では嚥下研究会の分類は不十分であるが，特に誤嚥は咽頭期嚥下の状態に影響され易いためこの分類は必要であり，できれば両者を併用することが臨床の場ではよいかもしれない．

口腔・中咽頭がんでは治療後の組織欠損や再建組織の不足，さらに治療部位周囲の知覚低下がある症例では，しばしば造影剤を口腔内に保つことが困難となり，嚥下前の咽頭流入が観察される．同時に特に患側口腔底への造影剤の残留も見られやすい所見である．

舌根部再建例などでは，造影剤が咽頭に入ってきても知覚が低下しているために咽頭期嚥下の開始が遅れ易い．また，通常は咽頭期嚥下中に喉頭が約一椎体半上方に挙上するが，両側の頸部郭清術がおこなわれていたりすると一椎体弱程度の不十分な挙上に終わることが側面像で観察され，特に両側の頤部に手術操作が及んでいると前方への挙上も著明に障害される所見がみられる．

咽頭流入や喉頭挙上の遅れがあると喉頭蓋閉鎖が不十分なための誤嚥が観察され，喉頭麻痺などによって声門閉鎖が不十分でも同様に誤嚥がみられやすい．

嚥下時に輪状咽頭筋の弛緩から食道入口部が開大するが，喉頭麻痺や放射線治療などによって開大制限があると造影剤の通過量の減少や梨状陥凹への貯留が観察される．

とにかく，被曝の問題もあり頻回におこなえる検査法ではないが，この検査を単なる咽頭期嚥下の評価にとどめないで，捕食から咀嚼，そして嚥下という一連の流れを観察し，治療としての食形態や訓練プログラムの決定に役立てるべきである．我々は記録した造影ビデオ内容を患者にも見せることで，障害部位や程度を理解してもらい，さらには嚥下のコツや嚥下方法の指導手段としても活用している．

2）ビデオ嚥下内視鏡検査

嚥下機能を評価する方法としてのVF検査は重要な検査法であることは間違いないが，患者を透視室まで移動させる必要があるため，術後早期にはおこないにくいし，検査自体で被曝の問題があるために頻回に反復しておこなうことが難しい．さらに，検査時に自由に体位を動かしにくいこともある．

その点，我々耳鼻咽喉科医にとって日常臨床上で汎用している喉頭内視鏡（喉頭ファイバー）を用いて嚥下能力を評価する嚥下内視鏡検査（いわゆるVE）は，比較期簡便に検査がおこなえ有効である．VE検査で用いる内視鏡は小型・軽量で，光源も小型なものがあるため，ベッド上安静の状態にある重症例や術後早期の症例でも，検査機器を

容易にベッドサイドまで持っていける．そして，直径が4mm以下と細経であるため，通常は無麻酔で経鼻的に挿入が可能であり，被曝の心配もなく反復して嚥下動作を観察記録できる．この検査ではファイバーの先端を置く位置によって様々な情報を得ることができる[9,10]．

まず，後鼻孔レベルに先端を置くと嚥下時の軟口蓋の閉鎖状態を評価できるし，軟口蓋を越えるレベルでは食塊の咽頭流入の有無や喉頭蓋谷への残留の程度，舌根・咽頭後壁・喉頭蓋などの運動が観察できる．喉頭蓋を越えるレベルにまで先端をすすめると，発声時の声門閉鎖の状態や声門下への誤嚥の有無とタイミング，梨状陥凹への食塊の残留などを観察できる．

確かに実際の嚥下の瞬間にはファイバー先端の組織によって鏡面が見えなくなってしまうが，嚥下前後の唾液や食塊の残留状態から嚥下能力を評価するすることが可能である．嚥下には実際の食物を使ってもよいし，水にピオクタニンなどを加えて着色した水分の嚥下を観察することも可能である．

ビデオからの嚥下画像を再生することで，嚥下障害の原因を医師のみでなく嚥下障害治療に参加するスタッフに，通常のVF検査による前面もしくは側面からのみの嚥下動態でなく，上方からの嚥下動態の情報は，特に梨状陥凹への唾液や食塊の貯留状態の把握に重要であると思われる．

そして，患者に自分の嚥下状態をリアルタイムに供覧することが簡便にできるため，嚥下困難や誤嚥の原因を理解させたり，横向き嚥下や顎引き嚥下などの嚥下体位をとることによってどのように誤嚥が防止できたり，嚥下しやすくなるかを説明することが出来る．このようなフィードバックは訓練の一環としても大変重要なので，我々は定期的おこない，患者自身にも訓練の効果を評価してもらうようにしている．

3）嚥下内圧測定

嚥下という運動には，口腔から咽頭・喉頭・食道が協調し食塊が通過する前後の部位に陽圧帯と陰圧帯が構成されることが重要である．食塊がある部位から手前は陽圧となって次の部位へ積極的な移動をすすめると同時に，次の部位は相対的な陰圧となって食塊の流れがとどまらないようにすることで，滑らかな嚥下運動が起こるわけである．つまり，食塊のある部位が相対的な陰圧になっていたり，先の部位が陽圧になってしまっては食塊が送り込めず嚥下困難となってしまう．

臨床上しばしばみられる例として脳血管障害のWallenberg症候群がある．この疾患では輪状咽頭筋の弛緩不全が生じ食道入口部の圧が常に陽圧のままとなるため，口腔から食塊が流れてきても食道まではいる駆動力が得られず，食塊が梨状陥凹に貯留して喉頭下降期型誤嚥の元となっている．口腔・中咽頭がん自体やその術後には口腔・中咽頭にある程度の欠損や運動障害が生じるため，この食塊前後の圧形成が低下することが多い．また，広範囲の頸部操作や放射線療法などが加わると，輪状咽頭筋やその周囲が線維性に瘢痕化することがある．その場合は，やはり食道入口部の圧が常に高い状態になってしまい嚥下困難となる．さらに圧形成と嚥下のタイミングにずれが生じる場合もある．

脳血管障害や神経・筋疾患による嚥下障害でも軟口蓋麻痺や舌運動障害があると，がん患者と同じように嚥下時の圧形成の異常が生じてしまうが，がん症例ではどちらかというと組織欠損による圧の低下が目立ち，その程度に応じた代償嚥下方法の習得が必要なことが多い．そのため，嚥下時様々な部位での圧を詳しく測定することは，症例の嚥下困難感を定量的に評価する方法として大切である[11,12]．

ただ，圧測定のためのトランスデューサーや検査機器が高価なことや，測定したい部位に正しく設定するための技術的な問題もあり，あまり多くの施設でおこなわれているとは言えない．

4）筋電図

嚥下運動には，咬筋や口輪筋の収縮による口唇閉鎖から始まって口腔内では舌による移送，咽頭での軟口蓋による鼻咽腔閉鎖や咽頭後壁の蠕動運動，そして喉頭の声門閉鎖に食道入口部の輪状咽頭筋の弛緩と順次周囲の筋肉が収縮と弛緩をおこなうことが重要である．それら嚥下関連の筋肉の

収縮・弛緩の程度を筋電図として測定することは，前述の圧測定と表裏一体をなす検査項目であり，中枢からの神経刺激の状態を把握することができるために重要な検査である[11,12]．

嚥下筋電図の測定法としては，頤や前頸部の皮膚から表面電極を用いて測定する皮膚筋電図と，針電極を筋肉内に穿刺して個々の筋肉の収縮運動を直接測定する穿刺筋電図の二つの方法に分けられる．

当然，穿刺した方が詳細な筋活動を評価できるが，目的とする筋肉に確実に電極を挿入することは，患者自身の疼痛のみではないが技術的に比較的高度であり，また嚥下には多くの筋肉が複雑に関与しているため，計測された筋電図を評価することにもトレーニングを要する．

一方，皮膚表面からその周囲の筋活動を記録する皮膚筋電図であれば，小児用の心電図モニターを用いても記録が可能である．正確にはどの筋肉を測定したと言えないが表面電極の貼る位置を工夫すれば，口腔などではおおよその筋群の活動を記録して評価できる．

リハビリテーションを行うにあたって，口腔や咽頭の知覚については綿棒や舌圧子などで触診することで評価することが多いが，それらと同様に口腔の筋活動を評価する方法と考えると皮膚筋電図は有効な補助評価手段といえる．ただ，皮膚筋電図にせよ穿刺筋電図にせよ，口腔・中咽頭がんの治療後に生じた嚥下障害例では，嚥下に重要な筋肉自体が手術によって切断されて存在しなかったり，手術によって変位して十分には機能できないようになっていたり，放射線療法などによって筋自体が線維性に変性して機能しなくなっていることが多く，正常構造を保っている脳血管障害や神経・筋疾患による嚥下障害のようには筋電図がうまく施行できないことがあるという問題もある．

5）嚥下音

嚥下時に食塊が咽頭を通過する際に生じると言われる嚥下音（swallowing sound）とその嚥下前後に生じる呼吸音（respiratory sound）を頸部で聴診器を使って聴取する頸部聴診法は，通常の聴診器を用いるだけで場所を問わず施行できる非侵襲的な検査法であり，口腔・中咽頭がんの嚥下障害の診断ならびに治療の面で有用である[3]．

まだ発展段階の検査法であり，ある程度の経験がないと正確な判断は下せないと言う問題点はあるが，スクリーニングとしておこなうことはベッドサイドの臨床として手に入れておきたい評価法である．

また，この嚥下音自体は嚥下障害の評価方法としてのみでなく，接触型マイクなどを用いて嚥下音を訓練中に患者自身に聞こえるようにすると，知覚が低下して嚥下の感覚がつかめない症例などでは自らの嚥下やその後の食塊の残留などを聴覚的にも実感でき，さらには呼吸と嚥下のタイミングを覚える際にも聴覚的なフィードバック効果が得られるため，直接的訓練の一つとして大変効果的である．

6）超音波検査

超音波検査は体表面に種々のプローベを密着させることで，体内の臓器の質的評価や運動性を観察できる検査方法である．嚥下障害の診断の面では，深達度の面からも5 MHz程度のプローベを通常はBモードで頤下皮膚より口腔内をうつすし，舌を中心とした口腔内の食塊の流れを観察評価する手段として用いられている[14]．

口腔がん症例では，手術操作などによって生じた欠損もしくは再建部位と周囲組織との接触性や食塊の送り込み状態などから運動制限の程度が評価可能である．さらに，咀嚼・嚥下運動後の食塊の残留の部位や程度，そして食塊の口腔内保持能力の程度や咽頭流入がリアルタイムに観察できるので，口腔内に関してはある程度の情報が得られる．

ただ，咽頭以降の評価がやや困難となってしまうことや，プローベのあて方によって得られる像が変化し易いため客観的評価がまだ確立されていないことなどまだ問題点もある．しかし，最近では装置自体も小型化しているため，ベッドサイドでも反復して観察・評価することも可能なので補助診断手段としては有効である．この評価法も単なる診断手段にとどまらず，画像として咀嚼・嚥

下動態を患者自身に供覧することができるため，直接的訓練の一貫としてバイオフィードバック効果もあり，今後の発展が期待される検査・治療法である．

（津田　豪太）

文献

1) 藤井　隆，佐藤武男，吉野邦俊，他：中咽頭癌の治療上の課題—治療後の機能障害の面から—. 頭頸部腫瘍，22：65-71, 1996.
2) P. M. Finlay, F. Dawson, A. G. Robertson, et. al. : An evaluation of functional outcome after surgery and radiotherapy for intraoral cancer. British Jounal of Oral Maxillofacial Surgery, 30：14-17, 1992.
3) C. L. Lazarus, J. A. Logemann, P. J. Kahrilas, et. al. : Swallow recovery in an oral cancer patient following surgery, radiotherapy, and hyperthermia. HEAD & NECK, 16：259-265, 1994.
4) 谷本啓二：嚥下障害の臨床．医歯薬出版，121-136, 1998.
5) 谷本啓二編：嚥下障害治療における Videofluorography(VF)検査．日本嚥下障害臨床研究会，広島，1996.
6) 藤本保志，長谷川泰久，松浦秀博，他：パーソナルコンピューターによる嚥下運動の定量的解析—システムの開発—. 日気食会報，46：458-463, 1995.
7) 藤本保志，長谷川泰久，松浦秀博，他：パーソナルコンピューターによる術後嚥下運動の定量的解析—口腔・中咽頭癌手術例の検討—. 頭頸部腫瘍，22：72-77, 1996.
8) 新谷　悟，寺門永顕，吉浜泰斗，他：口腔癌患者における Videofluorography を用いた嚥下機能評価．口腔腫瘍，10：106-111, 1998.
9) 溝尻源太郎：嚥下障害の臨床．医歯薬出版，137-141, 1998.
10) 渡邉　宏，進　武幹，仲秋功司，他：ファイバースコープによる正常嚥下動態の観察．耳鼻，36：944-948, 1990.
11) 丘村　煕，森　敏裕，稲木匠子：嚥下障害の診断．耳喉頭頸，62：383-390, 1990.
12) 吉田義一：嚥下障害—日常診療における対応—. 耳展，36：185-193, 1993.
13) 髙橋浩二：摂食・嚥下リハビリテーション．医歯薬出版，171-175, 1998.
14) 向井美惠：摂食・嚥下リハビリテーション．医歯薬出版，105-107, 1998.

第4章 摂食・嚥下障害のリハビリテーション

3 術後早期の咀嚼・嚥下機能訓練と歯科補綴的アプローチ

　咀嚼・嚥下・構音などの口腔機能は本来生命維持において不可欠なものであるが，今日では個人の生活の質（QOL）を保証するという意味が大きい．口腔・中咽頭がん術後患者の多くは，日常生活における「食べる，話す」という楽しみの喪失や顔貌における審美障害によって，肉体的のみならず心理的な障害や不安をかかえている．
　しかし，こうした患者のリハビリテーションは，脳血管障害患者のように高次機能や全身機能の低下をともなうことが少なく，患者のモチベーションも得やすい．それだけに，**術後早期に的確な診査と評価を行い，機能訓練，歯科補綴的アプローチ，口腔ケアを計画的に適用することは非常に重要である**．本章では，咀嚼・嚥下障害に対する術後早期の機能訓練と歯科補綴的アプローチについて解説する．

1　術後早期の間接訓練

1）開口訓練

　術後の開口障害は，開口筋に対する直接の手術侵襲や周囲組織の切除による瘢痕化により生じ，顎顔面補綴患者の13.2％に認められたという報告が見られる[1]．開口量の低下は咀嚼運動を制限し咀嚼能力を低下させるとともに，術後の口腔ケアおよび補綴装置の装着を行う上で大きな妨げとなるため，リハビリテーションの成否を左右するといっても過言ではない．
　開口障害は，術後における組織の瘢痕収縮の進行にともなって発現するため，たとえ術直後に開口量が確保されていても，開口訓練を行うことが望ましい．すでに開口障害の徴候が認められ，自力で十分な開口が困難な場合，訓練用器具（図1）を用いる．筋力の低下した無歯顎高齢者においては特に発現しやすく，また前歯の欠損のために開口訓練器の使用が困難な場合があるため，できるだけ早期に補綴装置を装着し咀嚼機能の回復を図らねばならない．
　なお，咀嚼筋が手術侵襲によって瘢痕拘縮をきたし，そのために強度の開口障害を生じている場合は，二次的に瘢痕化した筋を切除する外科的アプローチの検討が必要である．

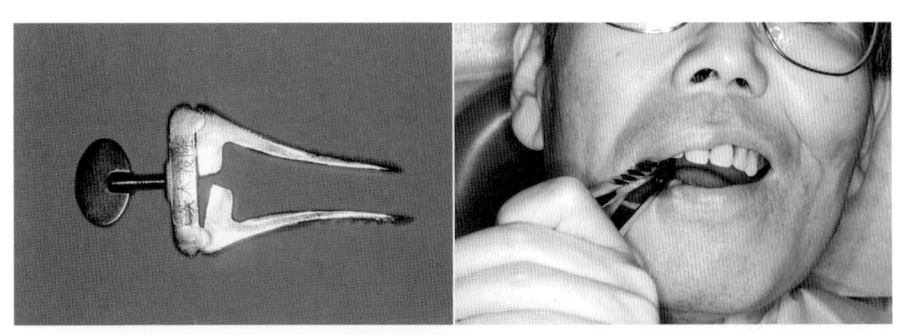

図1　市販の開口訓練器（左）を上下臼歯部間に挿入し，ネジを回して強制的に開口させているところ（右）．この他にバルーン型の開口訓練器も市販されている．

2）舌運動訓練

舌・口腔底がん切除後の舌運動訓練の開始時期は，手術創の治癒経過により一様ではないが，可及的に早期から開始することが望ましい．訓練は，基本的には構音訓練と同様に前後運動，側方運動ならびに挙上運動を行わせる．

3）口唇・頬の訓練

術後の筋緊張の低下を回復させるとともに，瘢痕化による可動性の低下を可及的に防止することが目的となる．これも基本的には構音訓練と共通であり，口を尖らせる→口角を引く，頬部を収縮させる→膨らませるといった運動を組み合わせて反復練習させる．

❷ 術後早期の直接訓練（歯科補綴的アプローチ）

がん切除後の咀嚼・嚥下機能回復には，口腔の組織欠損と機能障害に対応した補綴装置を必要とする場合が多い．ここでは，上顎領域と下顎領域に分けて，機能障害の特徴とリハビリテーションにおける歯科補綴的アプローチの考え方と術式について解説する．

なお，アプローチの実施においては，治療医と補綴担当医間のコミュニケーションはもちろんのこと，**補綴担当医と歯科技工士との間の技術的タイアップが非常に重要である**．したがって，以下に示すアプローチの手順には，歯科技工士の専門技術的領域に属する記述を含むが，他職種の読者にはやや難解と思われるため，枠内にくくっておく（アミかけの部分）．

1）上顎領域のがん患者に対する術後早期の歯科補綴的アプローチ

（1）歯科補綴的アプローチの考え方

上顎がん術後早期における歯科補綴的アプローチの目的は，まず創面の保護とともに，口腔と鼻腔との交通を遮断し経口摂取を可能にすること，次に固有口腔形態を回復し，効率的に咀嚼・嚥下の訓練ができるようにすることにある．がん切除によって生じた顎欠損部の外形・容積は術後の治癒過程において刻々と変化し，特に術後約6カ月間はその変化が著しい．したがって，**この時期に適用される補綴装置には，支持組織（歯，顎堤）の欠損という悪条件のもとで維持・安定を確保し，上記の目的を果たして，さらに顎欠損部の形態変化に対応するという厳しい条件が求められる．**

図2に，著者らの施設において補綴担当医と治療医の共同の下に行われている術後早期における

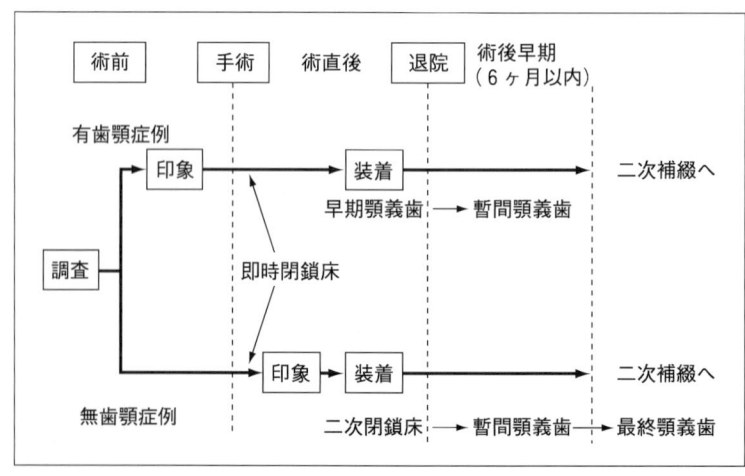

図2 上顎がん患者に対する術後早期の歯科補綴的アプローチ[2]

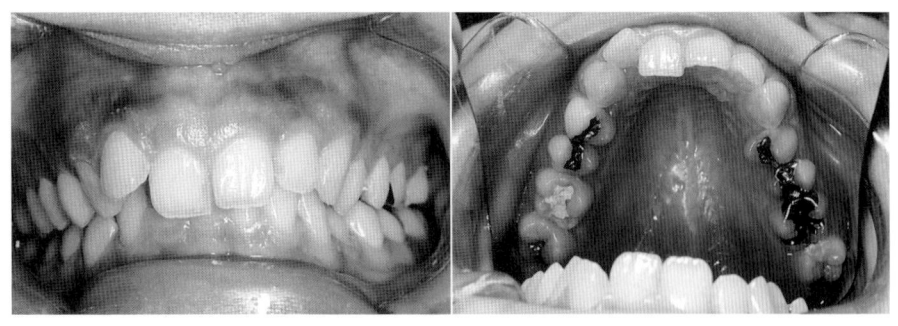

図3　症例Iの初診時口腔内状態（左：正面観，右：咬合面観，いずれも手術前）．

歯科補綴的アプローチの流れを示す[2]．当科では，補綴装置に求められる条件を考慮して，術後も上顎に歯列が存在する場合（有歯顎症例）と存在しない場合（無歯顎症例）に分類し，「早期顎義歯」と「閉鎖床（即時，二次）」を使い分けている．第一の目標は，退院前に摂食ならびにコミュニケーション能力を確保することことであり，これを実現することが，すなわち早期の社会復帰に向けての患者ならびにその家族に対するサポートの提供となる．

（2）有歯顎症例に対する歯科補綴的アプローチの進め方

症例1：21歳，女性
1994年7月　歯学部附属病院口腔外科初診．上顎右側良性骨芽細胞腫（aggressive type）と診断され，上顎部分切除予定患者として補綴科に紹介される（図3）．
1994年8月　上顎部分切除術施行．顎欠損：H3S0．咬合支持（アイヒナー分類）：B2
術後12日目　早期顎義歯装着
　　 18日目　退院
　　 75日目　栓塞子部追加
　　176日目　二次補綴開始
　　302日目　二次補綴終了

① 手術前の診査ならびに補綴装置の設計

補綴担当医は手術前に患者の口腔内診査を行い，概形印象を行う．歯科技工士は，概形印象に石膏を注入して研究模型を製作する．補綴担当医は，治療医に切除予定部位を確認し，模型に記入して即時閉鎖床（シーネ）ならびに早期顎義歯の設計を行う（図4）．

② 前処置ならびに最終印象

補綴担当医は，設計に基づき口腔内の前処置（早期顎義歯を固定する歯の受け皿＝レスト座を確保するためのエアータービンによる形成など）ならびに最終印象採得を行う．歯科技工士は，最終印象から即時閉鎖床用と早期顎義歯用（図5）の2個の作業模型を製作する必要がある．より高い寸法精度が要求されるのは早期顎義歯を製作する模型であるため，1回の印象から2個の模型を製作する場合は，先に石膏を注入して製作した模型を早期顎義歯用に用いる．

③ 早期顎義歯の製作（技工ステップ）

まずキャストクラスプと切除予定部位以外のワックスパターンを製作し（図6），注入型常温重合レジン・システム（本症例は寒天コア法）を用いて埋没する（図7）．模型をコアからはずして流蠟したのち，模型上で切除予定部位を削除する（図8）．次に，コアの咬合面に即時常温重合レジンを筆盛りして切除される歯を再現し（図9），作業用模型をコアに戻した後，透明な注入型常温重合レジンを用いて重合を行い，研磨後早期顎義歯を完成する（図10）．

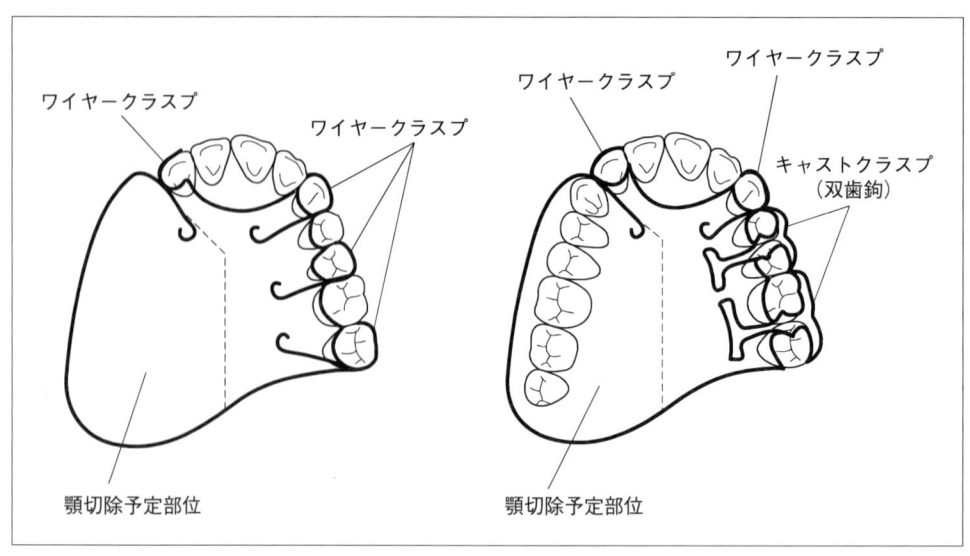

図4 即時閉鎖床（左）ならびに早期顎義歯の設計（右）．即時閉鎖床（シーネ）は，人工歯をもたない透明なレジンプレートで，支台装置としてはワイヤークラスプが使用される．早期顎義歯は，切除される歯列，歯槽部，硬口蓋を正確に再現し，臼歯部の支台装置には強固なキャストクラスプを使用する．

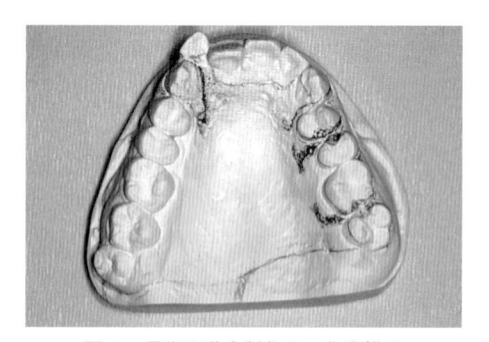

図5 早期顎義歯製作用の作業模型

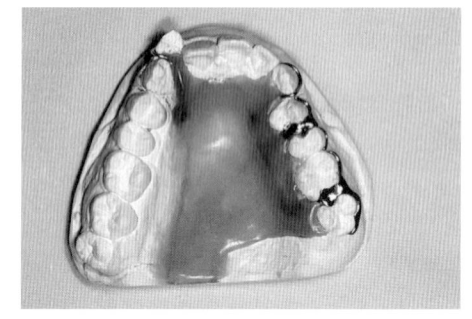

図6 模型上で製作されたキャストクラスプと義歯床のワックスパターン（蠟義歯）．

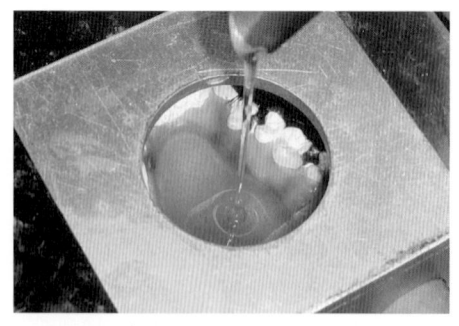

図7 寒天コア法による蠟義歯の埋没

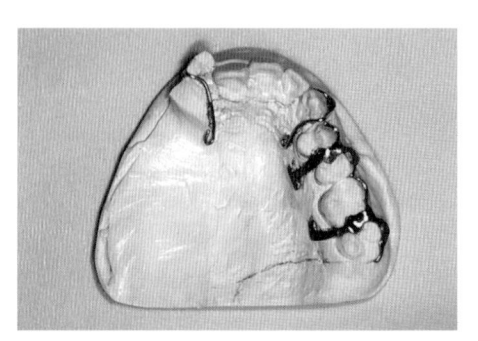

図8 模型上で切除予定部位（右側歯槽部）を削除したところ．

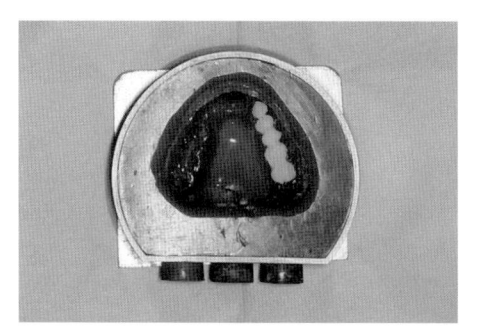

第4章 摂食・嚥下障害のリハビリテーション　175

図9　寒天コア内面（切除予定の歯）に歯冠色の即時重合レジンを筆盛りしたところ．

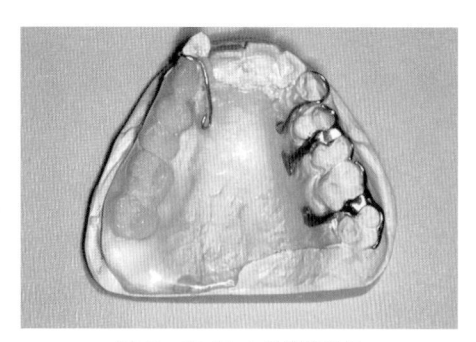

図10　完成した早期顎義歯

⑤　早期顎義歯の調整

退院後，補綴担当医は創面の治癒と顎欠損部の形態的変化に応じて調整を行う．創面がガーゼで保護されている期間は，装置が顎欠損周囲組織を傷つけないことに注意を払う．治療担当医がガーゼの挿入が不要と判断した時点で，補綴担当医は顎欠損部を閉鎖するための栓塞子部（obturator）を早期顎義歯に追加する．

本症例では，まず補綴担当医が早期顎義歯の粘膜面にシリコーン印象材のパテタイプを盛って顎欠損部の印象採得を行う（**図12**）．

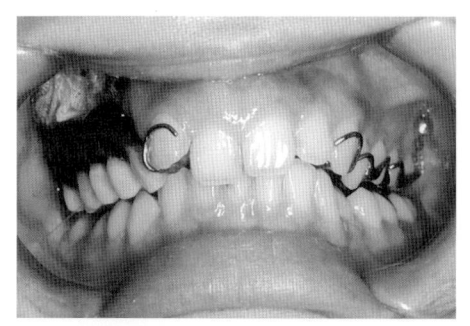

図11　早期顎義歯を口腔内に装着したところ．欠損部にはガーゼが填入されている．

> 歯科技工士は，早期顎義歯からパテの部分を取り外し，石膏に埋没してレジン重合を行ったのち，内部をくりぬいて中空型栓塞子部を完成する．

④　早期顎義歯の装着

治療担当医によって止血用ガーゼの交換が可能と判断された時点（術後1週間内外を目安とする）で，補綴担当医は早期顎義歯を口腔内に装着する（**図11**）．この時点から，健側歯列を用いて軟性食品を咀嚼する訓練を開始する．残存歯の咬合支持（142頁参照）が良好な症例では，約1ヵ月で普通食に復帰することができる．

補綴担当医は，歯科技工士が製作した栓塞子部を即時重合レジンで早期顎義歯に接合する（**図13**）．栓塞子部を作る方法としては，この他に粘膜調整材を用いて成形し，レジンに置換する方法もある．

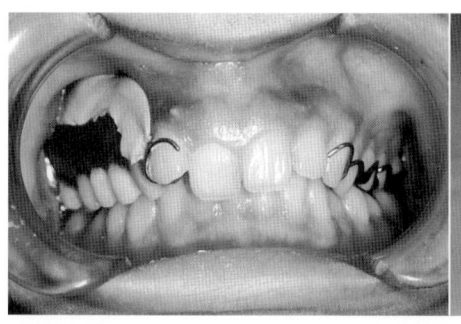

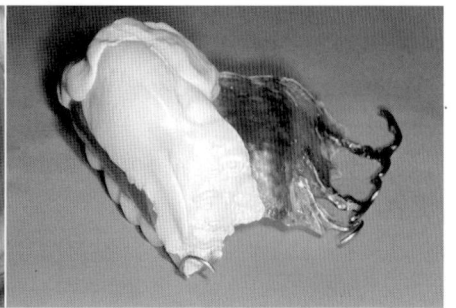

図12　シリコーン印象材（パテタイプ）による顎欠損部の印象採得（左）と採得された印象（右）．

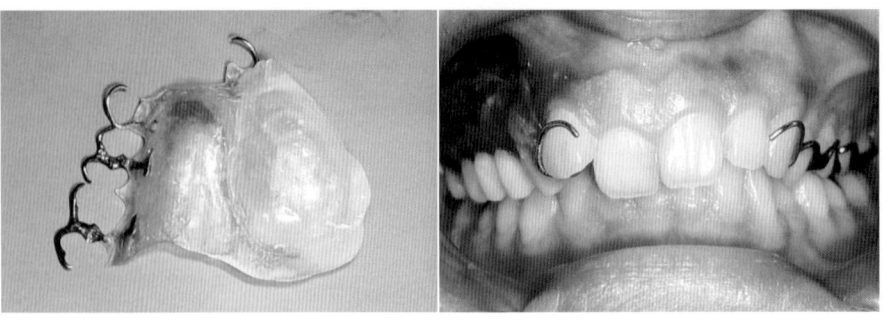

図13 栓塞子部を追補した早期顎義歯（左）と口腔内に装着したところ（右）．

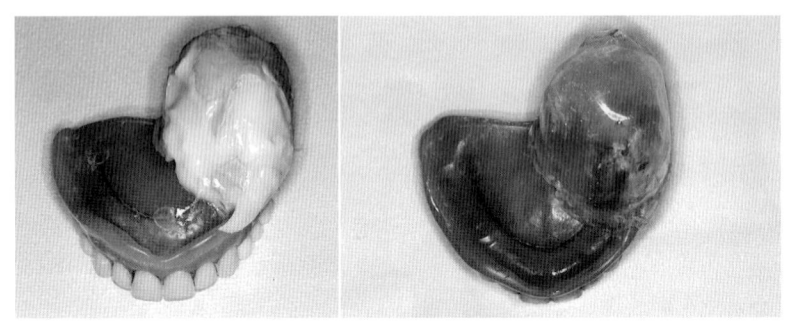

図14 患者の使用していた上顎義歯（左）を用いて欠損部の印象を採得し，栓塞子部（中空型）を追補して製作した暫間顎義歯（右）．

栓塞子部の追加後も顎欠損部の形態は完全に安定していないので，口腔から液体や食品が鼻腔（副鼻腔）に漏洩しやすい．したがって，定期的（1カ月に2回程度）な調整を行って可及的に封鎖性を維持するとともに，患者には咀嚼・嚥下時にうつむき姿勢をとらないよう指示する．

著者らは，1996年より上顎がん有歯顎症例に対して本アプローチを適用し，術後早期の機能回復に良好な成績を収めている[3]．手術前は，口腔内での前処置や印象採得が容易であり，術後そうした処置を行うのに較べれば，患者だけでなく術者の負担も大幅に軽減されることも利点としてあげられる．

（3）無歯顎症例に対する歯科補綴的アプローチの進め方

上顎無歯顎症例の場合，術後早期の補綴装置の装着は非常に困難である．早期の咀嚼機能回復を図ろうとすれば，患者が使用していた上顎義歯を顎義歯に改造して使用するのが最も効率的である（図14）．しかし，顎堤がやせた（吸収した）症例では，顎義歯を装着してもはずれやすく，口腔内での安定が悪いと顎欠損部を傷つけてしまう場合もある．そこで，こうした症例に対しては，まず軽くて維持しやすい閉鎖床を装着しておき，可及的早期に顎義歯に移行させるという術式を採用している．ここでは，その術式について解説する．

症例2：68歳，男性

1998年6月　歯学部附属病院口腔外科初診．上顎右側歯肉がんと診断され，上顎部分切除予定患者として補綴科に紹介される（図15）．

1998年7月　上顎部分切除術施行．
　　　　　　顎欠損：H3S0．
　　　　　　咬合支持（アイヒナー分類）：C2

術後11日目　二次閉鎖床装着．
　　22日目　退院
　　44日目　顎義歯製作開始
　107日目　顎義歯装着

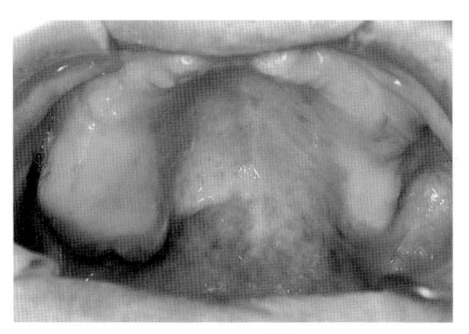

図15 症例2の初診時口腔内（手術前の上顎咬合面観）．

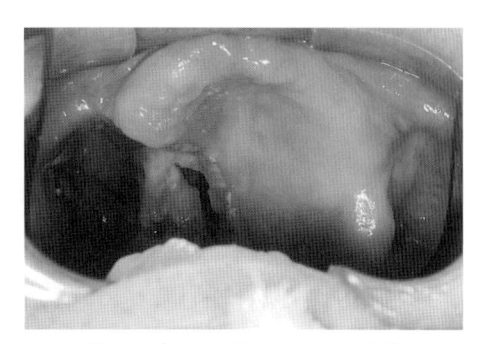

図16 症例2の術後11日目口腔内

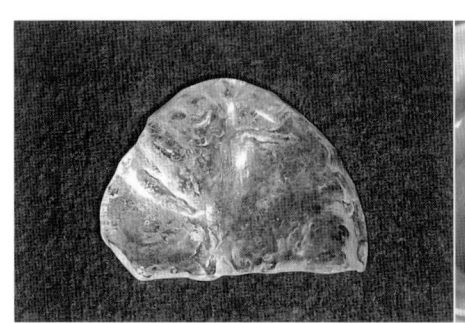

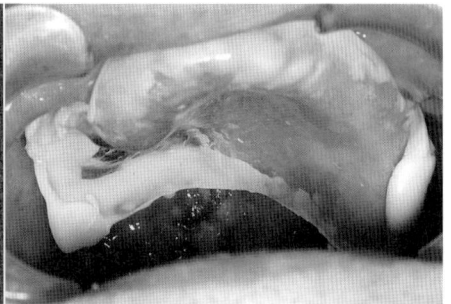

図17 完成した二次閉鎖床（左）と口腔内に装着したところ（右）．粘膜調整材で周縁部を封鎖し維持を得ている．

① 術前診査ならびに印象採得

補綴担当医は，術前診査を行い，術中に装着する即時閉鎖床（immediate surgical obturator）と，術後に精密な印象採得を行うための個人トレーを製作するための印象採得を行っておく．なお，即時閉鎖床は，単独では維持が得られないため，治療医によって顎切除部に埋め込まれたワイヤーに結紮固定される．

② 二次閉鎖床の装着

術後ガーゼ交換が可能になった時点（図16）で，補綴担当医はあらかじめ製作しておいた個人トレーを用いて印象採得を行う．歯科技工士は，この印象をもとに二次閉鎖床（delayed surgical obturator）を透明レジンで製作し，補綴担当医が口腔内に装着する（図17）．即時閉鎖床を結紮固定していたワイヤーは不要となるので，治療医によって撤去される．二次閉鎖床によって確保される機能は，流動食や液体の嚥下，口蓋部と舌による押しつぶし咀嚼など即時閉鎖床と同様であるが，閉鎖床の着脱にともなう患者の苦痛が軽減され，口腔内清掃も容易になる．

③ 二次閉鎖床の調整と顎義歯への移行

補綴担当医は，二次閉鎖床の装着後，顎欠損部の形態的変化に応じて粘膜調整材による形態修正を行い，必要に応じて義歯安定剤（パウダー・タイプ）の使用を指導し，閉鎖床の維持をはかる．本症例では，術後44日目に**閉鎖床を複製して顎義歯の基礎床とし**，人工歯，歯槽部（歯肉），栓塞子を備えた通常の顎義歯を術後107日目に装着した（図18）．

2）下顎領域のがん患者に対する術後早期の歯科補綴的アプローチ

（1）歯科補綴的アプローチの考え方

下顎領域には舌をはじめ顎運動や嚥下に関与する筋群，唾液腺などが存在しているため，下顎領

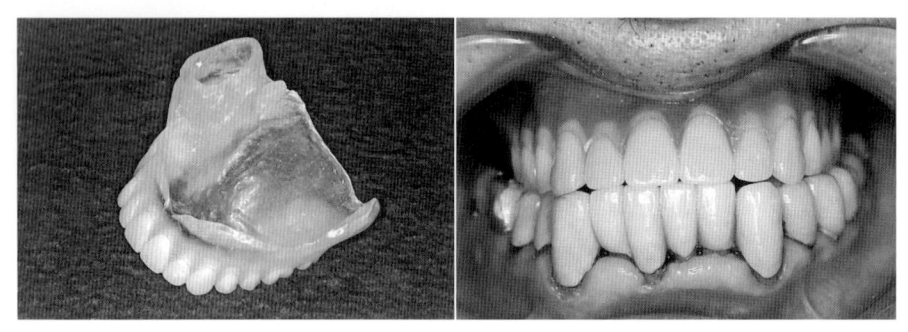

図18 完成した顎義歯(左)と口腔内に装着したところ(右).

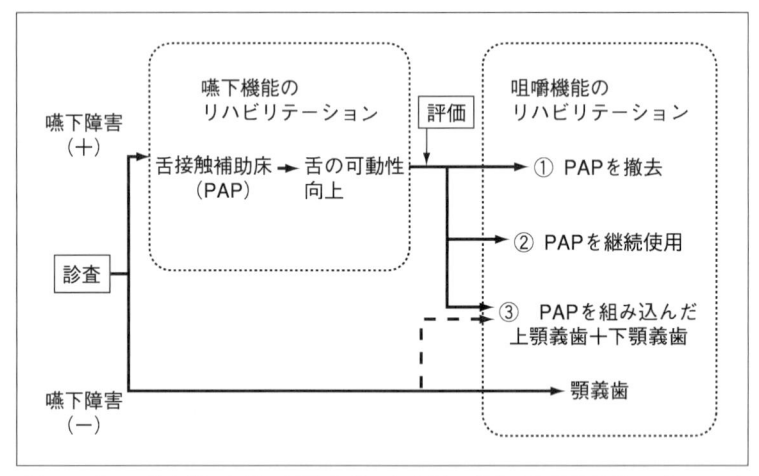

図19 舌・口腔底部の切除・再建を行った症例に対する歯科補綴的アプローチ[2]

域のがん術後患者は,本章の冒頭で述べたように,複雑な口腔機能障害を有しており,当科で行った口腔がん患者に対するアンケート調査[4]においても,舌がん症例の25%,口底がん症例の50%が,それぞれ口腔相の嚥下障害を自覚しており,咀嚼機能に対する満足度に大きな影響を及ぼしていることが明らかになっている.したがって,**下顎領域のがんの場合,術後早期においては嚥下機能の確立と下顎位の安定を第一目標とすべきであり,目的に応じた補綴装置の選択と細心の設計が要求される.**本章ではこのような考え方に基づき,舌・口腔底部の切除・再建を行った症例に対する歯科補綴的アプローチと下顎骨の区域切除後非再建症例に対する歯科補綴的アプローチについて解説し,義歯による咀嚼機能の回復については後章で扱う.

図19に,舌・口腔底部の切除・再建を行った症例に対する術後早期の歯科補綴的アプローチ[2]を示す.まず,術後の機能評価において,口腔相の嚥下障害の有無に注目し,問診や水飲みテストにおいて,食品が口腔内で搬送できない,嚥下したのちも口腔内に残る,「こらえ」ができないなどの口腔相の嚥下障害を認めた症例に対しては,舌と口蓋との接触状態を改善する舌接触補助床(Palatal Augmentation Prosthesis=PAP)を用いたリハビリテーションを適用する.

このアプローチの適用にあたってまず必要となるのが,ゴールの設定である.舌・口腔底がん患者の場合,下顎骨ならびに歯列に対する手術侵襲は,腫瘍の進展度によって非常に差があり,それによってリハビリテーションのゴールが大きく影響を受ける.**舌が再建され歯列や義歯の支持組織となり得る顎堤が保存されていれば,咀嚼レベルの摂食機能を目標とすることが可能である.**この

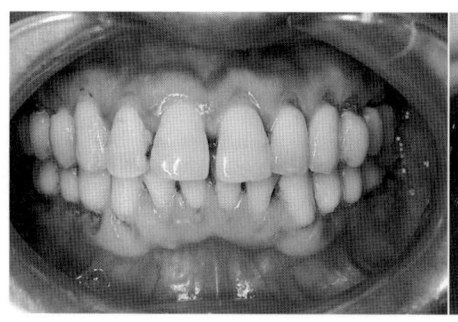

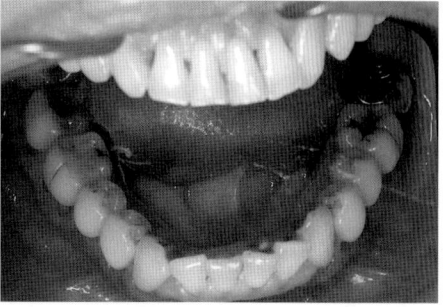

図20 症例3の初診時口腔内（左：正面観，右：下顎咬合面観，いずれも手術前）．

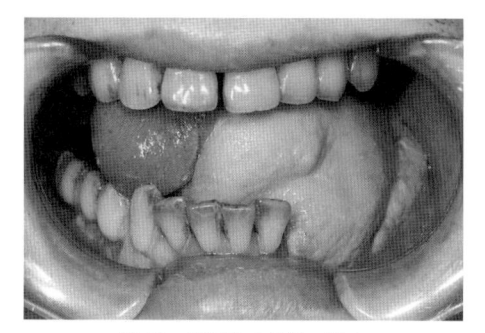

図21 症例3の術後口腔内

場合，PAPを用いた嚥下訓練により，舌の可動性が向上し嚥下機能の改善が認められれば，咀嚼機能の回復へと移行する．しかし，舌の切除範囲が大きく，しかも歯が喪失し義歯の座となる顎堤の条件が不良である場合には，咀嚼機能の回復には困難と予想される．

　PAPは上顎歯列の状態に応じて使い分ける．著者らは，口蓋床形態を有するものを口蓋床型PAP，部分床義歯および全部床義歯の口蓋形態を調整したものを，それぞれPD型PAP，CD型PAPと呼んでいる（127頁参照）．

　本アプローチの診査・計画段階において注意すべき点は，奥歯の嚙み合わせ（咬合支持）の有無である．咬合支持を有する症例で口腔相の嚥下障害が認められない場合，義歯による咀嚼機能のリハビリテーションに進むことができる．しかし，咬合支持を喪失した症例の場合，咀嚼機能回復のためには義歯による咬合支持の回復を図る必要があるため，固有口腔容積ならびに舌と口蓋間の距離が増加し，二次的に口腔相の嚥下障害が生じる．したがって，咬合支持を欠いた症例は，潜在的なPD型PAPまたはCD型PAPの適応症である

と考えておく．

（2）アプローチの進め方（口蓋床型PAPを例に）

症例：55歳，男性	
1998年4月	歯学部附属病院口腔外科初診．舌がんと診断され，術前に補綴科に紹介（図20）．舌半側切除術ならびに大胸筋皮弁による再建術を施行（図21）．
	咬合支持（アイヒナー分類）：B1
術後89日目	口蓋床型PAP装着し嚥下訓練開始．
149日目	嚥下機能改善によりPAP撤去．下顎部分床義歯製作開始．
179日目	下顎部分床義歯装着．

1. まず，補綴担当医が上顎の概形印象採得を行って，研究模型上で設計を行う（図22）．次に，設計に基づいて前処置と精密印象採得を行う．

2. 歯科技工士は，ワイヤークラスプを屈曲し，パラフィンワックス1枚分の厚さ（約1.5mm）で「基礎床」のワックスパターンを製作し，透明アクリリックレジンを用いて重合を行う（図23）．

3. 補綴担当医は，口腔内で「基礎床」の適合を確認したのち，研磨面にPressure Indicator Paste®（＝P.I.P.，米国Mizzy社製，日本発売元：サンデンタル社，図24）を塗布し，空嚥下あるいは水嚥

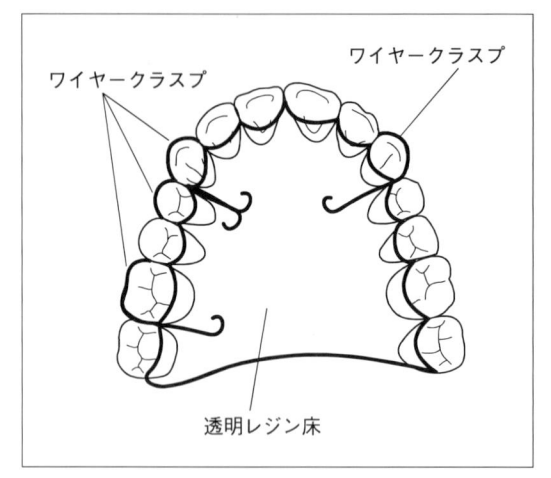

図22 口蓋床型PAPの設計．基本的には，左右各2歯にワイヤークラスプを設けるが，本症例では，左側臼歯部にアンダーカット（ひっかかり）がなかったため，やむをえず右側のクラスプを3歯に設けた．

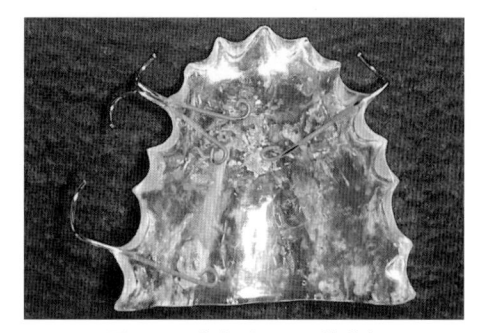

図23 口蓋床型PAPの基礎床

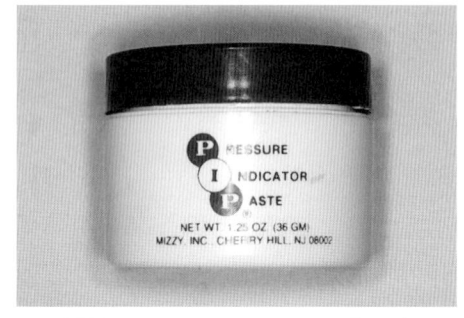

図24 Pressure Indicator Paste (P.I.P.)

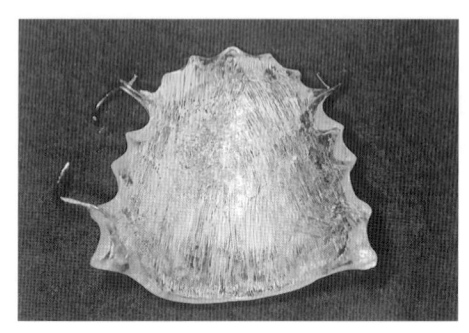

図25 基礎床の嚥下時パラトグラム．口蓋前方部にわずかに接触が見られる．

下を行わせて，舌と基礎床との接触状態（嚥下時パラトグラム）を記録し，舌の接触状態を確認する（図25）．

4．基礎床の口蓋前方部から両側歯槽部において舌の接触が得られていない部分にソフトプレートワックス®（ジーシー社製）を盛りつけて温湯中で軟化させ，再び口腔内に装着して空嚥下あるいは水嚥下を行わせる．

5．基礎床を口腔外に取り出し，盛りつけたワックスの表面が舌で圧迫されていることを確認し，再びP.I.Pで嚥下時パラトグラムを記録する（図26，27）．「飲みこむ時の感じが変わりましたか？」と患者に問診し，「飲みこみやすい」という感想が得られたら水飲みテストを行ってPAP非装着時と比較する．

6．補綴担当医は，効果が認められるまで上記の操作を繰り返し，口蓋部の形態を形成する．最終的に，口蓋前方部から両側歯槽部における舌の接触を確保した上で，中央部はやや陥凹した形態に修正する．

なお，こうした一連の操作に言語聴覚士が立会い，嚥下とともに構音の変化を確認しながら補綴専門医と連携してPAPを成形することはきわめて有意義で効率的である．

7．歯科技工士は，基礎床を冷水に漬けてワックスをできるだけ硬化させたのち，シリコーン印象材のパテタイプで口蓋部のコアを採得する．次に，ワックスを除去し，コアとの間隙に即時常温重合レジンを盛って圧接する．レジンの硬化後，研磨して舌接触補助床を完成する（図28）．

8．舌接触補助床を用いた嚥下訓練
舌接触補助床の適用にあたって，リハ担当者

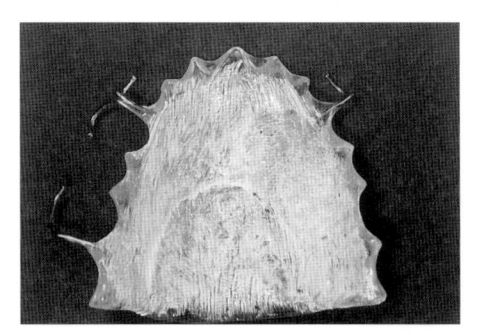

図26 基礎床の中央部〜後方部に軟化したソフトワックスを盛って記録したパラトグラム．同部の接触が得られている．

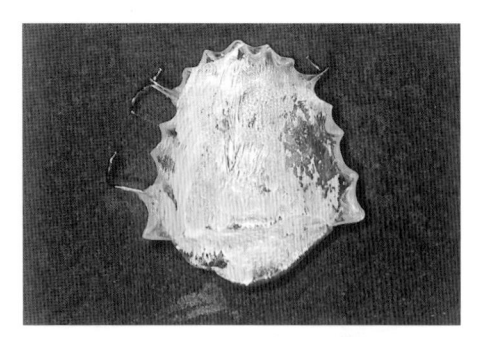

図27 さらに基礎床を後方(軟口蓋部)に延長し，ワックスを盛って記録したパラトグラム．広い範囲の接触が得られている．

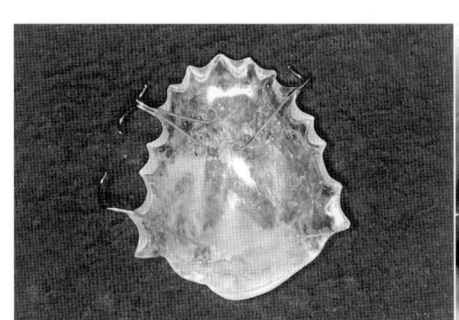

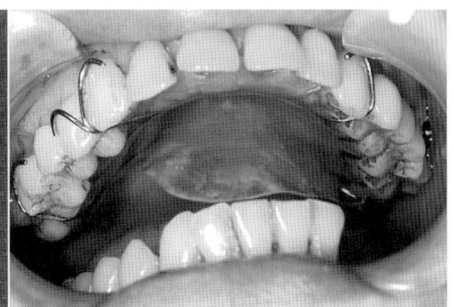

図28 完成したPAP（左）と口腔内に装着したところ（右）．

(ここでは医師，歯科医師，言語聴覚士)は，装着当初は違和感があることを患者に説明し，最初は「舌の接触を確認しながら押し付けるように舌を動かしてください」と指示して嚥下訓練を行わせる．奥舌の挙上が特に悪い患者の場合，顎引き姿勢を指示し，必要に応じて軟口蓋部に基礎床を延長して舌との接触をはかる．

舌の機能障害が重篤で，誤嚥の危険性が大きい場合，ごく少量の水に増粘剤によってとろみをつけたものを，まず口腔内に保持し，タイミングをはかって嚥下する練習から始める．頸部の角度や体位についても同様に考慮する．

嚥下機能回復の経過は，水飲みテストの他，咀嚼時の食品の搬送しやすさ，食品のばらつき具合，嚙みやすさ，嚥下したのちの口腔内残留量などをチェックして評価する．訓練によって舌の可動性が向上するとともに舌接触補助床と舌の接触が強くなると，患者が違和感やしゃべりにくさを訴える．その場合少しづつ口蓋部を削除し調整する．本症例の場合，装着後2カ月で舌の動きが改善し，PAPが不要となったため撤去し咀嚼機能の回復(下顎部分床義歯の製作)に移行した．

9．嚥下機能回復から咀嚼機能回復へ

舌切除後の患側歯列欠損部は，再建皮弁が近接あるいは被覆していることが多い．義歯の装着によって再建皮弁の可動性が障害される場合，かえって咀嚼・嚥下機能を低下させることになる．したがって，**補綴担当医は，部分床義歯の製作にあたり，義歯の装着によって舌の可動性を妨げることのないよう，いわゆるデンチャースペースの設定において十分注意する必要がある**．

(3) PAPの効果と問題点

舌切除症例の嚥下機能に対するPAPの効果については，誤嚥の減少，嚥下時間の短縮，摂取可能食品の増加などが認められたと報告されてい

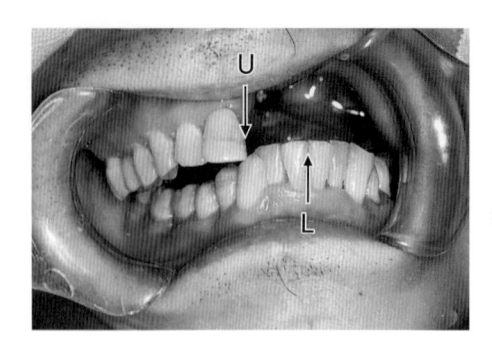

図29 進展した上顎歯肉癌により，上顎骨部分切除と下顎骨区域切除を同時に行った非再建症例．上顎の正中（U）と下顎の正中（L）が大きくずれている．

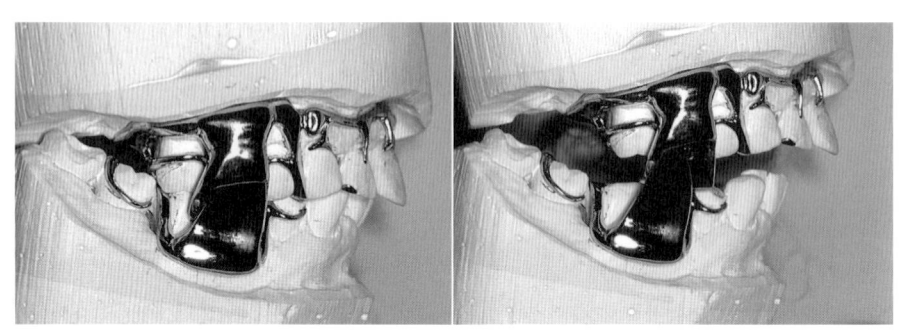

図30 咬合滑面板のメタルフレーム．咬合器上で閉口させた状態（左）と開口させた状態（右）．右側口腔前庭部に設定した一対の金属板が接触して開閉口路を規制し，下顎の偏位を防止する．

る[5]．一方，PAPの装着に伴う問題点として，違和感，味覚の低下，唾液分泌の亢進等があげられ，特に唾液分泌の亢進は会話や摂食において障害となるため患者がPAPを装着する意欲を阻害することが報告されている[6]．特に，上顎義歯の使用経験の無い患者に対して口蓋床型PAPを使用する場合，こうした問題点が起きやすい．

再建舌の嚥下機能評価については，切除形式を前方型と側方型で比較した場合，前方型の方が嚥下機能不良となることが報告されている[7]．また，舌全摘・亜全摘後の嚥下障害は口腔相だけではなく，後続する咽頭相にも及んでいる可能性があり，PAPと喉頭挙上術の併用など包括的アプローチを適用する必要性が指摘されている[8]．したがって，PAPの適用に際しては，効果と問題点，限界を踏まえた上で，機能回復の目標を設定し，術後可及的早期に訓練を開始することが重要である．

（4）下顎偏位に対する歯科補綴的アプローチ

下顎骨区域切除後，何らかの理由で骨再建が行われなかった症例では，術後に生じる下顎の偏位（ずれ）によって歯列の咬合が失われ咀嚼障害を生じる（図29）．これを防止するためには，中心咬合位を維持するための自律訓練と咬合滑面板を用いた歯科補綴的アプローチの併用が有効である．

咬合滑面板は，上下顎の歯列に固定された一対の下顎運動経路誘導装置（図30）であり，開閉口経路を咬合位から垂直方向に規制することによって下顎の偏位を防止する（図31）．本装置の装着は術後可及的早期から開始し，3〜6カ月間の開閉口訓練によって自力による中心咬合位への閉口が確立した時点で使用を中止する．なお，本装置は摂食時に装着することが望ましいが，患者によってはかなりの苦痛をともなうことがあり，その場合は摂食時を除いて装着するよう指導する．

3 リハビリテーションにおける術後早期の位置付け

著者らは，口腔がん患者の術後早期を，歯科補綴的アプローチによって口腔機能を回復させるだけでなく，口腔ケアを確立することによって，回復した機能をその後も維持していくための基盤が

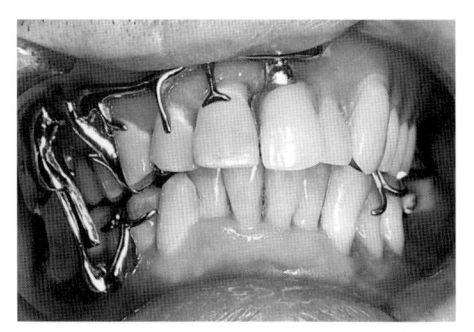

図31 咬合滑面板を組み込んだ上顎顎義歯を口腔内に装着したところ.

作られる重要な時期として位置付けている．

　口腔がん術後患者には，口腔衛生管理におけるセルフケア（ブラッシング，含漱など）の指導と定期的なプロフェッショナルケアが必要であることは言うまでもない．しかし，創面にガーゼが挿入されている時期はセルフケアが困難であり，口腔清掃状態が劣悪になることが多い．また，ガーゼが撤去されたのちも，口腔と鼻腔（副鼻腔）が交通した状態でのブラッシングや含漱がためらわれて，多量のプラークが口腔内に付着したままの患者に遭遇することもある．

　口腔がん術後患者における歯の喪失は，一般の患者よりもはるかに大きなダメージを咀嚼機能に与える．したがって，術後の口腔衛生状態の改善は，口腔機能が自立するこの時期に是非行う必要がある．ここでは，専門職である歯科衛生士の役割が非常に大きい．本書では，口腔ケアについて別章で解説しているので参照されたい（224頁参照）．

　術後早期の機能回復が順調に進み，口腔ケアが確立した患者に対しては，残存歯の治療を含む二次的な補綴治療を開始し，より機能的かつ審美的な補綴装置を製作して患者のQOLのさらなる向上をはかっている．図32は，症例1に対し，術後6カ月目から二次補綴を開始して製作した顎義歯である．前歯の補綴治療を行って歯並びを修正すると同時に，維持装置として精密性アタッチメントを歯と顎義歯に組み込むことによって，顎義歯を装着していることが外見上わからないよう配慮されている．

4　おわりに

　術後早期は，がん切除部に対する厳密な管理と経過観察が行われる時期であると共に，冒頭でも述べたように患者の社会復帰とQOLの回復にとって非常に重要な時期である．この時期におけるリハビリテーションによって口腔機能の「自立」を図り，段階的に機能をレベルアップすることが何より患者の社会復帰を後押しすることになる．

　そのためには，形態診査と機能的評価（139頁参照）に基づき，障害の予後予測を行い，リハビリテーションのプログラムとゴールを定め，適切な機能訓練と歯科補綴的アプローチを併用することが重要である．ここで紹介した歯科補綴的アプローチは，顎顔面補綴治療の先人の業績を基礎として，著者らが工夫改良を行ったものであるが，さらに多くの症例に適用しながら改良を重ねる余地があると考えている．今後，多職種によるチームアプローチと多施設間における情報交換を進めることによって，この分野の臨床が一層進歩していくものと期待される．

（小野高裕，野首孝祠）

文献

1) 大山喬史，石橋寛二，大橋　靖，他：全国顎顔面補綴患者の実態調査とその診断・治療体系確立の検討．顎顔面補綴，18：43〜69，1995．
2) 小野高裕，堀　一浩，耕田英樹：口腔腫瘍患者の補綴治療における系統的アプローチの構築―最近2年間の治療実績をもとに―．大阪大学歯学雑誌，44：44〜56，1999．
3) 小野高裕，耕田英樹，小野雅則，他：上顎部分切除症例に対する術後早期顎補綴．顎顔面補綴，20：79〜88，1997．
4) 小野高裕，耕田英樹，堀　一浩，他：補綴治療を行った口腔腫瘍術後患者の摂食機能に影響を及ぼす因子（第1報）摂食時における問題点．顎顔面補綴，22：7〜17，1999．
5) Davis,J.W., Lazarus,C., Logemann,J. et.al.:Effect of a maxillary glossectomy prosthesis on articulation and swallowing. J.Prosthet.Dent., 57：715〜719, 1987.
6) 熊倉勇美：舌機能と構音．音声言語医学，38：390〜395，1997．
7) 榎本浩幸，佃　守，持松いづみ，他：遊離腹直皮弁で再建した舌・口腔底術後症例の嚥下機能―再建組織の動きの定量的評価―．日耳鼻，99：1729〜1737，1996．
8) Weber,R.S., Ohlms,L., Bowman,J., et.al.: Functional

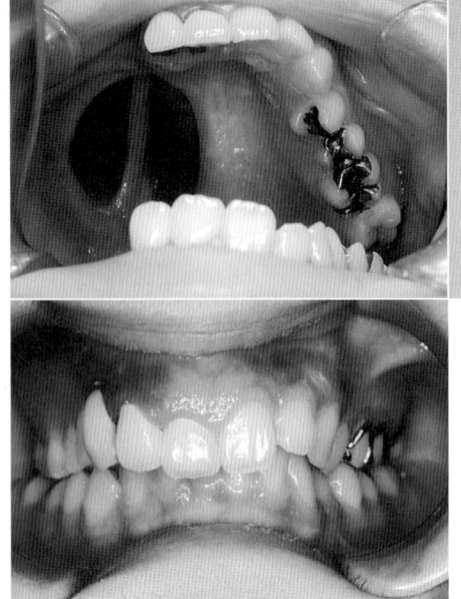

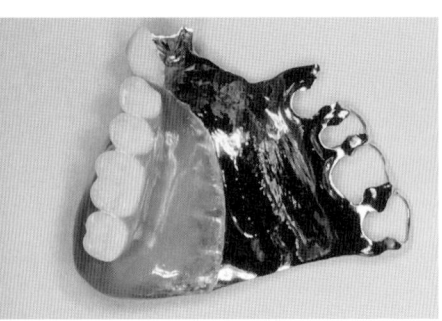

図32 術後1年経過した症例1の口腔内（上左），コバルトクロム合金にて製作した顎義歯（上右），口腔内に装着したところ（下）．

results after total or near total glossectomy with laryngeal preservation. *Arch. Otolaryngol. Head and Neck Surg.*, 117：512〜515, 1991.

第4章 摂食・嚥下障害のリハビリテーション

4 リハビリテーションの実際

1 口腔・咽頭衛生

一般に，口腔ケアには①汚れの除去と口腔内の生理機能を高める．②細菌の繁殖を防ぎ，二次感染を予防する．③口臭による他人への不快感を除去し人間関係を円滑にする．④爽快感を得るとともに食欲を増進させる．⑤生活のリズムと諸活動への心構えや方向付けをする．セルフケア困難な人には気分をさっぱりさせ，闘病意欲を向上させ，人間らしさを回復させる．口腔疾患を予防する．の目的があるとされる[1]．

特に嚥下障害患者に対しては，誤嚥性肺炎の予防が強調される．一日のヒトの唾液分泌量は約1000 ml であり，嚥下障害患者は摂食しなくても唾液の誤嚥が起きているからである．

口腔・中咽頭がん患者の場合はさらに，がんによる機能障害や，手術・放射線などによる機能障害，解剖学的変化により口腔・咽頭の保清の重要性が増す．

本稿ではまず，口腔・中咽頭がん患者の口腔・咽頭衛生の特徴を述べ，続いて治療前後の（特に手術に絞って）ケアのポイントを示し，さらに愛知県がんセンター5階東病棟におけるケアの実際を紹介する．

1）口腔・中咽頭がん患者の口腔・咽頭の衛生状態

口腔がん，中咽頭がん患者の疫学的特徴は大酒家で愛煙家である．皆に当てはまる訳ではないが，あえて言えば，もともと口腔内衛生にあまり神経質でない印象がある．

そこへ痛みを伴う腫瘤が出現し，時に出血したりすれば口の中に触れることを避けるであろう．そうした状態で外来受診し，生検を受け，不安でいっぱいの状態で入院してくるのである．自ずと口腔・咽頭の衛生状態は悪い．近年の MRSA の蔓延により，時として入院時すでに常在菌化した MRSA を検出することもある．

さらに術後，あるいは放射線治療中は条件が悪化する．治療による口腔咽頭衛生の悪条件を表1に列挙する．例えば，手術直後，主治医は時として"さわるな"と言うであろう．患者も口をあけたがらない．また，あけたくても開かない．

口腔内自浄作用は著明に低下する．舌運動制限があると歯肉の両側，前口腔底などに食物残渣が貯留しやすく，切除・再建後の非生理的な隙間があれば必ず食物残渣が貯留する．再建皮弁には，とくに術直後にはほとんど知覚がない．残存組織も知覚は低下する．すると舌苔がつきやすくなる．舌の運動制限や，口腔内知覚の低下は多少の残渣があっても気づかなかったり，気づいても自ら除去できない状況を生む．これでは口腔内は細菌の培地と化してしまう．

では咽頭はどうか．術直後の咽頭腔は非常に唾液，痰の貯留しやすい状況にある．

全身麻酔に伴う挿管操作による刺激，頸部郭清術，咽頭の切除などはいずれも喉頭付近の浮腫の原因となる．そして喉頭の挙上障害も加わって咽頭のクリアランスは極度に低下している．さらに舌運動障害などにより，たとえ痰が気管支から喀出されてきても咽頭から経口排出することが難しい．つまり，飲み込めない，出すこともできないという状況である．その結果，なにも食べてなくとも誤嚥のリスクが極めて高くなる．

ここに口腔・咽頭衛生の重要性がある．前述の悪条件をよく理解し，克服することが患者をより

表1 口腔・中咽頭がん患者の口腔・咽頭衛生上の悪条件

心理的
 縫合部の安静を保ちたい主治医
 怖くて（痛くて）さわれない患者
 全身倦怠/不安による動機の低下
機能的
 （口腔）自浄作用の低下
  舌運動制限
  知覚の無い再建皮弁，知覚低下した残存組織
  再建皮弁上や非生理的な隙間
  放射線治療・唾液腺切除による唾液分泌不全
 （咽頭）唾液，痰，鼻汁が貯留しやすい
  飲み込めない（咽頭クリアランスの低下）
   喉頭・下咽頭の著明な浮腫
   喉頭挙上制限
   舌根運動制限
   気管切開
   経鼻胃管チューブ
    胃管チューブによる刺激→鼻内分泌増加．
    副鼻腔炎
    胃管チューブによるクリアランス低下
  出せない（貯留物を経口排出しにくい）
   開口制限
   舌運動制限
   気管切開
縫合不全による感染

表2 術前に把握すべきこと

 がんによる疼痛の程度（摂食時，会話時）
 がんからの出血の可能性
 開口障害の程度
 放射線治療（術前照射），化学療法による口内炎の痛み
 疾病への不安（場合により，死をも意識している．）
 治療（手術，放射線，化学療法）への不安
  それぞれの合併症や，機能障害
  治療法の選択を迫られている
 治療による吐き気
 化学療法，麻薬性鎮痛剤

安全な環境に導くことにつながる．

2）口腔・中咽頭がん患者の口腔咽頭ケア

（1）口腔咽頭ケアをする前に確認すること
a．術前（表2）

当然，がんに触れれば激しい痛みがある．出血のおそれもある．腫瘍の進展の程度により，開口障害を来しているかもしれない．

舌の運動制限があるとする．その理由は腫瘍の筋層浸潤による運動制限なのか，舌下神経麻痺なのか，痛みによるのかを考える．痛みの原因についてもそれが激しいときには舌神経浸潤をきたしているかもしれない．すでに潜在的嚥下機能障害

表3 術後に把握すべきこと―主治医に確認すること
切除範囲
切除範囲による機能障害の概要
誤嚥のリスクの程度
洗浄法を選択するとき，頸部の前屈は必要か
含嗽させて良いか
気管切開の有無，カニューレの種類とカフの状態
なぜ，気管切開されているか
なぜ，カフが膨らんでいるか・いないか
再建方法
再建法の違いはケアの仕方にも影響する
口の中のどこが再建組織で，どこが残存組織か
血管茎はどこで，注意事項は何か
それぞれの血行はどうか
創傷の治癒程度
創傷治癒後はより積極的なケアが可能/必要
術後の疼痛の程度，疼痛部位

表4　ケアをしながら得られる情報
口腔・咽頭の衛生状態
舌苔の付着部位
唾液の性状や貯留部位
食物残渣の量，貯留部位
何時も同じ場所か・その原因はなにか
臭い
気管孔から喀出・吸引される痰と口腔内貯留物との比較（色調，臭い，粘稠度）
頸部聴診
吸気時のゴロゴロ音
創部の状態
再建皮弁・残存組織の血行
腫脹の有無，程度
残存舌の知覚の有無，程度・疼痛の有無
口腔内（残存舌，頬粘膜，口唇）の乾燥や糜爛の有無

があるかもしれないが，その評価も重要である[3)]。

そして，患者の精神的な苦痛を知るべきである。おそらく例外なく，疾病そのものへの不安を抱えている。自らの寿命について考えているかもしれない。そして，治療についても不安を抱えている。主治医から説明を受ける前か，後かによっても違うが，いくつかの治療法それぞれの合併症・機能障害や副作用への不安を感じている。

術前治療として放射線治療や化学療法をうけているなら，その副作用の有無についても把握する。口内炎，唾液分泌不全，味覚低下などである。化学療法中であれば口腔内の刺激は嘔吐につながることもある。

そんな時期であるから，不安の元凶ともいえる病変の周囲のケアはとても重要な意味をもつ。うまく行えば治療に向けての意欲を高めることにつながる。しかし，不用意なケアはむしろ患者を苦しめることになるかもしれない。

b．術後（表3）

術後の患者は手術が無事終わったかどうかの不安，例えば，いよいよ舌がなくなったという不安，一時的であれ気管切開されれば発声不能であることなど大きなストレス下にある。

再建皮弁の血管茎はデリケートであるが，患者の精神状態も非常にデリケートであることを忘れてはならない。

中枢性嚥下障害と異なる点はその障害がある程度予測可能な点である。主治医は切除した（＝機能を喪失した）筋肉や神経を知っている。故にそこから起こる機能障害の概要は予測しているはずである。舌運動障害の程度や誤嚥のリスクは摂食開始前から推測できる。例えば，誤嚥の程度の予測は，口内洗浄や含嗽の方法の選択に影響する。看護者，介護者はできるだけこうした情報を収集，確認したうえでケアに携わりたい。

また，術後に重要なのは再建方法の確認である。遊離組織移植の場合，どこに吻合血管があるのか。頸部の運動制限が必要なのか，どうか。（移植組織の血管茎付近に緊張も圧迫も加えてはならないことは術後管理の基本事項である）

ケアをはじめるとき，まず，確認することはどこが再建組織で，どこが残存組織かの把握かもしれない。血液，滲出液，唾液，鼻汁などの汚染，色調の変化などにより，どれが舌でどこが再建組織かわからないかもしれない。慣れれば，また，術式を理解していれば容易なことであるが，初めはいちいち主治医に確認する方が安全である。

唾液，鼻汁，痰の咽頭貯留が明らかなとき，経鼻あるいは経口で吸引をする事になる。このときも縫合部に留意しつつ施行したい。

手術直後から口腔咽頭ケアは必要である．しかし，その時期によって内容は大きく変化する．創傷治癒の状況により，縫合部付近に触れて欲しくない時期があり，治癒後はより積極的に保清，刺激を要することになる．これも主治医との情報交換が重要である．

（2）ケアをしながら得る情報（表4）

口腔・咽頭ケアはすなわち，患者の口腔，咽頭を注意深く観察できるチャンスである．

外科医の立場からは創部の状態がまず，気になる．再建皮弁の血流はどうか，縫合不全はないか，脱水の傾向はないか（舌・口唇の乾燥状態など）などを気にしている．ケアに携わるスタッフもこういった観点の重要性を知って欲しい．

本稿は，口腔咽頭の衛生についてが主眼であるが，口腔咽頭の観察が手術後の経過の確認や，全身状態の把握の一助となることを強調したい．

口腔・咽頭の衛生の観点からは，舌苔の付着部位や唾液の性状や貯留，残留部位などを把握する．口臭も，気管切開口からの呼気の臭いも有用な情報である．気管切開チューブにカフ上の吸引チャネルがついていれば，その吸引物の量と性状は痰のそれと同様，重要な情報である．また，吸引時の咳反射の程度にも留意する．

また，呼吸音を聴診することの重要性は言うまでもないが，頸部に聴診器を当てる習慣を持ちたい．気道狭窄の有無，咽頭・喉頭前庭の痰，唾液の停滞の有無など多くの情報が得られるはずである[4]．

（3）口腔ケアの方法

a．マウスケアの実際とその評価

当病棟では東札幌病院PCU病棟の口腔アセスメント表[5]を参考に口腔アセスメント表を作成し，入院時からそれを使用し，口腔ケアの充実に向けて取り組んでいる．口腔内に汚染が見られる場合，口腔アセスメントⅠ（図1）を使用し，口腔内の状態，治療，セルフケアの有無，ケアの方法，全身状態をアセスメントし，その後，口腔アセスメントⅡ（図2）を使用して，定期的に口腔の状態，ケアの方法を評価している．

口腔アセスメント表を使用することによって口腔内の状態を客観的に把握できる．また，看護婦は常に関心を持って患者の口腔を観察するようになり，ケアが継続される．

b．術前

朝，夕食後の歯磨きに加え，一日4回30倍イソジンガーグルによる含嗽を行う．舌苔のある場合には3倍オキシドール液を使用した綿棒で清拭し，さらにマジックスティック（スポンジ製口腔用ブラシ）による舌苔の除去につとめる．マジックスティックは綿棒よりも表面の摩擦にとむため，清掃効果が高く分泌物や汚れをスポンジが吸い取ってくれる．

病変による開口障害がある場合には，口内洗浄という方法を採っている．口内洗浄とは20 mlのディスポ注射器に吸引カテーテルをカットして接続し，それに30倍イソジンガーグルを吸い上げ，口腔内に圧をかけて洗い流す方法である．

口内洗浄を行う場合，坐位前屈位で施行し，注入量に注意し，誤嚥させないようにする．必要時吸引法も用いる．

c．術後

いつからどの程度やるのが理想的か．

現在の我々の考えは次の通りである．術前から開始し，術直後は最小限の範囲で，そして創治癒をまって本格的に行う．

術創が口腔内にある場合には創部の緊張を高めないよう，皮弁部の安静を保つことを優先してケアを行う．

口腔ケアは術直後から開始する．30倍イソジン液を使用した綿棒による口腔内清拭を一日4回実施する．縫合部には触れないようにし，健側のみ実施する．歯牙に対しては小児様歯ブラシを使ったブラッシングを行う．

創の治癒状態を主治医に確認し，術後1週間から10日目位から含嗽や口内洗浄に変更していく．このころから直接的嚥下訓練が開始される．この場合も皮弁部は細菌の温床となりやすいため，綿棒，マジックスティック，歯ブラシなどによる局所の分泌物，食残渣の除去につとめる．

この際，舌苔の付着部位とその程度の把握は舌運動の程度の評価にもつながり，リハビリテーシ

口腔アセスメント記録用紙

氏名　　　　　　年齢　　　才　M・F

病名　　　　　　口腔に関する主訴：

口腔内の状態：口腔内の状態を，表の色分けで下図へ記入する．その他は記述する．

口腔内の変化	色	口腔内の変化	色
患部（腫瘍）	青	白斑	白
発赤	赤	舌苔	黄緑
腫脹	茶	ベラーグ	オレンジ
炎症	ピンク		

治療の状況
術前　　　術後
化学療法
放射線治療
その他（　　）

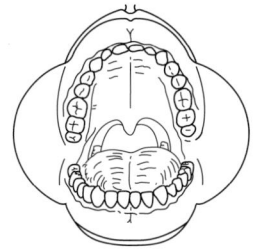

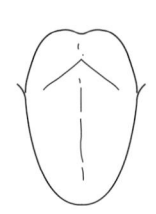

口腔内に影響を及ぼす因子：あてはまる項目に○をつけ（　　）内に記入する．

経口摂取：　可　　不可
開口障害：　無　　有（
全身状態：　脱水　　口呼吸　　低栄養　　その他（
口腔ケアの習慣・セルフケアレベル
　歯磨き　（　　）回／日　〔　自立・部分介助・全介助　〕
　含嗽　　（　　）回／日　〔　自立・部分介助・全介助　〕
　清拭　　（　　）回／日
義歯：　無　　有（　総・部分　）義歯に関連した問題（　　　　　　　　　）
精神的要因（
その他（　　　　　　　　　　　　　　　　　　　　　　　　　　　）

記述者：

図1　口腔アセスメントⅠ

ョン上も重要な情報である．

（4）咽頭のケア

咽頭の保清は術直後には吸引が中心となる．経鼻的，経口的に吸引カテーテルを挿入するとき，縫合部を意識しながら愛護的に行う．創部の状態により，左右いずれの鼻腔から挿入するのが安全か，あるいは禁忌かを確認する．

また，カテーテルの先端がどこにあるのかを把握する．何cm入っているのか，抵抗なく挿入できるか，咽頭・鼻腔内でとぐろを巻いていないかに留意する．患者の苦痛（痰・滲出液・鼻汁・唾液の貯留による不快，呼吸困難）を取り除くことが第一の目的であるが，雑な吸引は患者にとって耐え難い苦痛となる．

創部が安定してくると吸引に頼るよりは自己喀出か嚥下を目指すことになる．この時期にはまず，咽頭の残留を患者が自覚できるかどうかが問題となる．術直後の患者には咽頭に唾液や食残渣が貯留していることを自覚できないことがまれではない．的確に咽頭の貯留，残留状況を把握し，指導する必要がある．

氏名			
年月日			
口腔に関する主訴及び口腔の状態	疼痛　有・無 開口障害 発赤 糜爛 出血 舌苔 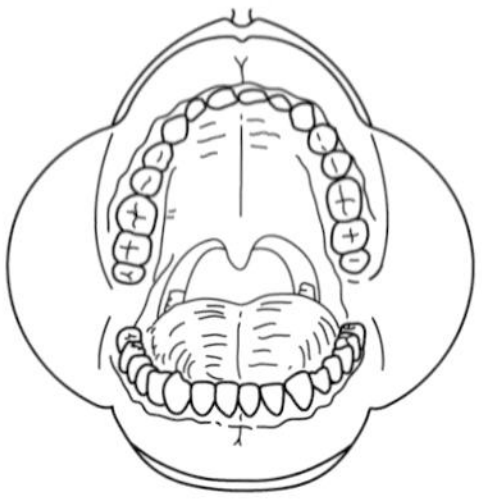	疼痛　有・無 開口障害 発赤 糜爛 出血 舌苔 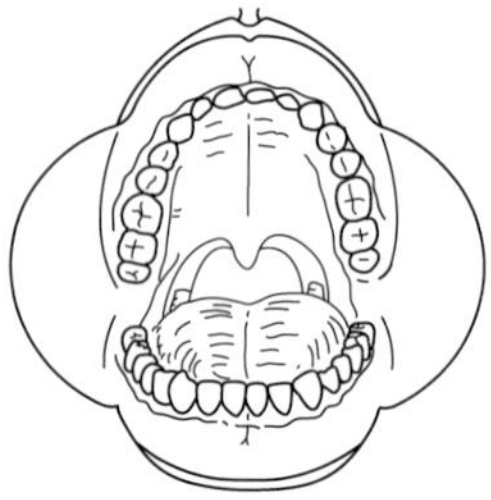	疼痛　有・無 開口障害 発赤 糜爛 出血 舌苔 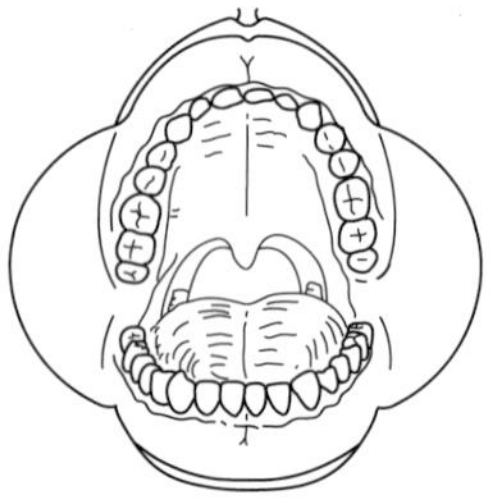
口腔ケアの方法	歯磨き　含嗽 MC用具 　マジックスティック・綿棒 　縒綿子 口内洗浄	歯磨き　含嗽 MC用具 　マジックスティック・綿棒 　縒綿子 口内洗浄	歯磨き　含嗽 MC用具 　マジックスティック・綿棒 　縒綿子 口内洗浄
使用薬剤	イソジンガーグル エレース含嗽水 バリターゼ含嗽水 アロプリノール含嗽水 オキシドール サルコート アルロイドG ケナログ軟膏 デキサルチン その他：	イソジンガーグル エレース含嗽水 バリターゼ含嗽水 アロプリノール含嗽水 オキシドール サルコート アルロイドG ケナログ軟膏 デキサルチン その他：	イソジンガーグル エレース含嗽水 バリターゼ含嗽水 アロプリノール含嗽水 オキシドール サルコート アルロイドG ケナログ軟膏 デキサルチン その他：
備考			
サイン			

図2　口腔アセスメントⅡ

自覚できる場合に多くの患者が自然に施行する方法として，空嚥下や複数回嚥下がある．

藤島らは交互嚥下法を推奨している．異なる形態の食塊が交互にはいることが咽頭残留の除去に物理的に有利であるとされる．具体的には固形物と流動物を交互にとることで，残渣を除去する．

術後，嚥下透視検査が施行できれば，喉頭蓋谷や梨状窩の造影剤の貯留状況を確認しつつ指導ができる．咽頭残留の有無の確認から始まり，前述の空嚥下や複数回嚥下にとどまらず，頸部の回旋や下顎の使い方の工夫（下顎を突出させる，あるいは下げるなど），呼吸法の指導などを患者にモニターを見せながら行う．

そして，さらに確実な方法はファイバースコープによる観察である（図3）．これは侵襲もなく，安全である．また，造影剤が不要で実際の食事での残留状況を評価できる．Videoendscopyであればやはり患者にモニターさせることで理解を求めやすい．

3）口腔ケアは嚥下の訓練になるか[6]

リハビリテーションとの関わりも重要である．嚥下のリハビリテーションとして，舌のタッピング，マッサージなどは他の項で詳述されるが，口腔ケアのタイミングは看護婦がリハビリテーションとして介入するチャンスである．

舌苔を取り除く，食残渣を取り除く，といった観点からだけでも口腔内感覚を呼び覚ますのに有効であるが，さらに一歩踏み出せば，舌のマッサージ効果が得られるれっきとした間接的訓練となる．

さらに，舌をたたいたり，引っ張ったり，再建皮弁を刺激したりという意識で行えばより積極的なリハビリテーションとなるであろう．もちろん，これらのメニューはプログラムされたものであるべきである．そして，患者の嚥下障害の病態の深い理解と主治医との情報交換が重要である．

4）おわりに

本稿では，現在われわれが施行している方法を紹介したが，依然，課題は山積している．

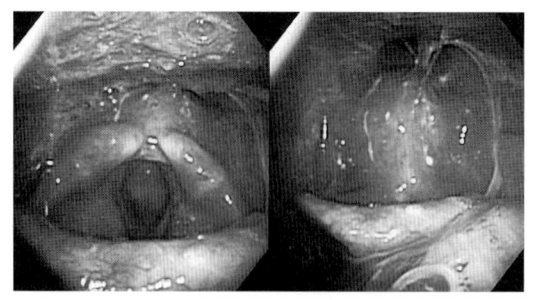

図3 喉頭ファイバーによる咽頭の観察
73歳男性・舌がん T3N2bM0，舌亜全摘（舌根1/2切除）・遊離前外側大腿皮弁による再建，両側頸部郭清後の症例の咽頭所見を示す（左：吸気時，右：顎突出時）．喉頭挙上術・輪状咽頭筋切除術の効果で食道入口部は広く開大している．MTFスコアではM3T2F2，経管栄養は不要だが，固形物の摂取は困難である．本症例では口腔内保清はできていたが舌根から喉頭蓋谷，梨状窩にかけて食物残渣の貯留が顕著に見られる．

MRSAの問題はいつも我々を悩ませている．現在，黄色ぶどう球菌の7割はすでに耐性菌である．術前からMRSAが検出されることはまれでない．口腔ケアがこの問題を克服する一助になると期待したいが，大きな課題と思われる．

次に，教育の問題である．嚥下障害の病態の理解が病棟スタッフ，医師のなかでどこまで浸透しているのか．病態の理解は新しい知恵を生む．現在，我々は定期的な勉強会を始めたところである．よりよいケアを目指して試行錯誤を続けたい．

〔藤本保志〕

文献

1) 愛知県歯科医師会編：口腔ケア-健康教育から在宅ケアまで-朝日出版会，47，1991.
2) 愛知県歯科医師会編：口腔ケア―健康教育から在宅ケアまで―朝日出版会，47，1991.
3) 藤本保志，他：口腔がん広範囲切除例の嚥下機能―加齢の影響とその術前における予測について―頭頸部腫瘍 24(3) 105-109，1998.
4) Takahashi K, et al : Symmetry and reproducibility of awallowing sounds. Dysphagia, 9. 54-62, 1994.
5) 佐々木聖子：口腔粘膜のトラブル解消法，あの手この手，ターミナルケア，3(4) 304-305, 1993.
6) 藤島一郎：口から食べる．嚥下障害Q&A．中央法規，1995.

2　口腔・咽頭期の機能訓練

1) リハビリテーションに求めるもの

　口腔・中咽頭がんの治療後の摂食・嚥下障害に対する機能訓練といっても、特別変わった方法が存在するわけではなく、脳血管障害や神経・筋疾患による嚥下障害例におこなってきている訓練とほぼ同じような手技を症例に応じ、いくつかを組み合わせておこなうこととなる。ただ、摂食・嚥下障害の治療対象となる疾患の中では特に多いとはいえないため

①画一化したプランが設定しにくいこと
②原疾患が悪性腫瘍であるため病期の進行程度によっては余命が限られている場合もあること
③疾患のインフォームド・コンセントの内容やその受け取り方によってはリハビリテーションに対する積極性に大きな差があること
④手術や放射線治療によって頸部を中心に瘢痕などによる運動制限が強いこと
⑤口腔・咽頭や頸部の解剖学的構造が著しく変化していること

など、いくつかの問題点がある。
　さらに、リハビリテーションをする施設と原疾患の治療をする施設が異なっている場合には、治療者とのコンタクトが十分に取りにくく、薬剤処方を含めた治療内容などの医療情報が十分に得られない時にはリハビリテーションのゴール設定が決めにくいことすらある。
　以上のような理由からリハスタッフの間でも、リハビリテーション自体に躊躇が生じてしまいがちである。しかし一方で、摂食・嚥下困難を訴えてリハビリテーションを望む口腔・中咽頭がん症例をよく観察してみると、意識レベルは安定しており、口腔・咽頭・頸部を除く全身の運動制限や機能障害はなく、経口摂取に対する強い希望を持っているという特徴もある。つまりリハビリテーションに積極的に望む体制は出来上がっているので、後はいかにリハスタッフが良いマネージメントをするかと言うことになるわけである。
　手術や放射線治療によって生じた口腔・咽頭の欠損や運動制限が局限している場合でも、局所の運動性が訓練によって回復してくることは難しいことが多く、機能障害は原発部位のみならず、治療操作が及んだその周辺組織にも認められることが多い。そのため、機能訓練といっても完全に機能を復帰させることを望むのではなく、残存する正常組織の運動機能を正確に評価し、そこを十二分に活用できるように訓練し代償機能を得るようにすることが重要となるのである。
　つまり、実際のリハビリテーションの場面では、嚥下機能の面で障害されている部位を中心として、代償のために必要な範囲までの比較的広範囲の機能訓練をする必要があることとなる。

2) 術後急性期の機能訓練

　さて、術後いつ頃から機能訓練を始めたらよいかに関しても定まったものはない。当然、治療者とリハスタッフが同一の医療機関にいる場合には、術後早期からの治療が可能である。一般的には術直後は全身状態が不安定で、再建術が併用されている場合には再建部の血流安定のためにも術創を他動的に動かすことは禁忌と思われがちであるが、口腔・中咽頭がんのリハビリテーションは何も局所の運動性のみを対象にしているわけではない。
　例えば、市販のスポンジブラシを用いた口腔内ブラッシングなどは口腔内保清のみでなく口内知覚の安定化からも重要なリハビリテーションであるし、呼吸・排痰訓練はやはり気管切開施行例などで、嚥下性肺炎予防と早期カニューレ抜去に有効である。これらのリハビリテーションは術前からでも十分施行可能であり、本来ならば術後からいきなり開始するよりも手術方針が決定した時点から治療の一環として術後経過のイメージ作りのためにも開始すべき内容といえる。
　インフォームド・コンセントの面からも出来ることならば手術によって失う機能や障害される機能について十分に説明され、そしてそれらを回復したり補う方法としてプランニングされたリハビリテーションがおこなわれることは大変重要であ

表1　早期間接的訓練

呼吸訓練	腹式呼吸	
排痰訓練		→早期カニューレ抜去
口腔内ブラッシング	口腔内保清	→嚥下性肺炎予防
	知覚改善	
口唇閉鎖訓練		→流涎改善

表2　術後リハビリテーション

構音訓練	/p/・/b/
	/t/
	/k/・/g/
音声治療	pushing exercise
嚥下手技	chin down
	Mendelsohn manuevar
	super supraglottic swallow
	（supraglottic swallow）
OE法	

る．しかし，現状では術後に全身状態が安定して経口摂取や発声を再開するようになる術後7日から10日頃からリハビリテーションが開始されることが多い．その依頼内容も，気管カニューレを指で押さえての発声が不明瞭なことからの構音訓練であったり，飲水の試行での誤嚥に対する嚥下訓練であったりする．当然ではあるが，このような状態からのリハビリテーションでは患者自身の受け入れも不十分であり，同時にその頃から徐々に術創は一時的な瘢痕形成が生じるために，リハビリテーションの効果も上がりにくくなってしまう．もっと，がんに関する治療者が慎重に病状を評価すれば改善できる部分なので，リハスタッフと治療者が密にコンタクトを取り合える環境作りが必要と思われる．

　口腔・中咽頭がん患者の術後早期の間接的嚥下訓練としては，前述の如く気管切開術が施行されている症例が多いので，まずは，腹式呼吸の習得を目標とした呼吸訓練と排痰訓練が重要である（表1）．これらは，床上安静の時期でも十分に施行可能で，どうしても浅く早い胸式呼吸になる気管切開患者の呼吸リズムを整えて安定した腹式呼吸が出来るようにしておくと，経口摂取を再開した際に，呼吸と嚥下のリズムが取りやすいためにカニューレ装着による運動制限があっても滑らかな嚥下動作が得られ，また，誤嚥に対しても腹圧を利用した喀痰排出が可能となるため，術後患者のQOLの向上と誤嚥の減少効果があり，カニューレ抜去がしやすくなる．

　呼吸訓練と同時期からおこなえる間接的訓練として我々は，市販のスポンジブラシによる口腔内ブラッシングと口唇閉鎖運動の指導をしている．ブラッシングの範囲は単に歯牙周囲にとどまらず，頬粘膜や特に舌も疼痛や出血がないように注意しながら，日々の習慣として行ってもらうように努めている．

　このスポンジブラッシングは，脳血管障害者などにも最近では広く用いられるようになってきている口内保清手段であるが，口腔・中咽頭がん術後ではどうしても口内は凝血塊などもあって不潔になりやすく，喫煙者や高齢者などでは舌への真菌感染も認めることが多いので，術創感染や嚥下性肺炎の予防のためにも重要なリハビリテーションと考えている．また，口唇閉鎖は，再建筋皮弁の大きさによって口唇が閉鎖できない症例ではしかたがないが，特に唾液の流涎がある症例などでは口唇の突出や舌圧子やスプーンを用いた口唇閉鎖練習は有効である．同時に口唇や頬粘膜のマッサージもおこない，感覚の正常化と筋力安定化を促す．これらは，嚥下を開始するようになった時の，滑らかな口腔相の食塊移動と良好な口腔内圧形成に効果的である．なお，唾液の誤嚥による肺炎などが疑われ唾液嚥下も禁止されている症例では，口角にロール状にしたガーゼをくわえさせ適時交換することで咽頭への唾液流入をある程度減少させることが可能である．

3）術後急性期以後の機能訓練

　初期治療終了後に生じた摂食・嚥下障害に対しリハビリテーションをする場合でも，前述のような呼吸訓練や口腔内リハは当然重要である．さらに，我々の施設では以下のようなリハビリテーションをおこなっている（表2）．

　口腔期嚥下の障害と構音の障害は口唇や舌，あるいは歯牙の障害の程度によって左右されるため，嚥下と構音の障害は当然相関性がある．その

ため，治療後に生じる構音障害に対する構音・発声訓練は嚥下障害に対する間接的訓練の一つとしてとらえることもできる．/p/や/b/などの口唇音の訓練は口腔内圧を上昇させるために重要であり，舌尖を利用する/t/の訓練は口腔期の食塊の送り込み運動を滑らかにするのに重要であると同時に咽頭期の嚥下圧を含めた駆動力のアップにつながり一回嚥下量の増加が得られる．また，いわゆる咽頭流入がある症例では/k/や/g/などの奥舌音を中心に指導することで，軟口蓋と奥舌で形成される食塊の口腔内での保持能が強化されることを経験している[1～3]．また，音声治療の一手法である pushing exercise は声門閉鎖を促し誤嚥防止に有効であるが，あまり強く練習すると過緊張な音声になるとされている．しかし，これは正しい pushing exercise を知らずに力を入れているために生じることであって，いわゆる息こらえ嚥下である supraglottic swallow や super supraglottic swallow などと同じように緊張の程度を調節する目的でおこなえば，喉頭蓋閉鎖不全例や喉頭麻痺による嚥下時の声門閉鎖不全から生じる喉頭挙上期型誤嚥に対しては有効である．同時に，前述の腹式呼吸の習得もおこなっていると呼吸と嚥下のリズムも取りやすくなり効果が早期に安定する[4,5]．

一方，口腔・中咽頭がんの治療後に喉頭下降期型誤嚥を示す症例は，中咽頭の広範囲切除のために嚥下時の中咽頭圧の形成が著明に低下し，食道入口部圧との間に圧差が生じなくなって食塊の一回通過量が減少して起こる場合と，頸部への放射線療法や広範囲な手術操作の影響として輪状咽頭筋を含む頸部の筋群が線維性に瘢痕収縮してしまい，嚥下時の輪状咽頭筋の弛緩がえられなくなって誤嚥が起こる場合がある．

前者の場合には
①嚥下時に下顎を引く顎引き嚥下（chin down）
②嚥下時に喉頭を最大挙上位に保つように指導する Mendelsohn manuevar
③各種のバルーンカテーテルによるバルーン拡張法

が有効なことが多い．

ここで言う顎引き嚥下とは食塊を口腔内に保持し下顎を引きながら嚥下する手技であり，下顎を引くことで相対的に喉頭の挙上を助け，二次的に食道入口部の開大も助長することを期待している．単にうつむいて嚥下するのでは誤嚥防止効果はほとんどないので指導には注意が必要である．また，Mendelsohn manuevar は患者の嚥下に対するイメージ作りのためにも重要な手技であるが，あまりに喉頭を挙上しようとすると往々にして喉頭を後方へ押し込む形になり易く，かえって呼吸困難感や嚥下困難感を訴えることあるので，甲状軟骨を押さないようにして喉頭を嚥下時の最大挙上位に保たなければならない[6]．

ただ，輪状咽頭筋などが線維性瘢痕化した症例の場合には，いかなるリハビリ手段を選択しても筋の十分な弛緩を得ることが難しく，また二期手術として輪状咽頭筋切断術や喉頭挙上術を施行して食道入口部を開大したりしても，咽頭や食道の蠕動波も消失していることも多く改善は極めて困難であり，今後の課題点と考えている．

舌がんや舌根がんなどの手術後で，滑らかな舌運動を期待して薄すぎる皮弁で再建されたり再建した筋皮弁が壊死や萎縮などを起こした場合は，患側の口腔底や舌根が陥凹し，食塊が患側に停留し嚥下後に喉頭内に流入して誤嚥を生じたり口腔内保持ができず嚥下前に咽頭流入を起こしたりすることが多い．一方，大きな筋皮弁によって再建されていると患側が膨隆し過ぎて，逆に食塊の保持困難を認めることがある．咽頭への流入や口腔内の残留などのタイミングの乱れに対しては，前述の supraglottic swallow や super supraglottic swallow をおこなって気道防御手段を習得させたり，食塊の滑らかな流れを促す目的で横向き嚥下や傾き嚥下，さらに顎引き嚥下などの代償的嚥下パターンを指導し，食塊が安全に食道内へ導けるように努めることが有効である．特に欠損による咽頭流入が目立つ症例では，最初から患側への傾き嚥下で流し込むようにした方が安全な場合がある．

そして，種々のリハビリテーションによってある程度の経口摂取が可能となっても必要栄養量が完全に摂取できるようにならない症例の多くは進行がん症例であり，現時点ではがんが存在しなく

表3 嚥下障害の部位と用いられるリハテクニック

誤嚥のパターン	嚥下障害の原因	リハテクニック
挙上期型誤嚥	声門閉鎖不全	pushing exercise
	片側喉頭麻痺	傾き嚥下
		横向き嚥下
下降期型誤嚥	食道入口部開大制限	ballon 拡張法
混合期型誤嚥	喉頭挙上制限	顎引き嚥下（chin down）[1]
		Mendelsohn manuevar[2]
	食道入口部開大制限	Mendelsohn manuevar[2]
	声門閉鎖不全	supraglottic swallow
		super-supraglottic swallow
	呼吸パターンの乱れ	supraglottic swallow
		super-supraglottic swallow
	嚥下蠕動の乱れ	顎引き嚥下（chin down）[1]
	咽頭流入	pushing exercise
		顎引き嚥下（chin down）[1]
		super-supraglottic swallow
		舌マッサージ
その他	咽喉頭知覚低下	ice massage
	栄養不足	OE 法

1) どちらかというと挙上期中心の障害に有効
2) どちらかというと下降期中心の障害に有効

ても生命予後は必ずしも良好とは言えないことが多いので，いたずらに漫然としたリハビリテーションをおこなうのではなく，二期的な嚥下機能改善手術や症例によっては誤嚥防止手術などを考慮に入れた評価や指導をすることが大切である．また，部分的に不足した栄養分を補うのであれば，脳血管障害症例におこなわれる間欠的なフィーディング・チューブによる OE 法の習得をすすめることも一つの方法である．

最後に表3に嚥下研究会の誤嚥の分類と嚥下障害の原因(誘因)，そしてそれらに対して有効と思われるリハビリテーションテクニックの組み合わせをまとめた．臨床の上では必ずしもこの組み合わせがベストでないこともあるが，少なくとも VF 検査で誤嚥のタイミングとその原因(誘因)を評価した上で，無駄のない治療法選択の助けとなると思う．一つの治療法に固執せず，机上の学習ではなく状況に応じて変化する嚥下動態を定期的に評価し，無理と無駄のない治療方法を選択できるように努力することが望まれる．

3 段階的訓練，食形態の工夫など

1）リハビリテーションプランとゴール設定

同じ術式をおこなっても得られる摂食・嚥下機能が全く同じであるわけではなく，症例ごとの年令や性別，発症前からの摂食・嚥下習慣，原疾患に対する理解と闘病意欲，合併症の有無などによって変化を見せる．ただ，少なくとも治療方針が決定した時点で，切除される組織や術後の形態は想定することが可能となるので，できることであれば，単に食べにくくなりますという程度ではなく，術後に必要となるであろう呼吸訓練や嚥下訓練のことや，食事のステップアップのことなどを患者に説明し，大きく変化するボディ・イメージとともに，イメージ作りをすることが望ましい．こうして術後の嚥下障害とその対応についてインフォームド・コンセントされているだけでも，術前にリハビリテーションが行われていなくても，

術後に摂食・嚥下を再開する際の理解力や積極性に差が見られ，こちらの指導に溶け込みやすくくなることを経験している．がん治療者とともに摂食・嚥下訓練に参加できるリハスタッフであれば，当然，そのような手術前からの積極的アプローチが望ましいわけだが，ほとんどの場合は術後に摂食・嚥下障害が生じ（当然予想された結果であっても），何らかの直接訓練めいた対応によっても改善しなかった後にリハスタッフへ紹介されてくる．そのような状況で口腔・中咽頭がん患者の摂食・嚥下に関するゴールを設定し，リハプランを作成実行するために重要なことは，原疾患発症前の摂食・嚥下内容や手術前の摂食・嚥下内容を聞くことである．脳血管障害などの場合には，発症以前には常食を摂取していることが多いが，がんの場合は病院を受診するかなり前から疾患自体は発症しており，少しずつ疾患が進行してくるに従って局所的な運動制限が出現している．そのために，多くの症例では少しずつやわらかい食材に変更するような摂食・嚥下に関する何らかの工夫をしている．つまり，がんによって無くなりつつある機能を代償してきている過程があるわけである．しかし一方で，患者は治療前に主治医から術後の嚥下機能について十分な説明を受けてきていないことも加わって，がんが治りさえすれば何の工夫もなく完全に常食を家族と同じように摂取できるものと思いこんでいることあり，そのような思いこみが患者サイドででき上がってしまっていると，思いもよらないゴールを希望したり，極めて早急な達成を求めたりする傾向になってしまう．そこで，リハビリテーション開始時点でなるべく詳細に過去の摂食・嚥下状況を本人のみでなく，家族などの調理者にも食材の選択や，摂食時の食塊の大きさや固さ，そして水分の利用などを聞く必要がある．そして，治療以前の摂食・嚥下状況を聞きながらリハビリテーションのゴール設定や治療プランを決めていくと，がん治療に関する十分な情報が得られなくても，患者の理想に流されないゴール設定が可能となる．さらに，リハビリテーション開始時点で十分に話し合っていると，患者自身も原疾患自体からきている機能障害と治療によって失われた機能などについて正しい認識が得られるようになり，リハビリテーションに対する理解や積極性が得られるようになる．

2）間接訓練

さて，現状では口腔・中咽頭がんの手術を中心とした治療完了時に自他覚的に嚥下障害があり，経口摂取をすすめようとすると誤嚥して喀痰の増加を認めたり，さらに発熱なども伴い嚥下性肺炎を反復してしまう症例がリハビリテーションの対象として治療を依頼されることが多い．そのような症例の多くは気管切開術が喀痰処理のためにされており，手術と放射線治療のために頸部全体が固く可動性に乏しく，開口制限もあって口腔内を観察評価することが困難であったりする．そして，当然であるが嚥下造影検査（VF）をすると，咽頭流入・喉頭挙上制限・食道入口部の開大制限などがあって顕著な誤嚥を認めたりする．脳血管障害による嚥下障害例であれば，まずしっかりとした間接訓練の後に食物を用いた直接訓練をすることになるが，口腔・中咽頭がんの場合は，理解力や経口摂取に対する意欲などの面では優れており，生命的予後が限られている可能性もある．そのため，初回のVF時に通常よりも被曝量が増えても我々は摂取可能な嚥下体位や手技，食塊の量や形状を見つけるように努め，なるべく間接訓練と平行して食の楽しみ程度であっても直接訓練をおこなうようにしている．嚥下手技としては顎引き嚥下や横向き嚥下が有効であることが多く，食物としてはプリンまたは半固形のスポーツ飲料（ヴィダーインゼリーなど）が通過し易い．また，食物の流れを感じやすい小氷片状のシャーベットも用いることが多い．最初は座位よりもあまり舌による送り込みに力を要しない60度程度にギャッジ・アップした半座位で訓練を開始し，ベッドサイドには常に吸痰が可能な準備をする．気管切開がおかれている場合には，通常のカフ付きカニューレよりもスピーチバルブを付けることによって発声も可能なカニューレ（高研のネオブレス®やマリンクロットのシャイリー®など）を装着するようにする．このタイプのカニューレは複管式なため若干カニューレ内腔が細くなってしまうが，自発呼吸で発声も可能であり一応カフもあるため

少量の誤嚥ではむせることが少なく，嚥下と呼吸のタイミングが調節し易く，嚥下時の声門下圧が得られる上に，誤嚥した場合の喀痰排出も比較的容易である．

このような準備が整ったら，VFで確認された嚥下手技を反復指導してから，食物を捕食させ自分で完全に嚥下できたと思うまで嚥下運動をさせる．出来る人には自分で捕食してもらうが，口腔内の送り込みに問題のある人にはある程度舌背の奥の方に入れてもらうように指導する．そして，誤嚥して気管内に流入してきていたら，自己排出できる分は排出させた上で十分に吸引する．少量のプリンなどであれば，吸引も容易であるため気管より末梢まで誤嚥して肺炎を生じることはまずなく，治療者としても視覚的に誤嚥量を評価しやすい．明らかな誤嚥がなくても嚥下終了後には発声させて声帯に残渣や唾液などが貯留してないかを音声を頼りに確認し，口腔内も残渣の有無を診察・確認する．さらに，耳鼻咽喉科医であれば喉頭内視鏡を用いて梨状陥凹や喉頭蓋谷への残存程度を確認する．特に，梨状陥凹や喉頭蓋谷への残留の程度が直接訓練の指導や食事内容の決定に極めて重要となってくるので，内視鏡ができない施設であれば，VF時になるべく種々の粘度の造影剤を用い評価しておく必要がある．喉頭蓋谷への残留が著明であれば，アイスマッサージや舌マッサージで運動性や知覚を高めるように努力し，食事はある程度粘度のあるものを選択する．梨状陥凹への貯留が目立つ場合には，両側性の貯留であれば息こらえ嚥下や顎引き嚥下を指導し，片側性であれば喉頭麻痺の存在を想像し患側への横向き嚥下や健側への傾き嚥下を指導し，あまり粘稠度のない食事を出して一回嚥下量（口内摂取量）を増やさないようにする．

3）直接訓練

間接訓練と平行した直接訓練によって嚥下困難はあっても誤嚥がないようであれば，食事をオーダーして積極的に経口摂取をすすめるようにし，誤嚥がある場合には一日一回程度のプリンなどを使った直接訓練をするようにしている．口腔・中咽頭がん患者は喀痰排出能がほぼ正常に保たれているため，喀痰内からMRSAなどが確認され，さらに肺炎などの炎症所見が認められる場合を除いて直接訓練を中止することはぽぽない．しかし，プリンでの訓練を反復しても誤嚥が多い場合には，口腔内の温度で少量ずつ水分化していく特徴のある「ゼリー食のもと®」（キユーピー）を使って練習するようにしている．この嚥下補助食品は水溶性食物と混ぜて冷蔵庫で冷やすことで容易にゼリー状の食材が調節でき，従来までの補助食品に比べ口腔内で形態が崩れにくく，質感も滑らかで，口腔内の体温で徐々に水分に溶けていくため，患者が自分の速さに会わせて嚥下ができるので効果的であるようだ．通常は，プリンなどの補助食品での訓練から10日から2週間もすると1日1食程度の食事の摂取が可能となってくる．そこで，前述の食物の残渣状態によって食事の固さは変わってくるが，五分粥程度から食事を定期的に始めることが多い．患者自身の理解力や経口摂取への願望は強いので，これまで指導してきた経口摂取時の注意点を繰り返し説明して焦らさないように経口摂取をすすめていく．食後に訓練の成果と特にむせの程度について患者に自己評価させていくことで，通常の脳血管障害症例よりもすみやかに摂取内容や量は改善が見られることが多いようである．

直接的訓練をおこないながら経口摂取をすすめていっても摂取内容や量が改善していかない場合は，いくつかの問題の存在が疑われる．気管切開によるカニューレ留置，放射線療法の有無，術創の形態的変化や瘢痕，年齢やその他の合併症の有無，指導方法や内容の誤りなどを検討してみる必要がある．

4）気管切開の取り扱い

ここで，最も注意をしたい点は気管切開の取り扱いである．前述のように口腔・中咽頭がんの術後にはしばしば再建された筋皮弁のために上気道が狭窄したり，誤嚥が想像される場合に気管切開術がおこなわれる．確かに術後早期には重要な気道確保の方法であるが，一般的には上気道の狭窄は浮腫であれば術後10日程度で解消され，筋皮弁の大きさによるものであっても2〜4週で呼吸困

難は消失するため，嚥下訓練中には誤嚥した食塊を吸引するためだけの存在となってしまうことが多い．そして，気管切開がされていると，かえって嚥下時の咽頭圧形成ができなくなったり，嚥下後の呼気による喀痰排出が困難であったり，カニューレによって嚥下時の喉頭挙上が障害されるなど，嚥下にとっては不利な状態になってしまっていることが多い．そこで，できることならばまずカニューレを発声可能なタイプに変更し，咽頭圧や喀痰排出をできるようにしていき，なるべく嚥下に負担にならないように配慮していくことである．漫然としたカフ付きのシングルカニューレの装着は，医療悪ともなりかねないので，適正なカニューレの選択に心がけ，できるだけ早期に抜去できるように努めるべきである．

5）放射線治療後の嚥下障害への対応

放射線療法は口腔・咽頭がんではその局所制御効果も高く，機能温存の観点からも今後も重要な治療手段であることには変わりないが，照射野や照射量によっては様々な副作用をもたらしてしまう．これも摂食・嚥下の観察の項目で述べているが，根治照射量である 60 Gy 以上の治療を口腔や咽頭に受けると，まず唾液腺が障害され唾液分泌が著明に減少し口内乾燥を認めるようになる．本来潤った粘膜におおわれているから滑らかな嚥下運動が起こることを考えると，口内乾燥は食塊の形成不全や移送不全の原因となり，安定した嚥下を妨げる結果となってしまう．また，乾燥感と同時に味覚の低下があらわれ，経口摂取をすすめても触感や味を楽しむことができず，「食べる楽しみよりも術後の体力回復のために詰め込んでいる」状態になることがある．乾燥や味覚の問題は多くの症例では治療終了後1年程度である程度まで回復するため，長い目で見てリハビリテーションしていけばよいが，時に高齢者ではその回復が遷延化する傾向にあり，対応に難渋することも経験する．口内乾燥に対しては，食事前の含嗽や人口唾液のスプレー塗布などが一般的であるが，難治例には蜂蜜をなめさせたりグリセリンを希釈したような溶剤の作成を薬剤師に依頼して口内に膜形成をするようにすることもある．将来的には数年内に放射線治療後の症例を対象にした唾液分泌促進剤が発売される予定であるので，それに期待する部分も多い．味覚はビタミン B 12 や ATP 製剤を定期的に経口摂取させて神経の回復を待つことがほとんどであるが，栄養士の協力によっては塩分や酸味を調節して感覚器に訴えるように試みることもある．さて，放射線照射によって頸部の皮膚や皮下・筋層が線維性に瘢痕化し硬化した場合には，さらに慎重な対応が必要なことがある．頸部の皮膚や皮下組織の瘢痕性硬化は乾燥や味覚と同様に治療終了後約1年以内にはある程度の柔らかさをだいたい取り戻すが，まれにさらに深層にある筋層まで瘢痕化すると，その変化は不可逆的になりやすいからである．特に輪状咽頭筋が線維性に瘢痕化すると，嚥下時の食道入口部の開大が著明に障害され，同時に喉頭挙上を妨げる結果として喉頭下降期型誤嚥を引き起こす．そして，この部位の障害に対して，通常の間接訓練や種々の直接的訓練を組み合わせても全く効果が得られないことが多く，さらには輪状咽頭筋切断術のような外科的アプローチを二期的に追加しても，粘膜自体の伸縮性も障害されているためか，その効果は不十分なものに終わってしまうことがある．

6）筋皮弁の変化への対応

術創の形態的変化によっては当初のリハプログラムを変更する必要が生じることがある．一般に手術によって再建された筋皮弁は術後1年以内に遊離筋皮弁であっても約 30 ％程度はその体積減少が認められ，有茎筋皮弁では半分程度にまで減少することがある．さらに，体質的に傷がケロイド化しやすかったりすると，摂食・嚥下動態は長期的に見て変化することがしばしばある．従来まで脳血管障害患者に対しておこなってきたように，1カ月に一度程度は現状の評価をし直すように努め，形態的変化によってはリハビリテーションよりも外科的修正が必要となることもあるので，患者からの訴えに耳を傾けながら，口腔内の視診上の変化や構音の変化にも注意を払って治療効果と形態の変化を掌握し，治療者と定期的にコンタクトを取るようにしていくべきである．

7) バイオフィードバックを使ったイメージづくり

　高齢者であったり手術の合併症があったりして理解力が不足したり，リハビリテーションに対応しにくい症例には積極的に現状をVFやVEなどを使って記録し，なるべくリアルタイムにその画像情報を患者に供覧して，納得させることが重要である．数回のVF画像の中で，良い点や悪い点を対比させながら説明していくと，検査の中で患者自身がバイオフィードバックしていくため，治療効果を上げるのに役立っている．施設の環境によってVFやVEができない場合でも，実際の摂食・嚥下場面をビデオに録画して再生・説明すると，鏡を使った指導よりもイメージと実際の違いを把握し易いので，視覚に訴える指導は重要と思われる．

　指導方法の誤りに関しては，今回のこの企画のごとく，まだがん治療の中でのリハビリテーションの位置づけは確立されているとは言えないので，試行錯誤を繰り返すことになってもある程度しかたない点があるように思われる．しかし，毎週もしくは毎日の様に患者さんに接し治療をすすめていくと，難しい検査や難解な治療手技がなくても，患者の苦痛に対して，不明な点は施設や職種の壁を越えて意見を求めるようにして自らの職種の専門性を生かしながら細やかに対応していけば，口腔・中咽頭がん患者は潜在的な摂食・嚥下能力は十分にもち合わせているので，よい解決方法が見つかるように思われる．

〔津田豪太〕

文献

1) 古川政樹，古川まどか，伊藤元信：口腔・咽頭造影による舌癌術後代償構音の検討—/k/音について—．リハビリテーション医学，33：115-119，1996．
2) 川野通夫，福島英行，児嶋久剛，他：舌全摘出患者の構音改善の一工夫．耳鼻臨床，86：1599-1602，1993．
3) 大平章子，吉増秀實，大山喬史：舌広範囲切除症例の構音動態について．音声言語医学，26：215-223，1985．
4) J. A. Logemann : Rehabilitation of oropharyngeal swallowing disorders. *Acta oto-rhino-laryngologica belg.*, 48：207-215, 1994.
5) C. L. Lazarus, J. A. Logemann, P. Gibbons : Effects of maneuvers on swallowing function in a dysphagic oral cancer patient. *HEAD & NECK*, 15：419-424, 1993.
6) J. A. Logemann, P. J. Kahrilas : Relearning to swallow after stroke-application of maneuvers and indirect biofeedback: A case study. *NEUROLOGY*, 40：1136-1138, 1990.

第4章 摂食・嚥下障害のリハビリテーション

5 顎顔面補綴治療による機能回復

　近代における顎顔面補綴治療学は，19世紀ヨーロッパにおける戦傷外科や軍陣医学に源を発しているといわれ，我が国においては20世紀前半にヨーロッパに留学し頭頸部外科を学んだ中村平蔵ら[1]をその嚆矢としている．かつては，外傷の他に，特発性炎症，腫瘍，先天性奇形を治療対象とした顎顔面補綴学であるが，今日では悪性腫瘍に対する治療成績の向上により，がん術後患者の機能回復がその意義の大きな部分を占めている．
　大阪大学歯学部附属病院においては，口腔がん術後患者の補綴治療に対するニーズが従来から高く，第二補綴科において新しいチーム体制を発足させた平成6年以来，毎年平均55名の割合で新患を受け入れてきた．当科では，こうした患者に対してより効率の高いリハビリテーションを提供するために，治療術式の改良，機能評価法の開発，口腔ケアに関する検討を行っている[2]．本稿では，顔面欠損症例を含む上顎洞がん術後症例ならびに下顎・舌がん術後症例に対する補綴治療術式について紹介する．

1 顔面欠損症例に対する補綴治療

　悪性腫瘍，外傷，顔面奇形をともなう症候群，特発性炎症等により顔面に欠損を生じ，再建法のみでは審美的回復が不可能な場合，一般にエピテーゼと呼ばれる顔面補綴装置（Facial Prosthesis）が製作される．エピテーゼ用材料は，生体親和性，機械的特性，光学特性などの見地から検討されており，シリコーン系材料は，色調，辺縁封鎖性，耐久性等いくつかの問題点も存在するが，現在のところ代表的なエピテーゼ用材料として用いられている．しかし，米国の代表的な医用シリコーン製造元であったダウ・コーニング社が撤退したため，現在日本国内では医療用の認可を受けたシリコーン材料の供給が滞っており，医療現場に問題を投げかけている．
　顔面補綴の術式における要点としては，顔面印象の採得，維持固定源の確保，高度に専門的な技工操作があげられる[3]．また，顔面補綴の治療効果を左右する重要な問題として，エピテーゼに対する装着者の心理的受容性があり，装着者の年齢，性別，性格などの影響が報告されている[4]．顔面欠損を有する患者は，口腔機能の重篤な障害に容貌における審美障害が加わり，大きな心理的障害を有している．したがって，そのリハビリテーションにおいては，臨床心理学の方面からのサポートも必要である．
　機能的な見地からは，顔面欠損の封鎖は，嚥下機能，咀嚼機能，構音機能の回復に有効である．口腔がん症例の場合，顔面補綴と口腔内の補綴を同時に行う必要が生じる．本稿では，眼窩内容物を含む上顎拡大全摘出術が行われた上顎がん進展症例に対する歯科補綴的アプローチを紹介する．

症例1：66歳，男性
1988年10月　歯学部附属病院口腔外科初診，右側上顎洞がんの診断．
1988年10月〜12月　同病院放射線科にて放射線治療．
1989年1月　右側上顎拡大全摘術，眼窩内容物摘出術施行．
1990年11月　同病院補綴科初診．
顎欠損：H_4S_1，咬合支持（アイヒナー分類）：B_2，顔面欠損：$F_{12}C_{23}$（図1，2）
1991年4月　上顎顎義歯装着．

第4章 摂食・嚥下障害のリハビリテーション　201

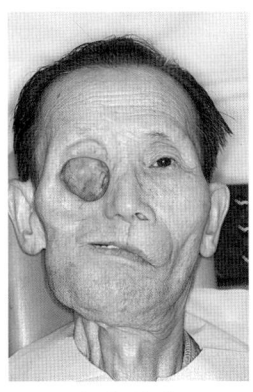

図1　初診時顔貌
（FC分類：$F_{12}C_{23}$）

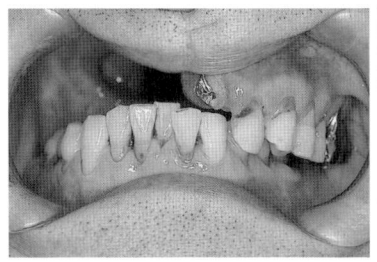

図2　症例Iの初診時口腔内正面観
（HS分類：H_4S_1）

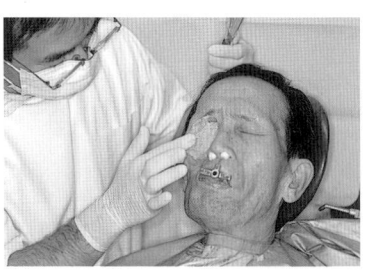

図3　個人トレーによる顔面印象(1)．呼吸できるようにパイプ状にしたバイトリムを噛ませて咬合関係も同時に記録する．

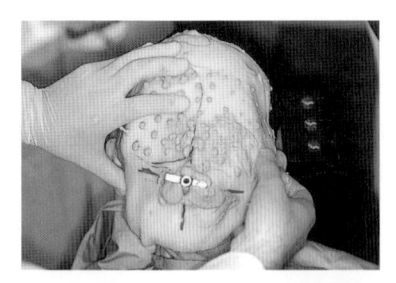

図4　個人トレーによる顔面印象(2)．個人トレーは熱可塑性樹脂で製作したもの．軟らかく練ったアルギン酸印象材をトレーに薄く盛り，圧をかけないように密着させる．

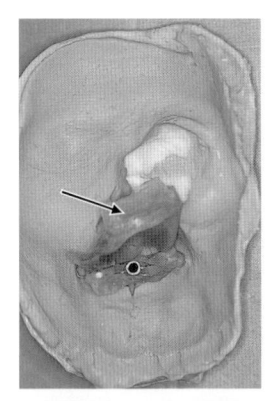

図5　顔面印象の内面．顔面形態を精巧に表現するとともに，咬合関係が記録されており，顎義歯のレプリカ（矢印）や下顎歯列模型の位置関係を見ることができる．

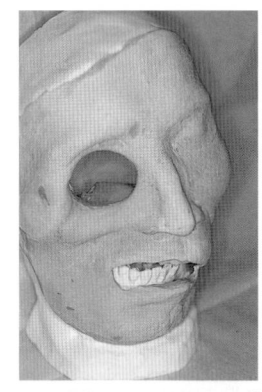

図6　研究模型に顎義歯のレプリカと下顎歯列模型を装着したところ．眼窩部と顎義歯との位置関係を診査して，エピテーゼと顎義歯の結合方法を考える．

| 1991年12月 | エピテーゼ装着（接着剤で眼窩周囲の皮膚に固定）． |
| 1993年10月 | 顎義歯およびエピテーゼの再製に着手． |

　当科で製作した上顎顎義歯は経過良好であったが，エピテーゼは十分な維持が得られず，使用を中止していた．そのため，眼窩内にはガーゼが填入され，患者は1週間に2回ガーゼ交換に通院していた．顎義歯をはずすと，眼窩内のガーゼが脱落するので，口腔清掃を十分に行うことができず，顎義歯によって回復している咀嚼機能も将来歯の喪失により維持できなくなることが懸念され

た．そこで，エピテーゼに確実な維持を与えて常時の装着を可能とし，顔貌の回復とガーゼの填入・交換を不要とすることを目的として，新しい補綴装置を設計するために研究模型を製作した．
　まず，熱可塑性樹脂で製作した患者の顔面用個人トレー[5]を用いて顔面印象を採得した（図3，4）．この時，同時に上下顎の咬合関係を記録しておき，研究模型の内部に顎義歯のレプリカ（複製）と下顎歯列模型を装着して，顔面欠損と口腔の位置関係が模型上で確認できるようにした（図5，6）．研究模型上で診査を行ったところ，顔面欠損部周囲にエピテーゼが維持できる解剖学的なアンダーカット（引っかかり）が存在しないため，機

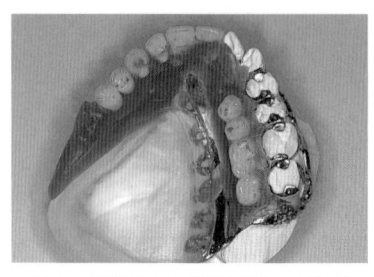

図7 製作中の上顎顎義歯．下顎が偏位しているため，天然歯列の口蓋側に人工歯を排列し，咬合させる．

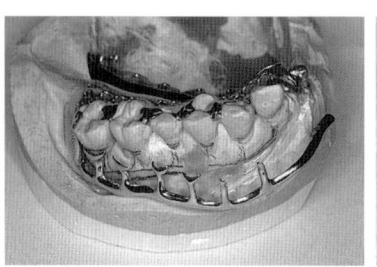

図8 模型上でスウィングロック・アタッチメントのロックを解除したところ．この状態で患者は顎義歯を着脱する．ロックした状態では，各残存歯にバークラスプが適合し，強固な維持が得られる．

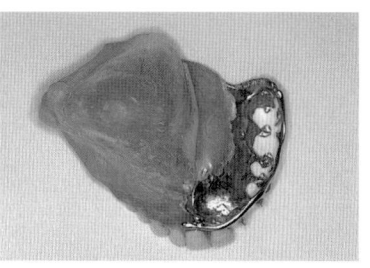

図9 完成した上顎顎義歯．栓塞子部（矢印）が，エピテーゼの固定源となる．

械的な固定源が必要であると考えられた．そこで，エピテーゼと顎義歯の栓塞子部とを欠損腔内で連結することとした．その場合，エピテーゼの固定源となる顎義歯は咬合時や咀嚼時の動きができるだけ小さいことが望ましいため，強固な維持と安定が得られ，なおかつ残存歯への荷重を分散することができるスウィングロック・アタッチメントを採用した（図7〜9）．

顎義歯をいったん製作して口腔内で十分調整を行った後，エピテーゼ製作用の顔面印象を採得し，作業模型上でエピテーゼの製作を開始した．シリコーン樹脂により製作されたエピテーゼは，経時的に変形，退色，材質の劣化を生じる欠点があり，エピテーゼを製作する場合は再製を考慮した設計が必要である．本症例では，エピテーゼを，①眼窩部（眼窩内に適合し顎義歯の栓塞子部と磁石を介して結合），②連結部（眼窩部に嵌合し，磁石によって眼窩部と眼球・皮膚部とを結合），③眼球・皮膚部（連結部に嵌合）の3層構造とし，「眼球・皮膚部」のみを再製すれば他の部分は継続して使用できるよう考慮した．

まず，アクリリックレジンにて製作した①と②をいったん顔面に装着し（図10），眼窩周囲部を含むピックアップ印象を採得して，模型上で眼球・皮膚部のパターン（原形）を製作した．眼球は，既成の義眼を用いることもできるが，本症例ではアクリリックレジンに色素を混ぜて製作した．

エピテーゼ細部の形態を決める上で，ワックスパターンの試適と修正は非常に重要である．本症例のように眼球を含むエピテーゼの場合，特に上下眼瞼のふくらみや視線の角度の調整が審美性のポイントとなる（図11）．また，試適には必ず歯科技工士が立ち会い，患者の感想や意見を聴取し，補綴専門医と歯科技工士が共同してよりよい形態を求めて行うことが必要である．

試適におけるもう一つの重要な作業は，エピテーゼの色調決定である．エピテーゼの色調は，シリコーン重合時に色素を配合して調整した内部色と重合後にエピテーゼ表面に添加する外部色によって決定される．歯科技工士は，あらかじめ内部色のシェードガイド（色見本，図12）を数種類用意して参考に使用し，さらにエピテーゼの厚みを考慮しながら，基本的な皮膚色を表現するための配合を決定する．この作業には，歯科技工士の細心の観察力と技術的熟練が要求される．埋没・重合されたエピテーゼは，再度患者に試適され，外部色によってよりリアリティーが与えられる．現在，エピテーゼの色調表現をより確実・簡便なものとするために，CCM (Computer Color Matching) の応用が試みられている[6]．

図13に完成したエピテーゼならびに顎義歯，図14に装着時の顔貌を示す．エピテーゼと顎義歯は強固に結合し，エピテーゼの常時装着が可能となったため，所期の目的は達成され，また咀嚼機能や構音機能も従来と比較して改善がみられた．

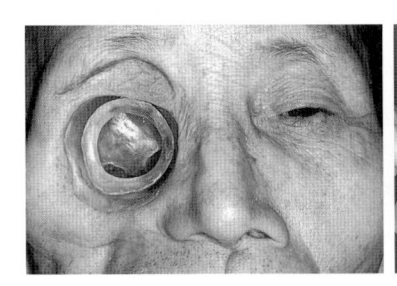

図10 顔面に装着された眼窩部と連結部．いずれも透明なアクリリック・レジンで製作した．

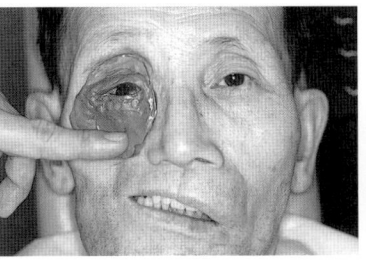

図11 チェアサイドでのパターン（原形）の試適．パターンは基本的にワックスで製作するが，皮膚表面は彫刻のしやすさから紙粘土を用いている．

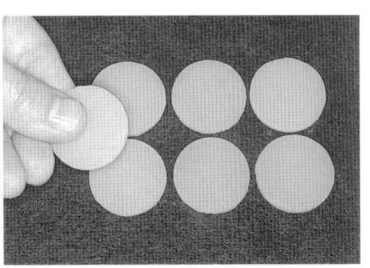

図12 歯科技工士が用意する内部色のシェードガイド（色見本）．

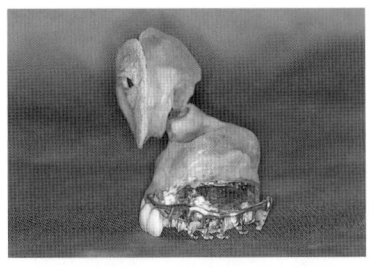

図13 完成した顎義歯とエピテーゼを連結させた状態．

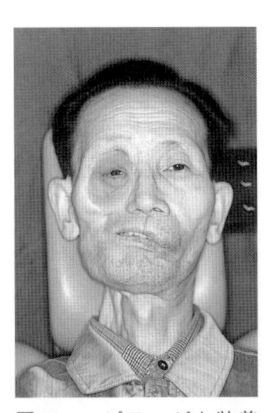

図14 エピテーゼを装着したところ．

（本症例のエピテーゼの技工担当は，大阪大学歯学部附属病院総合技工室・東郁夫技官による）

2 高齢舌がん術後患者に対する補綴治療

　口腔がん治療の進歩によって患者の余命が延びるとともに，口腔がん術後患者の高齢化が進行する．そのため，前にも述べたように，いったん回復した口腔機能が全身的ならびに局所的な原因で再び低下することが予想され，再度機能回復が必要な症例が増えている．本稿では，舌がん術後18年を経て再度嚥下機能と咀嚼機能のリハビリテーションに取り組んだ症例を紹介する．

症例2：61歳，男性
1978年7月　歯学部附属病院口腔外科初診，右側舌がんの診断．同月放射線科にて放射線治療．
1978年9月　舌部分切除術，下顎骨片縁切除術，上頸部郭清術施行．
1991年2月　同病院補綴科初診．
　　　　　　下顎は $\overline{67}$ のみ残存．
　　　　　　咬合支持（アイヒナー分類）：B_1
1991年6月　下顎部分床義歯（$\overline{7\mp5}$）装着．
1993年11月　$\overline{6}$ 抜歯，義歯修理．
1995年11月　$\overline{7}$ 抜歯，下顎無歯顎となり，食品摂取形態は流動食のみとなる．
1996年3月　「もう一度噛んで食べたい」という患者の強い希望で下顎全部床義歯製作を開始．

　図15に下顎無歯顎となった時点の患者の口腔内を示す．舌の実質欠損は小さいものの，再建を

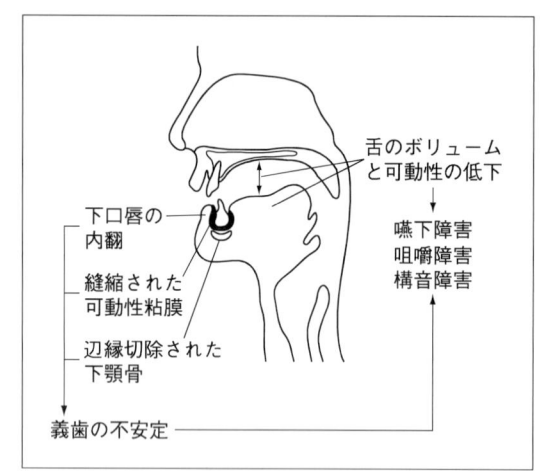

図16 本症例における口腔機能障害の模式図．こうした図式は，舌口腔底がん術後患者においてよく見られる．

ともなわず，舌縁部が歯肉と縫縮された状態であるため，特に舌尖〜舌背の挙上が悪く，奥舌の可動性は残っていた．平成8年7月に下顎全部床義歯を装着したが，正常な顎堤は左側臼歯部のみで，他部位は舌あるいは口唇の運動とともに動く粘膜に覆われているため，通常の義歯を装着した場合，舌の可動域が制限されるだけでなく，舌と口蓋との接触が失われるため，食物の搬送や嚥下が一層困難となった（図16）．

そこで，前章で提示した舌・口腔底がん患者のリハビリテーションにおける歯科補綴的アプローチの手順に沿って，まず舌接触補助装置（Palatal Augmentation Prosthesis＝PAP）による嚥下機能のリハビリテーションを行い，段階的に咀嚼機能のリハビリテーションに移行することとした．

まず，口蓋床型PAP（図17）を製作し，下顎義歯は装着せずにPAPのみ装着して嚥下訓練を行わせた（図18）．その際，通常の義歯の後縁である硬口蓋後端より約10mm軟口蓋にPAPを延長し，奥舌との接触を確保することによって嚥下圧の確保を図ったところ，流動食の摂取が楽になり，従来bird swallowingであったのが正常姿勢での嚥下が可能となった．

次に，PAPに加えて下顎義歯を装着し（図19，20），軟性食品（豆腐，卵，煮魚等）の咀嚼・嚥下の訓練を行わせた．その際，義歯の動きをできるだけ小さくするために，あらかじめ義歯の歯の上に食品をのせ，小刻みに咀嚼して嚥下するよう指示した．患者はこうした咀嚼パターンに次第に慣れ，自分で食品の形態を工夫することによってバリエーションを増やし，嚥下リハ開始から約2カ月でさまざまな食品を「噛んで食べる楽しみ」が戻ったと報告した．表1に患者の食品摂取状況を示す．本症例のリハビリテーションが成功した理由は，PAPに対する反応性が良好であり，装着にともなう違和感や流涎の問題が生じなかったこと，また義歯の安定が非常に困難な状況で指示通りの咀嚼パターンを獲得できたこと，さらに患者自身がほとんど趣味といってよいほどさまざまな道具（図21）を用いて食品摂取に工夫を加えたことにある．換言すれば，**咀嚼機能のリハビリテーションにおいては，食品の調理形態，摂食時の工**

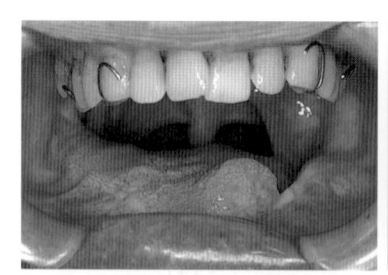

図15 症例2の口腔内正面観．右側舌縁部が縫縮されており，舌背が低い．下顎骨片縁切除により顎堤は高さを失ない，可動粘膜で覆われている．

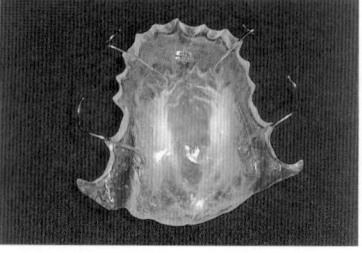

図17 嚥下機能のリハビリテーションを目的に製作した口蓋床型PAP．

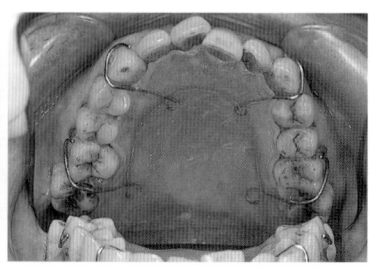

図18 上顎にPAPを装着したところ．硬口蓋はほとんどPAPで満たされ，後部は奥舌の接触を確保するために軟口蓋部に及んでいる．

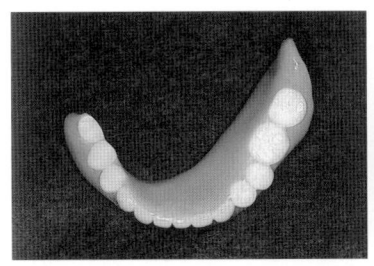

図19 下顎全部床義歯．右側臼歯部は可動性粘膜で覆われているため床を設定することが不可能であった．顎堤による安定が得られないため，口唇と舌の圧を受ける部分については細心の注意をはらって研磨面形態を与えた．

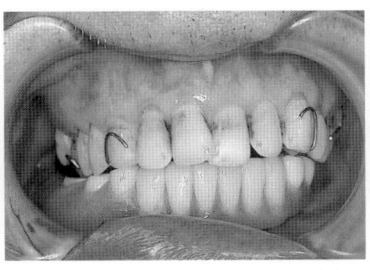

図20 PAPに順応した後，下顎義歯を装着し，PAPと義歯を用いた咀嚼・嚥下訓練を開始した．

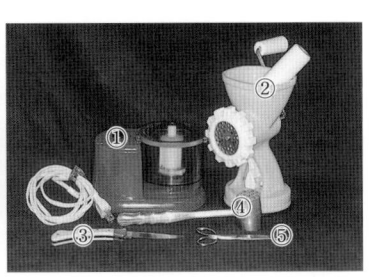

図21 患者が使用している食事用の道具一式．①フードカッター，②ひき肉器，③ナイフ，④肉たたき，⑤はさみ．こうした工夫が食生活の幅を広げるのに役立っている．

表1 補綴装置装着2か月後の食品摂取状況

補綴装置装着2か月後のアンケート結果	
小さくすれば食べられる	ゆでたまご，厚焼卵，目玉焼，豆腐，厚揚げ，みかん，バナナ，饅頭，ようかん，ケーキ
軟かくすれば食べられる	ごはん
小さく，軟かくすれば食べられる	パン，煮野菜，炒野菜，焼肉，揚肉，刺身，焼魚，揚魚，せんべい，こんにゃく，納豆，うどん

夫がいかに重要かということであり，本来こうした方面の情報提供を十分に行わなければならないことが痛感された．

3 インプラントを用いた上顎がん術後患者の機能回復

人工歯根とも呼ばれるインプラントは，これまでさまざまな材質と形態のシステムが考案されてきたが，シリンダー状の形態を有するチタン製のOsseointegration implantが，現在のところ最も生体親和性にすぐれ安定した治療成績を示すシステムとして評価されている．口腔がん術後患者に対する補綴治療（顎補綴治療）においても，1990年代に急速に応用が進み，主として口腔内における顎義歯や義歯（オーバーデンチャー）の固定源や，頭蓋顔面における補綴装置（エピテーゼ）の固定源として用いられている．

歯や顎堤の条件が非常に悪い口腔がん術後患者のリハビリテーションにおいて，インプラントによる補綴装置の固定は高い効果を発揮することが実証されている[7]．しかし，その適用にあたっては，インプラントが埋入される骨の質的・形態的条件や対顎との位置関係について厳密な評価を行い，装着された補綴装置が上部構造（アバットメント）を通して下部構造（フィクスチャー）に伝えるストレスを最小限にとどめるよう，合理的な設計を行う必要がある．顎骨欠損によって生じる顎義歯の動きに対抗するためには，できるだけ欠損側にインプラントを設定すること，あるいは動きを許容する機構をもった維持装置を用いること

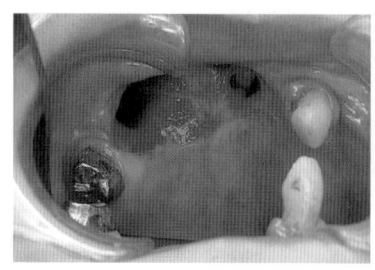

図22　症例3の初診時口腔内．

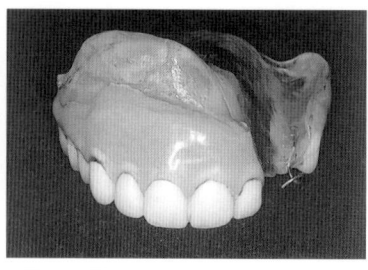

図23　最初に製作した上顎顎義歯．

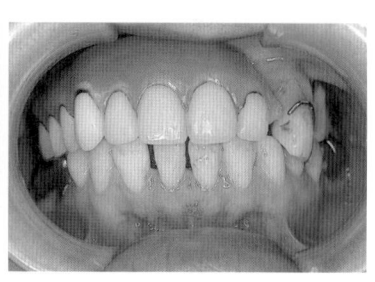

図24　顎義歯を装着したところ．維持は，7│3 のクラスプによって得ている．

などの配慮を行う．
　また，放射線治療を行った症例の場合，骨の脆弱化と易感染性が最大のリスクであり，これに対しては術前に高圧酸素療法を適用し，さらに一次手術と二次手術の間に十分な osseointegration の期間を置くことが必要である．さらに，唾液分泌障害がある場合，口腔環境が劣悪化しやすいため，予後を確実なものにするためには，徹底的な患者指導とプロフェッショナル・ケアが欠かせない．
　ここでは，顎義歯を複製して製作した2種類のステントを用いた画像診断に基づき，インプラントの下部構造と上部構造の設計を行った上顎悪性黒色腫術後症例について紹介する．

症例3：36歳，女性
1991年6月　歯学部附属病院口腔外科初診，上顎前歯部歯肉悪性黒色腫の疑い．出産のため手術延期．
1992年6月　上顎骨部分切除術（6┼2），左側上頸部郭清術，右側全頸部郭清術施行．
1992年8月　同病院補綴科初診．顎欠損：H_2S_0．咬合支持（アイヒナー分類）：B_3．（図22）
1992年10月　上顎顎義歯装着（6┼24～7）．
1997年3月　歯周炎の進行により │3 抜歯．顎義歯の維持不良のため，インプラント補綴を検討．

本症例の場合，術後に製作した顎義歯（図23，24）によって良好な口腔機能が得られ，患者は育児のかたわらキャリア・ウーマンとして第一線で活躍してきた．しかし，装着後4年半を経て，手術後残った2本の上顎歯のうち1本が歯周病のため抜歯に至り，残る1本も齲蝕と歯周病のため予後不安であり，いずれ上顎無歯顎となることが予想された．顎欠損が口蓋前方部に存在し，なおかつ固定源となる歯を喪失した場合，顎義歯は口唇圧によりいとも容易に脱落するため，咀嚼能力やコミュニケーション能力の著しい低下は免れない．そこで，インプラントを適用し，顎義歯の固定源を確保することとした．
　まず，一次手術（フィクスチャー埋入術）のためのエックス線診査を行った．診査に先立ち，顎義歯を複製し，診断用ステントA（図25，26）を製作した．ステントAは，注入型常温重合レジンに硫酸バリウムを混ぜて造影性を与えたもので，患者の口腔内に装着してCTを撮影した．
　得られたCTデータを三次元構築することにより，顎義歯と上顎骨ならびに骨欠損の位置関係が明瞭に把握された（図27）．また，各断面の画像（図28）において，咀嚼圧を受ける上部構造の咬合面の位置とその直下の骨の厚みを観察しながら，理想的なフィクスチャーの埋入位置を口腔外科医と補綴専門医が共同で検討した．本症例では，骨欠損の中央部にあたる鋤骨にフィクスチャーを設定することで有効な支持が得られると考えられたが，患者の同意が得られず，やむなく顎堤残存部のみに埋入することとした．
　次に，模型上にフィクスチャーの埋入予定位置を明記し，ステントB（図29）を製作して最終診

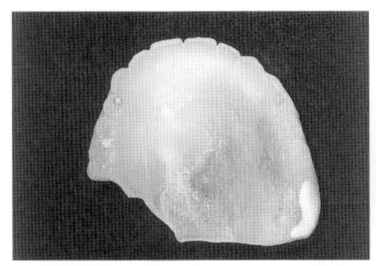

図25 ステントA．患者の使用している顎義歯の複製印象を採得し，硫酸バリウムを混ぜた注入型常温重合レジンを注入して重合したもの．

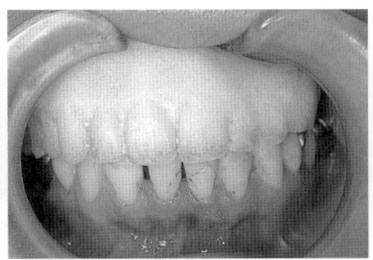

図26 ステントAを装着したところ．この状態でCTを撮影する．

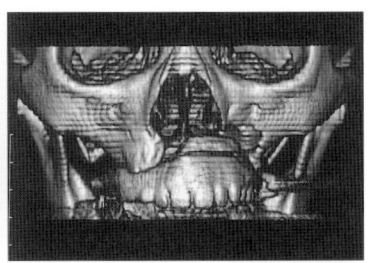

図27 CTデータを3D構築した画像．顎欠損と顎義歯との位置関係を示す．

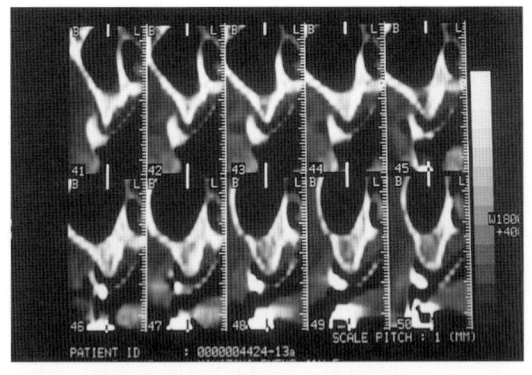

図28 上顎左側臼歯部の断層像（口蓋中央部を中心に放射線状にスライスしたもの）．顎義歯，上顎骨，上顎洞の関係を示す．埋入予定部位とフィクスチャーの長さ，径を検討する．

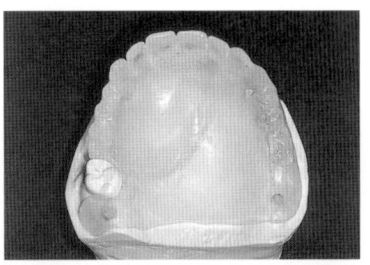

図29 ステントB．同じく顎義歯の複製印象を採得し，注入型常温重合レジンを注入して重合したもの．インプラントのフィクスチャー埋入予定部位にガッタパーチャ（歯の根管充填用樹脂）を埋め込む．

断用パノラマ・エックス線写真を撮影した．本症例では，直径4 mmのブローネマルク・インプラントを5本使用し，アバットメントにはバーアタッチメントと磁性アタッチメントを用いて顎義歯を維持する設計とした（図30）．なお，ステントBは，埋入予定部位に穴を開け，一次手術において位置決め用のサージカルガイドとして使用した．

一次手術において所定の部位にフィクスチャーを埋入し（図31，32），十分なosseointegrationの期間（9カ月間）を経て，二次手術を行ってフィクスチャーにヒーリングアバットメントを装着した（図33）．この間は，顎義歯を弾力性のある粘膜調整材を用いて粘膜に適合させ，さらに唯一の上顎残存歯である 7| に磁性アタッチメントを用いて固定源とし，口腔機能の維持をはかった．

治癒期間の後，上部構造（顎義歯の維持機構を有するアバットメント）を製作し（図34，35），さらに最終的な顎義歯を製作した（図36〜38）．顎義歯は強固な固定源を得て動揺や脱落の心配がなくなり，検査用グミゼリーで測定した咀嚼能率は約2倍に向上した．

4 おわりに

顎顔面補綴は，主として口腔外科，補綴科，歯科技工の各分野の密接な連携のもとに発達し，今日においても最も包括的（interdiciplinary）な臨床歯科学の一分野であり，咀嚼・嚥下・構音機能

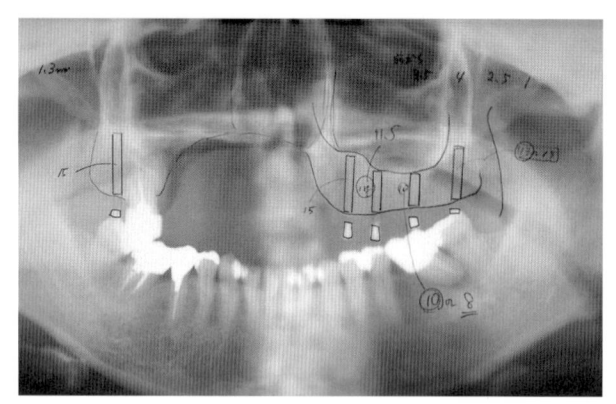

図30 ステントBを装着して撮影したパノラマエックス線写真．口腔外科担当医により，フィクスチャー埋入予定部位が記入されている．

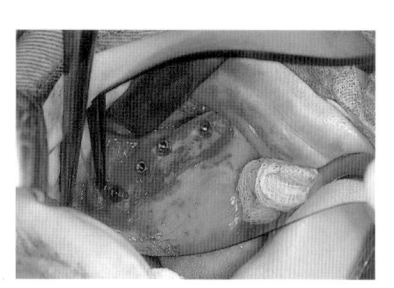

図31 一次手術におけるフィクスチャーの埋入．この後の固定期間中は粘膜下に置かれる．

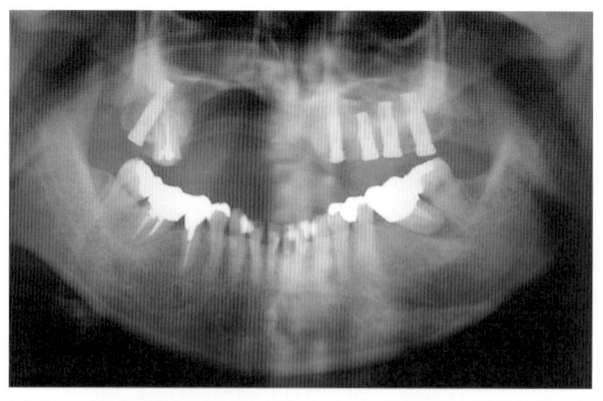

図32 一次手術終了後のパノラマエックス線写真．器具の挿入方向が制限されたため，7|遠心のフィクスチャーは角度が大きくなった．

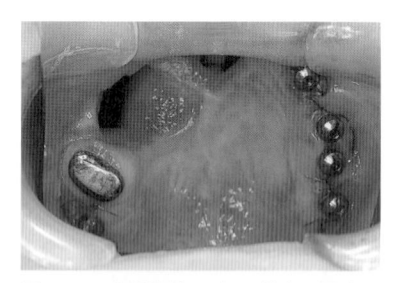

図33 二次手術終了時．口腔内に露出させたフィクスチャーにはヒーリングアバットメントが装着されている．

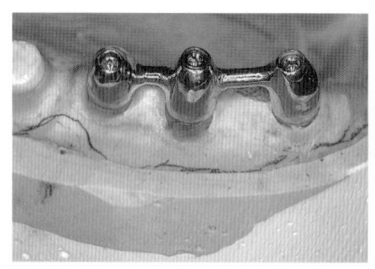

図34 模型上で製作された上部構造（バー・アタッチメント）．ネジによりフィクスチャーに固定される．

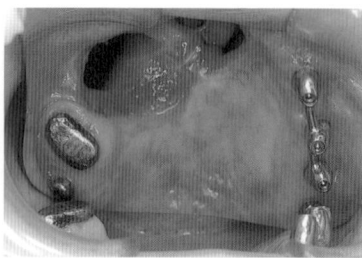

図35 口腔内に装着された上部構造（バー・アタッチメント）．

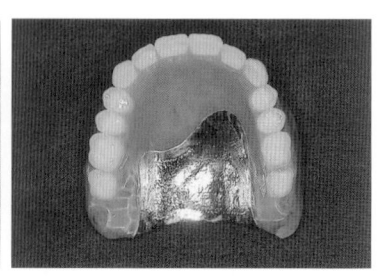

図36 完成した上顎顎義歯（咬合面観）．

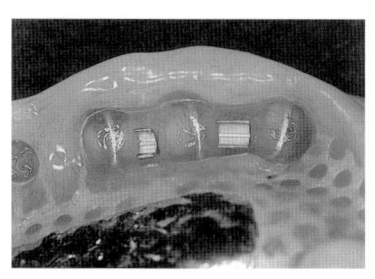

図37 完成した上顎顎義歯．バー・アタッチメントの雌部（フィメール）を拡大したところ．この部分が口腔内に装着されたバーの雄部（メール）と嵌合して機械的維持を発揮する．

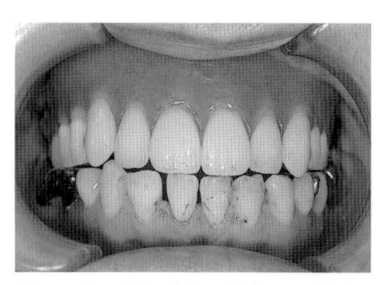

図38 新しい顎義歯を装着したところ（正面観）．

に対する客観的評価法の確立，インプラントの適用範囲の拡大，新素材や新技術の開発によって，今後もさらに治療効果の向上が期待される．

しかし，顎顔面補綴に関する情報や技術は，本書が掲げるテーマである「口腔・中咽頭がん患者のリハビリテーション」の現場において十分提供されてきたとは言いがたい．歯科補綴的アプローチの成果は，手術的アプローチと機能訓練的アプローチの奏効の上に初めて得られるものであり，今後リハビリテーションに携わる医科・歯科の施設が一層連携を深めることが望まれる．

（小野高裕，野首孝祠）

文献

1) 中村平蔵，松本秀治，佐藤伊吉：顎顔面損傷の外科．医歯薬出版，東京，1957．
2) 小野高裕，堀一浩，耕田英樹 他：口腔腫瘍患者の補綴治療における系統的アプローチの構築—最近2年間の治療実績をもとに．阪大歯学誌，44：44～56，1999．
3) Beumer,J., Ma,T., Marunick,M. et.al: Restoration of Facial Defects—Etiology, Disability and Rehabilitation. In: Beumer,J., Curtis, T. and Marunick,M. eds. Maxillofacial Rehabilitation, Prosthodontic and Surgical Considerations. 377～453, Ishiyaku EuroAmerica Inc., St.Louis・Tokyo, 1996．
4) 中村広一，菊田ひとみ 他：エピテーゼの受容に関する心理学的検討．口外誌 27：157～163，1981
5) 浅田朋生，小野高裕 他：顔面印象法の改良—熱可塑性樹脂による個人トレーの応用．阪大歯誌 39：217～223，1994
6) 辻光弘，井原功一郎，山口能正 他：Facial Color Analyzing system(FCAS)を用いた顔面計測—エピテーゼ色調の評価．顎顔面補綴 22：61～68，1999
7) 井原功一郎，後藤昌昭，川口賢 他：デンタルインプラントによる補綴を行った下顎骨切除症例の咀嚼機能評価．顎顔面補綴 20：71～78，1997

第4章 摂食・嚥下障害のリハビリテーション

6 手術的介入
―舌がん・咽頭がん手術治療における嚥下機能改善手術・誤嚥防止手術―

舌がん・中咽頭がんの広範囲切除後の嚥下障害を克服するために嚥下機能改善手術,あるいは誤嚥防止手術は有力な手段の一つである.

これらの手術は種々の嚥下障害に対して古くから行われている.誤嚥防止のために喉頭合併切除をする場合もあるが,例えば舌全摘術においてもいかにして喉頭を温存するかに力点が置かれ,手術法が工夫されてきた.その中で輪状咽頭筋切除術[1],喉頭挙上術[2~5]が多く試みられ,さらに喉頭蓋形成術[6]などの工夫も紹介されてきた.しかし,どういった症例に対してどこまでの手術が必要なのかについて定説はない.

本稿ではそれらの適応についてその根拠を示しつつ述べる.そして,術式の実際について解説し,さらに今後の問題点に触れる.

1 誤嚥防止/嚥下機能改善の術式

口腔・中咽頭がんの広範囲切除における喉頭機能をどの程度に温存できるか,活用できるかの観点から次の3群に分類する.ただし喉頭にがんの浸潤がないとの前提で述べる.

第1群は喉頭機能を全て温存する術式である(嚥下機能改善手術).嚥下各相の機能障害に応じて様々な術式がある.咽頭圧を高める目的の咽頭弁形成術・咽頭縫縮術,食道入口部開大を目指す輪状咽頭筋切除術,舌骨前方牽引術,喉頭挙上の補助のための種々の喉頭挙上術,声門閉鎖不全に対する声帯内方移動術,声帯内注入などである.このうち,本稿では口腔・中咽頭がん切除に伴って施行することが多い輪状咽頭筋切除術と喉頭挙上術について詳述する.

第2群は永久気管孔を要するが発声機能を温存できる術式である.喉頭蓋形成術を加える術式や喉頭亜全摘の応用が報告されている.

第3群は喉頭全摘術である.もっとも確実な誤嚥防止法といえるが,音声機能を犠牲にする点が問題となる.

2 嚥下機能改善手術の時期について

とにかく病巣を摘出し,欠損を被覆するのみで手術を終え,術後嚥下障害に対して嚥下訓練をし,経過によって二期的に嚥下機能改善手術を考える,それが無効なら喉頭を摘出してしまう.これも一つの方針かもしれないが賛成しがたい.まず,障害を未然に防ぐことの重要性を強調したい.

その理由はまず第一に嚥下障害,誤嚥そのものが生命を脅かし,第二に治療期間がいたずらに延長するからである.患者にとっては術後のリハビリテーションの時期(誤嚥の恐怖と肺炎の危険にさらされる時期)も,限られた貴重な時間の一部である.また,近年の医療経済状況から在院日数の短縮が要求され,"早く治す""早く退院できる"ことも要求されている.(もちろん,"早く治る"ことは,経済よりも患者の最大の希望である.)

3 手術の前に把握したいこと

1)解剖・生理から

術後嚥下障害の最大の原因は切除による正常な構造の喪失にある.

表1　術前に把握したい嚥下機能を左右する因子

切除範囲	舌・中咽頭について
	可動部舌
	中咽頭（舌根，側壁，上壁）
	口腔底，頰粘膜
	下顎骨，舌骨上筋群
	舌下神経
	頸部郭清について
	一側か，両側か
	拡大全頸部郭清の場合，合併切除はどこまで必要か
	神経・筋群の温存がどこまで可能か
	顎二腹筋，茎突舌骨筋，深頸筋
	舌下神経，迷走神経（上喉頭神経・反回神経），横隔神経，顔面神経
背景因子	嚥下能力への加齢の影響
	放射線照射の有無
	脳血管障害の既往

　舌骨を挙上する役割を担う筋群を切除すれば舌骨挙上ができなくなることも，反回神経を切除すれば喉頭麻痺を来すことも必然である．また，リンパ節転移陽性例の全頸部郭清では胸鎖乳突筋・副神経が多くの場合に合併切除されるが，舌下神経の甲状舌骨筋枝，上喉頭神経[7]などの温存の可否が嚥下機能に影響する（**表1**）．つまり，術者が切除範囲を決定した段階で機能障害の概要も決まる．従ってある程度は術前に予測可能である．言い換えると，**闇雲に神経，筋の合併切除をしないことは障害を未然に防ぐポイントであるともいえる**．

4　第1群．嚥下機能改善手術・誤嚥防止手術の適応

　現在当科では嚥下機能改善手術・誤嚥防止手術を考慮する基準を**表2**のように考えている．
　例えば舌亜全摘症例でも一側の舌骨上筋群の機能温存が可能であれば（筋及び支配神経の温存），誤嚥防止術式を追加することは不要である．しかし，予備力低下が予測される患者（嚥下反射低下例：高齢者や脳血管障害・放射線治療後など）に対してはその適応拡大を検討する．その際，術前の嚥下透視検査所見を重視する．
以下に，まず，喉頭挙上術の適応とその考え方を，次に輪状咽頭筋切除術のそれらを述べる．

2）術前嚥下透視検査

　舌がんの術前の嚥下透視検査において，筆者らは高齢者舌がん患者では若年者では見られない咽頭期の障害の所見が術前から見られることが多く[8]，さらに定量的に解析すると術前の咽頭期惹起遅延が術後の誤嚥の有無に影響する[9]と報告してきた．
　術前嚥下透視検査は，一つには口腔・中咽頭がんの病巣の評価のために，また，食道等の多重がん検索のために重要であるが，術後嚥下障害を見据えた嚥下の予備力の判定に非常に有用である．

1）喉頭挙上術

　この術式はすなわち喉頭運動の補助である．基本的には舌骨・喉頭が挙上できない場合が適応である．しかし，挙上のタイミングが遅れる場合も考慮が必要である．よって，①舌骨の運動が悪くなる要因と，②舌骨・喉頭挙上運動のタイミングが遅れる要因が明らかとなればよい．それらを術前にみきわめることで適応を決定できる．

表2　嚥下機能改善手術の適応

1. 喉頭挙上術　　　：舌骨を挙上する構造の喪失（両側舌骨上筋群切除）
2. 輪状咽頭筋切除術：①嚥下圧を形成する構造の喪失．中咽頭（特に舌根）の広範囲切除．
　　　　　　　　　　②舌下神経・迷走神経合併切除
3. 癌の浸潤のない喉頭は原則として温存
4. 嚥下能力低下のハイリスク例には適応拡大を考慮する．
　　　　　　　　　　高齢者・放射線照射
　　　　　　　　　　術前透視での予備力低下症例

（1）舌骨運動制限の要因

舌骨上筋群が収縮する（下顎の固定とともに）ことで舌骨が挙上する．舌骨上筋群のうち，顎舌骨筋，頤舌骨筋，舌骨舌筋，顎二腹筋前腹，などは舌切除において pull-through（口腔内の原発巣と頸部郭清組織とを一塊切除する術式）を行えば一側は合併切除される．前口腔底の切除が両側にわたると，両側切除となってしまう．すると，舌骨の前方への運動が障害される．

筆者らは口腔がん術後の舌骨運動を定量的に解析した結果，舌骨上筋群の切除により舌骨運動制限に有意な差がみられ[10]，誤嚥の有無[11]や咽頭通過時間延長などに関連していると報告してきた．また，頸部郭清術も舌骨運動を悪化させる．これは気管，喉頭周囲の瘢痕や舌骨上筋群支配神経の麻痺等が考えられるが，一側よりも両側郭清において顕著に見られる．郭清についてはおそらく原発巣の状況やリンパ節転移の状況からその適応が決定されるが，嚥下能力にも影響することを強調したい．

（2）舌骨喉頭挙上運動のタイミングの遅れの要因

進は嚥下障害を嚥下の期（stage）と位相（phase）との間のずれによって説明している[12]．口腔，中咽頭切除後，嚥下の期（stage）と位相（phase）とのずれをきたす要因は大きく2つに分けられる．一つは切除による構造の変化や放射線治療などの影響，一つは患者側の因子である．

術直後には再建皮弁に知覚は無く，残存粘膜も知覚低下を来していることがある．また，**放射線治療も増悪因子である**[13]．口腔内の知覚低下は随意的なコントロールを悪化させ，咽喉頭の知覚低下は嚥下反射の trigger を鈍らせる．上喉頭神経温存の重要性もここにある．これらの要因が咽頭流入や挙上期型誤嚥の原因となる．

患者側の因子としては加齢の影響が挙げられる．加齢と嚥下障害との関連[14]は古くから知られているが，Kobayasi ら[15]は誤嚥性肺炎を罹患している高齢者の嚥下反射低下を報告している．また，筆者[16]は口腔がんの術後では加齢と咽頭期惹起遅延が有意に相関することを示している．

よって高齢者に対して適応を拡大する必要があるが，実際の手術にあたりどこから高齢者とするかに迷うことになる．そこで術前嚥下透視検査による予測が重要となる．

2）輪状咽頭筋切除術

Mladic[1]らは輪状咽頭筋切除の適応を舌全摘，舌根広範囲切除，下咽頭切除，迷走神経高位切断例とし，放射線照射後や高齢者には適応を拡大すると述べている．一方，Tiwari ら[17]は舌全摘症例の検討のなかで，喉頭挙上は全例に施行したが輪状咽頭筋切除は不要であったと報告している．

可動部舌のみの切除で，咽頭の蠕動波の障害が軽く，食道入口部の開大がよく保たれているならば輪状咽頭筋切除は不要である．しかし，舌根の後方運動の欠如，咽頭後壁側壁の収縮力の低下，鼻咽腔閉鎖不全などにより，有効な嚥下圧を得られないとき，食塊は喉頭蓋谷，梨状窩に顕著に貯留する．時にこれが下降期型誤嚥の原因となる．

切除の状況から喉頭挙上術を考慮せずにいた（不要と判断した）術後の患者でも嚥下透視検査では梨状窩の貯留所見を高頻度に認める．これは潜

在的な下降期型誤嚥の危険性を示唆する.

そのため，再建皮弁の容積の調節や縫合法の工夫によりできるだけ狭い口峡部・鼻咽腔を形成することは有効な嚥下圧形成のために重要である．それでも嚥下圧が上がらないと判断した場合には食道入口部の圧を下げることで代償する．そこで輪状咽頭筋切除術によって食道入口部を常に弛緩した状態に維持し，その問題を軽減するのである．また，頸部リンパ節転移が高度で，舌下神経や迷走神経の合併切除を要するときも考慮すべきである．

3）喉頭挙上術・輪状咽頭筋切除術の有用性と限界

Weber[18]らは27例の舌全摘術における喉頭温存の可能性とその成績について92％が音声によるコミュニケーションが可能，67％が嚥下可能，44％が長期にわたり摂食可能であったと述べている．その中で，喉頭挙上術の併用についてのべているが，その限界については明確にしていない．

また筆者ら[19]は19例の喉頭挙上術・輪状咽頭筋切除術施行例の検討において68％に安全な経口摂取が可能で，若年であれば舌根全てを含んだ舌全摘であっても喉頭温存・経口摂取は可能であるが，高齢者で限界があり，60才以上の可動部舌全摘・舌根1/2切除以上では経管栄養併用を要したと報告した．また，2例に後日，喉頭全摘術を要している．

こういった高齢者の広範囲舌切除において，安全に呼吸すること，安全に嚥下することを目的に次項で述べる第2群，第3群の手術を考慮することになる．

4）喉頭挙上術・輪状咽頭筋切除術の欠点

手術侵襲は最小限がよい．機能改善を図る術式であってもその合併症の危険などは把握しなければならない．

喉頭挙上術において下顎骨との固定を行うとき，再建皮弁の縫合法や血管茎の保護の点で工夫を要する．そして頤下の死腔形成が課題である．挙上に使用した糸やワイヤー，テフロンテープなどの周辺に肉牙形成や感染をきたすことがある．輪状咽頭筋切除術については括約機能の喪失にともなう逆流が問題である．経口摂取開始より前から，経管栄養施行後の起座位の維持に留意する．

5　第2群．永久気管孔は残るが，発声可能な術式

永久気管孔を要するが発声機能を温存できる術式である．喉頭蓋形成術を加える術式として，Laurian[20]，Warwick[21]らは喉頭蓋を披裂部に向かって折り曲げて互いに縫合する方法[22]を応用し，Biller[6]，Meiteles[23]らは披裂喉頭蓋襞同士を縫合する方法を開発，応用している．喉頭亜全摘術を応用した音声管を形成する報告も見られる．

寺田ら[24]はBiller法を喉頭を音声管としてのみ機能させる方法である，と割り切って，甲状軟骨を骨折させる工夫を加え，永久気管孔を前提に細い音声管を形成している（Biller法変法）．そして高齢者の舌全摘において，気管孔を有しながら高い音声温存率（75％）を報告している．

本術式の対象症例は舌全摘であり，高齢であることから，術後，発声はできても，会話が可能なレベルまでの構音の改善は困難である．完全な術式であるとはいえず，後述する喉頭全摘が安全性では勝る．音声についての希望が強く，術後の嚥下障害について，構音障害についての理解が得られる場合に適応となる．

6　第3群．喉頭全摘術

この術式はもっとも安全で確実であるが，発声機能の喪失によるQOLの低下は大きい．嚥下障害による生命の危険，QOLの低下との比較により選択される．

我々はがんの浸潤のために喉頭を温存できない場合をのぞき，基本的には喉頭を温存する方針である．しかし，実際には術後，嚥下障害のために摂食できないばかりか，夜間も唾液の流れ込み等により頻回の気管内吸引を要し，睡眠できず，肺炎をくりかえすような状況ならば喉頭摘出せざ

を得ない．発声をとるか，安全な呼吸・摂食をとるかの選択に患者共々悩むことになる．

また，喉頭全摘術によって誤嚥の心配は消失するがそれは何でも食べられることを意味しない．舌の喪失による咀嚼能・搬送能力の低下，咽頭圧の形成不全は避けられず，摂取できる食品は限られたものになる．

手術法において喉頭がんによる喉頭摘出と異なる点は，喉頭・下咽頭にはがんがないことである．つまり，梨状窩などの粘膜は最大限残すことが可能である．最小限の摘出，確実な縫合が肝要である．

7 嚥下機能改善手術の実際

実際の症例から，我々の行っている嚥下機能改善手術の実際を示す．

1）切除

症例は67才男性，舌がん T4N2cM0．可動部舌亜全摘，舌根部1/2切除，中咽頭側壁，臼後三角，頬粘膜を切除，下顎骨辺縁切除，患側拡大全頸部郭清，健側全頸部郭清変法（内頸静脈，副神経温存）を施行した．

患側の顎二腹筋後腹は上内深頸リンパ節との癒着を認め，合併切除した．前口腔底の切除に伴い両側の舌骨上筋群は切除され，両側の茎突舌骨筋，健側顎二腹筋の後腹は温存したが，舌骨の前方への牽引は不能となった．（図1）
両側の上喉頭神経は確認，温存された．

2）輪状咽頭筋切除

輪状咽頭筋切除は再建皮弁を縫着する前に施行する．皮弁縫着後は喉頭，下咽頭の可動性が低下し，また，吻合血管に緊張をかけられないので輪状咽頭筋切除の操作がしにくくなるためである．

術中の留意点の第1は神経の温存である．上喉頭神経，反回神経の走行を含めた局所解剖は熟知しているべきである．また，輪状咽頭筋の切除が不十分であると，術後，同部の弛緩が不十分となる．一方，穿孔を形成すると術後合併症が心配である．そこで，実際の切除においては正確性と安全性を高めるため以下の工夫をしている．

一つはバルーンカテーテルの利用である．切除後の大きな欠損部から下咽頭，食道へバルーンカテーテルを挿入し，バルーンを拡張させたのちに引き抜いてくると，切除すべき部位が明確となる．適度な緊張が術野にかかるため，切除しやすくなる．輪状咽頭筋は切り残さず，食道の粘膜は確実に温存する（図2）．切除が終了したら拡張したバルーンが抵抗なく容易に上下できることで，食道入口部の弛緩を確認する．

二つ目の工夫は切除の長さである．輪状咽頭筋の切除に加えて，少し下方（尾側）へも切除を追加するようにしている．輪状咽頭筋切除術の効果として，深い梨状窩の形成が挙げられる（図3）．口腔期が時として欠如する舌広範囲切除では，重

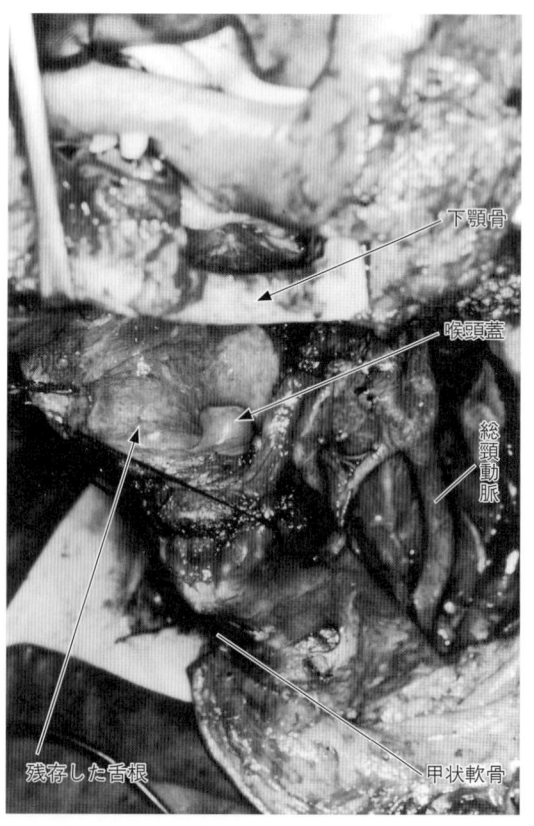

図1　舌切除例．
図は上が頭側である．切除終了後の術野を示す．下顎骨は辺縁切除され，舌根は1/2切除されている．中央には喉頭蓋がみえる．すでに舌骨と甲状軟骨が固定されている．

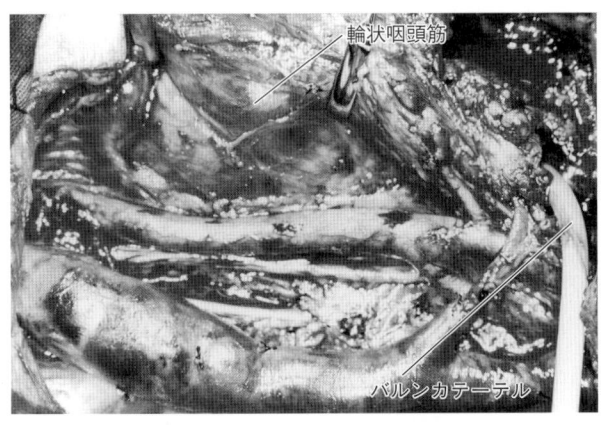

図2　バルーンカテーテルの利用.
図左が胸側である．図右手に咽頭欠損部より挿入されたバルーンカテーテルが見える．手前に総頚動脈と内頚静脈があり，食道壁はバルーンによって膨隆している．

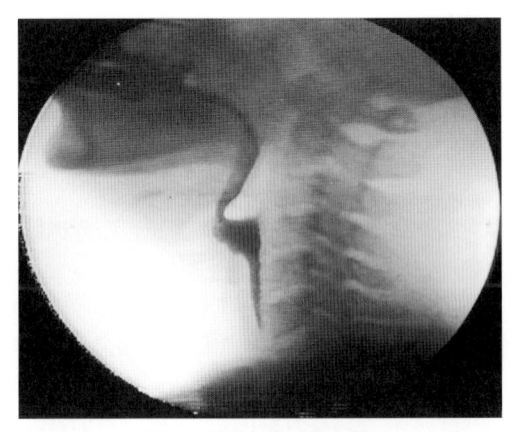

図3　切除の長さの工夫.
術後の嚥下透視画像である．舌骨・甲状軟骨はつり上げられ，下顎骨に接近している．喉頭蓋は倒れて喉頭前庭は狭くなっている．咽頭に流入した bolus が深くなった梨状窩に貯留している．

力によって食塊は咽頭に流入する．反射が起きるまでの間，食塊は喉頭蓋谷や梨状窩に徐々に貯留していくが，ある時あふれて誤嚥となる．このとき，梨状窩が深い入れ物になっているとより安全である．

3）喉頭挙上術

次に舌骨下筋群切断術を施行する．胸骨舌骨筋，胸骨甲状筋を切断，喉頭を授動せしめる．ついで，舌骨と甲状軟骨を1-0ニューロロンを用いて固定する（図4）．

ここで一時中断し，再建皮弁の縫着と血管吻合に移る．再建は遊離腹直筋皮弁により十分な volume をもたせ，口峡部を狭く，奥舌に相当する部分の盛り上がりがでるように縫合する．

再建皮弁の血管吻合を終えた後に，下顎骨との固定を行う．下顎骨傍正中両側にドリルで穴をあけ，舌骨，喉頭を固定した糸で下顎骨へとつり上げる．このとき，移植皮弁の血管茎の保護が最も優先される．血管茎の走行を確実に把握し，過度の圧迫が皮弁にかからないように細心の注意を払う．再建外科医の協力が肝要である．うまくつり上げればつり上げた喉頭が再建舌を上方へ押し上げる効果も持つ．食道入口部の弛緩を目的とし，できるだけ前方へも挙上する（図5）．

注意する点は再建皮弁の volume が不足していると前方への挙上により舌根部と咽頭後壁が離れすぎて嚥下圧を形成できなくなることである．

4）術後管理

術後管理上最大の関心事は皮弁の血流や呼吸，循環管理であるが，ここでは嚥下機能に関連する点について列挙する．

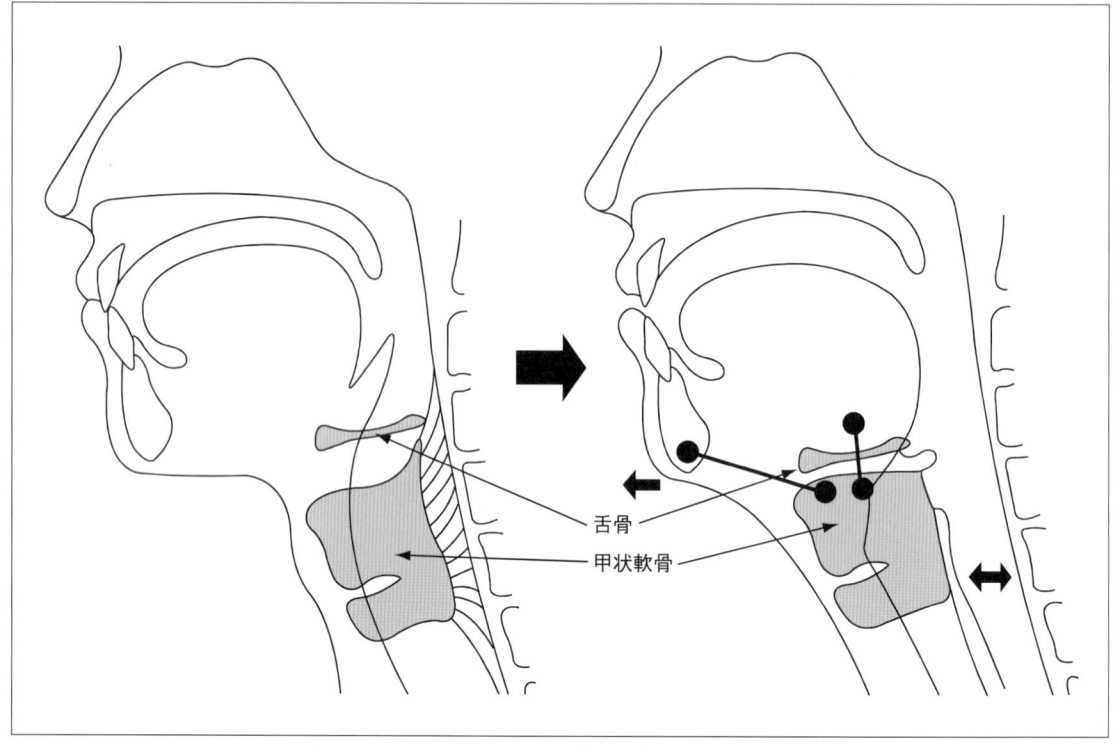

図4　下顎・舌骨・甲状軟骨固定術/輪状咽頭筋切除術

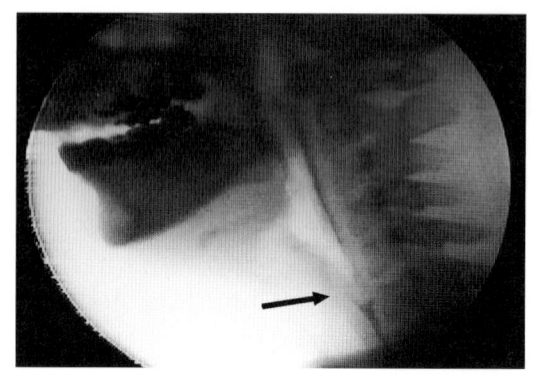

図5　随意的に下顎骨を前方へ突出させた状態．食道入口部が開大しているのがわかる．

（1）呼吸機能

　術後肺炎は全身麻酔合併症として重要であるが，口腔がん手術ではその危険が増大する．鼻内分泌物や血液などの気管への流れ込みが術直後に（術中からも）考えられるからである．ここで留意すべきは患者の呼吸機能に対しての予備力と侵襲の程度である．頸部転移高度例（深頸筋浸潤や頸動脈鞘浸潤例）で横隔神経や迷走神経を合併切除した症例では痰の喀出力のみならず，呼吸機能そのものへの影響が大きい．
　痰の喀出力については再建皮弁採取部の影響も受ける．大胸筋皮弁，腹直筋皮弁の場合，その部位の疼痛管理は非常に重要である．痛みが強いと患者は咳をしない努力をしてしまう．その対策として，我々はモルヒネの硬膜外麻酔や持続皮下注を用いている．

（2）経管栄養

　中心静脈栄養に頼るより，できるだけ早期に経管栄養による栄養摂取を心がけるが，本術式施行例において留意すべきは胃食道逆流である．
　輪状咽頭筋切除は括約機能を消失させる手術であるため，胃・食道逆流があると，そのまま咽頭・口腔への逆流（嘔吐）につながる．これは嚥下障害患者にとっては非常に危険な出来事である．食事後は30分～1時間臥位とならないなどの注意を要する．この点は患者，看護スタッフにも徹底する必要がある．

（3）気管切開口の管理について

我々は広範囲切除ではほとんどの症例で気管切開をおいている．

可能ならばできるだけ早くカニューレは抜去したい．術後のカニューレの変更，抜去についてはあえて単純化すれば次の3点がポイントである．

a．気道が確保できるか

再建皮弁，口腔中咽頭から喉頭にかけての浮腫の程度を正確に把握する．

術後照射施行時は喉頭浮腫にも留意する．

b．痰が気管孔から喀出できるか

喀出力が十分であればカフは短期間で不要になる．

c．痰を経口排出できるか

誤嚥の程度にもよるが，抜去可能となる．

5）喉頭挙上術後の嚥下動態

術後，下顎骨と一体となった舌骨・喉頭は嚥下時には特有の運動をする．術直後は上下運動はほとんど見られず，前後運動が下顎骨と連動する．多くの患者が下顎を利用することを自然に会得していた．この運動は随意的上部食道口開大術[26]（いわゆる棚橋法）術後の嚥下法の指導[26]と一致する．そこで，現在は下顎骨を前突させる動きを嚥下透視検査時に患者に指導している．下顎骨の前突とそれに伴う食道入口部の開大の様子をモニターで見せながら嚥下させ，理解の助けとしている．バイオフィードバックが働くことを期待している．

また，術後のリハビリテーションによって，あたかも再建皮弁が挙上するような随意的運動を獲得できることがある．口腔保持が可能となり（図6），より安全な嚥下が可能になる．これは残存する茎突舌骨筋や顎二腹筋後腹，中咽頭収縮筋の働きによると考えられる．

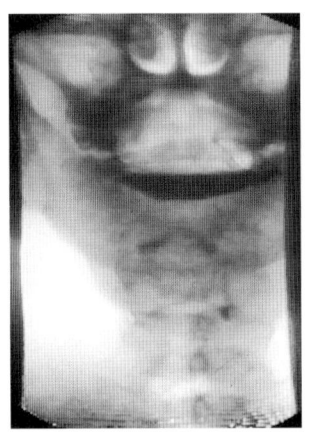

図6　口腔保持が可能となる．バリウム7 mlを口腔内に保持している．口腔内中央に膨隆しているのは腹直筋皮弁である．

8　二期手術

全てが思い通りに行くわけではない．初回手術時には嚥下機能改善手術が不要と判断したにも関わらず，術後嚥下障害に悩むことがある．また，嚥下機能改善手術を施行したが効果が不十分であったり，誤嚥が解決できない場合がある．そういった場合の手術の留意点について述べる．

1）二期手術決断に際しての確認事項

二期的に嚥下機能改善手術を施行する際，考慮すべき点を以下に列挙する．

（1）手術施行時期について

a．患者の希望

摂食に対する患者の意欲が重要である．自らの生命予後に対する希望，意欲も重要である．侵襲の大きな手術の後であり，放射線治療や化学療法も受けたかもしれない．嚥下障害とそのリハビリテーションにも疲れているかもしれない．その上で再度手術をうける心理的負担を理解したい．

b．機能予後の判定

嚥下機能の評価から，機能予後を判定する．二期手術は口腔・中咽頭がん術後に顕在化した嚥下障害に対する手術であるのでその障害の程度と原因を把握したうえで適応を決定できる．一般的な評価法や評価項目は別項で詳述されるが，二期手術で特に強調すべき点は，今，存在する障害が可逆的な問題か否かである．まず第一にすべきことは**術式の再確認**である．前回までの手術でなにを切除したか，なにが温存されているかが重要である．

一側の喉頭麻痺が認められるとする．例えば頸部郭清中，頸動脈鞘付近で迷走神経を一時的に麻痺させうる操作があったかどうか．もし，麻痺が一時的なものであれば待つことができるかもしれないが，アテロコラーゲンの声帯内注入術も考慮されるであろう．神経切除などが明らかならば甲状軟骨形成術や披裂軟骨内転術を考慮すべきである．

喉頭が挙上しないとする．まず，喉頭挙上が遅れているのか，挙上できないのか．前後方向と上下方向のいずれが問題なのか，食道入口部は弛緩するかなどの観点からその障害の病態を把握する．挙上の遅れが目立つとき，その原因は一時的な咽頭知覚低下なのか，加齢による反射低下が主体なのか．加齢による問題では若返りの妙薬は現在なく，自ずと限界がある．

　c．生命予後の推定

原疾患の治療による根治性と術後経過，遠隔転移の有無などを確認する．

　d．全身状態の診断

手術侵襲に耐えうるか．

（2）ゴールをどこにおくのか

以下の3つの段階がある．

　a．安全な呼吸

高度嚥下障害ではまず，安全に呼吸し，唾液等の誤嚥による夜間の不眠，不安からの解放がまず第一である．

　b．経管栄養からの離脱

経口摂取を実現することである．食物形態の工夫が重要である．

　c．よりよく食べる

より安全に，おいしく食べる．制限の少ない食事を食べたい．

食べられることを目的とする手術であるため，術後は何でも食べられると誤解されることがある．術後もリハビリテーションが重要なこと，摂取食品にはやはり制限が残ることなどを患者によく理解してもらうことが重要である．

2）二期手術の特徴

術後であること，放射線治療後であることが少なくないことは手術を難しくする．瘢痕組織の中での手術操作は切除すべき構造が不明瞭となり，種々の副損傷の可能性が増す．皮膚は伸展性が低下し，創傷治癒の遅延も考える必要がある．

口腔・中咽頭がん術後の嚥下障害に対する手術においては，おそらくそのほとんどは頸部郭清術後，再建手術後であるので，その術野に総頸動脈，再建皮弁の血管茎あるいは吻合血管，前回温存した神経（迷走神経，舌下神経，上喉頭神経など）が広頸筋直下にある．

温存していたはずの舌下神経，迷走神経，反回神経などを損傷すれば機能障害を増悪させる．

皮切の段階から細心の注意を払い，頸部皮膚弁の再挙上は広頸筋の層を見失わずに確実に行う手技が要求される．鈍的な剥離が不可能で鋭的な操作が要求されることが多いからである．

また，安全確実な手術操作を裏付けるのは正確な術野の解剖の把握である．そのための条件は正常解剖の理解は当然であるが，初回手術における切除と再建による解剖の変化を正確につかむことである．

3）症例

49歳男性，下咽頭がん（梨状窩原発）T1N3M0にて喉頭温存下咽頭部分切除（一期縫縮），両側全頸部郭清を施行した．患側の顎二腹筋後腹は合併切除されたが，他の舌骨上筋群は温存された．舌下神経は合併切除され，迷走神経は温存したが一過性の麻痺をきたしていた．術後，顕著な喉頭挙上制限と食道入口部開大不全が認められ，混合型の嚥下障害となった．リハビリテーションにて嚥下透視での所見の改善を認めたが経口摂取可能とはならなかった．(MTFスコア[27]ではM2T1F3)

初回手術から9ヵ月後，全身麻酔下に喉頭挙上術・輪状咽頭筋切除術を施行した（図7）．その結果，経口摂取可能となり，(M4T2F4)また，気管孔も閉鎖可能となった．手術前後の透視所見を図8に示す．

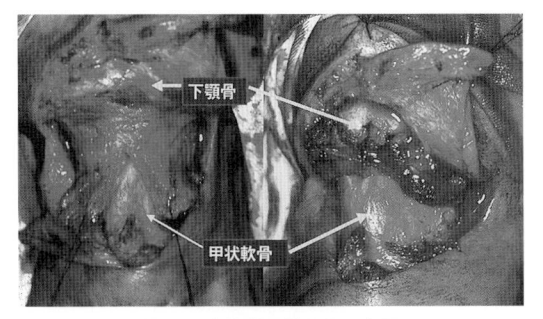

図7　舌骨喉頭挙上術の術野
舌骨と甲状軟骨を固定し，さらにそれを下顎骨につり上げている．舌骨下筋群（前頸筋）は下方で切断され，頤下の死腔充填のため飜転させた

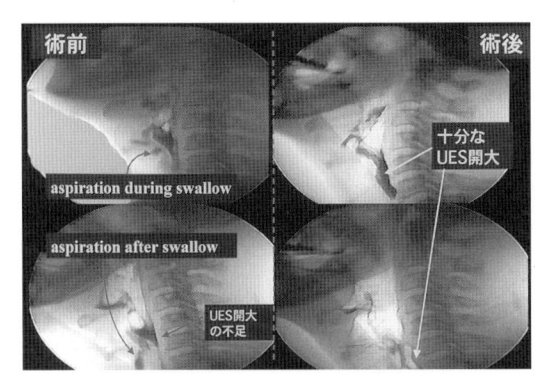

図8　手術前後のX線所見

9　今後の課題

以上，我々の方法と適応についての考え方とその根拠を述べたが，多くの課題を残している．

1）喉頭挙上術をするかしないか，どのように吊り上げるか

現在，我々がその対象としている病態は両側の舌骨上筋群の切除にあるので，舌骨，喉頭を前方へ引っ張り上げる構造が喪失している．そのため，舌骨・甲状軟骨の固定にとどまらず，下顎骨への固定を必須と考えている（下顎・舌骨・甲状軟骨固定術）．また，舌骨下筋切断術も併用している．ほとんどが舌根の広範囲切除も伴うため，輪状咽頭筋切除も同時に施行している．自力で挙上できなくなった舌骨と喉頭を挙上された位置に保ち，たとえ口腔保持が不能で安静時の唾液の流れ込みや不意の食塊の流れ込みがあっても食塊が喉頭前庭に流れることなく，深くなった梨状窩に流れる構造を目指している．

しかし，現実には適応に悩む場合が少なくない．先に述べた適応拡大例と従来の適応によって嚥下機能改善手術をしなかった例とを比較してみる．

両者ともに舌亜全摘・両側頸部郭清（患側全頸部郭清，健側上中深頸郭清）である．可動部舌は約2/3，舌根は1/2程度の切除であった．一例は41才，一例は67才．41才の患者には嚥下機能改善手術をせず，67才の患者には施行した．加齢による術前からの反射低下が理由である．術後2週目の透視で誤嚥を認めたのは41才の方であった．

高齢患者の方は初回透視ですでに誤嚥を認めず，安全な経過をたどった（MTFスコア：M3T2F3）．若年患者は喀出力も良好でリハビリテーションの受け入れも良く，術後5週間後，全粥食まで回復して退院し（MTFスコア：M3T3F4），さらに半年後には献立は家族同様となった（M4T3F5）．しかし，術後2週前後までは唾液の誤嚥などによる咳と痰で眠れぬ夜を経験し，発熱も繰り返した．

この高齢症例に対しての嚥下機能改善手術の適応は正しかったと考えているが，では，若年症例に対して，本当に嚥下補助の手術は不要だったのか．結局は安全な経口摂取が可能となっているのでやはり不要とするか，もしやっていればより安全な経過でより早く食べられたと考えるか．どこまでリハビリテーションに期待し，手術でどの程度補助すべきか？．回復のスピードについても考慮の余地がありそうである．

喉頭挙上術は，その用語も術式も統一されていない．それは様々な病態に応じた工夫がつみかさねられてきたからである．舌骨と甲状軟骨との関係からは，両者の固定の有無，固定時の位置関係，甲状軟骨の形成の追加[28]などに，下顎骨との関係では下顎骨へのつり上げの有無，つり上げの方向[29]にバリエーションがある．

神経，筋の温存については腫瘍の進展度により異なる．さらに加齢や照射の影響も加味するとなると非常に複雑な議論になるが，本来，挙上術の

目的によって（予測される病態に応じて）術式が変わるはずである．

2）輪状咽頭筋切除は両側必要か

本術式について時々論争になる点であるが，我々の方針は単純である．両側頸部郭清の時には両側を切除し，一側の郭清では輪状咽頭筋も一側の切除のみである．

ほとんどの症例で両側頸部郭清を要したため，両側切断を施行してきた．反回神経麻痺は1例もなく，2例に食道穿孔を生じたが一期縫縮し，術後合併症は認めなかった．

1997年以降，高齢者に対して適応を拡大した[30]が，一側頸部郭清症例では一側のみ輪状咽頭筋を切断した．対側に余計な瘢痕を残したくないことがその根拠である．できるだけ背側で切断し，十分な食道入口部の開大を認めている．

3）長期にわたる機能の推移について

長期生存が得られたとき，その経時的変化はどうなるかについても課題が残る．再建皮弁の容積の変化，知覚の獲得，嚥下運動の学習に加え，加齢は術後も確実に進行する．

71才男性で喉頭部分切除後，良好な経口摂取が可能であったが，3年後，軽度の構音障害とともに頻繁に肺炎を繰り返すようになった症例を経験している．微小な脳梗塞による嚥下第1相のわずかな障害は高齢者にはまれではないが，術後であることで大きな障害として顕在化したものであった．

口腔・中咽頭がんの広範囲切除にともなう嚥下障害に対する手術的治療（予防）の適応と実際について，現時点での我々の方針とその根拠を述べた．本稿で述べた適応や術式は完全でなく，再評価され変化（進歩）していくべきものであると考えている．

（藤本保志・長谷川泰久）

文献

1) Mladic, R. A., Horton, C. E., Adamson, J. E. : Cricopharyngeal Myotomy: Application and Technique in Major Oral-Pharyngeal Resections, Arch. Surg., 102 : 1-5, 1971.
2) 棚橋汀路：嚥下機能回復手術について．日耳鼻，79：1120-1121, 1976.
3) Jabaley, M. E. Hoops, J. E. : A Simple Technique for Laryngeal Suspension after Partial or Complete Resection of the Hyomandibular Complex, Am. J. Surg., 118 : 685-690, 1969.
4) 小村健，武宮三三，桜庭裕：Hyomandibular complex切除後の喉頭挙上術．日本口腔科学会雑誌, 36(2), 527-534, 1987.
5) Goode, R. L. : Laryngeal Suspension in Head and Neck Surgery. Laryngoscope, 86 : 349-355, 1976.
6) Biller HF, Lawson W and Beak S : Total Glossectomy. A Technique of Reconstruction Eliminating Laryngectomy. Arch Otolaryngol 109 : 69-73, 1983.
7) Rodriguez, R. Perry, C. Soo, K. C. Shaw, H. J. Total glossectomy : Am J Surg. 154, 415-418, 1987.
8) 藤本保志・長谷川泰久・中山敏・松浦秀博：口腔がん手術症例における術前嚥下透視の有用性，耳鼻45：142-146, 1999.
9) 藤本保志・長谷川泰久・中山敏・松浦秀博：口腔がん広範囲切除例の嚥下機能―加齢の影響とその術前における予測について―，頭頸部腫瘍24(3) 403-407, 1998.
10) 藤本保志・長谷川泰久・中山敏・松浦秀博：パーソナルコンピューターによる術後嚥下運動の定量的解析―口腔・中咽頭がん手術例の検討―，頭頸部腫瘍22(1), 72-77, 1996.
11) 藤本保志・長谷川泰久・中山敏・松浦秀博：パーソナルコンピューターによる術後嚥下運動の定量的解析―システムの開発―，日気食会報．
12) 進武幹：嚥下の神経機序とその異常．耳鼻，40(補1)：241-422, 1994.
13) Lazarus CL, Logemann JA, Pauroski BR. Swallowing disorders in head and neck cancer patients treated with radiotherapy and adjuvant chemotherapy. Laryngoscope, 106, 1157-1166, 1996.
14) Ren J, Shaker R, Zamir Z, Dodds WJ, Hogan WJ, Hoffman RG: Effect of Age and Bolus Valiables on the Coodination of the Glottis and Upper Esophageal Sphincter during Swallowing. Am J Gastroenterology, 88, 665-669, 1993.
15) Kobayashi H, Sekizawa K, Sasaki H : Aging Effects on Swallowing Reflex. Chest 111, 1466-1467, 1997.
16) Fujimoto Y, Hasegawa Y, et al : Analysis of swallowing reflex after surgery for oral and oropharyngeal cancer. XVI World Congress of Otorhinolaryngology Head and Neck Surgery, 239-243, 1997.
17) Tiwari RM, Greven AJ, et al : Total glossectomy : reconstruction and rehabilitation. J Laryngology and Otology. 103 : 917-921, 1989.
18) Weber RS, Ohlms L, Bowman Julia : Functional Results After Total or Near Total Glossectomy

With Laryngeal Preservation. Arch Otolaryngol Head and Neck Surg. 117 : 512-515, 1991.
19) 藤本保志・長谷川泰久・中山敏・松浦秀博：口腔・中咽頭がん広範囲切除における誤嚥防止術式の有用性と限界．日耳鼻，101, 307-311, 1998．
20) Laurian N, Shvili Y and Zohar Y : Epiglotto-Aryepiglottopexy ; Surgical Procedure for Severe Aspiration. Laryngoscope 96 : 78-81, 1986.
21) Warwick-Brown NP, Richards AES and Cheesman AD : Epiglottopexy : A Modification Using Additional Hyoid Suspension. J Laryngol Otol 100 : 1155-1158, 1986.
22) Habal MB and Murray JE : Surgical Treatment of Life-Endangering Chronic Aspiration Pneumonia. Use of an Epiglottic Flap to the Arytenids. Plast Reconstr Surg 49 : 305-301, 1972.
23) Meiteles LZ, Kraus W and Shemen L : Modified Epiglottoplasty for Prevention of Aspiration. Laryngoscope 103 : 1395-1398, 1993.
24) 寺田聡広・長谷川泰久・藤本保志：高齢者舌広範囲切除術におけるBiller法変法の有用性（Biller法変法の有用性），耳鼻臨床92(5), 509-511, 1999．
25) 棚橋汀治：嚥下不能症に対する機能回復手術．名大分院年報，9：391-398, 1976．
26) 津田豪太：手術的介入，嚥下障害の臨床―リハビリテーションの考え方と実際，pp 277-285, 医歯薬出版，東京，1998．
27) 藤本保志，松浦秀博，田山二朗，中山敏，長谷川泰久：口腔・中咽頭癌治療後嚥下機能評価基準の提案とその評価成績，日本気管食道科学会雑誌，48(3), 234-241, 1997．
28) 広戸幾一郎，小宮山荘太郎，渡辺宏：誤嚥の手術的治療．耳鼻27：365-371, 1981．
29) Hillel, A. D. Goode, R. L. Lateral laryngeal suspension: a new procedure to minimize swallowing disorders following tongue base resection. Laryngoscope 93 : 26-31, 1983.
32) 藤本保志，長谷川泰久，中山敏，松浦秀博：口腔・中咽頭癌切除における嚥下機能改善手術―高齢者での適応拡大―，耳鼻と臨床47(2)：105-109, 2001．

付章
知っておきたいステップアップ・ケア

付章　知っておきたいステップアップ・ケア

1 リハビリテーションにおける口腔ケア

　一般に，口腔衛生管理の目的は，口腔内における微生物の繁殖を防いで，歯科における二大疾患である齲蝕（Dental Caries）と歯周炎（Periodontitis）の発症を予防すること，口臭の防止，口腔粘膜の炎症予防，知覚・味覚などの口腔内感覚の維持などとしている．また，口腔内や咽頭の微生物が気道から呼吸器系器官へ流れ込み，基礎疾患をもち免疫機能が低下している症例や高齢者における誤嚥性肺炎の起炎菌となる可能性[1,2]や，口腔の慢性感染症を原病巣として，二次的にリウマチ性関節炎や糸球体腎炎を起こすこと[3]などが指摘されており，全身への影響という観点からも，口腔内ならびに義歯などの補綴装置に対する衛生管理の重要性が再認識されている．

　口腔中咽頭がん術後患者の場合，日常生活における補綴装置の必要性はきわめて大きく，歯の喪失が口腔機能へ与える影響も深刻である．そのため，さまざまなアプローチによって回復した口腔機能を維持するためには，齲蝕と歯周炎のリスクファクターを考慮した口腔ならびに補綴装置に対する衛生管理が不可欠である．また，器質性嚥下障害を有する場合，加齢にともなう嚥下機能および免疫抵抗力の低下が加わった場合，誤嚥性肺炎のリスクは一般の高齢者に比べてはるかに高くなる．こうした患者に対する口腔ケアは，本疾患のリハビリテーションに残された最終課題の一つといえるだろう．

　近年，歯科臨床においては，唾液分泌・緩衝機能や口腔内微生物，さらに口腔清掃や食生活，喫煙や飲酒などの生活習慣を指標としたリスク判定に基づく口腔ケアとメインテナンスプログラムの必要性が認識されている[4,5]．本項では，口腔がん術後患者の口腔衛生管理におけるリスクファクターとその対策について解説する．

1 口腔がん術後患者の口腔内環境

　口腔がん術後患者の口腔内では，歯垢（Dental Plaque）や歯石，食物残渣などの補綴装置の汚れ（Denture Plaque）による口腔粘膜の炎症がしばしば見られる（図1）．齲蝕や歯周炎の進行によって残存歯や歯周組織が崩壊し，せっかく補綴治療によっていったん回復した口腔機能が再び低下する症例も少なくない．口腔がん術後患者において口腔衛生管理が困難である背景には，局所，全身，さらには生活習慣に至るまで，以下に列記するような多くの問題点が存在している．

1）全身および口腔内状態の問題点

　口腔・中咽頭がんに対する治療によって生じた口腔内環境・機能におけるさまざまな変化は，口腔の自浄性に大きな影響を及ぼす．すなわち，腫瘍の切除および再建によって生じる口腔・咽頭組織の形態・性状の変化，口腔領域の知覚・運動の低下，唾液分泌機能の低下などである．

　唾液は，様々な機能が営まれる口腔内において最も重要な環境因子の一つである[6]．唾液分泌機能の低下は，緩衝作用や自浄作用の低下をまねき，その結果として齲蝕や歯周炎の増悪，咀嚼・嚥下などの摂食や発音の機能障害，味覚異常，口腔粘膜の違和感など種々の問題を生じる．また，義歯装着者においては，機械的刺激による褥創性潰瘍や，自浄作用の低下による義歯性口内炎などの原因となることが指摘されている[7]．

　口腔・中咽頭がん患者の場合，がん治療における手術療法や放射線療法によって唾液分泌機能そのものが低下する[8]以外にも，高齢であること，し

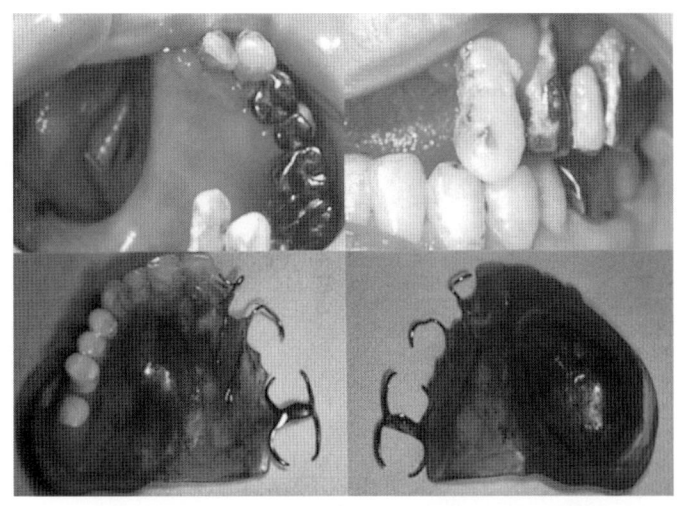

図1 口腔衛生不良のため大量のプラークが付着し重度の歯周炎に罹患した上顎がん術後患者の口腔内および補綴装置（上顎顎義歯）

たがって何らかの基礎疾患をもち多数の常用薬剤服用者であることが多いため，唾液分泌機能が低下する確率は高く，口腔ケアにおけるハイリスク集団とみなすことができる．さらに，唾液による自浄作用や抗菌作用などが低下することによって，唾液に含まれる菌叢が変化する[9-12]．こうした一連の変化は，組織の抵抗力の低下，口腔内清掃の困難さ，補綴装置の装着などと重複することによって，口腔・中咽頭がん術後患者の齲蝕や歯周炎に対する罹患率と進行を一層高めている（図2）．

2）口腔内および補綴装置の清掃における問題点

がん切除後の器質的障害として開口制限や顎偏位が生じた場合，口腔内への清掃器具（歯ブラシなど）の挿入が困難となる．たとえ挿入できた場合でも，手術創部付近に清掃器具を挿入することにためらいをもつ患者が多く，特に口腔内に顎欠損がある場合は恐怖感をもつ．

一般に口腔がん術後患者に対する補綴装置（顎義歯など）は，複雑な形態をもっていることが多く，清掃には技術的難しさをともなう．

3）生活習慣における問題点

咀嚼能力の低下から，軟性食品の摂取頻度が多

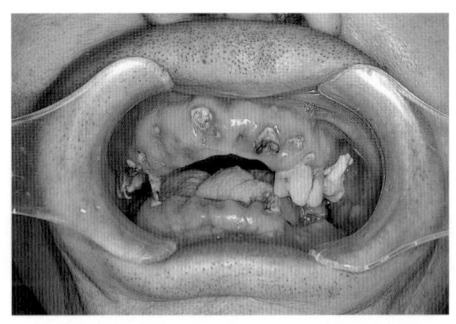

図2 放射線治療，舌半側切除術施行後8年目，すべての歯が齲蝕により崩壊した舌がん術後患者の口腔内

くなると，歯間部や補綴装置，口腔粘膜上への食物残渣の付着が多くなる．また，一回の食事における食品摂取量が低下することによって間食回数が増加し，口腔内のpHが低下した時間が一般健常者より長くなることが多い．

さらに，上顎顎義歯装着者などは，補綴装置がないと食事のみならずコミュニケーションに障害を生じることから，補綴装置への心理的依存度も高く，就寝時も含めて24時間装着している場合が多い．したがって，口腔内の自浄性と補綴装置の清潔性を確保することが困難となる．

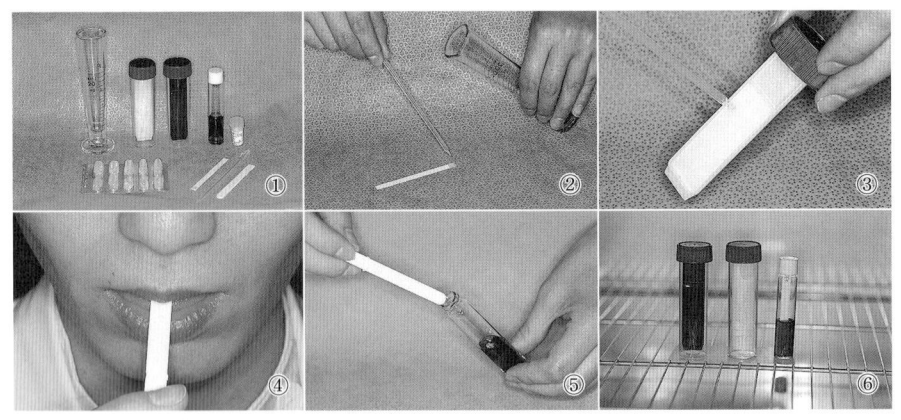

図3 唾液検査システム

①システム附属品 ②パラフィンペレットを5分間咀嚼する間に分泌された唾液を計量し，その一部を唾液緩衝能検査用紙（Dentbuff Strip）に塗布して5分後の色の変化で判定する ③ *Lactobacilli* と *Candida* の検出は唾液を簡易培地（Dentcult）に塗布する ④ *mutans Streptococci* の検出は，まず唾液を直接口腔から採取する ⑤次に液体培地（Dentcult）に浸漬する ⑥ *SM* と *CA* の判定は48時間培養後，*LB* の判定は96時間培養後に行う．

2 口腔ケアにおける診査・診断

　手術直後の口腔・中咽頭がん術後患者に対しては，創部の感染予防を主目的とした看護スタッフによる口腔ケアが必要であるが，機能回復を積極的に進めるリハ期に入れば，ただちに口腔衛生管理における問題点を把握するための診査を行い，患者自身によるセルフケア（ホームケア）の指導を行うべきである．

　まず歯や補綴装置の汚れを染色し，プラークコントロールレコード（Plaque Control Record＝PCR，次頁 サイドメモ11 参照）やデンチャープラークインデックスによって汚れを定量的ならびに定性的に評価する．次に歯周組織検査（プロービング： サイドメモ11 参照，歯の動揺度審査など），唾液検査（図3， サイドメモ11 参照）を行うことによって口腔内環境を評価する．

　さらに，食品摂取状況や食生活のリズムなどの生活習慣の調査，がんの治療歴（放射線治療の有無や常用薬剤など）などについて問診を行って，口腔内に影響を与える様々な問題点を抽出する（図4，5）．これは，各患者に対する効果的なケアの選択だけでなく，口腔衛生指導における動機づけの際にも重要である．

3 口腔衛生指導の実際

　口腔衛生指導の主な目的は，患者自身によって日常的に口腔内や補綴装置の衛生状態を良好に保つこと，すなわちセルフケアの確立である．その中には，ブラッシングを中心とする機械的プラークコントロールの方法や歯磨剤や洗口・含嗽剤などを使用する化学的プラークコントロールの方法に関する指導，そのための動機づけや生活習慣に関する指導などが含まれる．

　口腔衛生指導を行う際，「動機づけ（モチベーション）」は，その成否を左右する最も重要な因子の一つであると同時に，最も困難な課題でもある．しかし，口腔がん術後患者の場合，発症から手術に至る経緯などから，口腔衛生に対する意識や関心は一般健常者と比較して決して低くない（図6）．したがって，224～225頁の1）～3）にあげたような項目から患者個々の問題点を整理し，その意味やそれに対する説明を十分行えば，機械的プラークコントロールや化学的プラークコントロ

サイドメモ11　本項に関連する用語

①プラークコントロールレコード（PCR）

PCRとは，口腔清掃状態を数量化して評価するもののひとつで，個々の歯面について歯垢（デンタルプラーク）の有無を記録するという方法である．歯垢染色液によって染色された各歯の近心，遠心，（唇）頬側，舌（口蓋）側面の歯頸部歯垢を探針などで確認し，歯垢が存在した該当歯面を記録する．そして歯垢存在歯面数を診査歯面数で除することによって，パーセント・インデックスを求める．歯垢が付着している歯面数が減少するよう，つまり，パーセント・インデックスが低い値になるように口腔清掃指導を行う（一般健常者においては20％程度になれば臨床的に好ましいとされている）．

②プロービング

プロービングとは，歯肉溝（歯と歯肉の境目）の深さを測定することをいう．プローブと呼ばれる目盛りのついた探針で歯肉溝を触診し，各歯面やその歯の溝で最も深いところの数値を記録する．数値が大きいほど歯垢を除去しにくい状態であることから，プラークコントロールに注意する必要がある（一般に，4mm以上の部位については歯ブラシなどによるセルフケアが難しいとされており，歯科医療従事者によるプロフェッショナルケアが必要とされている）．歯の動揺度とともに歯周状態の評価項目のひとつである．

③唾液検査

唾液検査とは，唾液分泌量，唾液緩衝能，口腔内菌数などを測定することによって，患者個々の齲蝕に罹患するリスクを判定するものである（図3）．唾液緩衝能とは，唾液や歯垢のpHを一定に保ち歯の脱灰を防ぐ作用をいう．口腔内菌数は，齲蝕の初発に関与している *mutans Streptococci* や，齲蝕の存在や食生活のモニターとなる *lactobacilli*，口腔内の衛生状態や長期にわたる唾液分泌低下のモニターとなる *Candida* などを簡易培養することによって測定する．

④細菌バイオフィルム

感染症の病巣局所においては，原因となる微生物だけでなくそれ以外の微生物やその産生物（菌体外多糖）がコロニーを形成し，一種のバリアーとなって薬剤などから防御しつつ病原性を発揮しているという，細菌バイオフィルムという考え方がある．最近では，齲蝕における *mutans Streptococci* と不溶性グルカンとの関係や歯周炎におけるプラークの形成メカニズム，義歯表面のデンチャープラークの形成メカニズムについても，細菌バイオフィルムの概念によって解明されつつあり[13,14]，そのバリアーを破壊することによって病原性を発揮する微生物の減少や活動を弱めることが可能となり，それによって疾患が進行しにくいようにすることができるとされている[15]．

⑤洗口・含嗽の方法

舌・口腔底がん切除後の症例で舌や下顎の運動が十分でない症例や，上顎がん切除後の症例で口腔内と鼻腔が交通している症例では，（たとえ補綴装置を装着していても）うまく洗口・含嗽することができない場合がある．本来プラークコントロールは，機械的プラークコントロール（機械的清掃）が主であり，洗口・含嗽剤による化学的プラークコントロールはその補助として行うものであるということをまず認識するべきである．したがって洗口・含嗽が難しい症例においては，患者および歯科医療従事者による機械的清掃の重要性はますます大きくなる．洗口・含嗽においては，強く閉口うがい（いわゆる「含嗽」「ブクブクうがい」）することは必ずしも必要ではなく，口腔内に洗口・含嗽剤を含んで咽頭に流入しないように保持することを目標とする．そして可能であれば，頬をふくらませてすぼめたり，軽く頭を左右に振るなどして，できるだけ口腔内全体にゆきわたるよう指導する．

カルテ No.					【日付： ／ ／ 】
患者名		M・F	M・T・S 年 月 日生： 歳		担当医

[全身状態・手術歴]

内科的疾患	なし　あり（　高血圧　糖尿病　骨粗鬆症　膠原病　てんかん　リュウマチ 　　　　その他　　　　　　　　　　　　　　　　　　　　　　　　　　　　　　）
常用薬剤	なし　あり（薬剤名　　　　　　　　　　　　　　　　　　　　　　　　　　　） ＊唾液分泌抑制の有無（　　　　　　　　　　　　　　　　　　　　　　　　　）
放射線治療	なし　あり　（　術前　・　後　）（　　　　　　　　　　　　　Ｇｙ）
唾液腺侵襲	なし　あり　（　耳下腺　　顎下腺　　舌下腺　）
口腔内乾燥感の自覚	なし　あり　（　それに対する現在の対応：　　　　　　　　　　　　　　　）

[生活習慣]

喫煙経験	なし　あり　（　現在　・　過去　）（　　　　本／日　×　　　　年間）
一日のスケジュール（起床，食事，間食，昼寝，夜食，就寝，歯磨き，洗口などを記入）		
6　7　8　9　10　11　12　13　14　15　16　17　18　19　20　21　22　23　0		
食事回数：　　　回　　歯磨き回数：　　　回　　洗口回数：　　　回　　義歯清掃回数：　　　回		
口腔内清掃用具	歯ブラシ　歯間ブラシ　フロス　その他（　　　　　　　　　　　　　　　）
歯磨剤・洗口剤	未使用　使用　（商品名　　　　　　　　　　　　　　　　　　　　　　　）
義歯装着時間	一日中　就寝時以外　食事時のみ　外出時のみ　ほとんど使用せず　未使用
義歯清掃用具	水洗のみ　義歯用ブラシ　その他（　　　　　　　　　　　　　　　　　　）
義歯洗浄剤	未使用　使用（商品名　　　　　　　　　）（頻度　　　　回／　週・日　）

[サリバテスト]

唾液分泌量：　　　ml	唾液分泌速度：　　　ml/min　(0.7〜1.2 ml/min)		
唾液緩衝能（ Dentobuff STRIP ）	H（青）	M（緑）	L（黄）
mutans Streptococci　（ Dentocult SM ）	0　　　1	2	3
Lactobacilli　（ Dentocult LB ）	3　　　4	5	6
Candida　（ Dentocult CA ）	3　　　4	5	6

[口腔内・義歯診査] ⇒別紙記入

開口量　　　　mm	顎運動障害　なし　あり（　　　　　　　　　　　　　　　）
Plaque Control Record　（O'Leary ら）	％　（ 20％を目安 ）
Denture Plaque Index	研磨面：　　　　　粘膜面：　　　　　（栓塞子：　　　　　　）

図4-1　口腔がん術後患者用口腔ケア診査用紙

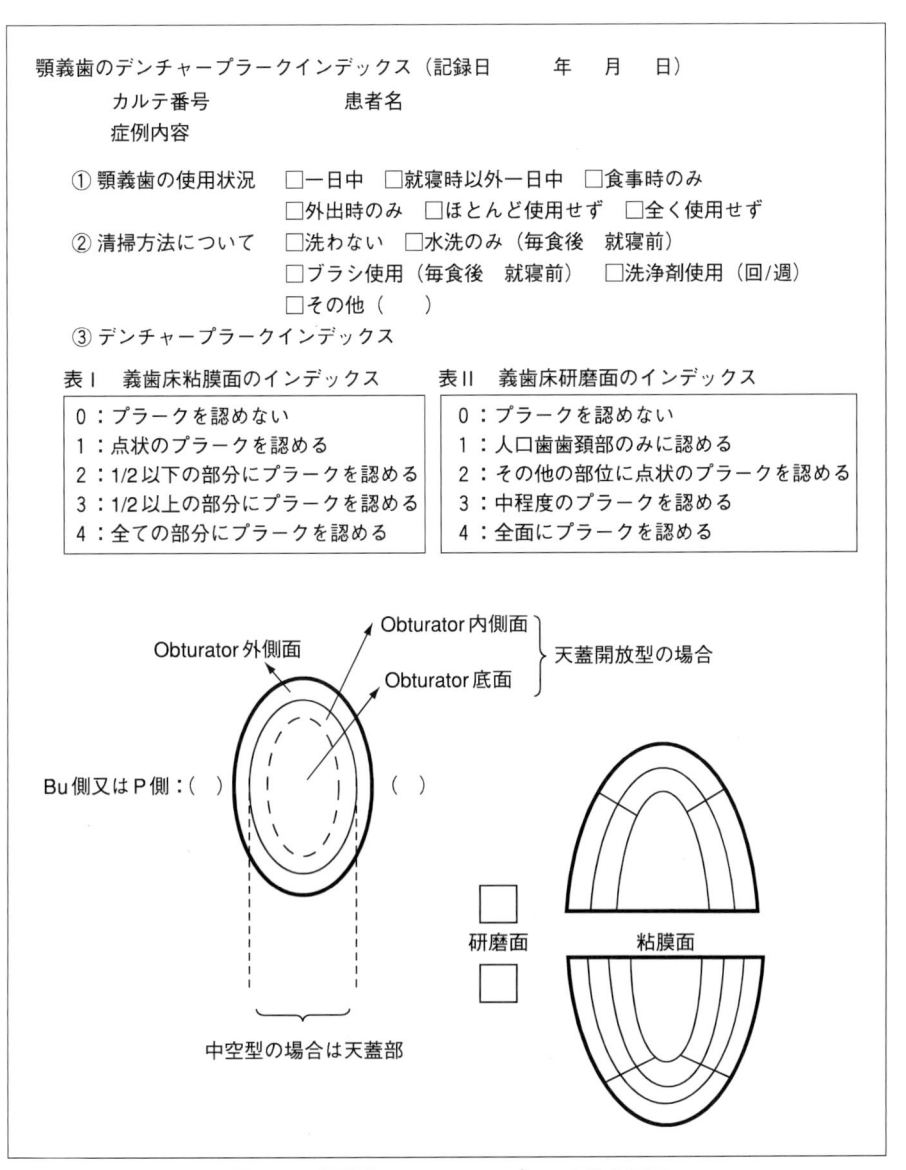

```
顎義歯のデンチャープラークインデックス（記録日　　年　月　日）
　カルテ番号　　　　　　患者名
　症例内容
① 顎義歯の使用状況　□一日中　□就寝時以外一日中　□食事時のみ
　　　　　　　　　　□外出時のみ　□ほとんど使用せず　□全く使用せず
② 清掃方法について　□洗わない　□水洗のみ（毎食後　就寝前）
　　　　　　　　　　□ブラシ使用（毎食後　就寝前）　□洗浄剤使用（回／週）
　　　　　　　　　　□その他（　　）
③ デンチャープラークインデックス

表Ⅰ　義歯床粘膜面のインデックス
0：プラークを認めない
1：点状のプラークを認める
2：1/2以下の部分にプラークを認める
3：1/2以上の部分にプラークを認める
4：全ての部分にプラークを認める

表Ⅱ　義歯床研磨面のインデックス
0：プラークを認めない
1：人口歯歯頸部のみに認める
2：その他の部位に点状のプラークを認める
3：中程度のプラークを認める
4：全面にプラークを認める
```

図4-2　顎義歯のデンチャープラーク診査用紙

ールをスムーズに進めていくことは決して困難ではない．動機づけにおいて重要なことは，口腔衛生管理が単に歯のためだけではないということ，例えば適切な口腔ケアによって咽頭部の細菌構成を変えることができる[16]ということなどを例として，全身管理の面からも口腔衛生管理の必要性を強調すべきである．

1）機械的プラークコントロール

　口腔・中咽頭がん術後患者の場合，開口訓練や口唇・頬の訓練などが十分なされているとしても，口腔内の組織欠損や軟組織の瘢痕化などによる開口制限や顎偏位のために，口腔内への清掃器具の挿入が困難な場合が多い．したがって，歯垢染色により患者自身での清掃が困難な部位（特に臼歯部や口腔内の組織欠損部近くの歯）を把握させた後（図7），そこに確実に清掃器具が到達するような，患者口腔内の特性にあった工夫が必要となる（表1）．

　また，一般健常者と同様に，歯頸部や歯間部への適切なブラッシング圧や毛先の振動量，歯間ブラシ・フロス・綿棒・小さく切ったガーゼなどの

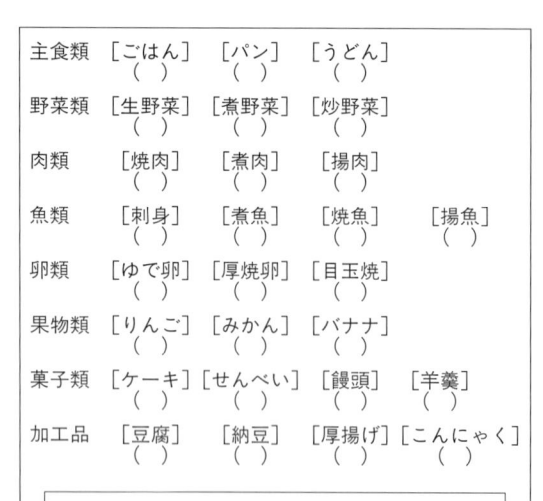

主食類	[ごはん]( )	[パン]( )	[うどん]( )	
野菜類	[生野菜]( )	[煮野菜]( )	[炒野菜]( )	
肉類	[焼肉]( )	[煮肉]( )	[揚肉]( )	
魚類	[刺身]( )	[煮魚]( )	[焼魚]( )	[揚魚]( )
卵類	[ゆで卵]( )	[厚焼卵]( )	[目玉焼]( )	
果物類	[りんご]( )	[みかん]( )	[バナナ]( )	
菓子類	[ケーキ]( )	[せんべい]( )	[饅頭]( )	[羊羹]( )
加工品	[豆腐]( )	[納豆]( )	[厚揚げ]( )	[こんにゃく]( )

A．ふつうの大きさ，かたさで食べられる．
B．小さくすれば（少しずつなら），ふつうのかたさで食べられる．
C．やわらかくすれば，ふつうの大きさで食べられる．
D．小さく（少しずつ），やわらかくすれば，食べられる．
E．ミキサーでスープ状にして食べる．
F．食べられない．
G．嫌いだから食べない，あるいは今まで食べたことがない．

図5　口腔がん術後患者用食品摂取状況調査票

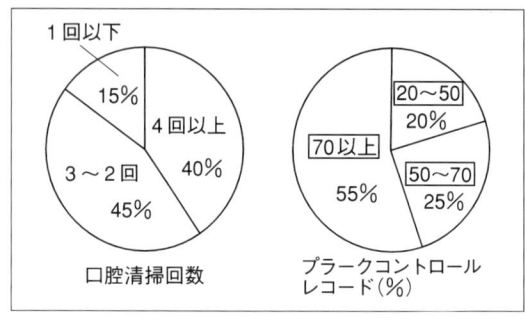

図6　大阪大学歯学部附属病院第二補綴科における口腔がん術後患者30名の口腔清掃回数とプラークコントロールレコード（PCR）．口腔衛生に対する関心が高く，1日の清掃回数が多いものの，PCRの値は高く歯の汚れが除去できていないことがわかる（PCRについては サイドメモ11 参照）．

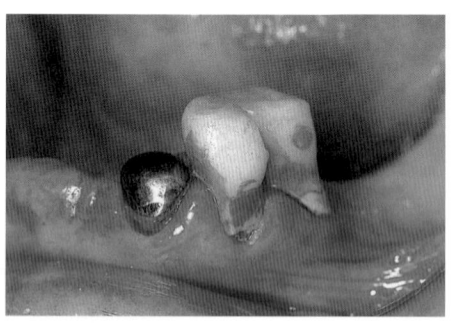

図7　歯垢染色液によって染色した口腔がん術後患者の口腔内

補助清掃器具の使用，効果的なブラッシングやその動機づけを目的とした電動ブラシの使用，舌苔除去用の棒付スポンジ（図8，9）や指に巻いたガーゼなどによる歯肉や頰粘膜，舌背，口蓋粘膜の清掃などについても，必要に応じて指導していく．

補綴装置については，通常の補綴装置と比較して複雑な形態を有していることが多く，栓塞子部や多くの支台装置付近などにデンチャープラークが付着・停滞しやすい．初期のデンチャープラークは，唾液中の糖蛋白による薄い被膜（ペリクル）と口腔内微生物により構成されている．したがって，義歯用ブラシ（図10）による機械的な方法での付着予防や除去が十分可能であり，そのためには，毎食後の機械的な清掃が必須である．まず，歯と同様に補綴装置を染色することによって要注意部位の把握や動機づけを行い（図11），適切な義歯用ブラシを用いてブラッシング圧や毛先の当て方を修得させる．ブラシをあてる時は流水下ある

いは補綴装置を水で濡らした状態にしておき，落としても破損・変形しないようにタオルや水を張った容器を置いておくよう指導する．栓塞子が開放型の場合，通常の義歯用ブラシではとどきにくい場所が多いため，歯間ブラシ，綿棒，舌苔除去用の棒付スポンジなどを用いたり，指にガーゼを巻いて栓塞子内に挿入して清掃するなどの工夫が必要になる（図12）．

2）化学的プラークコントロール

さまざまな理由から組織の抵抗性が低下している口腔・中咽頭がん術後患者の場合，一般健常者と比較して機械的プラークコントロールの効果は相対的に低く，化学的プラークコントロールの併用が重要となってくる．

まず，口腔内に対しては，プラークコントロー

表1　清掃器具を有効に用いるための工夫

・市販の歯ブラシの柄を持ちやすいように太さや長さを改良する．
・歯ブラシを挿入して毛先が適切な部位に到達した時点で，口唇や口角部の位置を歯ブラシの柄にマーキングする．
・市販の歯ブラシのネックを熱して清掃しやすいような角度をつける．
・清掃器具を挿入するのに適切な開口量や口唇の緊張具合を覚えてもらう．

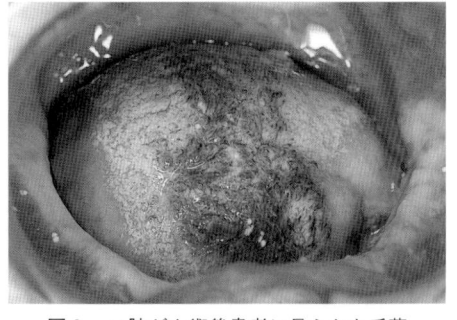

図8　口腔がん術後患者に見られた舌苔

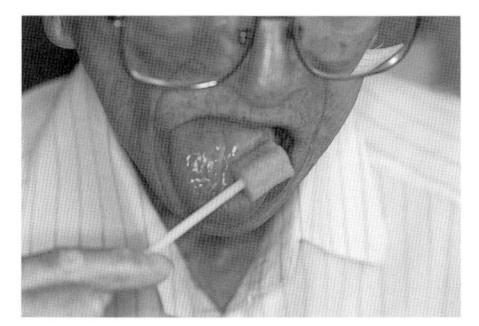

図9　棒付きスポンジによる舌背の清掃

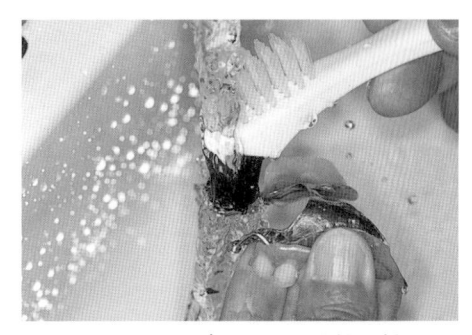

図10　義歯用ブラシによる機械的清掃

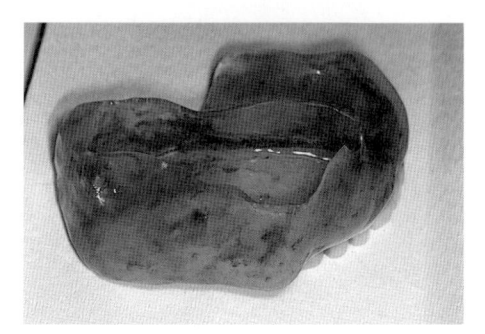

図11　歯垢染色液によって染色した口腔がん術後患者の補綴装置（顎義歯）

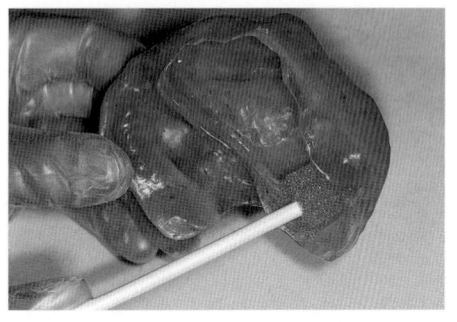

図12　棒付きスポンジによる補綴装置（上顎顎義歯の開放型栓塞子内面）の清掃

ルに有効な成分を含んでいる歯磨剤や洗口・含嗽剤の使用が必要である．その成分について，最も効果的な殺菌作用を有するといわれているものにクロルヘキシジンがあげられる．ただし，アナフィラキシーショックの副作用の報告があることから，日本では低濃度での使用しか認められておらず，市販の歯磨剤や洗口・含嗽剤への配合濃度は低い．その他，殺菌作用としては，フェノール化合物やトリクロサンなどが有用であるといわれている．また，歯質の耐酸性向上や再石灰化作用の面で一般にフッ素が知られているが，プラークの付着抑制も有していることから，齲蝕予防のみならず歯周病に対しても有効であるといわれている．実際の用い方としては，フッ素入りの歯磨剤や洗口・含嗽剤の使用が中心となるが，口腔内の乾燥感を伴う場合にはフッ素化合物水溶液スプレーを口腔内に噴霧するよう指導する．

補綴装置のプラークコントロールについては，

表2 酵素系の義歯洗浄剤

商品名	製造元	販売元
エヴァクリーン*	ネオ製薬工業	ネオ製薬工業
ピカ(青袋)*	ロート製薬	松風
義歯洗浄剤*	サンスター	サンスター
Butler Denture Cleaner*	Butler	サンスター
デント・エラック義歯洗浄剤*	ライオン	モリタ
ライオデント	錠ライオン	ライオン
クリーンソフト*	亀水化学工業	亀水化学工業
プラキック*	モルテンメディカル	モルテンメディカル
ステラデント	Reckitt&Colman	千寿製薬
さわやかコレクト	共和	シオノギ
ニューエクスデント入れ歯洗浄剤	日本ペリゴ	オールジャパンドラッグ
パーシャルデント	小林製薬	小林製薬
タフデント	小林製薬	小林製薬
酵素入りポリデント*	Block Drug	ブロックドラッグジャパン
ニソーデント	Block Drug	アース製薬
クリスタルポリデント	Block Drug	アース製薬
部分入れ歯用ポリデント	Block Drug	アース製薬

*歯科医院専売品

前述のように,毎食後の機械的な清掃によって初期のデンチャープラークをできるだけ除去することが最も重要であるが,さらに真菌溶解酵素,タンパク分解酵素などの酵素入り義歯洗浄剤(表2)を併用することが効果的であるとされている.上顎顎義歯のデンチャープラークからは,義歯性口内炎の主な原因である *Candida* が,健常な全部床義歯装着者と比べて多く検出された[17]と報告されており,特に粘膜調整材(図13)や軟性裏装材を用いている場合は,化学的プラークコントロールによる補助が必要不可欠であると考えられる.

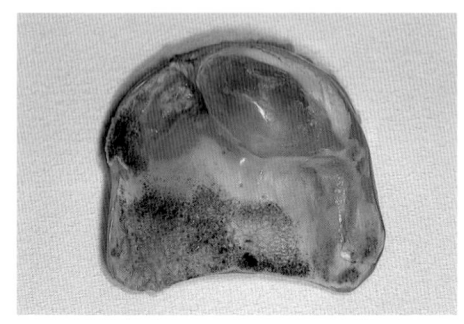

図13 上顎顎義歯に長期間使用されていた粘膜調整材の汚れ

3) 補綴装置の装着指導

補綴装置の装着・清掃については,一般的には毎食後機械的清掃を行い,就寝前には口腔内からはずして義歯洗浄剤に浸漬し,就寝中は装着しないよう指示することが多い.就寝中の不使用は,床下粘膜のストレスからの解放と就寝中の自浄性の確保を目的としている.しかし口腔・中咽頭がん術後患者においては,口腔内と鼻腔など,組織欠損部との交通がある場合や,残存歯での十分な咬合支持(噛み合わせ)がなく顎位の不安定を訴える場合など,就寝時も補綴装置を装着せざるを得ないことがある.その際には,不衛生な補綴装置の長期間装着や唾液分泌機能低下などに起因するカンジダ性口内炎(図14, 15),そして全身への危険性を十分に説明し,徹底的な清掃の必要性と,日中の義歯洗浄剤に浸漬する時間の確保について指導を行う.

4) 唾液分泌低下への対応

特に唾液分泌機能低下がみられる場合は,食事以外の水分摂取の指導や頻回な洗口・含嗽の励行を行うとともに,人工唾液や口腔内保湿クリーム(オーラルバランス®,ラクリード社 米国),フッ

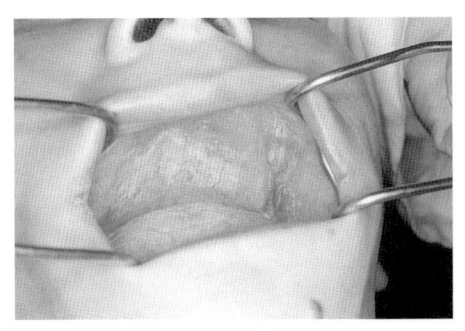

図14 舌，口蓋，頬粘膜に偽膜を生じたカンジダ性口内炎（大阪大学歯学部附属病院第二口腔外科・網野かよ子先生のご好意による）

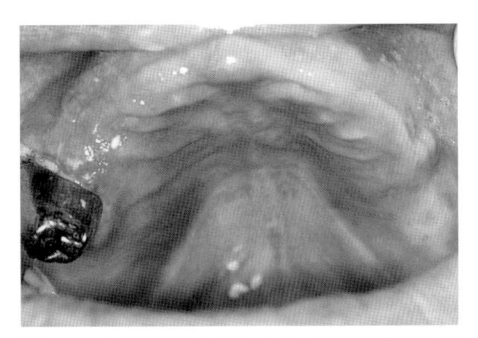

図15 24時間装着されたままの不潔な義歯の床下粘膜に見られたカンジダによる発赤

素化合物水溶液スプレー（図16）などの処方についても考慮する．唾液腺に対する外科的侵襲や放射線照射は，口腔・中咽頭がんの治療において避け難いものであるにしても，後遺障害としての唾液分泌低下に留意し，患者の常用薬剤の有無や副作用，そしてその薬剤の必要性について，内科医などと連絡をとって検討することは，口腔衛生管理において非常に重要である．

咀嚼運動は唾液分泌を誘発する最も生理的な刺激であり，咀嚼機能訓練は口腔衛生管理に関する機能訓練のひとつと考えられる．摂食形態が通常に近くなることによって唾液分泌量が増加することが報告されており[18]，できるだけ通常の大きさ・かたさ・性状で咀嚼できるようになるのが望ましい．しかし，口腔・中咽頭がん術後患者の場合，一度に多くの歯を喪失したり，舌機能の低下によって，術前の摂食状況に戻すことは困難な症例が多い．まず，補綴装置によって咬合支持の回復をはかり，適切な調整を行った後，通常の義歯装着者以上に少量ずつゆっくりと咀嚼して食事をとるように指導し，段階的に摂食機能の改善をはかる．また，唾液腺機能不全症例に対しては，チューインガム咀嚼によるトレーニングの有用性[19]も報告されており，実際の食事以外にもキシリトール入りのガムなどによる咀嚼のトレーニングを勧める．

5）食生活指導

歯科における食生活指導の目的は，これまでは幼児期から学童期における糖分摂取量の制限や，

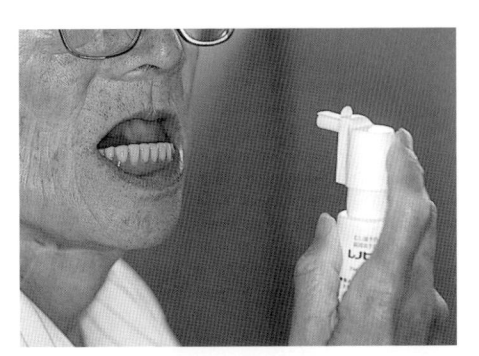

図16 フッ素化合物水溶液スプレー（レノビーゴ®）を使用しているところ

過度の間食の禁止など，いわゆる齲蝕発症予防が中心であった．しかし最近では，齲蝕や歯周炎が生活習慣病としてとらえられ，思春期から成人期における食事時間の規則性や食事内容のバランスもその予防に重要であると認識されている．さらに老年期においては，各個人の体格などを参考に栄養価にも注意する必要がある．高齢者にとっては食事そのものが大きな喜びの一つとなっており，口腔・中咽頭がん術後患者においても例外ではない．したがって，少しでも好きな食品を楽しく食べることができるよう，各個人の摂食機能を考慮した食べ方（調理方法）や栄養，食事時の雰囲気作りなどについて家族や介助の方への指導が必要であり，管理栄養士との連携の強化が今後の課題である．

また，口腔内は飲食物がはいるたびにpHが下がり，歯にとっては脱灰しやすい状態になる．通常は唾液の緩衝作用や自浄作用により口腔内において大きな問題となることは少ないが，高齢者の

場合，唾液分泌量が低下し，歯肉が退縮して脱灰しやすい歯頸部や歯根部が露出しているために，齲蝕（図17）に罹患するリスクが高くなる．さらに口腔・中咽頭がん術後患者の場合，一回の食品摂取量が比較的少ないことによる間食回数の増加により，口腔内のpHが低下している時間が延長し，ますます歯にとって不利な状況となる．したがって，間食を含めて，食事と食事の時間的間隔や，食事と口腔内清掃のタイミングについても問診を行い，適切になるよう指導する必要がある．そして，睡眠中は前述の唾液の機能が特に低下するため，就寝前の口腔内清掃が特に重要であるこ

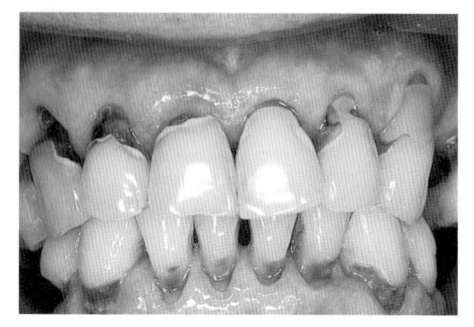

図17　高齢者に見られる歯頸部・根面齲蝕

ともあわせて指導する．

4 歯科医療従事者による口腔衛生管理（プロフェッショナルケア）

　口腔内や補綴装置の衛生状態を良好に保つには，患者自身による日常のケア（セルフケア，ホームケア）が最も重要であるが，それが困難で限界がある部位や症例については，歯科医師や歯科衛生士など専門家によるケア（プロフェッショナルケア）が必要になってくる．先にあげた口腔衛生指導以外に，歯科医療従事者が直接口腔内の汚れを除去するものとしては，歯周初期治療やメインテナンス期に歯垢や歯石，沈着物を機械的に除去するスケーリングや，汚染したセメント質も含めて歯根面を滑沢にするルートプレーニングなどがある．これらは主として，口腔内，特に歯肉縁下に微生物が停滞する因子を減少させることを目的としている．

　細菌バイオフィルム（サイドメモ11参照）の観点からも，齲蝕や歯周炎の発症を未然に防ぐ予防・管理的なケアとして，セルフケアが困難な状況が多い口腔・中咽頭がん術後患者に対しては，プロフェッショナルケアが必要になってくる．

　歯に対するプロフェッショナルケアとしては，PMTC（Professional Mechanical Tooth Cleaning）と呼ばれるものがある．まず，回転運動やピストン運動するラバーチップなどの専用の器具とフッ素化合物入りのペーストを用いて，歯肉縁上と歯肉縁下のプラークを機械的に除去して歯面が滑沢になるようにする．この後さらに，歯肉溝内の洗浄，フッ素化合物の歯面塗布，洗口・含嗽といった化学的プラークコントロールを併用することによって効果的にプラーク再形成を抑制することができる．

　補綴装置については，デンチャープラークが石灰化した歯石様沈着物の場合，義歯用ブラシによるブラッシングで患者自身が除去することは困難である．バーやスケーラーなどで機械的に削り取ることも可能であるが，義歯床の形態を損傷させたり，支台装置を破損させてしまう危険性もある．したがって，それを避けたい場合には，まず歯石様沈着物の表面に付着しているデンチャープラークをブラッシングによって除去し，酸やEDTAなどキレート剤を主成分とした清掃液（クイックデンチャークリーナー®，ジーシー社）で無機成分を溶解して除去する方法がある．さらに，短時間で効果的に行いたい場合は，超音波洗浄器を併用するとよい[20]（図18）．

　プロフェッショナルケアの主な目的は，前述したように，セルフケアではプラークコントロールが困難な部位や症例において，歯科医療従事者がプラークを除去して口腔衛生管理を徹底することにある．しかしその他にも，患者に「汚れのない状態」をしっかりと理解してもらい，その「爽快感」を経験してもらうことによって，セルフケアの効果的な動機づけとなり，ひいては良好な口腔衛生状態の確立につながる効果も期待することができる．

　以下に，リスク評価に基いてセルフケアの指導とプロフェッショナルケアを行った上顎歯肉がん

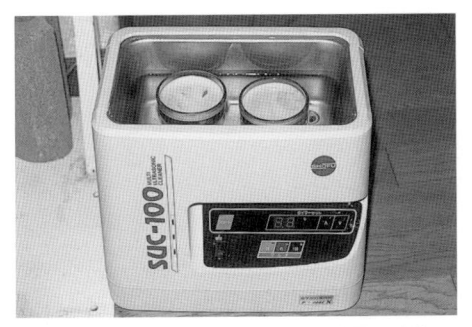

図18 超音波洗浄器による補綴装置の洗浄

術後症例を示す．

症例：61歳，男性
1995年1月　歯学部付属病院口腔外科初診．上顎歯肉がんと診断され，上顎骨部分切除術を施行．
　　　7月（術後102日目）同病院補綴科初診．
　　　　（術後109日目）暫間義歯製作開始．
　　　9月（術後164日目）暫間義歯装着．
1996年1月（術後304日目）最終義歯製作開始．
　　　6月（術後441日目）最終義歯装着．

本症例は，上顎左側歯肉がんにて左側軟口蓋前縁部を含む上顎骨部分切除を行った初診時61歳の男性である（図19）．上顎の残存歯はブリッジによってすべて連結されており，一部不適合や中等度の歯周炎が認められる．しかし，補綴装置の維持，安定や咀嚼機能に重要な役割を果たしており，今後歯周病の進行を食い止め残存歯の保存を図ることが重要な課題となる．図20は，本症例の補綴装置（上顎顎義歯）であり，切除した硬口蓋を補填するための栓塞子は複雑な形態を有している．

初診時の診査結果を図21にレーダーチャートで示す．このレーダーチャートは，口腔衛生管理における問題点について中心に近いほど不良であることを意味する．本症例における問題点としては，まず放射線照射などの影響から，唾液分泌量が一分あたり0.2mlと少なく唾液緩衝能も低いこと，1日5回の口腔内清掃と補綴装置の清掃にもかかわらずプラークコントロールレコード（PCR）が87.3％と不良であること，デンチャープラークインデックス（DPI）のスコアが4（補綴装置全面にプラークの付着を認める）であること，さらに，生活習慣として1日40本の喫煙などがあげられた．これらの問題点をふまえて，セルフケアの指導とプロフェッショナルケアを併用して行った．

本症例に対するセルフケアとして，口腔乾燥対策として頻回な洗口・含嗽を指導した．洗口には，プラークの付着抑制と歯肉炎に対して効果的であるといわれている，グルコン酸クロルヘキシジンを用いるよう指導した．また，唾液分泌速度が少ないこと対しては，口唇や舌の運動による唾液腺への刺激の意味で，キシリトールタブレットをなめることを勧めた．

次に，プラークコントロールレコード，デンチャープラークインデックスとも高い数値を示したことに対し，口腔内や補綴装置の清掃について技術的な指導を行った．本症例のように上顎がん切除後，口腔と鼻腔とが交通した患者の場合，恐怖感から上顎のブラッシングをためらったり，また補綴装置をはめたままブラッシングをするケースがみられる．図22は，鼻腔との穿孔部に近い歯のプラークを完全に除去するために，ガーゼを用いて機械的な清掃を行っているところである．図23は，複雑な補綴装置を清掃するためには，水洗とブラッシングだけでは不完全であるため，弱酸性のジェルが出てくるブラシを用いて清掃しているところである．更には，喫煙を減らすことなどを指導した．

次に，本症例に対するプロフェッショナルケアとしては，患者がどうしても清掃困難な部位の見極め，その部位の機械的および化学的プラークコントロールを行った．図24は，ラバーカップとフ

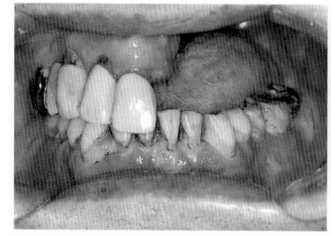

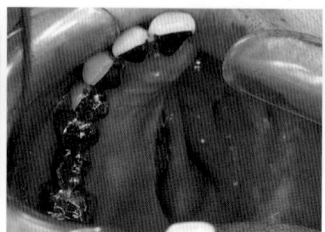

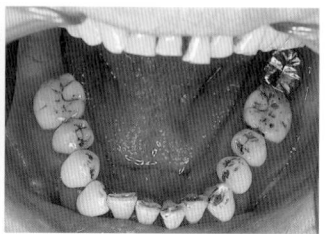

図19 症例（63歳，男性）の口腔内（左より正面観，上顎咬合面観，下顎咬合面観）

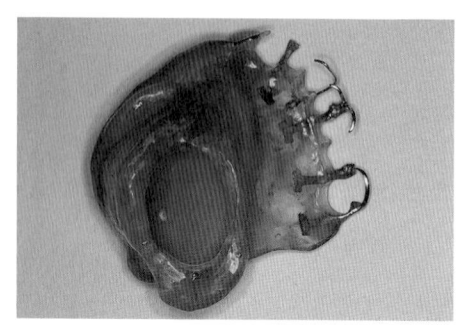

図20 症例（63歳，男性）の補綴装置（上顎顎義歯）

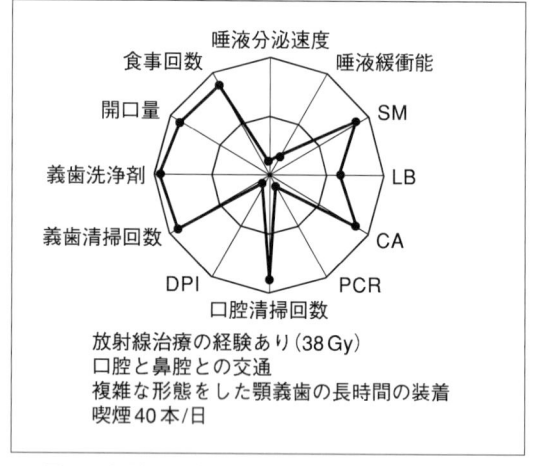

図21 初診時検査結果を表わすレーダーチャート

ッ素化合物ペーストによってクラウンマージン部近くの細菌バイオフィルムの除去と歯質強化を図ったPMTCを行っているところを示す．

初診時（点線）と6カ月後（実線）の口腔衛生管理における問題点診査結果を比較すると，唾液分泌速度と唾液緩衝能にはあまり変化がみられなかったが，患者自身で回復可能なプラークコントロールレコードとデンチャープラークインデックス，喫煙については改善がみられた（図25）．この症例の場合，もともと唾液中の細菌の量はあまり多くなく，口腔内や補綴装置のプラークコントロールが改善されたので，以後6カ月ごとのリコールとした．

（小野高裕，谷岡　望，野首孝祠）

文献

1) 須藤栄一，福地義之助：嚥下機能の評価と誤嚥性肺炎．臨床医 19：318-323，1993．
2) 柏原稔也，市川哲雄，川本苗子，他：老人病院入院患者の口腔状態とデンチャープラークの細菌構成1報：予備調査結果．補綴誌 40：448-453，1996．
3) 奥田克爾：高齢者の健康を脅かすデンチャープラークと口腔細菌．補綴誌 43：636-639，1999．
4) 熊谷崇，熊谷ふじ子，藤木省三，他：クリニカルカリオロジー．医歯薬出版株式会社，東京，1996．
5) 飯島洋一，熊谷崇：カリエスコントロール脱灰と再石灰化のメカニズム．医歯薬出版株式会社，東京，1999．
6) Edgar,W.M. and O'Mullance,D.M.（河野正司監訳）：Saliva and oral health.2nd ed（唾液歯と口腔の健康．医歯薬出版株式会社，東京，1997），1996．
7) 腰原好：口腔乾燥症に対する補綴学的対応．歯科ジャーナル 21：445-451，1985．
8) 小野高裕，谷岡　望，高森奈々，他：唾液検査による口腔腫瘍術後患者の口腔内環境評価（第1報）唾液分泌速度について．顎顔面補綴，23：2000．
9) Keene, H.J. and Fleming, T.J.：Prevalence of caries-associated microflora after radiotherapy in patients with cancer of the head and neck. Oral Surg. Oral Med. Oral Pathol. 64：421-426,1987.
10) Epstein,J．,Loh, R., Stevenson-Moore,P., et al：Chlorhexidine rinse in prevention of dental caries in patients following radiation therapy. Oral Surg. Oral Med. Oral Pathol. 68：401-405,1989.
11) Joyston-Bechal, S., Hayes,K., Davenport, E.S., et al：Caries incidence, mutans streptococci and lactobacilli in irradiated patients during a 12-month preventive programme using chlorhexidine and fluoride. Caries Res. 26：384-390,1992.
12) 小野高裕，谷岡　望，高森奈々，他：唾液検査による

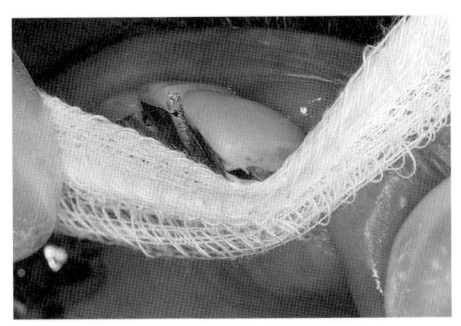

図22 鼻腔との穿孔部に近い歯の機械的清掃の工夫

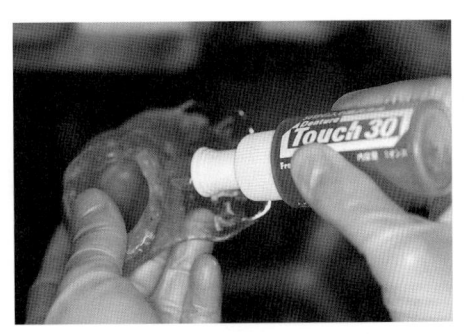

図23 上顎顎義歯を弱酸性のジェルが出てくるブラシを用いて清掃している様子

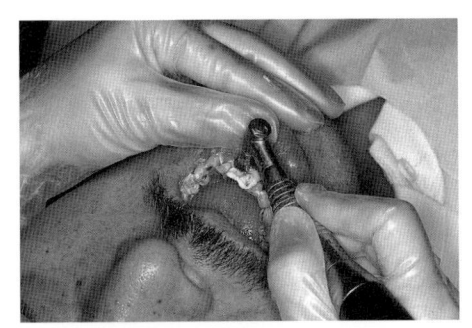

図24 症例(63歳,男性)の歯をコントラエンジン用ブラシとフッ素化合物ペーストによって歯面清掃している様子

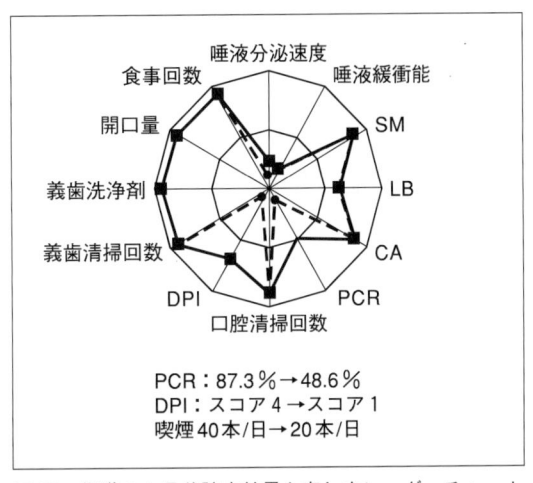

図25 指導6カ月後診査結果を表わすレーダーチャート(点線は初診時)

PCR:87.3%→48.6%
DPI:スコア4→スコア1
喫煙40本/日→20本/日

口腔腫瘍術後患者の口腔内環境評価(第2報)唾液緩衝能および口腔内菌数について.顎顔面補綴,23:8〜14,2000.

13) 恵比寿繁之,野杁由一郎:現代臨床におけるプラーク・コントロールの考え方(I)細菌バイオフィルムとしてのデンタル・プラーク.ザ・クインテッセンス 16(11)173-184,1997.

14) Nikawa, H., Hamada, T. and Yamamoto, T.: Denture plaque-past and recent concerns. J Dent 26:299-304,1998.

15) 恵比寿繁之,野杁由一郎:現代臨床における・コントロールの考え方(II)機械的および化学的プラーク・コントロール法の意義と効用.ザ・クインテッセンス 16(12)34-40,1997.

16) 弘田克彦,米山武義,太田昌子,他:プロフェッショナル・オーラル・ヘルス・ケアを受けた高齢者の咽頭細菌数の変動.日老医誌 34:125-129,1997.

17) 市川哲雄,久保吉廣,板東永一,他:上顎顎義歯におけるデンチャープラークの細菌構成(抄).顎顔面補綴 19:134,1996.

18) 菊谷 武,鈴木 章,稲葉 繁,他:高齢入院患者における舌背上のカンジダについて―摂取食形態,唾液分泌量との関係―.老年歯学 13:23-28,1998.

19) Markovic, N., Abelson, D.C. and Mandel, I.D.: Sorbitol gum in xerostomics the effects on dental plaque pH and salivary flow rates. Gerodont 7:71-75,1988.

20) 細井紀雄,石川千恵子:形成過程からみたデンチャープラーク,義歯の歯石様沈着物とその除去法.補綴誌 43:649-658,1999.

付章　知っておきたいステップアップ・ケア

2 頸部・肩関節の運動障害

　口腔・中咽頭がんに伴う頸部・肩関節の運動障害には，手術操作による副神経麻痺や骨格筋などの軟部組織の（放射線治療）操作あるいは切除による医原性のものと，術後安静に併発するいわゆる肩こりと呼ばれる肩関節周囲炎のような特発性のものもある．

　これら頸部・肩関節の運動障害の理解を補助するために，正常な肩のバイオメカニズムについて概説し，運動障害の治療法といくらかの症例を供覧する．

1 肩関節のバイオメカニズム

（1）関節複合体としての肩関節

　肩はヒトの関節のなかで最も大きな可動域を有している．この理由を進化論的にいうならば，上肢はからだを支え移動するという仕事から解放され，ものをつかんだり，取ったりするというほかの動物と違う仕事を行うようになったからである．このため上肢がより大きな可動性を必要とし，逆に安全性はあまり必要としなくなった．肩は体幹と上肢を連結する関節であり，4つの骨（肩甲骨，上腕骨，鎖骨，胸骨）と胸郭より形成されている．これら4つの骨は，3つの解剖学的関節と3つの機能的関節から肩関節を構成する．狭義の肩関節といえば図1の①の肩甲上腕関節を意味する．

　上肢を挙上するには腱板筋群と肩甲帯（肩関節周囲の機構の総称）周囲筋が協調して働くことが必要であり，運動学的には，関節複合体として肩関節を捉えるべきである．

（2）肩関節の構造

　肩の関節の動きは必ず肩甲帯も含み，これらを1つとして考える方がよいであろう．なお表1，2に，肩甲帯および肩関節に作用する筋を運動別に分類した．肩・肩甲帯の運動に際しては前述のように関節または関節様の動きをする場所が5カ所ある（図1）．

　①肩甲上腕関節

　上腕骨と肩甲帯の内の関節である．動きは屈曲（前方挙上），伸展（後方挙上），外転（側方挙上），内転（内方挙上）内旋，外旋がある．可動域が大

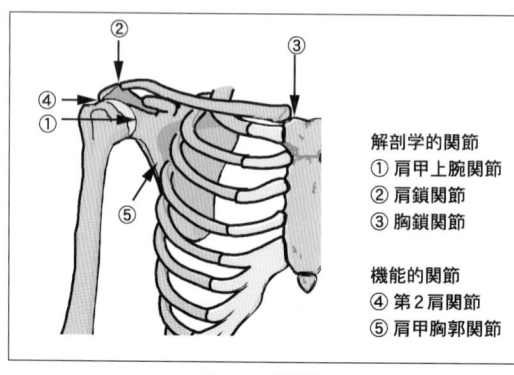

解剖学的関節
① 肩甲上腕関節
② 肩鎖関節
③ 胸鎖関節

機能的関節
④ 第2肩関節
⑤ 肩甲胸郭関節

図1　肩関節

表1　肩甲帯に作用する筋

肩甲帯挙上筋群	肩甲帯下制筋群	肩甲帯外転群
1. 僧帽筋上部線維 2. 肩甲挙筋 3. 大菱形筋 4. 小菱形筋	1. 僧帽筋下部線維 2. 前鋸筋 3. 広背筋 4. 小胸筋 5. 大胸筋	1. 前鋸筋 2. 小胸筋 3. 大胸筋
肩甲帯内転筋群	肩甲帯上方回旋筋群	肩甲帯下方回旋筋群
1. 僧帽筋中部線維 2. 大菱形筋 3. 小菱形筋 4. 広背筋	1. 僧帽筋上部 2. 前鋸筋	1. 肩甲挙筋 2. 大菱形筋 3. 小菱形筋 4. 広背筋

表2　肩関節に作用する筋

肩関節屈曲	肩関節伸筋群	肩関節外転筋群
1. 三角筋前部線維 2. 大胸筋鎖骨部 3. 烏口腕筋 4. 上腕二頭筋	1. 三角筋後部線維 2. 上腕部三頭筋長頭 3. 大円筋 4. 広背筋	1. 三角筋外側部 2. 棘上筋
肩関節内転筋群	肩関節外旋筋群	肩関節内旋筋群
1. 三角筋の前部と後部線維 2. 広背筋 3. 大胸筋 4. 上腕三頭筋長頭 5. 烏口腕筋 6. 大円筋	1. 小円筋 2. 棘下筋 3. 三角筋後部線維	1. 大円筋 2. 広背筋 3. 肩甲下筋 4. 大胸筋 5. 三角筋前部線維

きいので関節包にゆとりが十分あるが，それが逆に脱臼を起こしやすくしている．

②肩鎖関節

この関節にも関節円板がある．鎖骨を肩峰にしっかりと連結するもので動きは大きくない．この関節の脱臼を時々見るが，必ず烏口鎖骨靱帯の断裂を伴っている．烏口鎖骨靱帯は鎖骨を肩甲帯に固定する意味で重要である．

③胸鎖関節

この関節は胸骨と鎖骨の間の関節で関節円板を中に持ち，上は鎖骨間靱帯，前後は関節包，下には肋鎖靱帯がある．肋鎖靱帯は第1肋骨を鎖骨の胸骨端に近い部位の間を連結し，鎖骨の肩峰端の上方への移動を妨げ，また前後への移動も制限している点で重要である．

④第2肩関節

上腕骨大結節には上から棘上筋，後下方へ棘下筋，小円筋と付着し前方からは肩甲下筋が付着する．**これらは大結節を蔽う腱板を形成し，いわゆる回旋筋腱板（rotator cuff）と呼ばれている**（図2）．第2肩関節とはこれら腱板と腱板が付着している上腕骨大結節，肩峰，烏口突起，およびその間を結ぶ烏口肩峰靱帯，肩峰下滑液包，上腕二頭筋長頭腱により構成されており，今まで多くの人々がこれらの機能的関係と臨床的重要性について述べている．

肩を外側から見ればその上から三角筋が蔽うようになり三角筋と回旋筋腱板の間には三角筋下包がある．この粘液包は肩を外転すると棘上筋と肩峰の間に入り，その間の摩擦も少なくするように

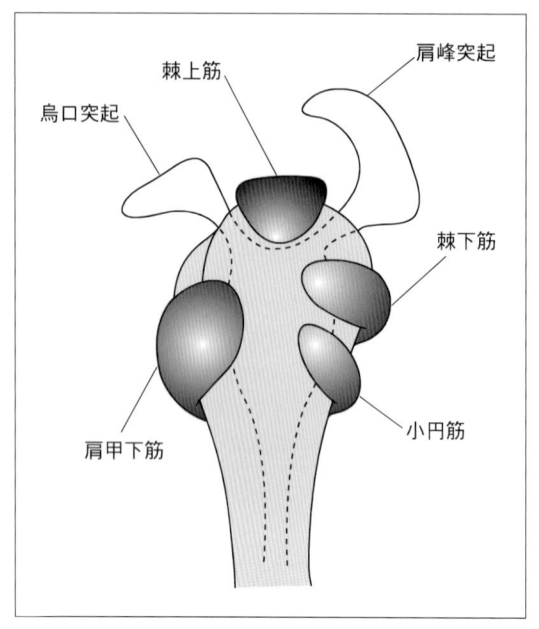

図2　回旋筋腱板（rotator cuff）
左側から肩関節を見たところ．（理解しやすいように関節包は省略している左肩を外側から見たところ）

働いている（**図3**）．この粘液包に炎症が起こり癒着すると肩の外転運動が困難となる．肩関節周囲炎と呼ばれているものの病態の1つである．

⑤肩甲胸郭関節

肩甲骨は胸郭にピッタリと着くが，その間には肩甲下筋と前鋸筋がある．外転，内転，挙上，下制，上方・下方回旋がこの間では行われる．

（3）肩甲上腕リズム
① 正常な肩甲上腕リズム（図4）

上肢挙上の際の上腕骨と肩甲骨および鎖骨の運動したリズミカルな動きを1934年にCodman[1]はscapulo-humeral rhythm（**肩甲上腕リズム**）と名付けた．鎖骨は肩甲上腕リズムのなかで胸鎖関節を支点として肩関節屈曲時に挙上運動を開始し，上肢挙上90°の時に鎖骨は36°挙上し，それ以上は回旋移動に移行する（鎖骨の軸回旋は30°の可動性を持つ）[2]．1944年にInman[3]は，肩甲上腕リズムの肩甲骨と上腕骨の動きに関して詳細に調べた．肩関節屈曲60°までと肩関節外転30°までは肩甲骨の動きが上腕骨の動きに比して小さく，肩甲骨が胸郭に固定される相であり，これをsetting phase（静止期）と呼んだ．この制止期以後では肩甲上腕関節の運動と肩甲骨の運動の比率は2：1で一定になると述べている（諸家によりその比率には多少の差があるが，概ね2：1に近い）．つまり図4の120°外転の場合，80°：40°となる．

② 肩疾患における異常肩甲上腕リズムと代償運動

肩甲上腕リズムの乱れは，様々な肩関節の疼痛性疾患（五十肩，腱板損傷，インピンジメント症候群，石灰沈着性腱板炎，変形性肩関節症，上腕骨頭壊死など）および麻痺性疾患（僧帽筋麻痺，前鋸筋麻痺，三角筋麻痺など）に認められ，そのほとんどが自動的な上肢挙上制限を伴っている．

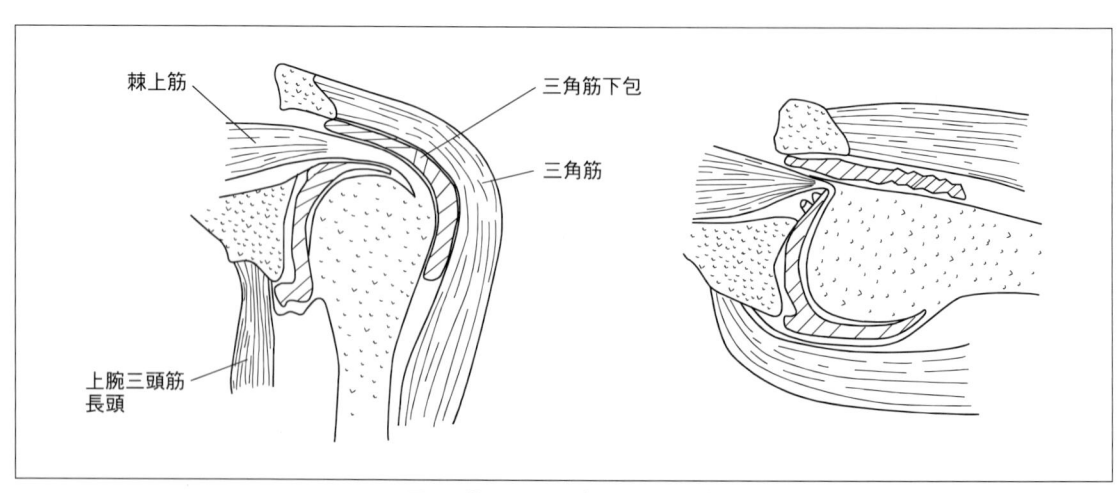

図3　第2肩関節（側方，外転時）

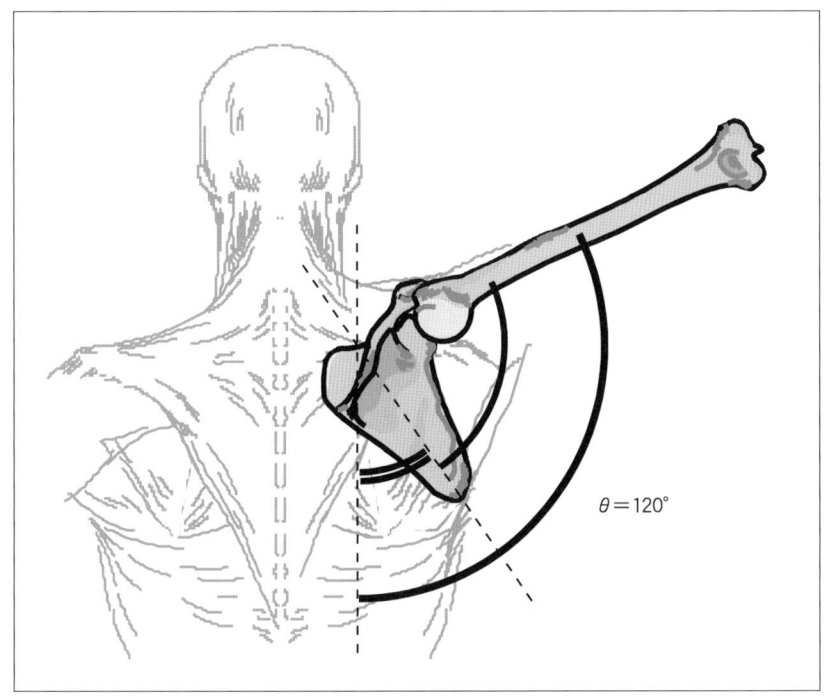

図4　正常な肩甲上腕リズム

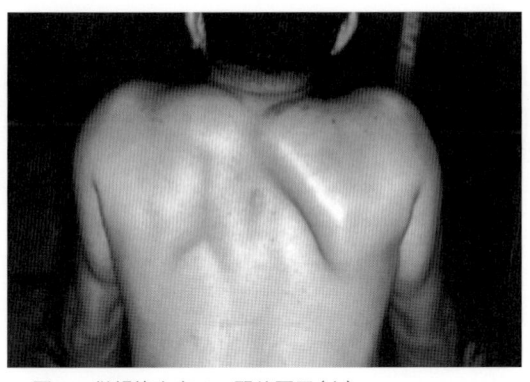

図5　僧帽筋麻痺での翼状肩甲（右）
肩甲骨の内側縁が胸壁から浮き上がっている

患者を後方より観察し，両上肢を対称的に肩甲骨面で自動挙上させると，肩甲上腕リズムの異常を見つけやすい．肩甲骨の動きに注目することで，運動制限の原因が肩甲胸郭関節にあるか，肩甲上腕関節にあるかは容易に区別できる．さらに上肢を他動的に挙上させることで肩甲上腕関節に関節拘縮が存在するかどうかが判別できる．また，翼状肩甲なども確認しておくとよい（図5）．

肩甲上腕関節や第2肩関節に障害がある五十肩などの例では，関節拘縮を伴った挙上制限があるが肩甲骨の動きに制限は認められない．このため静止期である挙上早期より上腕骨の回転に比し肩甲骨の回旋および内転運動が大きくなるという代償運動が生じ，両者の動きの比率が不規則になっている．またその他の代償運動に肩甲帯の挙上といういわゆる肩をすくめる運動や体幹側屈が起こり，上肢を挙上させようとする（図6）．

僧帽筋麻痺や前鋸筋麻痺などに代表される肩甲骨周囲筋群の筋力低下や麻痺では肩甲骨の回旋運動や胸郭への固定作用が不十分なため，挙上運動

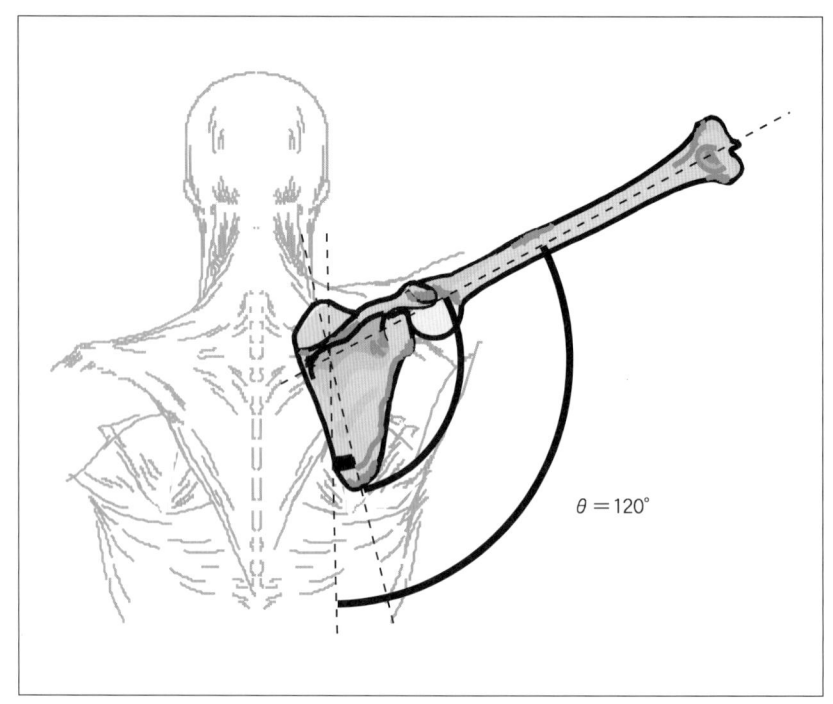

図6　異常な肩甲上腕リズム①（上腕骨挙上角度↓，肩甲骨回旋・内転角度↑）

は肩甲上腕関節での上腕骨の動きが主体となっている（図7）．僧帽筋麻痺では肩甲骨が正常に比べ，大きく外転および下方に位置している（図8）．これを僧帽筋による固定作用を代償するために他動的に内転させると，肩関節の自動的な屈曲角度は大幅に改善され，120°程度までは可能となる．また肩関節の外転運動では，屈曲に比べ運動早期より上方回旋運動が起こらなければならないが，これを代償することができないため肩甲骨の他動的内転ではほとんど肩関節の外転角度は変化しない．

2 副神経麻痺を呈した肩のリハビリテーション

すでに述べたように肩甲帯部の運動には多数の筋が関与し，その動きも非常に複雑である．肩甲帯の筋肉の機能に関しては Inman, Hollonshead, Saha, Denpster, 信原, 菅原など多くの研究があるが，Inman[3]によれば，肩甲上腕リズムの中での僧帽筋の役割を考えると，僧帽筋上部線維は肩甲骨を挙上し，上方へ回旋させる作用を有している．中部線維は肩甲骨を固定し内転させる作用を有しており，下部線維は下方への回旋と肩甲骨を胸郭に固定させる作用がある（図9）．外科的侵襲による副神経麻痺は僧帽筋が麻痺し，これらの作用が失われるか又は不十分なため，肩関節屈曲および外転運動に障害をきたす．副神経麻痺の際の主訴は，**上肢の挙上障害・肩甲帯の疼痛・肩こり・頸部の不快感**などである．副神経の完全断裂では，神経移行術などが何らかの外科的処置を行わない限り上肢挙上機能の改善を図ることは困難である．保存療法としては，**筋緊張緩和・循環改善・関節可動域の確保（維持）が主幹**となる．また「痛み→筋緊張亢進（筋拘縮の発生）→循環不良→発痛物質の蓄積→痛み」という悪循環を遮断することが重要となる．以下に肩こり（筋性拘縮），疼痛および麻痺筋に対する治療法について述べる．

① 温熱療法

僧帽筋麻痺では，肩の挙上運動を行う際に肩甲帯の挙上や頸部の側屈といった代償運動が習慣性に認められる．このため棘上筋や頸部筋などに筋性拘縮を生じやすい．温熱療法は，①疼痛の緩解，②循環の改善，③リラクゼーション（筋性拘縮の

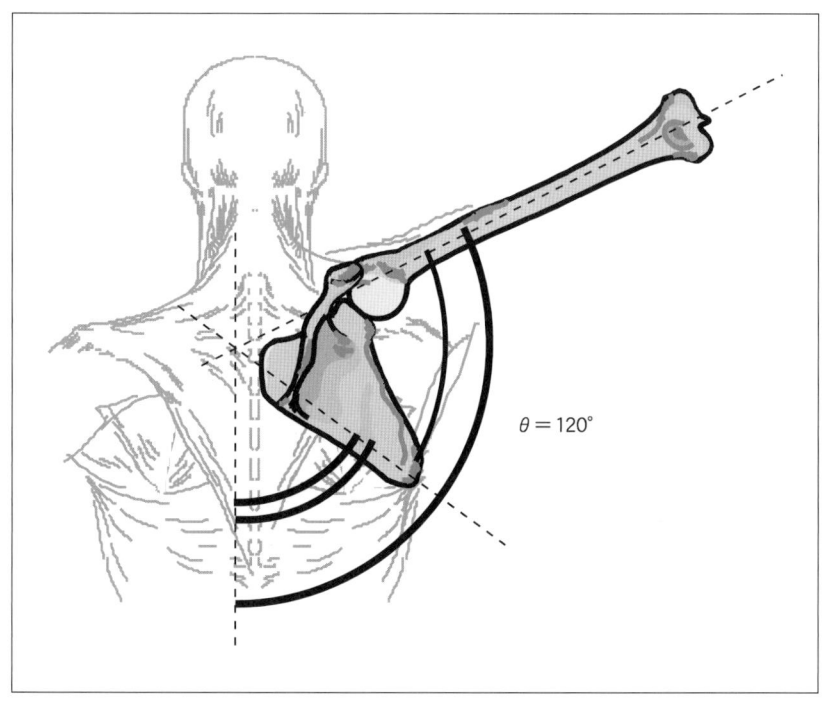

図7　異常な肩甲上腕リズム②（上腕骨挙上角度↑，肩甲骨回旋・内転角度↓）

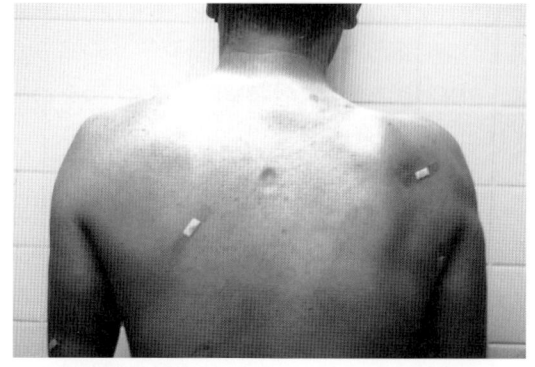

図8　僧帽筋麻痺のため外転・下方に位置している肩甲骨

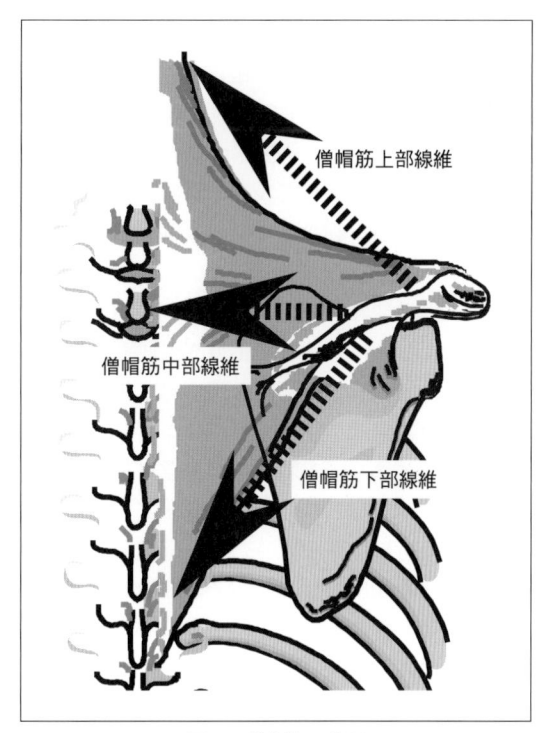

図9　僧帽筋の作用

緩和）を目的に行われる．温熱療法が疼痛緩解・除去に与える効果の要因は，局所の血流増加による発痛物質の除去や筋弛緩作用による循環の改善などがある[4]．使用される器具としては，ホットパック，マイクロ波，超音波などが一般的で直接疼痛のある部位，または筋性拘縮の発生した部位に行う．

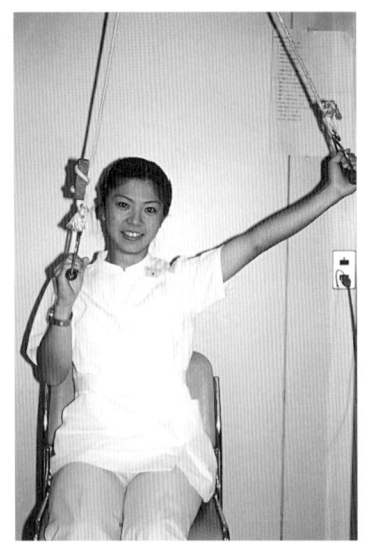

図10　滑車訓練

図11　Codman体操

② マッサージ

　マッサージによる力学的作用は，皮膚組織，筋肉組織，循環系，神経系のそれぞれに生理学的作用を及ぼす．血管運動系への刺激は皮膚の末梢血管の拡張に作用し，皮膚温度を高める．さらに静脈環流の促進は筋の緊張を和らげ，蓄積した老廃物の搬出を促す．また血管運動神経への刺激は血管を拡張させ，酸素・栄養素の供給を促進し，代謝にも影響する．そして表在と深部の感覚受容器を刺激し，軽い圧刺激は疼痛の寛解や緊張を緩める．

　僧帽筋の単独麻痺では，補助筋を多用して肩の挙上を行うために肩甲骨の上方や内側面で筋性拘縮が発生し易い．この部位の筋に対し施行されるが，その最終目的は疼痛の緩和である．そのために大切なことは，痛み刺激を不用意に加えないことであり，「気持ちいい」程度の刺激とする．治療時間は一カ所につき10から15分程度とし，片側の肩関節周囲筋に対して30から40分を要する．

③ 関節可動域訓練

　肩関節障害では，ほとんどの場合関節可動域に障害をきたす．その原因はさまざまであるが，最終的な目的は肩関節の十分な筋力と可動域を有する協調性のある動作の獲得である．しかし，自動的挙上は困難であるが他動的挙上は可能である麻痺筋を有する場合の挙上障害に対しては，関節可動域訓練は拘縮予防のため，また既に発生した拘縮改善の為に行う．その方法としては図11のようにCodman体操を始め，滑車，棒などの機械器具を使用して自動的に行う運動や，ストレッチングおよびセラピストによる関節モビライゼーション，PNF（固有受容体性神経筋促通法）などの徒手療法が用いられる．

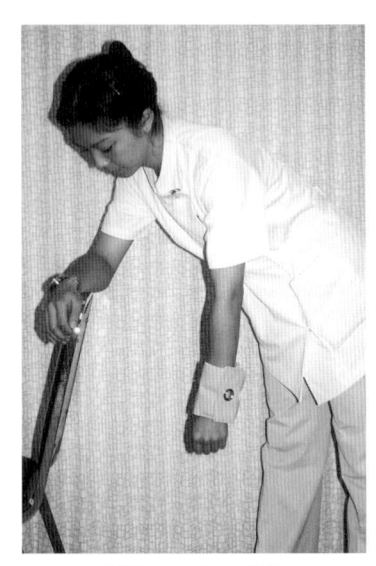

　a．滑車訓練（図10），棒体操

　これら機械器具を用いて行う訓練は，患者自身での痛みのコントロールが行いやすいなどの利点があるが，肩関節の機能解剖や注意事項を十分説明し，理解されていなければならない．

　注意事項としては，①軽い伸張痛を感じる程度にとどめること，②反動を利用して行わずゆっくりと最終域で15～20秒静止させること，③患側の肩周囲筋はできるだけ脱力させておくこと，などである．

　b．**Codman体操**（図11）

　振り子体操などとも呼ばれ，関節包および肩関節周囲筋群に伸張を加えながら，肩甲上腕関節の可動性を得ることができる．できるだけ**肩関節周囲筋群の力を抜くように指導し**，体の反動を利用して上肢を振り子運動させる（肩関節周囲の筋力により行うのではない）．この運動は1回10分程度で1日に2～3回行う．

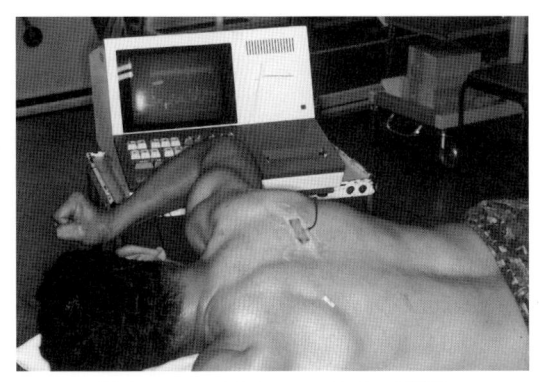

図12 EMGバイオフィードバック訓練

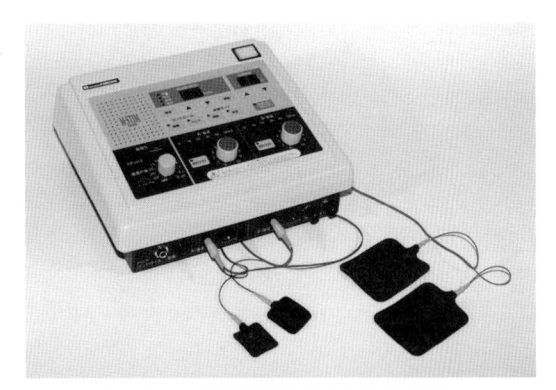

図13 中周波刺激装置（M-STIM1010）

c．徒手的療法

上述したようにストレッチング，関節モビライゼーション，徒手的伸張法など様々な手技がある．僧帽筋麻痺を呈した症例では，肩甲上腕関節の拘縮予防と挙上に際して使用される代償筋群のリラクゼーションが目的となる．また安静時に肩甲骨が外転位に位置しているため内転方向へのストレッチングは重要と思われる．

④ 電気刺激療法

末梢神経障害による脱神経筋は，刺激強度や刺激パルスの幅が十分大きければ筋収縮が起こされ萎縮予防効果があることが知られている[8]．この際の刺激強度は，刺激電流値が数10 mA以上でパルス幅が数10 msec以上と，非脱神経筋の刺激強度よりもはるかに大きい．しかし副神経の完全麻痺による僧帽筋の筋力や随意性低下に対しては，ほとんど効果が期待できない．このような症例に対する電気刺激療法の目的は，電気的刺激による麻痺筋の筋収縮と，これによる循環改善および疼痛の緩和であろう．麻痺筋の電気的刺激により，筋血流量の増加が促され老廃物質の除去につながる．また疼痛に対しては，経皮的神経電気刺激（transcutaneus electrical nerve stimulation：TENS）が知られている．TENSは閾値の低い神経線維を弱い電流で刺激することで，細い神経線維によって伝導されてきた痛みを脊髄後角で抑制するというものである[6]．

⑤ その他の訓練法

a．EMGバイオフィードバック訓練

バイオフィードバックとは，普段では人が意識することができない生体内の生理的変化の情報を視覚や聴覚などの感覚により意識しやすいように変換し，その情報を再び生体内に戻し，生理的現象の随意的操作がある程度可能になることである．

バイオフィードバック訓練は，末梢神経麻痺のほか片麻痺，脊髄損傷，多発性筋炎などほとんどの神経・筋再教育に利用しうる[7]．頸部の大きな医原的侵襲により生じた完全副神経麻痺では麻痺筋の回復という意味では適応とならないが，失われた僧帽筋作用の代償動作を促通させるという目的で適応となりうる．なんとか侵襲が免れた不完全型副神経麻痺の場合には，神経再生の過程で僧帽筋麻痺の回復が期待できる．

僧帽筋麻痺に対して，まず僧帽筋中部線維にEMGバイオフィードバック装置の電極を取り付け，肩甲骨の内転運動を行わせる（図12）．肩甲骨の内転運動は，大・小菱形筋による代償も期待でき，内転保持が行えるようになる．これだけで肩の挙上動作に大きな改善が得られることもある．次に，僧帽筋上部線維に表面電極を取り付け，肩関節屈曲および外転時に肩甲骨の上方回旋を意識させるように行う．どちらも筋放電が一定レベル以上，一定時間（0.3秒程度）以上得られたら，カウントするように設定する．筋放電は，最大に得られるように漸増させる．筆者の経験では，肩甲骨の内転位保持は比較的改善されやすいが，肩甲

骨の上方回旋は，多少困難に感じられる．しかし，肩甲骨を内転位に保持することだけでも関節可動域は大きく改善し，日常生活に支障をきたさないレベルまで達成することも可能である．

b．中周波筋刺激装置を用いた訓練

中周波筋刺激装置（図13）を用いるのは，末梢神経の不完全麻痺の場合である．随意性が認められる場合には，その随意性を高めるために使用すると効果が認められる場合がある．また代償運動の抑制や，正しい運動方向の学習のような場合には有用であると考えられる．EMGバイオフィードバック訓練のときと同様にして，肩甲骨の内転および上方回旋といった運動を電気的筋収縮により誘導し，同時に肩の挙上訓練を行う．条件設定に関するパラメータには，様々な見解があり，未だ統一したものはない．筆者が行う場合には，表面電極でわずかな活動電位を記録し，これをトリガーにして電気刺激（中周波刺激）による筋収縮の介助によって，より大きな筋収縮を発生させるように行う．

3　頸部のリハビリテーション（図14）

対象となるのは，①頸部のこわばり，②浮腫，③運動制限（回旋・側屈），④疼痛などである．特に頸部の広範囲郭清を行った例では，上肢の重みで常に伸張されているため，頸部筋に疼痛や筋性拘縮が生じやすい．これらの愁訴に対して残存筋の柔軟性を回復させる目的と，筋力を維持・向上させる目的で温熱療法やマッサージ，頸・頸腕体操を行う．

温熱療法とマッサージは，肩関節のリハビリテーションの項で述べたのと同様に行えばよいと思われる．頸・頸腕体操は以下に図14で示すが，重要なのはその回数と頻度である．**目的は，疼痛の緩解，循環の改善，リラクゼーション（筋性拘縮の緩和）であるため**，次のことに注意して行う．

- ゆったりした気持ちでゆっくり行う
- 無理な運動とならないように可能な範囲内で行う
- それぞれの運動は10回程度ずつ，3〜4度繰り返し行う
- 1日に2〜3度行う

4　症例

【症例1】

51歳，男性
診断：右頸部軟部腫瘍術後，右副神経損傷
術式：右頸部軟部腫瘍摘出術
理学療法（術後5カ月より）
①僧帽筋への低周波刺激療法（→中周波筋刺激療法）
②筋電図を用いたバイオフィードバック療法（EMG. bio-feedback exercise）
③肩甲骨の内転方向へのストレッチング

解説：右頸部軟部腫瘍の摘出術後に右頸部痛と右肩挙上困難を自覚し，右副神経縫合術を受けるため当院に入院となった症例である．理学療法開始翌日に，僧帽筋の自動的収縮が得られるようになったため，低周波刺激療法を中止し，中周波筋刺激装置による訓練に移行した．電極を僧帽筋中部線維に取り付け，電気的刺激が加わっている間に肩関節屈曲運動を行わせた．これにより肩甲骨を内転位に固定しながら，肩関節の屈曲を行うように指導した．

入院後約3週間で肩関節機能に回復が認められたため，本人希望もあり手術を行わず退院となった．

【症例2】

56歳，男性
診断：中咽頭扁平上皮がん
術式：中咽頭がん切除術，右大胸筋皮弁移植術
理学療法（術後5週より）
①滑車を用いて肩関節の他動ROM訓練（15分）
②肩関節周囲筋力増強訓練（鉄アレイ1kgを前方及び側方挙上，各20回）
③全身調整訓練としてエルゴメーター（60w，15分）

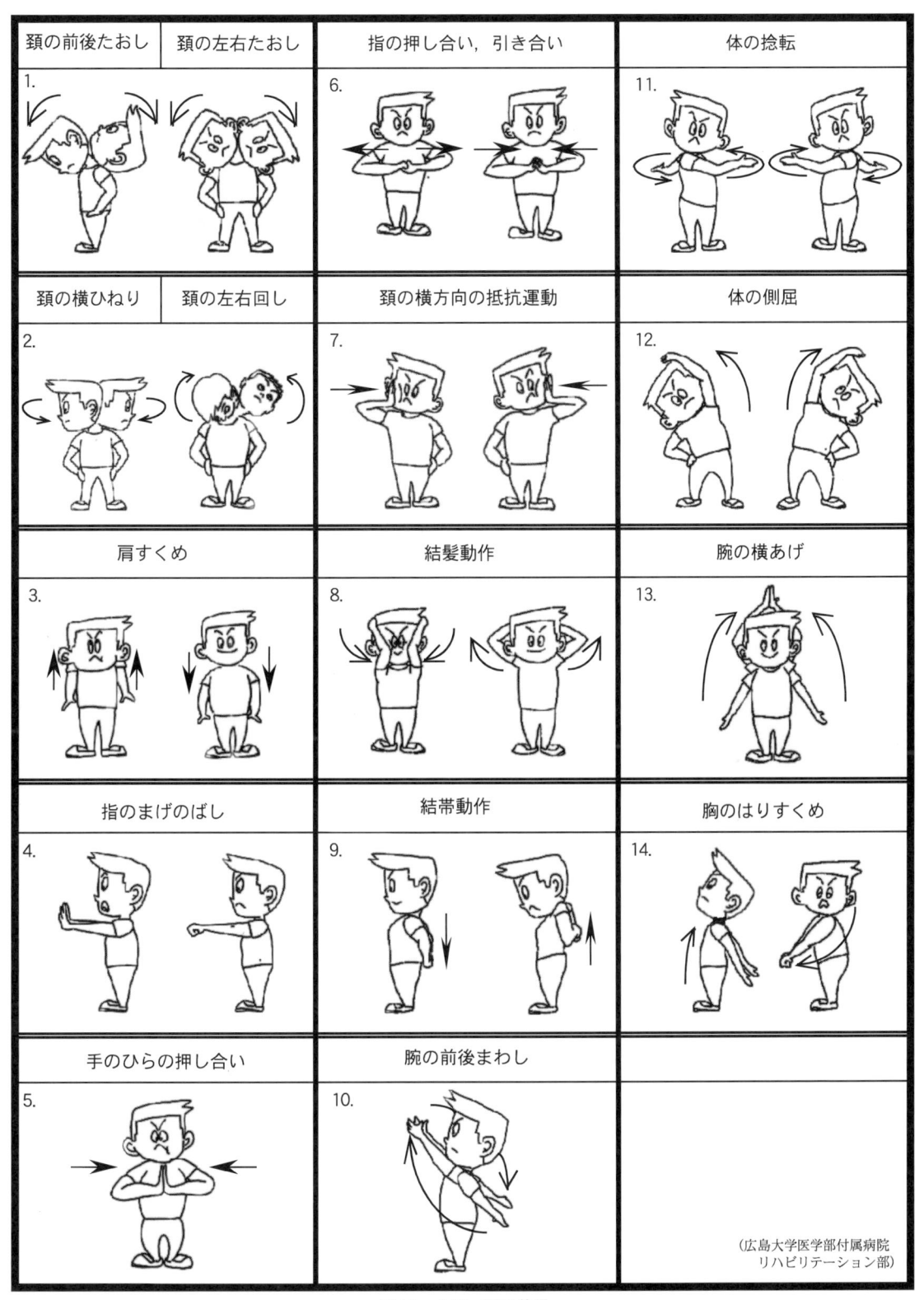

頚の前後たおし	頚の左右たおし	指の押し合い，引き合い	体の捻転
1.		6.	11.

頚の横ひねり	頚の左右回し	頚の横方向の抵抗運動	体の側屈
2.		7.	12.

肩すくめ	結髪動作	腕の横あげ
3.	8.	13.

指のまげのばし	結帯動作	胸のはりすくめ
4.	9.	14.

手のひらの押し合い	腕の前後まわし	
5.	10.	

(広島大学医学部付属病院 リハビリテーション部)

図14 くび，肩の体操

解説：体力の回復と上肢挙上能力の獲得を目的とした訓練内容である．他動ROM訓練では滑車や棒を用い健側の介助によって容易に関節運動が可能となる．運動痛に対しては努力を強要せず，疼痛域の直前までを繰り返し運動させることと肩関節周囲筋が緊張収縮しないよう確認しておく．また広範な手術侵襲や長期臥床にたいして体力の回復を段階的にすすめることも重要である．

【症例3】

75歳，女性

診断：舌扁平上皮がん

術式舌全切除術，左頸部郭清，腹直筋皮弁移植術

経過：術後の血腫による左腕神経叢麻痺を併発

理学療法（術後5週より）

①左上肢の他動ROM訓練（15分）

②低周波通電（鉄アレイ1 kgを前方及び側方挙上，各20回）

③上肢の良肢位保持

解説：術後の血腫が腕神経叢を圧迫し腕神経叢麻痺を併発した症例である．麻痺は全型で当初随意運動を認めなかったため，肘関節以遠のROM訓練と麻痺筋への低周波通電を実施した．肩関節周辺の運動は局所安静の解除された11日目より実施する．17日目より院棟内の歩行訓練を開始する．術後3カ月で依然筋力，知覚とも回復傾向にあり退院となる．

（皿田和宏）

文献

1) Codman EA ; The Shoulder. Thomas Todd Co, Boston, 1934, pp32-64.
2) 細田多穂：理学療法ハンドブック（改訂第2版第2刷）675-688，協同医書出版，1992．
3) Inman VT et al. ; Observations on the fusion of the shoulder. J Bone Joinr Surg, 26 ; 1-30, 1944.
4) 福井圀彦：痛みの生理学10．痛みに対する物理療法の機序(1)．理・作・療法，17：638～687，1983．
5) 川村次郎；電気療法の歴史．臨床整形外科30：147-153, 1995．
6) 石川斎ほか；図解理学療法技術ガイド．文光堂．293-298, 1997．
7) 上田敏ほか：リハビリテーション基礎医学（第2版）．医学書院，355-358, 1994．
8) Freedan L, Munro R ; Abduction of the in the scapular plane ; Scapular and gleno-humeral movement. *J Bone Joint Surg*, 48-A ; 1503-1510, 1966.
9) Poppen NK, Walter PS ; Normal and abnormal motion of the shoulder. *J Bone Joint Surg*, 58-A ; 195-201, 1976.
10) Doody SG, Waterland JC ; Shoulder movment during abduction in scapular plane. *Arch Phy Med Rehab*, 51 ; 595-604, 1970.

おわりに

　口腔・中咽頭がんの構音障害の問題に取り組み始めてから，もう15年にもなる．この15年のうちに構音障害から，音声障害，摂食・嚥下障害と私の臨床・研究の視野は広がった．患者さんの障害をひとつだけ切り離して見ることには，限界があるということを実感した15年でもある．がんの患者さんや家族の方たちと接しているうちに，患者さんのためのガイドブックが是非必要だと思ったが，そう簡単には実現しなかった．しかし，このたびようやく機が熟して本書が出版の運びとなったことを心から喜びたい．専門家向けの本ではあるが，患者さんや家族の方たちにも読んでいただける内容であると思う．

　今後はさらに言語聴覚士の立場から，手術後の構音障害や摂食・嚥下障害の訓練に積極的にかかわっていくことと，他の専門家との共同作業（例えば，口腔・中咽頭がんの早期発見と治療に関する学際的な研究会の開催，また社会啓発のためのパンフレットやビデオの作成など）の必要性を痛感している．ここ数年，口腔・中咽頭がんの患者さんを取り巻く状況の変化は，実に予想を越える早さで進んでいる．各地で熱心にリハに取り組む専門家の数が確実に増えているし，開催されるリハ・セミナーでは，口腔・中咽頭がんの術後の問題も取り上げられるようになってきている．言語聴覚士の国家資格化が，これにさらに拍車をかけるだろうと推測される．

　しかし現実に以下のようなことが，今，私の目の前で起きているのも事実である．着実な臨床の知識，経験の積み重ね，新たな工夫が必要とされる．

　1例目は54歳の男性，自営業で，舌癌を発症したが放置していたため，かなり進展した状態でK大学病院を受診した．外科手術の前日，リハ医の指示でSTは術前評価を行うことができた．舌の切除量は多く，ほぼ全摘という手術予定である．ところが，彼は主治医からの説明を十分に理解できていない様子で，「もう痛くもないのに，なぜ手術をしなければならないのかわからない」とか，「手術がすめば，どれくらいで仕事に戻れるかな」などといって，術後の障害を想像できない様子であった．STは食べることと話すことに関して，具体的な援助を約束して別れたが，その後なかなかリハ医から処方が出ない．話を聞くと舌全摘出術を施行，筋皮弁による再建を行ったが一部壊死が起こり，しかも頸部に瘻孔ができ，熱発するなど経過が順調とはいえない様子である．2カ月たってSTに間接嚥下訓練の処方が出た．彼は治療の経過が芳しくないことや，何も具体的な治療をせずに病院で暮らすことの不満を訴える．気切カニューレとNGチューブが苦しいことも訴える．その後VFを実施し，NGチューブを抜去，OE法に切り替えることができるようになったが，外泊をしても自分が皆と同じように食べられない現実をなかなか認めることができない．カニューレを自分の指で塞げば発声可能で，話すことができるのだが，苦しいといってほとんど話そうとしない．そのうちに，今度は癌の肺への転移が発見された．病室を訪問しても「もう何もする気がしない」と，すっかり落ち込み涙ぐんでいる．いずれ肺の治療が順調に進み一段落すれば，退院して，外来での訓練が始まるだろう．難問ではあるが機能障害を軽減する努力，工夫を続けながら，彼をサポートして行きたい．

2例目は78歳の男性，農業をしていたが今は何もしていない．6年前に舌癌を発症しK大学病院にて外科治療を受けているが，以来ずっと口腔外科の外来診察を続けている．口腔外科からの依頼で，リハ医からSTに構音機能評価の処方が出た．まず基本的にあまり話そうとしない．妻とは話すがそれ以外は，子供達に話してもわかってもらえないので話さないようにしているし，家族以外とは誰とも話さないという．発話明瞭度は4（時々わかることばがある）で，発語明瞭度はおそらく1桁である．しかし，STが話を聞いているうちに，兵隊に行って戦後シベリヤに抑留され，必死の思いで帰国したことや，農業の話などを筆談を交えてよくしゃべった．もともと話が嫌いな人ではないようだ．食事はミキサーにかけて，時間をかければ何でも摂取可能とのこと．流涎が気になるらしく，ハンカチを放さず，いつも口の前に持ってきている．唾液が溜まると，しばらく上を向いて飲み込む動作を繰り返す．唾液に気をとられて口唇や舌の構音操作が極端に少なくなっている印象だ．どうも発音の明瞭度を引き下げる悪い習慣が極端に多い．STは系統的な構音の訓練が必要と考え，「外来で発音の勉強をしませんか？」と水を向けてみたが，「もう歳だから…」といって訓練は受けるつもりはないという．言語聴覚士として早くから関わりをもっていたら，また違った展開をしていたに違いない．

2000年5月　　熊倉　勇美

和文索引

ア

アイヒナーの分類　142
アンケート　151
アンケート調査　146
悪習慣　91, 92, 95
顎引き嚥下　194

イ

インフォームド・コンセント　76
インプラント　59, 205
胃食道咽頭逆流現象　68
胃・食道逆流　53, 216
意欲　84
咽頭クリアランスの低下　159
咽頭流入　169
咽頭圧の不足　29
咽頭衛生　53
咽頭期　61
咽頭期惹起遅延　159
咽頭機能の評価　165
咽頭後壁　114
咽頭破裂音　116
咽頭弁　135
咽頭弁形成術　135
咽頭流入　159, 194

ウ

齲蝕　145, 224
運動や知覚の障害　82
運動訓練　92
運動制限　131

エ

エピテーゼ　145, 200, 201, 202
エレクトロパラトグラフィ　101
永久気管孔　210, 213
栄養士　56
栄養指導　146
栄養摂取　82
嚥下透視検査　190
嚥下音　169
嚥下機能　10, 155
嚥下機能改善手術　195, 219
嚥下機能障害　156
嚥下機能評価基準　157

嚥下呼吸訓練　164
嚥下障害スコア　143, 63, 158
嚥下性肺炎　47, 53, 192
嚥下造影　63
嚥下内視鏡検査　167
嚥下能力　167
嚥下機能改善手術　210

オ

オトガイ下リンパ節　7
オトガイ舌骨筋　118
奥舌　135
横隔神経　15, 36
音響陰影　119
音声学的知識　85
温熱療法　242

カ

カニューレ　192
がん告知　81
下咽頭　8
下咽頭切除　212
下顎骨　34
下顎骨辺縁切除　159
化学的プラークコントロール　226, 230, 235
化学療法　29, 54
可動性　92
可動舌　131
可動舌全摘　133
画像診断　37
会話機能評価基準　61
会話能力　61
回旋筋腱板　239
回復的リハ　55
開口障害　86, 90, 148
開鼻声　90, 97, 125
拡大根治手術　30
拡大全頸部郭清術　38
咳嗽反射　156
顎運動経路　150
顎運動評価　150
顎関節　4
顎顔面補綴　46
顎顔面補綴治療学　123
顎義歯　126, 127, 206

顎舌骨筋　118
顎二腹筋前腹　118
顎補綴物　23
顎下腺　2
顎下リンパ節　7
肩関節　238
肩の運動障害　47, 64
滑車訓練　244
看護職　56
患者のQOL　24
間接訓練　197
間接的訓練　196
緩和的リハ　55
顔面　83
顔面印象　201
顔面神経　162
顔面補綴装置　145, 200
顔面補綴治療　145

キ

気管　35
気管切開　192, 28, 82, 193
気管切開孔　160
気管切開口　217
器質的嚥下障害　48
機械的プラークコントロール　226, 229
機能形態障害　43
機能障害　73
機能的頸部郭清術　15
機能的自立度評価法　73
機能的予後　21, 81
機能保存　24
義歯性口内炎　224
義歯洗浄剤　232
客観的障害　43
挙上子　126
共鳴機能　10
胸鎖関節　239
胸鎖乳突筋　15, 35, 36, 38
胸式呼吸　193
頬粘膜　2
頬部の拘縮　145
筋性拘縮　242

ク

クロルヘキシジン　231
グミゼリー　151
具体的な訓練法　91

ケ

外科医　83
外科的治療　81
形成外科　80,81,83
経管栄養　82,216
経管栄養チューブ　160
経口摂取　218
経鼻胃カテーテル　53
経鼻胃経管栄養　93,96
頸動脈　15
頸部　83
頸部郭清　17,36,167
頸部郭清術　38,185,212
頸部郭清変法　38
頸部聴診法　169
頸部リンパ節　37
頸部リンパ節転移　17,18
頸腕神経叢　15
欠損　83
欠損部顎堤　143
肩甲胸郭関節　240
肩甲上腕関節　238
肩甲上腕リズム　240
肩鎖関節　239
言語聴覚士　56,80,81,82,83,91,111
原職復帰　82
原発腫瘍　24
原発巣　13

コ

コミュニケーション手段　90
ゴール設定　165
呼吸音　169
呼吸機能　10,216
呼吸訓練　195
呼吸・排痰訓練　192
呼吸リズム　193
固有口腔　3
固有受容体性神経筋促通法　244
誤嚥防止　155
誤嚥防止手術　195,210
五十肩　240

口蓋咽頭弓　5
口蓋弓　5
口蓋床型 PAP　204
口蓋閉鎖床　125
口蓋扁桃　24
口蓋裂　135
口腔咽頭衛生　185
口腔咽頭ケア　188
口腔・咽頭造影検査　113
口腔衛生　53
口腔衛生管理　224
口腔がん　131
口腔がん患者用食品摂取状況調査票　147
口腔期　61
口腔ケア　145,224
口腔外科　80,81,83,165
口腔疾患　185
口腔前庭　3
口腔底　2
口腔内圧形成　193
口腔内残留　159
口腔内自浄作用　185
口腔の評価　165
口腔容積　86
口唇不全　131
口唇閉鎖　193
口内乾燥　198
口輪筋　168
広範囲切除　220
甲状軟骨　34
交感神経幹　15
咬合　4
咬合高径　144
咬合支持　138,142
咬合支持域　143
咬合の異常　90
咬合力　148
咬合力計　150
喉頭ファイバー　167
喉頭蓋形成術　213
喉頭蓋谷　197
喉頭挙上　198
喉頭挙上術　52,194,210,213,215,217
喉頭挙上制限　218
喉頭挙上不全　29
喉頭全摘後のリハ　45
喉頭内視鏡　167,197

硬口蓋　2,3,4,126
構音機能　83,132
構音訓練　111,121
構音障害　80,82,84,194
構音点　90
構音点法　91
構音能力　61
構音様式　90
国際障害分類　73
骨付皮弁　16
根治性　24
根治的照射量　165

サ

再建材料　107
再建手術　17,27,90
再建術　28
再建法　155
再建方法　161
細菌バイオフィルム　227
三叉神経　8
三次元 6 自由度顎運動測定機　150

シ

シェードガイド　202
支持的リハ　55
歯科　80,81,83
歯科医　56
歯科衛生士　56
歯科技工士　56
歯科補綴医　83
歯科補綴的アプローチ　57
歯冠　3
歯頸部　3
歯垢　224
歯根　3
歯周炎　224
歯周組織検査　226
歯周病　145
歯石　224
歯列　3
試験用グミゼリー　151
耳下腺　2
耳鼻咽喉科　80,81,83
耳鼻咽喉科医　56,165,197
自活する能力　155
自己管理間欠的経口食道カテーテル法　48
自己管理経鼻胃カテーテル法　48

自己訓練　57
自己決定権　44
自己責任　44
自尊心　155
自発呼吸　196
社会的の不利　43,73
社会復帰　82
手術的アプローチ　57
主観的障害　43
主訴　82,84
主目標　65,68
集学治療　30
術後管理　215
術後照射　30
術後治療　42
術創感染　53
準備期　61
処方　68
処方箋　67
処方の内容　67
障害の医学　42,46
障害の構造　42
障害の受容　59,66
障害の診断　59
上咽頭　7,24
上肢　83
上肢運動障害　47
上肢の挙上障害　64
上中深頸郭清　35
食塊移動　193
食事時間　157
食事能力　61
食生活指導　233
食道入口部開大不全　218
食道期　61
食品摂取状況　146
食物残渣　185
食物の残渣　165
心理・社会的問題　78
心理的サポート　83
心理的問題　77,83
神経・筋疾患　192
神経筋疾患患者　165
滲出液　187,189
人口唾液　198
人工口蓋　102

ス

スウィングロック・アタッチメント　202
スタティックパラトグラフィ　99,110
ステント　206
スピーチエイド　67
スポンジブラッシング　193

セ

セルフケア　226,234
生命予後　81
声門閉鎖　167
声門閉鎖不全　210
清掃器具　225
精神科医　56
静的　99
切除範囲　90,16,105,161
接触パターン　93
摂取可能食品群　157
摂取方法　157
摂種状況スコア　149
摂食・嚥下　61
摂食・嚥下機能　83
摂食・嚥下障害　80,82
摂食・嚥下能力　61
舌　4
舌の可動性　108
舌のボリューム　86
舌亜全摘　219
舌圧子　165
舌咽神経　8
舌運動障害　131,187
舌運動制限　185
舌可動部　114,117,118
舌機能　146
舌機能の賦活化　130
舌骨下筋切断術　219
舌骨上筋群　212,214,218
舌根部　118
舌神経　15
舌接触補助床　67,83,94,110,127
舌接触補助装置　204
舌尖　95,132
舌全摘　212
舌半切　159
舌下神経　15,36,162
舌下神経麻痺　51
舌下腺　2
舌骨　34
舌骨下筋群　35

舌骨上筋群　35
舌根　131
舌根広範囲切除　212
舌根部　114,117
舌根部再建　167
舌根不足　135
先行期　61
洗口・含嗽　227
栓塞子　91,97,125
栓塞子部　141
前外側大腿皮弁　132
前腕皮弁　16
前腕皮弁再建側　107
漸次接近法　91

ソ

ソナグラム　87
咀嚼　5
咀嚼機能評価　145
咀嚼筋筋電図　151
組織内照射　13,21
僧帽筋の麻痺　64
造影剤　63
増悪因子　212

ダ

ダイナミックパラトグラフィ　61,99,100
ダイナミックパラトグラム　87,93
唾液腺　5
唾液　187,224
唾液嚥下　193
唾液検査　226
唾液腺　16
唾液分泌機能　146,224
唾液分泌機能障害　151
唾液分泌障害　27
大胸筋皮弁　132
大唾液腺　5
代替栄養　54
代償性構音　95
代償構音　112
代償性構音　92,96
第2肩関節　239
単音節発語明瞭度　61
探触子　117

チ

チーム医療　75

置換 95
着色水飲みテスト 63
中咽頭 7
中咽頭がん 24
中咽頭切除 159
中心静脈栄養 216
中枢性嚥下障害 187
超音波 87,243
超音波断層法 116
超音波診断装置 117
聴覚的弁別の訓練 91
直接訓練 197
直接的訓練 196

テ

デンタルプレスケール 148
デンチャープラーク 230,232,234
デンチャープラークインデックス 226,236

ト

疼痛 76
頭頸部がん 155
動的 99

ナ

内頸静脈 15,38
内頸動脈 37
内視鏡検査 63
内深頸リンパ節 7
軟口蓋 3,5,37,114,117,118,131,135,168
軟口蓋挙上装置 67

ニ

二期手術 217
認知期 61

ノ

能力障害 43
能力低下 73
脳血管障害 165,192,193,196

ハ

バルーン拡張法 194
バルーンカテーテル 214
バルブ 126
パラトグラフィ 99,99
パラトグラム 99

歯 3
発語明瞭度 85,105,107
発話意欲 92
発話サンプル 85,87
発話チャンス 92
発話明瞭度 82,87,96
発声訓練 194

ヒ

ビデオX線透視 61
皮膚切開 27
皮弁 144
腓骨皮弁 135
鼻咽腔逆流 159
鼻咽腔部補綴 126
鼻咽腔部補綴装置 123
鼻咽腔閉鎖 168
鼻咽腔閉鎖機能 126
鼻咽腔閉鎖機能障害 123
鼻咽腔閉鎖機能不全 97,141
鼻咽腔閉鎖不全 28
鼻咽腔閉塞不全 135
鼻汁 187,189
筆談 93,96

フ

フローネーザリティーグラフ 97
プラークコントロールレコード 226,236
プロフェッショナルケア 234,234
副咽頭間隙 28
副神経 36,47,162
副目標 66,68
腹直筋皮弁 16,132

ヘ

閉口障害 131
変形 83

ホ

ホットパック 243
保存的頸部郭清術 15
補綴治療 83,97
補綴的治療 110
補綴的なアプローチ 131
放射線感受性 27
放射線治療 13,13,21,26,51,185,187,192,198,212
放射線療法 165

マ

マイクロ波 243
満足度 146

ミ

味覚 10,152
味覚異常 224
味覚検査法 153
味覚障害 27,152
味覚の評価法 146
水飲みテスト変法 63

メ

目につきやすい変容 60
迷走神経 8,15,36,218
綿棒 165

ユ

遊離筋皮弁 29
遊離組織移植 187
遊離皮弁 29

ヨ

予防的リハ 55
翼状肩甲 241

ラ

ラバーカップ 235

リ

リスク管理 56
リハビリテーション 42,73
リハビリテーション医学 73
リハビリテーション科医 56
リハビリテーション計画 165
リハビリテーション処方 59,67
リハビリテーションの目標設定 53,59
リンパ節転移 24
梨状窩 219
理学療法士 56
流涎 86,95,152
両側頸部郭清 219,220
輪状咽頭筋切除 212,214,216,220
輪状咽頭筋切除術 52,211
輪状咽頭筋切断術 194,198
臨床症状 156
臨床所見 156
臨床心理士 56

欧文索引

A
ADL 54
artificial palate 101
ATP 顆粒 151

B
Biller 法 213
bird swallowing 204

C
Codman 体操 244

D
disability 43,73

E
electropalatography 101
EMG バイオフィードバック訓練 245
EPG 101

F
Facial Prosthesis 200
FACT 155
FC 分類 145
FIM 73,74
Functional Independence Measure 73,74

H
handicap 43,73
HSDT 分類 140

I
ICIDH 73

impairment 43,73
International Classification of Impairment, Disability and Handicaps 73

K
Karnofsky Performance Status Scale 76,77

L
lift 126

M
Mendelsohn manuevar 194
MRSA 185,191,197
MTF スコア 63,143,157,158,219

O
Obturator 141
Osseointegration implant 205

P
palatal augmentation prosthesis 110
PAP 67,110,127,128,129,130,204
PCR 226
PLP 67,135
PMTC 234
PNF 244
Professional Mechanical Tooth Cleaning 234
PSS 155
PT 56
pushing exercise 194

Q
QOL 155,193,213

R
rehabilitation 73
rehabilitation medicine 73
rotator cuff 239

S
SAS 157,158
self ING 48
self IOE 48
speech aid 135
speech bulb 126
ST 56
super supraglottic swallow 194
supraglottic swallow 194

T
TNM 分類 12

V
VE 199
VE 検査 167
VF 94,113,143,199
VF 検査 167
VHS 分類 140
videofluorography 113

W
Wallenberg 症候群 168

X
X 線動画解析 143

口腔・中咽頭がんのリハビリテーション
構音障害，摂食・嚥下障害　　ISBN978-4-263-21522-7

2000年6月20日　第1版第1刷発行
2020年1月10日　第1版第15刷発行

編　者　溝尻源太郎
　　　　熊倉勇美
発行者　白石泰夫
発行所　医歯薬出版株式会社
〒113-8612　東京都文京区本駒込1-7-10
TEL.（03）5395—7628（編集）・7616（販売）
FAX.（03）5395—7609（編集）・8563（販売）
https://www.ishiyaku.co.jp/
郵便振替番号　00190-5-13816

乱丁，落丁の際はお取り替えいたします　　印刷・あづま堂印刷／製本・愛千製本所
Ⓒ Ishiyaku Publishers, Inc., 2000. Printed in Japan

本書の複製権・翻訳権・翻案権・上映権・譲渡権・貸与権・公衆送信権（送信可能化権を含む）・口述権は，医歯薬出版（株）が保有します．
本書を無断で複製する行為（コピー，スキャン，デジタルデータ化など）は，「私的使用のための複製」などの著作権法上の限られた例外を除き禁じられています．また私的使用に該当する場合であっても，請負業者等の第三者に依頼し上記の行為を行うことは違法となります．

JCOPY　<出版者著作権管理機構　委託出版物>
本書をコピーやスキャン等により複製される場合は，そのつど事前に出版者著作権管理機構（電話　03-5244-5088，FAX 03-5244-5089，e-mail:info@jcopy.or.jp）の許諾を得てください．